# 临床护理操作失误防范

## LINCHUANG HULI CAOZUO SHIWU FANGFAN

主　编　曹　力　周丽娟　刘新民
副主编　吕博川　张亚卓　崔　涵
编　者　（以姓氏汉语拼音为序）

| | | | | |
|---|---|---|---|---|
| 曹　力 | 曹　荣 | 曹　艳 | 曹雨婷 | 陈　红 |
| 冯晓东 | 宫照杰 | 郭　欣 | 韩雪莹 | 韩悦容 |
| 霍　然 | 霍　平 | 江晓莲 | 金　玲 | 李春艳 |
| 李　黎 | 李　曼 | 李晓红 | 李雪玉 | 刘丽君 |
| 刘　侠 | 刘亚丽 | 刘映霞 | 卢曼华 | 卢天舒 |
| 鲁旭彦 | 骆　宁 | 秦　洁 | 任　红 | 宋　敏 |
| 孙　浩 | 王　坤 | 王俪娟 | 王丽琴 | 王　沛 |
| 王　艳 | 邢飞飞 | 徐　冬 | 徐　茹 | 徐雯雯 |
| 张恩礁 | 张红珏 | 张　怡 | 赵丽萍 | 赵文静 |
| 赵　颖 | 郑　欣 | 邹德莉 | 左凤鸣 | |

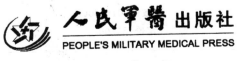
人民军醫出版社
PEOPLE'S MILITARY MEDICAL PRESS
北　京

**图书在版编目(CIP)数据**

临床护理操作失误防范/曹　力,周丽娟,刘新民主编. —北京:人民军医出版社,2012.3
ISBN 978-7-5091-5607-0

Ⅰ.①临…　Ⅱ.①曹…②周…③刘…　Ⅲ.①护理—技术操作规程　Ⅳ.①R47-65

中国版本图书馆 CIP 数据核字(2012)第 032624 号

策划编辑:郭伟疆　崔玲和　　文字编辑:高　磊　　责任审读:黄栩兵
出　版　人:石　虹
出版发行:人民军医出版社　　　　　　　经销:新华书店
通信地址:北京市 100036 信箱 188 分箱　　邮编:100036
质量反馈电话:(010)51927290;(010)51927283
邮购电话:(010)51927252
策划编辑电话:(010)51927272
网址:www.pmmp.com.cn

印刷:北京天宇星印刷厂　　装订:京兰装订有限公司
开本:787mm×1092mm　1/16
印张:28.75　字数:687 千字
版、印次:2012 年 3 月第 1 版第 1 次印刷
印数:0001-3000
定价:89.00 元

# 内 容 提 要

　　编者分 34 章详细介绍了护理工作安全要素、住院环境与健康、患者体位与运送、清洁护理技术、饮食营养与睡眠、临终护理、生命体征测量技术、冷热疗技术、排泄护理技术、给药技术、专科常用药给药技术、注射技术、输液技术、输血技术、标本采集技术、氧疗技术、吸痰技术、洗胃技术、消毒隔离技术、医院感染控制、重症救护技术，以及穿刺、内科、外科、眼科、耳鼻咽喉科、口腔科、儿科、妇产科、手术室、内镜检查、心导管应用、中医等常用护理配合技术可能出现的失误及其防范。本书内容紧密结合临床实际，以要点形式逐条叙述，强调护理技术操作的准确性及安全性，旨在将发生失误或意外的概率降至最低，适合广大临床护理工作者学习参阅。

# 前　言

随着国家医疗法律法规的建立健全和逐步完善，广大患者的维权意识不断增强，医疗安全问题已成为卫生保健体系和社会大众关注的焦点问题，护理人员所面临的责任和风险逐渐增多。由于患者病情变化的复杂性，疾病发展的特殊性，护理人员在素质、经验、操作水平，以及思维方式等多方面的差异性，加之医院设备、客观环境的限制等各种因素，决定了在提供护理服务过程中存在着一定的风险隐患，如果不能被充分认识，并加以防范，将产生不良后果。为防患于未然，编者本着建立明确的工作指导，改进工作流程，实施危机管理的原则，从护理人员在护理技术操作及繁杂的护理服务中遵循相关法律法规及规章制度，规避职业风险，提高护理质量，保障医患双方的安全出发，编写了《临床护理操作失误防范》一书，旨在将护理过程中可能发生的失误或意外的概率降至最低。

书中介绍的护理技术操作及诊疗配合技术紧密结合临床实际，突出常见护理操作中失误防范的要点及应对措施，力求护理技术操作过程中的准确性及安全性，具有一定的指导性及实用性。编者本着科学、严谨的态度，针对护理人员工作任务繁重，培训时间有限的特点，对临床常用护理操作及诊疗配合技术中可能出现的失误，理论联系实际，直面防范要点，并罗列成条，便于学习和记忆，易于掌握并运用，值得广大护理工作者学习参考。

由于编者水平有限，编写中尽管学习和参阅了有关文献，但仍可能存在错误疏忽，敬请读者给予批评指正。

编　者

2012 年 2 月

# 目 录

# 第1章　护理工作安全要素

## 第一节　护理风险防范

随着我国医疗法律法规的建立健全并颁布实施,加之患者维权意识的不断增强,医务人员在工作中面临的责任和风险逐渐增多。由于患者病情的错综复杂和疾病发展的特殊性,护理人员的思维方式、操作水平和经验的差异性以及医院设施、客观环境的限制等各种因素,决定了护理人员在为患者提供护理服务的过程中存在着一定的风险隐患,如果这些风险隐患不能被认知并及时加以防范,将产生不同程度的不良后果。

【失误防范要点】

1. 强化法律观念,做到知法、懂法、守法、用法。护士应熟知国家有关法律、法规、条例和规则,明确工作要求及目标。在工作中用法律法规指导护理工作、规范护理行为。如护士未经注册不得从事各项护理工作;在执业时认真履行告知义务,使患者在知情同意的情况下接受某种检查和实施护理治疗方案;值班时认真履行岗位职责,仔细观察,及时发现患者的病情变化,争分夺秒地实施抢救。

2. 提高医德境界,增强工作责任性、自律性及慎独修养。护士应把护理工作视为维护生命与健康的神圣职业,应时刻把医德作为规范个人行为的准则和衡量道德品质的最高标准,努力培养良好的职业情感,把职业道德的外在要求转化为自身的、内在的需要,养成慎独行为习惯,不断提高医德境界。

3. 不断学习进取,改善知识结构,努力提高专业技能。护士应注重专业知识与护理实践相结合,坚持学以致用的原则。对新业务、新技术要及时查阅相关资料,从原理到操作上做到系统掌握,知其然,还要知其所以然;对临床应用的新药品,应了解药理作用、用法、用量及毒副作用,对可能发生的不良反应做到心中有数;对专科护理知识,应带着问题反复学习,反复实践,不断从临床实践中巩固理论知识,从中获取临床经验,通过循环积累,不断提升风险防范能力。

4. 主动热情服务,密切护患沟通,认真履行告知义务。护士应换位思考,设身处地为患者着想。在护理工作中,经常巡视病房,细心观察病情、了解患者需求,主动关心和帮助患者,耐心安慰患者,防范或化解可能出现的护患矛盾。争取患者及其家属的理解与配合。在工作中应加强事先告知,让患者明白在接受医疗服务的同时,也要接受可能受到损害的风险。将每项操作的目的、风险因素告知患者和家属,并在进行特殊治疗、护理、检查前先征得患者或其家属的同意,必要时履行相关的签字手续,从而将护理操作中的高风险因素化解到最低限度。

5. 增强安全意识,注重环节质量,加强重点部位防范。护士在工作中要时刻绷紧医疗安全这根弦,积极评估查找工作中存在的安全隐患,注重从重点环节上着手防范。如熟练掌握护理工作流程、操作规范及紧急风险预案;严格执行查对制度及交接班制度,将"三查七对"落实到日常护理工作的每个环节;及时准确地执行各项医嘱,慎重对待口头医嘱,加强对危重患者的管理,注重安全保护措施的实施;认真做好各类物品的分类处理及消毒灭菌,防止交叉感染;加强急救药品器材的管理,保持完好的备用状态;熟悉科内消防通道及设施的使用,以备不测;养成下班前"回顾"的良好习惯,及时查遗补漏,杜绝差错的发生。

6. 强化证据意识,注意相关信息,做好各种护理记录。随着就医患者法律意识的不断增强,以及医疗护理工作面临着举证责任的现实,使临床护理工作中每一次护理行为都可能成为一个有利或不利的证据,而护理记录就是临床护理工作最重要的证据,是患者就诊及住院期间病情变化和接受治疗护理的客观依据,是具有法律意义的原始文件。因此,护士对每天的治疗、护理措施、患者病情的动态变化、健康教育、心理护理等要客观、准确、及时、完整地做好记录,一旦发生意外,能做到有据可查,有据可依。护理记录字迹模糊、陈述不清、随意涂改、记录内容与医嘱不符、与医疗记录不符、护理措施实施过程不全面、虚填观测结果、随意签名、代签名等,都将破坏护理记录的法律凭证作用,从而承担不必要的风险和责任。

7. 参加职业保险,减轻风险责任,解除后顾之忧。参加职业保险可认定为是对护理人员自身利益的一种保护,虽然不能因此而摆脱护理人员在护理纠纷和事故中的法律责任,但却可在一定程度上抵消其为该责任所要付出的代价。同时,有利于解除护理人员的后顾之忧,且可使护理人员树立起风险意识,强化责任心,使护理人员的职业责任保险效能增强,可在很大程度上减轻风险与责任。

# 第二节　护理工作与法律

随着人们法制观念日益增强,医疗护理工作中的法律纠纷不断增多。为避免医疗纠纷的发生,护理人员必须高度重视护理工作中潜在的法律问题。如疏忽大意、渎职、各种侵权行为、护理记录不真实等。大多数护理纠纷都与护士存在过错有关。过错包括过失和故意,护士的过错以过失为主,故意则为个别现象。在临床护理工作中,常见的是疏忽大意的过失。

【失误防范要点】

1. 护士应明确过失行为的标准。过失是指行为人应当预见或能够预见自己行为可能发生危害社会的结果而没有预见,或者虽然已经预见却轻信能够避免,以致危害结果发生。应当预见或能够预见的过失为疏忽大意的过失。已经预见而轻信可以避免的过失为过于自信的过失。

2. 护士应明确应尽的注意义务。在实施护理行为过程中,依据法律、规章和诊疗护理常规,保持足够的小心谨慎,以预见医疗行为结果和避免损害结果发生。

3. 护士在实施护理的过程中,对患者的生命与健康应具有高度的责任心。在对患者人格尊重、对工作敬业忠诚及在技能上追求精益求精的同时,对每一环节的护理行为所具有的危险性应加以注意。

4. 护士应具有慎独精神,即无论有无监督,无论患者意识是否清醒,都应严格按照规程和要求实施各项操作。这是护士应尽谨慎之注意义务的道德来源。

5. 在判断行为人是否有过失时,除了考虑法律道德要求外(应当预见),还要考虑行为人的能力(能够预见)。注意义务主体的年龄、学识、经验、技术水平等均影响其注意能力。护士应以追求患者利益为目标,高年资、高级职称和特殊岗位的护理人员应尽到更高的注意义务。

6. 临床工作中的各项护理活动均可能给患者带来危险,故护理人员注意义务应贯穿护理活动的始终。任何超越护理工作范围的活动或未完成护理工作的行为,都是对注意义务的违反。

7. 护士在实施各项护理行为时,必须履行其应尽的注意义务,以避免损害结果的发生。如果自信其不发生而不采取对策,一旦损害结果发生,则认定其违反了结果避免义务而承担过失责任。

# 第三节　护患关系与投诉

护患关系是一种提供服务与需要服务的关系,服务是护患关系的连接点,优良的服务是建立护患关系的基础。患者在医院接触最多、最密切的是护士,护患关系十分重要。随着医疗卫生行业各项法律、法规的不断出台和完善,广大患者法律意识、自我保护意识的不断增强,使护理人员的法律意识、服务观念、护理质量及管理水平显得相对滞后,护患矛盾日渐突出,护理投诉时常发生。投诉是患者对医疗服务的不满与责难,同时也是患者对医院的信赖和期待。

【失误防范要点】

1. 注重护患沟通,尊重患者　在为患者实施治疗或护理时,应主动向患者说明目的、意义、注意事项及可能发生的反应等,使患者能够从容对待,乐意接受。

2. 理解患者　患者往往由于多种因素而焦虑或烦躁,护士不可因为工作忙而表现出不耐烦。对患者提出的问题,除特殊情况外,应尽量给予解答。

3. 同情患者　医务人员的关怀可以减轻或消除患者的痛苦。护士对待患者应当热情、亲切、和蔼、体贴和谦虚。

4. 正视患者投诉　面对患者的抱怨和投诉,应首先做到平息患者的不满,并尽快了解患者抱怨的原因,让问题得到迅速、理想的解决。投诉意味着我们有再服务的机会,应把每一个投诉当成改进工作的切入点。

5. 聆听发泄　面对患者的抱怨和投诉,首先应认真聆听,耐心等待正在气头上的患者发泄之后,再进行解释及安抚工作。而沉默回避或一味推卸责任、转移矛盾,只会是火上浇油,令事态进一步恶化。

6. 谨慎用语　面对患者投诉,不要以管理者自居,采取生硬的语言对之,伤害对方的自尊,激惹患者,进而引发冲突。应避免使用"这是不可能的!""你肯定弄错了!""你可能不明白!""你别激动!""你不要喊叫!"等激惹话语。

7. 转移场所　患者在陈述时,往往是一腔怒火,护理人员应在听其诉说,不断表示歉意的同时,将患者引离发怒的场所。同时允诺尽快调查解决,平息患者怒火,以避免冲突引起其他患者的起哄和不满,导致场面失控,事态扩大。

**8. 诚恳道歉**　向患者道歉,以表示我们对患者反映的情况有所了解,并为我们服务的缺陷和工作不到位而感到内疚的同时,使患者感受到我们的诚意。即使过错不在我们,本着"以病人为中心"的服务理念,也应该向患者道歉。如果过错确实存在,只要未给患者带来严重伤害,及时且有诚意的道歉仍能取得绝大多数患者的谅解。

**9. 收集信息**　仅有诚恳的道歉是不够的,患者希望看到的是我们解决问题的实际行动。应在患者的抱怨中,了解与纠纷相关的信息,明确责任。同时,了解患者的信息背景,如职业、住址、联系方式等,以便对相关问题的进一步跟踪处理。

**10. 拉近距离**　生病求医本是最无助的事情,患者及家属承受着巨大的打击和压力,他们的一些"过分"要求往往因为内心的不安和恐慌所致。面对投诉需要我们换位思考,想患者所想,急患者所急,要同情患者及家属,理解其感受。医患交流中容易出现的误区通常是对有礼貌、能规范行事的人表示热情;对那些不讲礼貌、违反医院规定者则较难做到以礼相待,往往以管理者自居,采取生硬的语言,伤害对方的自尊,由此而引发冲突。要想让对方听从,温言的劝告比生硬的指令往往更有效。

**11. 解决问题**　患者投诉的最终目的是想听到一个解决问题的方案。如果责任明确,且患者的要求亦在合理范围内,则应迅速做出反应,提出解决问题的方案,甚至予以相应的赔偿。不妨征求患者及家属的意见,尽最大的可能满足其要求,以平息心中的不满。如果责任不明确,需进一步调查或患者的要求超出力所能及的范围,则需上报事件,借助相关职能部门与患方沟通。对一些"无理"的或难以达到的要求则不可轻易答应,以体现对其他患者的公平。

**12. 忌讳语言**　在处理投诉时,应避免使用以下类似的语句:"你可能不明白!""你肯定弄错了!""这不可能的!""你别激动!""你不要大声喊叫!""你平静一点!""你应该……"等。借鉴沃尔玛经营信条的提示:"第一条:顾客永远是对的。第二条:如有疑问,请参照第一条。"对待就医患者,这一信条同样实用。

# 第2章　住院环境与健康

环境与人类的健康乃至生存息息相关,医院是对患者或特定人群进行防病治病的场所,医院环境质量与维护健康、提供安全服务密切相关。环境时时刻刻都在给人以各种心理感受,有良性刺激,也有恶性刺激,机体的平衡状态随环境的变化而变化。安静、舒适、整齐、清洁、美观、幽雅以及色调和谐的治疗休息环境可使患者心情舒畅,有利于疾病的恢复。而脏乱的环境会使人产生反感,甚至丧失治疗信心,影响疾病的康复。护士的职责之一是努力消除和改善环境中的不利因素,为患者提供一个有助于身心治疗和休养的医院环境。

## 第一节　物　理　环　境

### 一、温　　度

适宜的温度,有利于患者的休息、治疗及护理工作的有序进行。在适宜的温度中,患者可感到舒适和安宁,减少消耗,利于散热,并可降低生理和心理负担。病室温度过高会使机体神经系统受到抑制,干扰消化及呼吸功能,不利于体热的散发,影响体力恢复;病室温度过低会因冷的刺激,使人畏缩、缺乏动力、肌肉紧张而产生不安,也会使患者在接受诊疗及护理时受凉。

【失误防范要点】

1. 环境内的温度使人感觉舒适的标准因人而异。年龄较大、活动量较少的人,室温应偏高;年纪较轻、活动量较大的人,室温应偏低。一般病室温度应保持在18~22℃较为适宜。手术室、婴儿室、产房及新生儿和老年患者,室温应保持在22~24℃为佳。

2. 病室应备有温度计,以便随时评估室内的温度并加以调节,满足患者身体舒适的需要。

3. 应根据不同的季节采取不同措施。夏季酷热,可根据医院条件使用空气调节器、电风扇等调节室温,使病室内空气流通,从而增加身体热气的散发速度。冬季严寒,应采用暖气设备保持病室温度。

4. 应根据气温变化增减患者的盖被及衣服。在执行各项诊疗及护理操作时,应尽量避免患者机体不必要的暴露,以防受凉。

## 二、湿　　度

湿度为空气中所含水分的程度。病室湿度一般指相对湿度,即在单位体积空气中,一定温度的条件下,所含水蒸气的量及其达到饱和时含量的百分比。

【失误防范要点】

1. 湿度会影响皮肤蒸发散热的速度,从而造成对环境舒适感的差异。人体对湿度的需要随温度不同而不同,温度越高,对湿度的需要越小。湿度过高或过低都会给患者带来不适感。病室相对湿度应保持在 50%～60% 为宜。

2. 防止病室湿度过高,以避免空气潮湿使机体蒸发作用减弱而抑制出汗,使患者气闷,尿液排出量增加,加重肾脏负担。

3. 防止病室湿度过低,以避免空气干燥,机体蒸发大量水分,引起口舌干燥、咽痛、烦渴等表现,对呼吸道疾病或气管切开患者尤应注意。

4. 病室空气潮湿时,易于细菌繁殖。病室应备有湿度计,以便评估及调节湿度。

5. 当室内湿度大于室外时,可使用空气调节器或打开门窗使空气流通;室内湿度过低则可使用加湿器或在地面洒水等方法,提高室内湿度。

## 三、空　　气

清新的空气能沁人肺腑,使人心旷神怡,呈现轻松感、舒适感。而污秽的空气中氧气不足,会使人出现烦躁、疲乏、头晕和食欲缺乏等。含有较多灰尘的空气会加重咳嗽、咳痰或诱发哮喘等呼吸系统疾病,并给患者心理上带来不良刺激。病室内的各种气味,如消毒剂、药品的气味;粪便、脓血、卫生间、垃圾箱等清扫不彻底发出的异味;患者身上散发出来的气味和呼出的二氧化碳等,常会给患者带来极为不良的恶性刺激,甚至引起恶心、呕吐、食欲缺乏和入睡困难等。

【失误防范要点】

1. 通风是净化空气、降低室内空气污染、减少呼吸道传播的有效措施。病室应定时开窗通风换气,或安装空气调节器,有条件可设立生物净化室(层流室)。

2. 冬季通风时,可根据温差和风力适当掌握,一般开窗 30min 即可。开窗时应注意避免对流风直吹患者,以防受凉。

3. 注意督促保洁员搞好洗漱室、卫生间等处的卫生,大小便器要随用、随倒、随洗、随消毒。一次性用物应及时更换。

4. 生活垃圾与医用垃圾要及时倾倒。必要时,定期在病室内使用芳香的卫生香或利用不同物质散发的气味给人的不同感受来改善病房内的气味。如苹果香的气味使人心情爽朗;丁香的气味使人沉静、轻松;紫罗兰和玫瑰香使人心情愉快等。

5. 护士应有敏锐的嗅觉与观察力,在巡视病房时,及时发现使人不快的气味,并立即查清来源,及时处理。

6. 化学消毒剂的配制浓度要准确,避免过高,以防有害气体污染空气,造成对人体的损害。

7. 有消毒剂放置的房间要保持空气流通,并安置通风装置,以增加新鲜空气的补充,减少空气中有害气体的浓度。

8. 室内空气污染物及其对健康的危害常见以下几种因素。

(1)甲醛:人体接触后主要表现为眼结膜和呼吸道黏膜的刺激反应。

(2)挥发性有机化合物:主要影响中枢神经系统和消化系统,严重时可损伤肝和造血系统,出现变态反应等。

(3)二氧化碳:可引起机体缺氧,其与动脉粥样硬化、心肌梗死、心绞痛等疾病的发生密切相关。

(4)氡及其子体:建筑材料矿渣、砖、瓦等可释放,主要引起肺癌。

(5)病原微生物:对呼吸道传染病传播有重要意义,如流感、麻疹、流行性腮腺炎、百日咳、结核等。

# 四、音　　响

音响是指声音存在的情况。噪声是泛指人们所讨厌的声音,可使人感到烦躁、不舒服或者有害于听觉。医学上噪声的概念是指能引起人们心理和生理不适的一切声音。强度常用分贝(dB)来表示。一般来说,噪声越强,引起人烦恼的可能性越大。高调的噪声比响度相当的低调噪声更加恼人。据统计,病房中存在着几十种声响,如脚步声、说话声、咳嗽声、关门声、放物声、电话铃声、流水声、推车声、仪器声以及医护人员之间的闲谈笑语声等,这些声响不仅影响患者的休息和睡眠,而且给患者带来烦躁,引起疲倦和惊恐不安,使大脑皮质处于紧张状态,对病情好转十分不利。长时间受噪声骚扰会使交感神经兴奋,引起心跳加快,甚至出现眩晕、恶心、失眠及脉搏、血压的波动等。

【失误防范要点】

1. WHO 规定的噪声标准是白天在病区较理想的强度为 35~40dB,50~60dB 时则比较吵闹。国际噪声协会规定:日间噪声应低于 45dB,夜间噪声应低于 20dB。

2. 噪声来源主要包括医疗设备的噪声、医护人员的噪声、同室病友及家属的噪声和周围环境的噪声。ICU 内噪声水平白天为 50~75dB,夜间为 45~55dB。研究发现,ICU 内噪声污染在一天的任何时候都高于国际标准,并且在大多数时间都达到令人烦恼的水平。

3. 噪声可导致应激反应,在噪声的作用下,听力会暂时减退,听觉敏感度降低,听阈提高。噪声是导致睡眠不足的重要因素之一,噪声对患者的免疫力、内分泌、基础代谢、血液系统等均产生一定的不良影响。

4. 护士应充分了解噪声对人体的危害程度,噪声轻则干扰听力,降低语言的清晰度;重则损害听觉,包括:立即受损——大于 150dB 的噪声;听力损失——永远不能恢复;听力疲劳——暂时的听力衰退。

5. 长期接触噪声会出现胃酸减少、食欲缺乏、胃排空功能减慢、恶心、呕吐、消瘦、无力等肠道消化功能紊乱。长时间处于噪声环境中易发生眼疲劳、眼痛、眼花及视物流泪等眼损伤现象。

6. 噪声可使血清内的类洋地黄素及血管紧张素Ⅱ浓度增加,使血管收缩、血压升高。对高血压、心力衰竭的患者,突然而来的音响可激惹其病情发作或加重,护理人员应格外注意。

7. 噪声对人的认知过程有明显损害,对人的思维过程的影响更为严重,其干扰思想的连贯性,严重影响人的思维效率,对人的情绪状态有严重干扰。

8. 噪声引起的应激会影响医务人员的工作,突然的、来自设备或其他方面不可控制的噪声可能导致工作人员状态欠佳而引发差错的发生。

9. 噪声对护理工作的影响表现在分散注意力,降低工作效率,增加差错,引起工伤事故等方面,护士应注意减少和避免噪声的产生,以保障护理工作安全。

10. 病室内必须保持安静,避免噪声。尽力消除不悦耳、不想听或足以引起人们心理上或生理上不愉快的声音。

11. 加强病区管理制度,对声源加以控制,消除人为的噪声。工作人员做到说话轻、走路轻、开关门窗轻、操作用物轻。避免治疗车、金属物品等碰撞发出的声音。可安装闭门器以控制关门速度,使关门的声音消失。尽量减少电话干扰。

12. 病室的桌椅脚应钉橡皮垫,门轴、推车轮轴定时滴注润滑油,尽量减轻各种医疗仪器使用时所发出的机械摩擦声。

13. 医护人员在放置各种仪器时,尽量避免靠近患者的头部。应根据不同患者的具体病情适当调节各种监护参数的高、低限报警值,将报警音量调至最小;关闭暂时不用的设备。

14. 加强对监护治疗设备的保养,可放置橡皮缓冲器或橡皮垫来减少振动产生的噪声。定期请专业技术人员进行检查和维修,特别是对易产生噪声的设备进行改进。有条件时应及时对落后和陈旧的设备进行更新。

15. 合理安排医疗护理操作,给患者多留休息时间。夜间巡视、治疗时尽量减少语言干扰,使患者保持安定的心境入睡。

16. 有条件的医院可在患者床头设耳机装置,通过音乐调节作用缓解噪声的不良刺激。同时使病情较轻及恢复期的患者收听新闻、音乐等,以便及时接受各种信息,提高治疗效果。

17. 尽量减少陪护人员,限制探视人数和时间,以避免外来噪声。对患者及其家属进行宣传教育,要求其降低交谈声音,共同保持病室安静。减少参观人员。

18. 医护人员应充分认识噪声及其危害性,加强自身调节,注意劳逸结合,合理营养,保持良好的身体状态(表 2-1～表 2-3)。

表 2-1　声源和声响水平表

| 声　源 | 声响水平(dB) |
| --- | --- |
| 轻声翻书声 | 10～18 |
| 安静的家庭花园,树叶簌簌声 | 20～25 |
| 低声广播 | 40 |
| 具有很少交通噪声的街道 | 50 |
| 交谈,房间内大强度的广播 | 50～60 |
| 大声交谈、电视、打字机 | 70～75 |
| 闹钟、狗吠 | 80 |
| 街道上的交通活动 | 80～90 |
| 尖声的刹车、机械的旋转 | 95 |
| 纺织车间 | 105 |
| 混凝土振捣器 | 115 |
| 汽笛,飞机喷嘴 | 150 |

**表 2-2 室外最大允许噪声级**

| 区域种类 | 时间 | 总噪声级(dB) |
|---|---|---|
| 住宅区 | 白天 | 50 |
| | 夜晚 | 40 |
| 混合区 | 白天 | 55 |
| | 夜晚 | 45 |
| 工业区 | 白天 | 60 |
| | 夜晚 | 50 |
| 医院 | 白天 | 50 |
| | 夜晚 | 40 |

**表 2-3 室内最大允许噪声级**

| 地点 | 时间 | 总噪声级(dB) |
|---|---|---|
| 医院、疗养院 | 白天 | 30 |
| | 夜晚 | 25 |
| 住宅 | 白天 | 35 |
| | 夜晚 | 30 |
| 旅馆、集体宿舍 | 白天 | 45 |
| | 夜晚 | 35 |
| 精神集中的工作地点 | — | 45 |
| 办公室或类似点 | — | 60 |

引自:苏东水.管理心理学.上海:复旦大学出版社,1995

# 五、光　　线

病室采光有自然光源与人工光源。自然的光照可在视觉上带来舒适、欢快和明朗的感觉,对患者康复有利。适当的日光照射可以改善皮肤和组织的营养状况,使人食欲增加。日光中的紫外线可促进机体内部生成维生素 D,并有强大的杀菌作用。人工光源主要用于夜间照明及保证特殊诊疗和护理操作的需要。

【失误防范要点】

1. 病室应经常开启门窗,使阳光直接射入,或协助患者到户外接受阳光照射,以增进身心舒适感。

2. 合理安排患者接受阳光照射的时机。光线过强并直射时,可使患者产生过度兴奋;耀眼刺目的阳光可使人眼花缭乱,引起心神不安;光线太弱,如病室阴暗,会使患者感到沉闷、压抑、忧愁、恐惧或心情不畅。

3. 注意阳光不宜直射眼睛,以免引起目眩。午睡时应拉上窗帘,以遮挡光线。人工光源主要用于夜间照明及保证特殊诊疗和护理操作的需要。

4. 夜间应采取避光措施,睡眠时应用加罩的壁灯或地灯,灯光以不刺眼为宜,使患者感到宁静而易于入睡。床头灯开关应放置患者易于触摸的地方。病室内应增设移动方便的立式曲颈灯,以备个别患者不时之需。

5. 晚上的治疗应尽早完成。夜间处置时更应注意不使用强光照射,以免影响其他患者的睡眠。

6. 根据不同患者的需要对光线进行调节,如对先兆子痫、破伤风或畏光的患者,应采取避光措施。

7. 工作区照明灯光不宜太强,尤其是白色荧光灯的光照不能＞2400lux。室内宜挂深色窗帘,墙壁涂以绿色或淡蓝色等冷色调为宜。

8. 可见光为视网膜光损伤的危害因素之一,其既有自然光源如日光,又有人造光源如白色荧光灯等。其中紫光和蓝光对视网膜的破坏作用最大,可随波长的减少、光能量的增加,加重对视网膜的损害程度。

9. 常用于空气消毒的紫外线灯,对于暴露在空气中的眼组织最易遭受其损伤,可引起角膜、晶状体、视网膜的损害。其中波长 280nm 的紫外线对角膜损伤力最强,可使其呈现水肿、细胞浸润等炎性反应。病房、治疗室、手术室等工作区行紫外线空气消毒时,室内人员必须离开。进行病房空气消毒时,对不能离开的患者,应给予戴防护眼罩、遮盖裸露皮肤等防护措施,以防紫外线损伤。

10. 红外线来源于日蚀,也来自于人造红外光源。长波红外线主要造成晶状体损伤而发生白内障,短波红外线大剂量照射可透过屈光间质聚焦于后部视网膜产生闪光灼伤。接触红外线时,应戴含氧化铁的特制防护眼镜。冬季使用石英电暖器时,应放置于眼睛不易注视的位置,眼睛应避开发热管,以免造成眼组织损伤。

11. 重视视频终端的危害因素,长时间注视荧光屏,可出现头痛、头晕、颈肩痛、腰肌劳损、骨骼酸痛不适、视物疲劳等视频终端综合征等症状。严重者可影响视觉质量。应保持室内空气流通,空气清新,温湿度适宜。操作视频终端时间不宜过长,注意用眼卫生,定时闭目休息或远眺,观看绿色植物,以利于养眼及视力恢复,有助于缓解视疲劳及干眼症状。

12. 放射性检查或治疗区域、激光治疗室等处应张贴危险警告标示,加强安全防护,避免造成对人体的损害。

# 六、装　饰

环境的装饰对人的情绪、行为及健康有一定的影响。医院环境优美,色彩谐调不仅能使患者感到身心舒适,还可产生一定的医疗效果。

【失误防范要点】

1. 病室是患者休息与活动的主要场所,装饰设计时不但要考虑到患者的方便,还要注意病室环境对患者心理所产生的效应。一般来说,地面宜为深色,以增强稳定感;墙裙或墙面宜设较浅的冷色调,以增强安静感;天棚可为白色;窗帘色调以淡雅为宜。

2. 各种指示标牌要简单明了,不要使人产生心烦意乱感。色泽对比度不宜太强。建筑装饰及其点缀应协调、舒适、庄重大方,给人以艺术美的享受。

3. 病室应整洁美观,陈设简单,用物摆放整齐实用。两人以上居住的病室,患者之间应设有布幔,使患者有一独立的隐私空间。特别是在患者接受如导尿、穿刺等某些处置时,更应注意维护其自尊,增强患者的安全感。

4. 病床是患者睡眠及休息的用具,是病室中的主要设备,应符合实用、耐用、舒适、安全、方便的原则。可调节床头和床尾的高度,便于患者更换体位。床脚有脚轮,便于移动。床间距不小于 1m。

5. 床垫宜坚硬,以免承受重力较多的部位凹陷。床单、被套等定期更换,保持清洁。

6. 每张病床应备有床头椅,以便患者或探视者使用。探视者来访时,不可坐在病床上,以防交叉感染。

7. 合理的色彩环境有助于恢复健康。一般认为绿色有清凉感,适于发热患者;灰与蓝色有安抚镇静的功能;黄色有兴奋刺激的作用,对抑郁症患者可产生疗效。

8. 病室内适当摆设一些花卉盆景,供患者观赏,可增添生机,给人以生命和活力的启迪,使患者从中感到舒适和安慰,提高其与疾病斗争的信心和勇气。

# 第二节　心理环境

人是一个有机的整体,心与身在人的生命系统中共同起作用,并统一表现在心理和躯体的全部活动之中。许多疾病都能找到致病的心理社会因素,心理社会因素可以引起神经系统功能、内分泌和免疫系统功能发生变化,严重时可导致疾病。同时,心理社会因素也不能离开文化背景,因为文化的内涵不仅包括价值观念和历史上形成的信念,还包括行为模式,它影响个体对应激源的认知、反应和应对方式。心理活动能够直接或间接地影响疾病的治疗和预后,护理人员在面对不同患者实施护理时,应在详细了解患者病情的同时,掌握患者的心理活动情况,及时防范不良心理因素对患者的影响。

## 一、发病初期患者

发病初期患者多表现出否认、埋怨、自责等心理活动特点。患者对疾病感到突然,幻想是医生误诊;当承认自己有病时,便产生埋怨心理,多表现情感脆弱;有的患者认为疾病是一种处罚,有负罪感,以生气对待疾病的反应或与医务人员寻衅、争吵来发泄内心痛苦;部分预后较好的患者,可因某些心理上的满足,表现得情绪兴奋等。

【失误防范要点】

1. 对初期阶段的患者,护理人员应敏锐地体察其各种心理反应,帮助他们面对现实,承认疾病的存在。

2. 否认或降低疾病严重程度是自我对威胁性事件的反应,是在急性应激情况下自主出现的。一般患者在 1~2d,随着对现实的认识而度过否定期。如果否认持续存在,则为不良性否认,需要护士给予更多的关心和心理支持。

3. 应鼓励患者表达自己的情感,在聆听过程中,多表示对他们的理解,及时赞扬他们对疾病态度上的积极方面。使患者感受能找到理解他的人倾听自己的表达,并从中获得安慰。

4. 应抓住各种机会,纠正患者对自身情况的消极态度,帮助患者认识到在治疗疾病和康复中,自己所具有的优势,从科学的角度认识自己的疾病。

5. 护士要善于利用交谈的机会,引导患者自己探查产生消极情绪的原因。现实中,患者可能知道围绕疾病的什么因素使其恐惧,但如医务人员不去询问,不引导他们整理自己的思绪,则患者的恐惧就会停留在抽象水平上。只有恐惧具体化后,护士才便于帮助患者采取对应恐惧的措施。

6. 患者可能以不合适的方式表达情绪,甚至迁怒于医护人员。这是患者自己失助感的投射,千万不能把它个人化,甚至针锋相对。要承认患者有权力感受事物,护士的责任是帮助患者用积极的、有利于身心健康、有利于人际关系的方式应对疾病带来的消极情绪。

7. 在与患者交谈中,应多运用反射和澄清的沟通技巧,语气平和地引导患者想象自己行为的后果。必要时,医护人员要和患者家属或朋友配合,共同帮助患者。在有条件的情况下,住院初期对探视时间灵活掌握,也可考虑暂时陪住。

# 二、手术患者

手术对于患者是一种严重的心理应激,其通过心理上的疑惧和生理上的创伤直接影响患者的正常心理活动,并由此对手术后的康复产生影响,甚至决定手术的成败。

【失误防范要点】

1. 护士应时刻牢记,手术对医务人员是司空见惯的,而对患者及其家属通常是初次的、令人恐惧的经历,应给予充分的理解和耐心的服务。

2. 护士对患者的术前准备不仅仅是躯体方面的,还应包括情绪和认知领域的准备,患者家属及其相关人员必要时也应参与。研究证明,经过心理准备而情绪平静的患者能更好地耐受麻醉,减少术中危险及术后并发症。

3. 应认真细致地收集资料,以了解患者的焦虑水平和对手术的认识,预想术前和术后可能出现的问题,并给予具体的指导。向患者讲解手术步骤,以减轻焦虑。

4. 应告知吸烟的患者在术前1周停止吸烟,以免血红蛋白降低,从而使组织修复的供氧减少;吸烟还能使血液黏滞性提高,增加血栓形成的概率。护士应根据所收集的资料制订健康教育计划。

5. 应多安慰患者,恰当地回答患者提出的各种问题。提供关于住院常规、探视制度、就餐时间等方面的信息。

6. 在与患者交谈之前,护士应和责任医生沟通,以保证在某些特殊问题上所提供的信息一致。护士应解释任何处置所能引起的不适及使之减轻的方法。

7. 如果患者术后需住监护室或术后观察室,应询问患者对此了解多少,在给予信息的同时,纠正他们的误解。

8. 注意在交谈中允许患者占主导地位提出各种问题。护士可提供适当的信息,但不宜过多,否则不仅健康教育效果不佳,还会引起感官刺激超负荷而影响患者的情绪。

9. 对术后放置鼻饲管或需气管插管的患者,应事先告诉他们在说话不方便的情况下,如何表达自己的需求。

10. 对待退缩、抑郁或恐惧的患者,护士应运用沟通技巧鼓励患者表达恐惧和担心。可介绍参与手术医生的情况,在患者面前树立手术医生的威信,以增加患者的安全感。

11. 较大手术多具有术后并发症的潜在性,术后护理及患者的配合是关键,应做好术前指导和训练。最基本的内容包括深呼吸和咳嗽训练、床上翻身训练、肢体活动训练等,以促进静脉回流及防止血栓性静脉炎;防止肺部感染、肺不张等。

12. 根据手术的种类,患者术后可能戴有各种引流管,应在术前讲解清楚,以免患者麻醉清醒后惧怕。同时告诉患者,对术后可能出现的疼痛及给予的镇痛方法等。

13. 手术中意识清醒的患者会有恐惧心理,表现出紧张;术中全麻的患者在实施麻醉前也会有同样反应。手术室责任护士应在手术前一天去病房访视患者,进行护理评估,了解患者的相关情况及需要,耐心倾听和解答问题。

14. 手术中无论需要什么体位,都应注意不过分暴露患者,以维护其尊严。同时还应贯彻保护性医疗制度,不高声喧哗,不窃窃私语,避免对患者的一切不良刺激。

15. 术后患者由于手术的创伤和消耗,大都躯体虚弱,疲惫不堪,加之刀口疼痛,活动受限,睡眠不佳,更使其紧张不安。应尽量设法帮助患者解除痛苦;主动评估患者的疼痛程度,及时执行术后医嘱给予镇痛药。

16. 术后患者平静之后,大都出现忧郁反应,表现为不愿说话,不愿活动,易激怒,食欲缺乏等。护士应及时介入,帮助患者调整心态,指导并协助其床上翻身、肢体活动、深呼吸及咳嗽等,防止各种并发症,促使早日康复。

# 三、危 重 患 者

危重患者病情险恶,心理反应强烈且复杂,常有明显的情绪反应或同时伴有行为反应,如喊叫、呼救、躁动等,还可见到极端的负性情绪反应,如木僵状态。有的患者会采用不良的心理自卫方法,如迁怒于医护人员或其他人员。有些患者不仅有情绪反应、行为反应和自我防御反应,还有因疾病引起的精神障碍,如烧伤后的患者可出现幻听、幻视和罪恶妄想,甚至出现精神活动减退的抑制状态。

【失误防范要点】

1. 为了使患者身心全面康复,医护人员在密切关注危重患者病情变化的同时,应高度重视患者的心理状态,加强心理护理,随时对其不良心理反应进行有效的干预。

2. 危重患者病情复杂、多变,各种监测、治疗频繁,通常安排在重症监护治疗病房,这往往使意识清楚或逐渐恢复意识的患者感到紧张不安。因此,在患者进入监护室时,应主动介绍环境,稳定情绪,以取得患者合作,并为减少镇静药使用打下基础。

3. 保持室内安静,尽力创造优美、舒适、和谐气氛的治疗环境。ICU 内色调应是使人情绪安静、平稳而舒适的冷色,如蓝色、绿色。每天清晨拉开窗帘时,主动向患者报告天气。室内悬挂日历和时钟,增加患者的时空感,减轻患者的紧张和恐惧情绪。

4. 加强沟通与交流,仔细观察患者的表情、语言、动作等表现,启发患者交谈,了解患者对疾病的认识、态度,对治疗和护理的要求,对工作、家庭的牵挂及生活习惯等。帮助患者提高认识,端正态度,减轻其心理负担,主动配合治疗。

5. 对心理反应表现为否认或愤怒的患者,要根据患者的承受能力,使其逐步认识到自己的病情及治疗措施。抓住有利时机对患者说安慰性、鼓励性、积极暗示性和健康指令性的话语,以便调动患者自身的抗病能力。

6. 除患者心理难以承受的信息外,一般信息应如实告诉患者,使其对诊疗情况心中有数,减少不必要的猜疑和忧虑。

7. 对因气管插管或气管切开而不能用语言交流的患者,可采用规范化手势语、图片卡、写字板等便于患者理解和表达的非语音交流方法。

8. 护理人员在进行各项监测的同时,可采用为患者湿润口唇、适时与患者握手沟通等交流方式,使患者感到医护人员就在身边而有安全感。在与患者进行非语音交流时,要耐心、细致,准确把握患者通过体态语音所传递的信息,鼓励患者不要急躁,做好安慰工作。

9. 要理解并谅解危重患者可能表现出的过激行为。当重症患者因情绪难以自控而言行不当时,护理人员最好保持沉默,切不可与之论理、争辩,以免引起患者更强烈的情绪反应。待其激烈的情绪反应基本平息后,再做耐心细致的工作。

10. 因焦虑和抑郁对患者造成的心理损伤,可采用支持性心理护理法。支持性心理护理法的基本原则有接受、支持和保证。

(1)接受原则就是要以同情、关心和亲切的态度,耐心听取患者的意见、想法和感受,切忌以武断、轻率和否定的态度与患者讲话。不是机械地听患者叙述,而是深入了解其内心世界,注意其言谈和态度所表达的心理问题,引导患者倾吐内心感受。这种方法本身就有宣泄治疗的作用。

(2)支持原则是通过以上"接受",掌握患者的心理感受,继而给予精神上的支持,尤其对消极悲观的患者,应反复予以鼓励。支持原则不是信口开河,必须有科学依据,正确使用社会心理学知识。

(3)保证原则是进一步对患者的身心症状、客观存在的病情加以说明,以劝导或启发等方式消除患者的一些错误观念,指出其存在的价值和能力,以缓解或减轻患者的精神压力。保证原则要求必须切合实际,缺乏根据的语音常使患者对护理人员失去信赖。

11. 帮助患者适应各种变化,指导患者学会放松技巧和应对方法,使患者适应客观现实,正确对待疾病,正视自己的病情,端正生活态度,恢复心理平衡。

12. 对病情好转但有依赖心理的患者,应注意不能突然停用原治疗方案,要制定强化治疗和预防复发的治疗措施,同时做好解释工作,使患者明确自身疾病已经缓解,逐步恢复自理能力。

# 四、疼 痛 患 者

疼痛与心理因素有着密切的关系,从疼痛的定义即可看出:疼痛是一种令人不快的感觉和情绪上的感受。很多研究证实,心理性成分对疼痛性质、程度、分辨和反应程度以及镇痛效果都会产生影响,可以说心理因素伴随着疼痛的全过程。疼痛不仅会给患者造成身体上的痛苦,还会造成心理上的痛苦,两者相互影响。疼痛使患者活动受限,食欲减退,影响睡眠,衰弱者更衰弱,丧失生的希望,产生抑郁、恐惧甚至自杀。

【失误防范要点】

1. 护士在观察护理中,应注意身体语音和生理状态所提供的疼痛线索,及时给予相应的处置。目前虽没有对疼痛进行客观量化的手段,但是许多评估方法都可帮助了解患者的疼痛程度。

2. 慢性疼痛的患者会逐渐产生沮丧和悲伤的情绪,表现为疲劳、情绪低落、失眠或嗜睡、厌食或贪食、体重增加或下降、注意力和记忆力减退、内疚、绝望,甚至出现自杀的想法。在评估患者是否发生抑郁时,必须注意原发病本身和治疗可能产生的影响,鉴别药物等其他因素所致的抑郁状态。

3. 给患者以安慰、鼓励和支持,使患者从精神上摆脱对疼痛的恐惧,增加对生活的希望。同时,加强各项基础护理,防止各种并发症的发生。尽量为患者创造一个安静、舒适、无疼痛的环境,从而提高患者对疼痛的耐受性。

4. 可针对性地选择使用非药物镇痛法,如转移镇痛法:让患者闭目养神,想有趣可乐的事,听轻松高调的音乐等分散注意力,增强镇痛效果。放松镇痛法:让患者闭目做叹气、打哈欠等动作,或进行深而慢的吸气和呼气,并随呼吸数 1、2、3……使清新空气进入肺部,达到镇痛目的。物理镇痛法:通过刺激疼痛周围皮肤或相对应的健侧达到镇痛目的。也可局部采用薄荷油、樟脑酊、冰片的涂搽,或采用不同冷热温度的湿敷,以阻断疼痛信息向大脑的传递。

5. 疼痛是因人而异的,疼痛的程度常与人们对过去的回忆、痛因的分析,情景的理解,注意的程度、后果的预测等心理活动有关,故疼痛有相关的随机性和可变性。大多数疼痛患者存在不同程度的消极心理情绪,护士应采取有针对性的心理护理措施。

6. 良好的护患关系是心理护理的前提。护理人员的言谈举止应给患者以信任感和安全感。主动热情关心患者,抽出一定时间陪伴患者,倾听其诉说心中的焦虑,并表示理解和同情,消除其孤寂感。恰到好处地安慰患者,帮助患者分析疼痛的反应性,通俗易懂地解释疼痛有关的生理心理学问题。

7. 采用暗示疗法时,应让患者认识到,疼痛是机体与病魔作斗争而表现的保护性反应,说明机体正处于调整状态,疼痛感是暂时的,鼓励患者树立战胜病魔的信心。

8. 亲朋好友的关心对患者至关重要,应给患者以安慰、鼓励和支持,使患者从精神上摆脱对疼痛的恐惧,增强对生活的希望。

9. 在镇痛的过程中,应正确权衡镇痛及其不良反应的利弊,既不能一味夸大和惧怕镇痛药的不良反应,也不能滥用吗啡等镇痛药品,要注意观察镇痛药剂量是否适宜,及时向医生提供参考意见。

# 五、恢复期患者

恢复期患者即将离开治疗休养环境,从患者生活转变到健康人生活环境中去,许多疾病的康复需要一段过渡时期,患者出院后仍需要一些简单的治疗和护理,或在生活方式上仍需要调整。因此,他们可能在欣慰之余,又产生新的忧虑。

【失误防范要点】

1. 帮助患者做好出院前各方面的准备工作,以确保患者出院后治疗和护理的连续性,使患者及其家属解除后顾之忧。

2. 护士在患者住院期间,应有意识地了解患者出院后关注的问题,在系统评估的基础上,制定出院指导计划。责任护士制定健康教育计划,每班护士都应按计划中所要求的内容,给患者予以强化。

3. 如患者出院后仍需服药,护士应在住院期间开始指导,讲清注意事项,必要时配合相关资料。如糖尿病患者需继续注射胰岛素,护士应教会患者及其家属注射的方法及注意事项,包括饮食的调节、区别低血糖和酮症酸中毒的症状等。

4. 对恢复较好的患者,护士应用科学态度向患者说明情况,尽量给患者以支持和鼓励,使之尽快适应病前生活。对不能恢复到病前状态的患者,也要给予精神上的安慰,使之能正视现实。

5. 出院前,护士应帮助患者制定切实可行的康复目标,如卒中患者肢体活动的恢复是循序渐进的,如果目标高不可及,会使患者失去希望,而希望是恢复期的核心。

6. 护士应同时做好患者家属的工作,使家属更多地关爱患者,尽力提供帮助,如为截肢患者安装假肢等。

7. 应教育患者及其家属明确恢复期的目标,即动员患者及其社会支持系统的积极力量,发挥各种潜能,补偿疾病带来的缺陷,提高患者的生活质量,使他们的生活更接近于正常人。

# 第三节　社会环境

医院是一个特殊的社会环境。患者初次住进医院,难免对医院的陈设、规则、声音、气味以及各种人际关系感到陌生和不习惯,从而产生不良心理反应。护士应与患者建立良好的护患关系,创造和谐的气氛,帮助患者尽快转变角色,解除心理负担,尽快适应医院及病区这一特殊的社会环境。

## 一、人际关系

人际关系是指人与人通过交往而产生的心理上的距离和心理上的关系。人际关系反映了个体或群体在寻求满足社会心理需要、事业需要和生活需要的心理状态,人际关系的产生、变化与发展决定了双方心理需要满足的程度。现代社会,人际关系已成为一种开放性的多维网络结构,每个护士都必然置身于各种各样的关系网络之中。护理工作主要是与患者及社会有关人群交往并为其服务,交往双方均希望建立一种亲切、和谐、友善的护理人际关系。科学地建立和调节好各种人际关系,是每个护理人员的主观愿望,也是搞好护理工作和发展护理事业的需要。

### (一)护患关系

护士与患者通过特定的护理与被护理而形成的人际关系,称为护患关系。护患关系是护理实践中众多人际关系的主要方面。在医院环境里,和睦的人际关系是保持患者良好心态的重要条件。

【失误防范要点】

1. 患者来自不同的家庭环境,虽然文化背景、生活习惯、年龄、性别等有许多不同,但在心理社会方面的需要却有共同之处。患者需要熟悉环境,了解自己的病情,被别人所接纳和感到安全等。护士有责任帮助患者满足这些需要,以尽快适应患者角色。

2. 护士的职业素质是建立良好护患关系的前提。护士在为患者服务时,必须注意自己的言谈举止、仪态和服饰等,尊重前来就医的任何患者。应排除任何社会因素的影响,对每一位患者做到一视同仁,给患者留下良好的第一印象,为以后护患关系发展打下基础。

3. 护士应具备奉献助人的职业道德,自觉自愿、竭尽全力地去为患者解除痛苦,从患者的利益角度考虑和处理问题,做到热情、友善、诚恳,形成真挚的同情心。

4. 在与患者接触时,护士应主动与患者打招呼或自我介绍。交谈中态度自然、有礼貌,既不拘谨又不放任,语调柔和而热情,称呼恰当,不命令式地直呼姓名和床号。要求患者配合时,多说"请""谢谢"等谈吐文雅之词,少用患者不熟悉的医学专用术语,应用通俗易懂、恰当的比喻解释专科医学护理知识。

5. 护理操作时应做到操作正规、动作熟练、稳妥协调、有条有理、干净利索,用较少的时间高质量地完成操作,增加患者的满意度和信赖感。

6. 在日常病情观察巡视、紧急情况应对、意外事情处理等护理工作中,护士要做到心中有数,工作有计划性、灵活性。在有限的时间里,最大限度地满足更多患者的需求。

7. 建立良好的群体关系。同住一室的患者构成一个群体,护士是患者群体中的调节者,要引导他们互相关心、帮助、鼓舞,共同遵守医院的规章制度,积极配合治疗和护理,使病友间呈现愉快、和谐的气氛,以利于疾病的康复。

8. 要重视家属的态度对患者的影响。家属的关心和支持,可增强患者战胜疾病的信心和勇气,解除患者的后顾之忧。护士要与家属加强沟通,取得信任与理解,共同做好患者的身心护理。

**(二)医护关系**

在健康的服务群体中,护士与医生的关系最为密切。医护人员在医院工作人员中占有较大比例,因而医护关系在医务人员的相互关系中占有重要地位,医护协调的好坏对患者的诊治有很大的影响。

**【失误防范要点】**

1. 护理人员应该明确,医疗和护理应紧密配合,缺一不可。两者是并列的要素,各有主次,各有侧重。两者的总和组成了治疗疾病的全过程,其相互依存、相互促进。没有医生的诊断治疗,护理工作无从谈起;没有护士的治疗护理,医生的诊断治疗也无法落实。

2. 护理人员应认识到,医疗和护理相对独立,不可替代。在医疗工作中,虽有护士的参与,但医生是起主要作用的;在护理工作中,既有医护协作性工作,也包括了如心理护理、生活护理、环境护理、饮食护理、健康指导等医疗工作不能替代的独立性工作。

3. 护理工作不是机械地执行医嘱,执行医嘱只是医护结合的一种形式,更多、更广泛的专业职能和社会功能是不能互相替代的。护理人员不应形成对医生的依赖和盲从,不必在医生面前感到自卑,误认为自己只不过是医生的助手。

4. 密切与其他医务人员的良好伙伴关系。在日常工作中,加强与医生及其他医务人员的沟通交流,使护理工作得到充分的理解,以减少或避免来自临床及辅诊科室等多方面的误会以及非护理原因的指责。

5. 理解和尊重其他医务人员的专业特点,虚心求教,以诚相待,主动配合工作,改善关系。

6. 在与其他医务人员发生争议时,要冷静对待,分析原因,妥善处理。切忌在患者面前与其他医务人员争论不休,更不应在患者面前议论医生或其他医务人员的是非长短。

**(三)护际关系**

护际关系是指包括护士、实习护士、助理护士、护理员在内的护理人员的人际交往关系。其中护士按其职称,又可分为护士、护师、主管护师、副主任护师和主任护师五个等级。各类护理人员由于职责分工、知识水平、工作体验等不同,往往会出现互不协调的现象,发生人际交往的各种矛盾。

**【失误防范要点】**

1. 护理人员之间应加强沟通,注意相互交流与信息传递,相互学习,相互理解,相互尊重,相互爱护,相互帮助,搞好协作。

2. 护士长不仅是病区护理管理工作的组织者和指挥者,也是相互关系的协调者,是护理群体人际关系的核心,必须做到对所属成员的了解,充分调动每个护士的积极性,发挥好协调关系中的纽带作用。

3. 护士之间、护士与实习护士之间要互帮互学,教学相长。年轻护士应工作主动,多学、多问、多做;年长护士应认真指导,耐心传、帮、带,以形成民主和谐的人际关系。

4. 护士与护理员应互相关照,密切配合。护士应尊重护理员的劳动,不应以命令或责备的口气指使护理员;护理员应发扬主人翁精神,转变雇佣观念,多向护士请教护理知识。杜绝工作中互相挑剔、互相指责的现象。

5. 不同级别的护士在自己的职权范围内,各就其位,各司其职;不同层次的护士应互相学习,沟通交流。使护理工作形成一个协调的整体,保证护理工作井然有序地进行。

## 二、医 院 规 则

医院必须以健全的规章制度来保障医疗护理工作的正常进行。有些医院规则虽然对患者是一种约束,但有利于为患者创造良好的休息、睡眠环境,更便于预防和控制感染工作的实施,使患者的住院生活丰富而充实,从而达到尽快恢复健康的目的。然而医院规则的约束,难免对患者有一定的影响,如凡事必须听命于医护人员,限制了患者自己的意愿,因而产生了压抑感;不能广泛对外接触,信息闭塞;思念亲人而产生孤寂、焦虑感;不能下床活动,无家属陪伴,生活不便而加重心理负担,如此等等。只有得到患者的理解和配合,才能使患者尽快地适应有关规则而维持较好的心身状态。

【失误防范要点】

1. 医护人员对患者应态度和蔼,对新入院患者应热情接待,认真介绍病室环境,宣传有关制度的意义,如住院制度、探视制度、陪护制度等,使其详细了解,自觉执行。

2. 对患者解释与指导应细心、具体和耐心。介绍病室主要工作人员,如经治医师、护士长、责任护士等,使患者感到温馨、安全,有回家的良好感觉。

3. 应根据患者的不同情况和适应能力,主动热情地给予帮助和指导,使其尽快熟悉环境,建立良好的人际关系。对活动不便的患者,多询问探望,为其解决实际困难。

4. 在医疗护理机构中,患者有许多生理和社会心理方面的需要,其中最强烈的社会心理需要就是被人理解。护士可通过移情等技巧,充分体验患者的心情,准确地理解患者传递的信息,帮助患者满足他们对理解的需求。

5. 病室环境应清洁、整齐、安静、有序,病床单位物品的放置、床头牌及各项标记的悬挂应整齐。各病室陈设简洁统一,室内物品放置规范化,病床定点定位,不得任意变动。

6. 指导和协助患者搞好个人卫生,按分级护理要求实施临床护理。制订适合于休养和治疗的生活制度,保证患者有充分的休息和睡眠。注意患者的饮食和营养,生活不能自理者,应主动耐心喂食。

7. 协助做好患者的思想和生活管理工作,有计划地组织学习时事政治及健康知识,组织进行必要的文娱活动。及时进行恢复期锻炼。

8. 护理人员进入病室后应按规定着装,衣帽整洁,举止端庄,体现良好的职业素质。工作安排严密、要求严格、作风严谨。

9. 应经常巡视病室,掌握患者的病情变化、治疗反应及身心情况,鼓励患者树立与疾病斗争的信心,积极参与自我保健。医护间应及时联系,协同做好治疗与护理工作。

# 第四节　患者损伤的环境因素

## 一、机械性损伤

跌倒和坠床是医院中最常见的机械性损伤。虚弱或失去平衡、感觉功能损伤、视力减退、长期卧床、服用镇静药或麻醉药以及幼儿和老年患者等易发生跌倒。意识不清、躁动不安、年老体衰及婴幼儿患者易发生坠床意外。

【失误防范要点】

1. 病室地面应保持清洁、干燥,应及时擦干潮湿、有水迹的地面。嘱咐患者穿不易滑倒的鞋。对有跌倒潜在危险的患者,应加强协助。

2. 床单位用物应相对固定放置,患者常用物品放在易于取用的位置。病床不易摇置过高,以保证患者上下床方便。

3. 病室应有良好的照明设备,夜间病室应打开壁(地)灯。浴室及洗手间应装设扶手及呼叫信号,以便患者使用。

4. 指导患者正确使用拐杖、轮椅等助行器。对需用约束带的患者,应注意使用方法,确保患者安全。

## 二、温度性损伤

医院内使用及存放的易燃助燃物品如乙醇、乙醚、汽油、氧气等可造成温度性损伤,严重时可发生火灾。

【失误防范要点】

1. 严格按规章制度保管及使用易燃、助燃物品。加强病区电器设备管理,定期检修,不可超量用电。

2. 病室内严禁吸烟,吸烟的患者须在规定的场所,不得随意丢弃烟蒂或未灭的火柴,加强烟火管理。

3. 患者使用冷热疗时,注意安全,防止冻伤、烫伤。严禁患者及其陪护人员自行使用冷热疗法。严禁私用电器。

4. 病区须备有灭火器等防火设施。医务人员应接受防火、灭火训练,了解疏散程序。

## 三、生物性损伤

微生物及昆虫可造成生物性损害。如蚊、蝇、虱、蚤、蟑螂等,不仅影响患者休息,干扰睡眠,而且会造成伤害及传播疾病。

【失误防范要点】

1. 严格消毒隔离制度,掌握无菌操作原则,以防疫病和感染的蔓延。

2. 采取有力措施,消灭蚊蝇等害虫。如彻底清洁病室及环境卫生,定期喷洒杀虫剂等。

3. 加强防范措施,防止蚊虫等叮咬。如使用蚊帐、放置驱虫器等。

# 四、医院性损伤

医务人员语言不慎、行为不妥、操作不当或失误可造成患者心理或生理上的损害。如个别医务人员对患者不够尊重,缺乏耐心,在交谈中不注意措辞,语言缺乏艺术性、灵活性或科学性,不能准确传递信息,造成患者对疾病、治疗等方面的误解或担忧而情绪波动,加重心理痛苦。个别医务人员由于工作失职,导致医疗差错及事故的发生,轻者加重患者病情,重者甚至危及生命。

【失误防范要点】

1. 护士在工作中应端正服务态度,树立良好的医疗道德和医疗作风。时刻注意护士在患者心目中的形象,患者对护士的第一印象将直接影响护患关系及护理效果。

2. 应不断提高文化素养及护患交流的技巧,以便在与众多不同年龄、性别、职业、社会地位的患者打交道时,提高患者的信赖程度。

3. 在与患者交谈时,应选用患者易懂的语言和文字进行交流,用词要朴实、准确、明晰及口语化,忌用或恰当使用医学术语或医院常用的省略语,以便交流信息,沟通思想感情。

4. 在与患者沟通的过程中,应让患者自如地选择他所希望采取的交流方式,不要强求进入更高层次的沟通。护士应经常评估自己与患者及其家属的沟通层次,有无因自己的语言或行为不妥而使患者不愿意与自己进行有益的交流。

5. 在与患者接触时,应时刻想到如何增强语言或行为的治疗作用,从而使患者建立起接受治疗的最佳心态。如果语言或行为对患者形成了不良的刺激,以致引起患者的不愉快、不满甚至愤怒、恐惧、忧郁等负性情绪,对健康的恢复会产生消极的影响,甚至会导致病情加重。

6. 护士与患者的交流应坦诚,信守诺言,以便进行有效的相互合作。注意坦诚并不是一切都可以原原本本地告诉患者,特别是涉及诊断、治疗、预后等问题,说话尤其要慎重。

7. 在临床工作中,当需要传递一个坏消息时,应使用委婉、含蓄的语言,以提高信息接受者的承受度。如将疾病实况告之如癌症等患者时,一方面应尊重患者的知情权,另一方面又不能过于直接地表达,以免刺激患者。同时重视心理暗示的作用,设身处地为患者着想。

8. 当进行较为正式的评估性交谈或治疗性交谈时,应保证环境安静,必要时为患者提供环境上的"隐秘性";可能的话,最好要求其他人回避,谢绝会客;交谈期间避免进行治疗和护理活动。

# 第3章 患者体位与运送

## 第一节 患者体位

体位是在考虑重力的方向和身体平衡的基础上而形成的姿势。人在正常生活中,经常采取的体位有站位、坐位和卧位。不同的体位各有其特征,对身体功能产生不同的影响。换气量和横膈肌的运动随着由立位到坐位的变化而受到限制;循环血流量随着从卧位到立位的变化而减少;收缩压会随着站立而下降,而舒张压会随着站立而上升。护理人员应依据体位的基本原理和患者的病情需要,指导并协助患者采用正确、舒适、安全的体位。体位护理适用于不能保持安全和舒适体位的所有患者。

## 一、体位选择

患者体态所处的位置,对某些疾病的诊治具有一定的临床意义。自动体位,即身体活动不受限制,见于轻病或疾病早期;被动体位,即患者不能自行调整或变换体位,见于极度衰弱或意识丧失的患者;强迫体位,即为了减轻疾病的痛苦,被迫采取某种体位。护士在临床护理工作中应熟悉各种卧位的适应证及要求,并根据患者的病情与治疗的需要为之调整相应的体位,对减轻症状、治疗疾病、预防并发症,均能起到一定的作用。

### (一)仰卧位

仰卧位是休息、就寝、诊断和紧急抢救时常用的体位。因全身肌肉放松而体力消耗少,背部支撑使重心降低,具有安定性。

【失误防范要点】

1. 仰卧位易受压部位有后头部、肩胛部、肘部、骶尾部、踝部等骨突出部位,此时可使用气垫、棉垫等进行全身减压。

2. 患者头部垫枕时,应调节枕头的高度,以缓解颈部和胸锁乳头肌的紧张。

3. 当患者不能自主活动时,应将患者上肢沿躯干自然摆放,掌心向上。在巡视病房时,要确认患者的手是否压在腰部和臀部下面,若放置不当应及时调整。

4. 应在患者骶尾部放置靠垫以解除压力,防止发生压疮。靠垫应选用柔软橡胶制品,并用能分散体压和保温的材料制作。

5. 患者下肢抬高,高于心脏水平,以防止血栓形成。足跟抬起,使之不直接接触床面,以解除压力。长期卧床的患者,应使用足关节和足尖防护用物,并进行适当的下肢按摩。

6. 昏迷、全身麻醉未清醒、脊椎麻醉或脊髓腔穿刺后的患者,采用去枕仰卧位时,应使头部偏向一侧。

7. 休克患者仰卧位时,应抬高下肢 20°～30°,以利于机体血液回流;也可抬高头胸部及下肢各 20°～30°,以利于呼吸。

8. 胸腹部检查、妇科检查或行导尿术患者采用屈膝仰卧位时,应在头下放枕,两腿屈起或稍向外分开,以放松腹肌,便于检查。

### (二)侧卧位

侧卧位适用于灌肠、肛门检查、臀部肌内注射、配合胃镜检查等。侧卧位与仰卧位交替以减轻骶尾部压力,便于擦洗和按摩受压部位以防止压疮等。当肺部疾病不能采取半坐位时,可根据病变部位采取侧卧位。侧卧位能使腹肌放松,腹痛时常取此体位。恶心、呕吐时采用此体位以避免呕吐物的误吸。侧卧位是睡眠和休息时常用的体位。

【失误防范要点】

1. 侧卧位易受压部位有耳廓、面颊、肩胛骨、肋骨、髂前上棘、股骨粗隆、外踝、内踝等。

2. 侧卧位易发生神经麻痹的部位有腋窝神经、腕神经、腓骨神经等。

3. 采用侧卧位时,可酌情在两膝之间、背部、胸腹部放置软枕,以扩大支撑面,稳定卧位,使患者舒适。

4. 头部应枕在与肩同高的枕头上,在巡视中要时常确认有无耳廓和面颊受压、头部及下颈部肌肉受牵拉等情况。

5. 应进行左右位置的调整,避免把处于侧卧位上侧肢体的重量压在下侧肢体的肩前臂上,避免位于上侧的肩关节下垂,防止腘动脉和腕动脉受压。

6. 位于上侧的肩部和肘部要适度地弯曲。采取向后仰的姿势时,应将上肢放在垫枕上。上肢的下垂会牵拉肩关节,易产生肩关节脱臼和腕神经麻痹。

7. 位于下侧的下肢、髋关节应前屈 60°～80°,膝关节前屈约 90°,使基底面积增大,易于稳定。

8. 位于上侧的下肢、髋关节和膝关节适度前屈。在双腿间放入较大靠垫,避免两膝关节和内踝直接接触,以防压疮。

9. 在下侧的髋骨和外踝的骨隆突部位放入薄垫圈加以保护,以防压疮和腓神经麻痹。

10. 偏瘫患者侧卧位健侧在下时,偏瘫侧的上肢前伸,至肩关节弯曲 100°,最大限度为 120°;下肢的髋关节和膝关节保持弯曲,并在下面放置垫枕,垫枕高度因人而异。

11. 偏瘫侧在下的半卧位,身体应稍向后倾斜,在背部放置垫枕支撑。上身前倾,伸出下侧上肢与肩关节成直角。健侧下肢前屈一步左右,在健肢下放入垫枕,保持此种姿势,以使髋关节放松,下肢自然错开。注意肩关节与肩胛骨的位置是否妥当。

12. 偏瘫的上下肢出现水肿或伴有热感和痛感等症状和体征时,上肢可能发生肩手综合征,下肢可能发生静脉血栓和蜂窝织炎。应注意早期发现,早期治疗。

### (三)半坐卧位

半坐卧位时由于重力作用使横膈肌下降,胸廓容量扩大,易于进行气体交换;回心血量减少,从而减轻肺淤血和心脏负担;腹腔渗出物流入盆腔,使感染局限,减少炎症的扩散和毒素的吸收;可减轻腹部手术后患者腹壁伤口缝合处的张力,缓解疼痛,促进舒适,以利于伤口愈合。

适用于急性左心衰竭、因心肺疾病引起的呼吸困难、腹腔和盆腔手术后或有炎症、某些面部及颈部手术后、恢复期体质虚弱等患者。

【失误防范要点】

1. 半坐卧位易受压的部位为坐骨结节。应加以注意的神经麻痹是坐骨神经麻痹。体压集中在骶尾部和大腿后部。

2. 床头支架或靠背架应抬高 30°～60°；使膝屈曲呈 150°～160°，或在腘窝处垫枕。应给予很好的支撑和固定，以保持体位，防止患者下滑。

3. 在采取半坐卧位以抬高床头的过程中，应避免背部紧贴床面，以免造成摩擦，使皮肤受损。

4. 升高床头有使患者坠床的危险，应及时解除已预测到可能发生的危险因素。

5. 半坐卧位状态下，心脏位置处于一定的高度，静脉回流可受到一定的影响，易引起下肢水肿，应加以注意。

6. 适宜地解除足跟部的压力，预防发生足下垂。

**(四)康复体位**

【失误防范要点】

1. 仰卧位时头部应用枕头予以良好支撑；患侧臀部、大腿下应放置垫枕，使骨盆向前；患肩下应放置垫枕，使其前伸，从而使上肢处于正确抬高的位置，使得肘腕背伸展和伸直。

2. 健侧卧位时患侧上肢由枕头支撑在患者的前面，上举约 100°。患侧下肢向前屈髋屈膝，并完全由垫枕支撑。注意足不可内翻，不可悬在垫枕边。

3. 患侧卧位时患侧肩部尽可能前伸，上肢外旋，肘伸展，下肢稍屈曲。

4. 注意病床应放平，床头不得抬高，尽量避免半卧位。手中不可放置任何东西，足底不可放置任何物品，试图依此避免跖屈畸形则不可取。任何时候禁忌拖拉患者上肢，以防肩关节半脱位。

# 二、体　位　更　换

不当的体位是引起身体不适的原因之一。妥当地安置患者，维持正确的姿势，不但可使患者感觉舒适，同时又可预防长期卧床造成的合并症，是临床重要的护理措施之一。患者由于疾病或治疗的限制，需长期卧床，有时无法自由翻身更换体位；或由于体弱无力，不能自行变换体位。协助患者更换体位，不仅使其保持体位正确、舒适，而且有利于观察病情变化，预防危重患者发生压疮、坠积性肺炎、便秘、肌肉萎缩等并发症。卧位更换适用于意识障碍、躯体运动障碍、神经障碍、疼痛、术后绝对静养以及不能自行变换体位的患者。

【失误防范要点】

1. 协助患者更换体位时，应利用人体力学原理，采取科学的方法，使患者卧于舒适、安全的功能位置，且能维持一定的时间。

2. 体位变换对患者来说是一种负担，血压和血氧饱和度在实施翻身后可能会增高。应根据患者的具体情况，测定相应的生命体征。

3. 按照直立位-坐位-卧位的顺序变换体位时，血压表现为依次上升；体位逆此顺序变换时血压则呈现依次降低。长期卧床的患者，由于腹腔内脏血管紧张性减低，若突然站立，血液因重力作用而集中于腹部和下肢,回心血量减少,血压显著下降而引起脑缺血,协助患者变换体位时须充分注意。

4. 变换卧位时,务必将患者身体稍抬起后再行翻转或移动,绝对不可拖、拉、推,以免损伤患者的皮肤。两人移动时动作应协调、轻稳。病情允许的情况下,尽量开发和使用患者的残存功能。

5. 仰卧于床位正中的患者移动时,应先将其移动至靠近操作者的一边,再行翻身,以免直接改为侧卧位时,因患者身体过于靠近床边而发生坠床的危险。

6. 协助更换体位时,注意观察患者病情及局部受压部位的情况,根据需要进行相应的处理。同时注意保暖和安全,防止着凉或坠床。做好交接班工作。

7. 患者身上带有多种导管时,应先将导管安置妥当,防止变换卧位后脱落或扭曲受压。更换体位后,注意检查各种导管的安放位置,注意保持导管通畅。

8. 手术患者更换体位前,应检查敷料是否脱落及有无分泌物外渗情况。如分泌物浸湿敷料应先更换敷料,并固定牢固后再行移动,注意伤口不可受压。

9. 颅脑手术后的患者应取健侧卧位或平卧。翻身时注意头部不可剧烈翻动,以防引起脑疝,导致突然死亡。

10. 颈椎或颅骨牵引的患者更换体位时不可放松牵引,更换体位后注意牵引位置、方向及牵引力是否正确。

11. 石膏固定的患者应注意更换体位后的石膏位置及局部肢体的血供情况,防止受压。

12. 体位变换的间隔时间应根据患者的病情及局部皮肤受压情况而定。原则上每2小时翻身1次。如果护士判断可能发生压疮时,可增加翻身次数。可将体位变化与充气垫配合使用,也可在压疮易发生部位贴敷保护性薄膜。

13. 实施体位更换后,注意患者的表情和言行,观察患者的体位是否舒适。可根据患者的手势、呼吸变化、手掌及足部出汗等表现判断患者是否处于痛苦状态。

14. 对长期卧床的患者,注意体位摆放应舒适、稳定、全身尽可能的放松;保护脊柱生理曲线和各关节的功能位置,以防止由于长期仰卧受压而造成的疲劳、损伤和变形。

15. 更换体位过程中,最大限度地协助患者进行身体活动,避免骨、关节、肌肉发生失用性改变;防止由于体位不正确或忽视活动、肢体长时间承受不良应力而引起畸形。

16. 更换体位后应根据患者的不同特点观察病情变化情况。确认输液管及各种留置导管是否脱落,注意患者的身体是否扭曲。

# 三、正确姿势的维持

姿势是指身体的某部位与其他各部位的相互关系所呈现出的体态。正确的姿势是指身体呈现标准的解剖生理位置,即身体所有部位呈平衡排列,且体重平均分布。舒适的姿势是指一个人感觉自己身体的各部位与其四周的环境处在一种轻松或合适状态的位置。要协助患者维持正确与舒适的姿势,须具备基本的理论概念,并应用一些支持物及防护性设备。

【失误防范要点】

1. 掌握正常姿势的基本理论,明确维持正确姿势的重要性与功能,使患者卧床的姿势尽量合乎解剖位置。

2．身体各部位要维持良好的功能位置，体重应平均分配到身体的各部位，使体腔内的各器官在体腔内拥有最大的空间。

3．患者身体各部位应每天运动；当患者改变姿势时，应让关节做全范围运动。在没有医疗上禁忌的情况下，尽量使胸部扩张，以利呼吸。

4．关节应保持稍微弯曲，因长期伸展会导致肌肉紧张不适，从而降低关节的压力和活动限制。避免关节及肌肉挛缩。

5．姿势应当不断更换，至少每 2 小时更换 1 次，防止皮肤长时间受压而导致压疮。

6．要适当的包裹或覆盖患者，以保暖及维护患者的隐私，促进患者身心舒适，从而使机体完全放松，真正得到休息。

7．要能分辨各种姿势所承担的体重部位，施以良好的皮肤护理，避免骨突处皮肤破损，预防压疮的产生。

## 四、轴式移动与搬运

在移动和搬运患者时保持头、颈、脊柱和臀部成一直线，以保护受伤局部，避免造成进一步损伤的方法，称为轴式移动与搬运。适用于颈、胸、腰椎受损或手术后尚未恢复的患者。

【失误防范要点】

1．实施轴式移动与搬运需要安排足够的人力，严禁护士单人操作，至少应由两人以上合作操作，并注意动作缓慢平稳，保持头、颈、脊柱和臀部呈一直线。

2．操作前应确定翻身方法和所需用物；检查各类导管及输液装置安放是否妥当，防止翻身引起导管连接处脱落或扭曲受压。

3．为手术患者翻身时，应先检查敷料是否需要更换，应先更换敷料后再行翻身。行颈椎或颅骨牵引的患者，翻身时不可放松牵引。

4．在移动和搬运颈、胸、腰椎受损或手术后尚未恢复的患者时，应特别保护脊髓，以免因操作不当而引起脊柱错位损伤脊髓，加重病情甚至造成患者短时间内死亡。

5．在移动和搬运过程中应密切观察生命体征，尤其是呼吸的保护，如发现异常应及时停止操作并查找原因，并给予恰当处理。

6．两人操作时，应站在病床同侧，分别抓住靠近患者远侧肩部、腰部、臀部、股部等处的翻身单，配合口令，动作一致地将患者翻至近侧。

7．注意使患者向护士侧翻身，以便护士能够保护患者不致因翻身过度而坠床。

8．注意平托患者，始终保持头部与躯干成一直线，保持脊柱处于功能位置，并使患者舒适。

## 五、翻身床的使用

大面积烧伤，特别是肢体和躯干环状烧伤的患者，自动与被动更换体位都有一定困难，若条件允许采用翻身床协助翻身为佳。

【失误防范要点】

1．翻身前注意检查翻身床性能是否良好，尤其注意床片撑脚、转盘轴及安全弹簧等保险零件,以确保安全。

2. 评估患者,并向患者及家属解释此项护理操作的过程、目的及有可能出现的不良感觉,以取得合作。尤其对第一次使用翻身床者应做好解释。

3. 注意将各种导管及输液装置安放妥当,各种管道尽量放到准备翻身的对侧,避免脱落、受压或液体倒流。

4. 有留置导尿者,翻身前应将外接尿管移除并夹闭尿管;导尿管远端及接尿管分别用无菌纱布包好,以防污染。有气管切开者翻身前应检查气管是否通畅,翻身前后均应清理气道的分泌物。

5. 一次性无菌棉垫应依次铺在床片上并固定。俯卧床片上需放好额托,暴露疗法者应铺无菌油纱布、无菌纱布及大棉垫,双膝、双肩、双髋等关节处加放厚垫。

6. 注意在骶尾部、肩胛部、足跟等骨凸部位垫以软垫。注意露出会阴部洞口,并在洞口周围铺治疗巾,以保护床垫,防止排便时污染。

7. 注意用护带固定患者,以免翻身时滑脱而撞伤。固定压力要适宜,防止过紧使患者不适,过松则翻身时患者易移动或肢体脱出。

8. 翻身时转动速度要快速平稳,同时注意观察患者生命体征尤其是呼吸、脉搏的变化。

9. 翻身后立即插好安全栓,撑好撑脚,移去仰卧床片,安置好患者体位,检查各种管道是否通畅及固定稳妥。

# 第二节　患者运送

患者运送是协助患者到达目的地的方法,用于不能步行、危重或不能合作的患者在出入院或离开病床接受各种检查、治疗和手术等。通常使用轮椅、平车或担架等工具运送。在运送过程中,应正确操作运送工具,确保患者舒适和安全。

## 一、不同患者运送

移动与搬运患者是临床护理工作的一项重要内容。患者在疾病或某些障碍情况下,会出现包括体位变换与移动在内的基本生活能力受限,需要护理人员给予一定的帮助。护理人员有必要了解人体力学的基本知识和移动对患者生理功能的影响,并掌握一定的技能,以防止患者的损伤,确保自身的安全,并做到节时省力。

【失误防范要点】

1. 运送前评估患者的体重、意识状态、躯体活动能力、病情及损伤部位的情况,有无伤口及骨折,有无各种导管、牵引器具、石膏夹板固定等。

2. 操作者应明确需要移动的目的,患者的活动耐力、自理能力、合作程度,以及心理状态、沟通能力、对移动方法的认知水平及经验。

3. 移动患者前,应了解环境、设备情况。熟练掌握运送工具的使用操作方法,并检查其性能,确保其完好。

4. 评估收集资料要准确,以便选择合适的帮助患者移动的方法。徒手移动对患者和搬运者都较劳累,故不宜首选,且病情重者不宜采用。

5. 搬运过程中,需注意患者的安全、舒适与保暖,动作要正确、轻稳、协调、节力,保持平衡,避免震动,防止摔伤。操作中不可触及患处,以减少患者痛苦。根据病情摆好体位,并注意观察病情变化。

6. 多人搬运时,动作应协调一致。一人移动时不可拖拉,以免损伤皮肤。

7. 运送骨折患者,应固定好骨折部位。颅脑损伤、颌面部外伤及昏迷患者应将头偏向一侧。有输液及引流管时应保持导管通畅。进门时应先将门打开,避免碰撞。

8. 运送颅脑损伤的患者,头部应在推车或担架行进的前方,防止颠簸。针对病情取平卧位,头侧向一边或侧卧位,保持呼吸道通畅。如颈椎损伤,应取平卧位,用沙袋、衣物、软枕等固定头部左右两侧,一人托住头部,其余人员协调一致地将患者平直抬到担架上。

9. 运送脊髓、脊柱、骨盆损伤的患者时,患者应取仰卧位,并在身体下面垫硬板,搬运时3~4人同时用力平行抬起患者放置在硬担架上。不可扭动躯体,切忌拖、拉、推,始终使身体呈一直线移动。

10. 运送腹部外伤患者时,应取仰卧位,下肢屈曲,以减轻腹部压力,防止腹腔器官脱出。可用担架或木板搬运。

11. 运送开放性气胸患者时,包扎后取坐位或半坐位,座椅式搬动为宜。呼吸困难者,也应取坐位或半卧位。

12. 运送昏迷患者时,应取仰卧位,头侧向一边或侧俯卧位,防止呼吸道阻塞。

13. 运送休克患者时,应取去枕平卧位,抬高双下肢。

14. 运送四肢骨折、关节损伤等患者时,应使用夹板固定好上、下两个关节后才可搬运,以免途中造成继发性损伤。

15. 四肢外伤出血者应抬高患肢,并高出心脏水平面。有休克症状者应平卧、抬高双下肢。

16. 对烦躁、神志不清患者应使用保护带约束。有痉挛抽搐者,使用牙垫防止咬伤,并取下活动义齿,以免误入气管。

17. 运送途中重视呼吸道管理,防止误吸,若患者呕吐、血块异物堵塞气道应及时清除;维护循环稳定,有静脉输液通道者妥善固定好穿刺部位,防止输液针头脱出,保持滴入通畅。

18. 加强运送途中监护,严密观察患者心跳、呼吸、神志变化,必要时就地抢救。及时做好途中病情、处置及监测结果的记录。

## 二、平 车 运 送

使用平车运送多为不能合作或正在进行静脉输液等患者,如抢救、手术或检查前特殊用药、运动性障碍、进行医疗处置及需要静养等患者。

【失误防范要点】

1. 使用平车移送患者前,评估患者,并向患者说明移送的目的,使其理解和配合,建立安全感。必要时询问患者是否有使用便盆的需要。

2. 酌情准备好需用的床垫、床单、输液架、氧气枕等。若病床或平车可以调节,应将病床与平车调整到易于操作的高度。移动患者时,拉上床闸,避免在移动患者时,病床也随之活动而造成不稳。

  3. 移动患者时,将患者两手置于胸前。在病床两侧配备两名护理人员,护士应在接近患者躯干处用手握住床单或垫子,一同用力把垫子抬起来移向平车。有条件的可使用水平移动工具。

  4. 平车运送时护士应站在患者头侧,便于观察病情,并随时注意患者的异常变化。上下坡时,患者头部应在高处一端;若平车一端为小轮,一端为大轮,则患者头部应卧于大轮端,因小轮转弯灵活,大轮转弯幅度小,可减少颠簸。

  5. 用平车搬运烦躁不安或神志不清的患者时,必须另有护士在平车旁守护,以免发生意外。推平车时,车速要适宜,确保患者安全、舒适。

  6. 必要时平车上加用护栏或系安全保护带。对正在输液或吸氧的患者,要保证装置安放妥当,保持管道畅通并注意流量,避免脱落、受压或液体逆流。

  7. 移动后给患者调整姿势,放置枕头,盖上床单或被子。将患者上肢包入被单内,以防止其手臂从狭窄的担架上滑到担架外。

  8. 完成移动或移送后,观察患者的表情,并确认患者的主诉。评价患者移动时的稳定性以及对危险的认知能力等。

## 三、轮 椅 运 送

  使用轮椅运送多为清醒合作而不能行走的患者下床活动、出入院或去各类诊疗室的方法。

【失误防范要点】

  1. 使用轮椅前检查各部件性能是否完好,以保证其安全使用。告诉患者乘换轮椅的目的、使用顺序等,以得到患者的配合。为便于患者换乘轮椅,应确保轮椅与病床之间的空间。

  2. 从病床向轮椅转移之前,先使轮椅与床呈 45°左右,固定轮闸向两侧旋开足托,抬起活动式扶手,患者利用健手健腿站起,将健手扶在轮椅的扶手上,以健腿为轴转动躯干,使臀部正对椅子,平稳坐下。

  3. 患者应采取端坐位,双脚着地。护士应紧紧扶住患者的腰部,同时用靠近轮椅的腿部支撑住患者的患侧下肢,以防患者的膝盖弯曲。

  4. 避免从患者的正面扶助其站立,以防因护士身体紧靠患者,一旦患者摔倒时,护士也有被拽到的危险。

  5. 患者坐上轮椅之后,护士应嘱咐患者两手扶住轮椅扶手,并协助其身体前倾,抬起腰部向后移动,使患者坐稳。

  6. 当患者自己无法充分保持姿势时,应在患者容易倒向的一侧塞入软枕,调整患者体位。必要时使用安全带保护患者。

  7. 轮椅转换方向时,需要有一个从踏板到后轮长度的半径空间,故应在确认房间有足够的空间后,再转换方向。

  8. 乘坐电梯时应有安全性考虑,注意轮椅的放置方向。下电梯时应让轮椅朝向电梯门,即电梯若宽敞,应在电梯内调转方向;电梯狭窄时,将轮椅倒退进电梯。若轮椅带有后视镜则可以正常进电梯。

  9. 上台阶时,要告诉患者轮椅会出现倾斜。护士踩住轮椅的升降杆使前轮抬起,先让前轮滚上台阶,然后再让后轮上台阶。下台阶时,先转换轮椅的方向,后轮先下,以保持一个稳定的姿势,防止患者前倾。

10. 输液器具应使用轮椅专用的输液架。对使用留置导尿管等插管的患者,在移动前要做好充分准备,避免移动中导尿管等因牵拉而脱落。对使用压力差促使体液排出的患者,移乘轮椅时要使用专用的尿袋来保持压力差。

11. 在行走中应随时注意,避免将患者的手、衣服、盖被及导管等卷入车轮。对不能自行操作轮椅的患者,在其乘坐轮椅这段时间内,护士不得离开患者。

12. 推轮椅过门槛时,应翘起前轮,避免过大的震动;患者不可前倾、自行站立或下轮椅,以免摔倒,如身体不能保持平衡,应系安全带避免发生意外。

13. 从轮椅移向病床时,驱轮椅至床边侧旋开足托,健手支撑近床侧扶手,利用健手、健足站起,健手支撑在床面上,以健腿为轴转动躯干,臀部对床,平稳地坐在床边。

转运过程中的并发症见表 3-1。

表 3-1 转运过程中的并发症

| 心血管系统 | 呼吸系统 | 其他 |
| --- | --- | --- |
| 低血压 | 低氧血症 | 跌倒 |
| 高血压 | 呼吸性酸中毒 | 坠床 |
| 高血压危象 | 呼吸性碱中毒 | 管路滑脱 |
| 心律失常 | 气道梗阻 | 意外拔管 |
| 心脏骤停 | 呼吸抑制 | |

# 第三节 保护具应用

保护具是用来限制患者身体或机体某部位的活动,以达到维护患者安全与治疗效果的各种器具。高热、躁动、谵妄、昏迷以及危重患者等,因意识不清易发生坠床、撞伤、抓伤等意外。因此,临床上常根据患者的病情需要应用保护具,以确保患者的安全。常用保护具有床挡、拐杖、颈托、腰围及各种约束带等,应避免患者因约束而引起不良反应,如不安、躁动、反抗及造成自伤、坠床等意外损伤。

## 一、拐 杖

拐杖是一种辅助器具,主要用于病变导致下肢不能负重及行走的患者。双拐拐杖适用于下肢骨折或下肢无法支撑身体的患者;V形手杖在肘关节下有把手,可以支撑前臂,比较稳定,适用于丧失握力与腕力的患者;T形手杖简便,适合在狭窄场所步行时使用;四脚形手杖支撑面广,有一定重量,比较稳定。

【失误防范要点】

1. 护士应掌握患者残障的部位和程度。使用拐杖前应向患者讲解并示教拐杖的使用方法。若下肢手术,使用时间一般为术后 8~12 周。

2. 应选择结实、耐用、不易变形等质量好的拐杖,表面不要太光滑,前端的把手必须牢固。拐杖握在手中应具有舒适、安全的感觉,否则不能支撑全身重量,易摔倒。

3. 拐杖的重量以 250～350g 为宜。尽量不用金属拐杖。拐杖下端的防滑垫应及时更换,以防摔倒。

4. 应确认拐杖高度是否适宜。通常确定拐杖末端着力点应与同侧足尖中位距离 15cm。

5. 拐杖的高度应因人而异,过高会使身体踩踏不实;过低则必须弯腰前驱,行走起来不舒服。

6. 开始步行训练前,要确认患者站立的稳定性。如果站立不稳时,要评估拐杖应放置的位置。

7. 初次下床患者要有陪护在场,护士给予指导,步幅不要太大,速度不要过快,以防摔倒。

8. 指导患者使用拐杖时先迈患肢,足尖不超过双拐,双手用力支撑向健侧迈移 20～30cm。站稳后抬高患肢,同时提拐向前移动同等距离,足与拐头同时落地。

9. 使用中不能仅靠腋窝支撑身体,以免造成臂丛神经损伤。应用手掌握住把手,以上肢的臂力支撑于腋下拐杖顶端。

10. 防止患者随意性和盲目性,不可过早停用拐杖,以免导致骨折畸形或钢板等固定器材变形。

11. 防止过分依赖拐杖,以避免患者肌力平衡恢复受影响。

12. 向患者交代持续使用拐杖锻炼的时间和方法,防止拐杖使用不当引起并发症。患者出院时告知其定期复查。

## 二、床 挡

床挡用于预防患者坠床,预防小儿患者爬出或跌落床下。医院常用的床挡有数种。多功能床挡使用时可插入两边床沿,不用时插于床尾;半自动或全自动床挡可按需升降。目前国内常用为铁制或木制床挡,使用时需人工操作,不用时可移放别处。

【失误防范要点】

1. 使用床挡前,应与患者及家属沟通,做好解释,说明使用目的,取得患者及家属的配合。

2. 床挡应双侧同时使用,确保安全。若一侧放置床挡,则另一侧应靠墙为宜。

3. 躁动、精神异常及小儿患者,应做好保护性约束,防止发生患者翻越床挡坠床。

4. 加强巡视及观察,及时发现异常情况,谨防发生意外。

## 三、约 束 带

约束是指限制患者身体全部或某部位的活动,以达到维护患者身体安全与疾病治疗效果的方法。约束带不是用以惩罚患者的不合作行为,而是一种保护患者的装置,用以保护患者免于伤害自己或他人的安全。对于严重的兴奋躁动、伤人毁物、自杀自伤及出走的患者,用约束具限制其身体或身体某部位的活动,以确保安全和防止意外事故发生的治疗方法,称为保护性约束。约束具的种类有约束床、约束单和约束带。在临床实践中,约束带因操作简单,牢固耐用,不伤及患者的皮肤,又保护患者的体位,因此较其他约束具使用更为普遍。

【失误防范要点】

1. 严格掌握约束法适用者。

(1)患儿因认知尚未发育完全,无法准确理解医护人员与家属的解说,尤其未满 6 岁的患儿。

(2)跌落或自伤概率高的患者,如麻醉后未清醒、意识不清、躁动不安、失明、痉挛、老年人等。

(3)施行某些手术的患者及治疗需要固定身体某一部位,限制其身体及肢体的活动,如白内障摘除术、虹膜牵张术、兔唇修补等患者。

(4)皮肤瘙痒的患者,包括全身或局部发痒患者。

(5)精神病患者,如狂躁症、自我伤害等患者。

2. 因使用约束物常会引起患者不安、反抗及造成自伤的情形,故须有医嘱才能使用。使用约束前,评估患者的病情、意识状态等,是否存在意外损伤的可能。

3. 了解使用保护具的目的,熟悉保护具器械设备情况。根据使用的目的,选择及准备约束带、棉垫等用物。

4. 应向患者及家属说明使用保护具的目的,了解其理解及合作程度,并做好解释,以取得理解和配合。

5. 应保持患者正确、舒适的体位。选择柔软、松紧适宜的约束带。应满足被约束患者身体的基本需要。

6. 约束时,松紧度应适宜。一般以能伸进 1~2 个手指为原则,以免约束太紧而影响血液循环。应使肢体稍呈屈曲,以避免肌肉挛缩、关节僵直。

7. 约束手腕及足踝部等骨突处,应先以棉垫保护,再缠绕约束带,以免磨伤皮肤。约束胸、腹部时,应保持其正常的呼吸功能。

8. 约束带以平结方式,绑牢于床架上。因平结能使约束带牢固,且紧急时容易解开。

9. 宽绷带约束常用于固定手腕和踝部。应先用棉垫包裹手腕和踝部,再以宽绷带打成双套结套于手腕和踝部,松紧以既不使肢体脱出,又不影响血液循环为宜。固定带系于床缘上,结要打在床下被约束者无法伸手解开的地方。

10. 肩部约束带用于固定肩部,限制患者坐起。将肩部约束带袖筒套在患者两肩上,腋下应衬垫棉垫,两袖筒上的细带在胸前打结固定,两头宽带系于床头,必要时将枕头横立于床头。

11. 膝部约束带用于固定膝部,限制患者下肢活动。患者两膝上应衬垫棉垫,膝部约束带横放于两膝上,用两头带各缚住一侧膝关节固定,将宽带两端系于床缘。肩部和膝部的约束,如无特制的约束带,也可用大单折成长条代替。

12. 操作后妥善安置患者,至少每 15 分钟观察 1 次被约束肢体的末梢血液循环情况,注意肢体的颜色、温度、活动及感觉——通常称为"CTMS"。如发现肢体苍白、麻木、冰冷时,应立即放松约束带。

13. 持续约束保护患者时每 2~3 分钟松解约束带 1 次,并协助患者翻身,进行局部皮肤护理及全身关节运动。

14. 注意观察约束带是否脱落或被松解;床单、被套是否干燥;冬天应注意保暖,夏天防止中暑。

15. 准确记录使用保护具的适应证、时间、方法、患者的反应、每次观察的情形、执行的护理措施及解除约束的时间,并做好交接班。

16. 保护性制动措施只能短期使用,应严格掌握保护具的使用指征。在使用约束措施时,应充分考虑到患者独立自主的需求,注意保护患者的自尊,避免约束本身引起的伤害。

17. 应使机体各部位处于功能位置,并保证患者安全舒适,协助生活护理。按时翻身,必要时进行局部按摩。确定呼唤器开关在患者手部可及之处。

18. 遵医嘱及时解除约束。解除约束前向患者做好解释工作,进行心理安抚,稳定患者的情绪。

## 四、腰　　围

腰围用于限制腰椎的屈曲活动,可缓解并改善椎间隙内的压力状态,加强保护腰部,减轻腰背肌肉劳损。

【失误防范要点】

1. 腰围的规格与自身的长度、周径相适应,腰围的上缘须达肋弓下缘,其下缘至臀裂。

2. 不使用过分前凸、过窄、过短的腰围。可试戴 30min,以不产生不适感为宜。

3. 腰部症状重时应经常使用,不应随时取下。如症状轻,外出活动或工作时,特别是较长时间站立或坐位时尤需佩戴,休息时取下。一般须佩戴 4~6 周。

4. 指导患者避免腰部过度活动,以完成日常生活、工作为度。腰部手术后、严重腰椎骨折患者应节制或遵医嘱进行活动。

5. 使用腰围期间,应逐渐增加腰背肌锻炼,以防止和减轻腰背肌的萎缩。告知患者定期复查。

## 五、颈　　托

颈托是限制颈部过度活动的辅助器具,可缓解并改善椎间隙内的压力状态,增加颈部的支撑作用。

【失误防范要点】

1. 颈托应选用柔软、透气、不怕水、不怕出汗、具有韧性的材料。长度为患者颈围加10cm,宽度为 10~14cm。

2. 颈托如戴后无不适,应经常戴用,不应随时取下。如症状轻,于外出时戴用为宜,乘车时尤需佩戴。一般须佩戴 2~3 个月。

3. 使用颈托期间,颈部可按原来的正常活动幅度继续活动。术后患者应当节制活动或遵医嘱。

4. 如使用过程中症状突然加重,应及时就医。

# 第四节　跌倒和摔落的防范

跌倒和摔落是由于绊倒、打滑、摔倒所引起的身体倒在地面上的现象。正常人通过姿势反射,使身体能够保持平衡。如果机体失去控制平衡的能力,就会出现跌倒和摔落现象,此时易导致骨折或长期卧床。

【失误防范要点】

1. 为避免因跌倒和摔落导致患者受到再次的伤害,应预先评估患者可能跌倒和摔落的风险系数。掌握患者的基本情况,如神志、自理能力、步态等;了解患者的病理状况,如用药、既往病史、目前疾病状况等;评估环境因素,如地面、各种标示、灯光照明、病房设施、患者衣着等。

2. 由于患者所处环境、身体状况和心理状态的不同,其风险系数通常是变化的。所以,在实施预防措施时,要探讨并采取与日常状况相吻合的安全方法,把具体的预防措施融入日常生活中。

3. 处于各种健康水平的人都有可能发生跌倒和摔落,尤其应注意防范老年人、下肢肌力低下、平衡协调功能较弱、知觉反应力低下、有认知障碍、是否缺乏安全意识等患者发生跌倒和摔落。

4. 加强对患者的安全教育,介绍预防跌倒常识,传授自我照顾技巧。告知患者着装尽量简单、合体,少穿拖鞋和不穿系鞋带的鞋。常与患者及其家属进行沟通,关注患者的心理需求。

5. 跌倒和摔落与诸多因素有关,可贯穿在患者治疗和休养的整个过程中。注意预防用药不良反应所致的跌倒,如催眠药、镇静药、抗抑郁药、降压药、利尿药、止泻药等,必要时调整用量。

6. 注意防止患者因年龄增长、身心疾病等因素引起的眩晕、踉跄、站立不稳、走路拖拉、知觉信息减少、记忆力和反应力下降、注意力不集中等造成的跌倒和摔落。

7. 注意环境的全面改善,防止如楼梯台阶、病床材质、床上用物、照明、陌生环境等因素引起的跌倒和摔落。

8. 不要在走廊内放置障碍物品。尤其注意不要把医疗器械等物品放在走廊内。清除缠绕在地面上管线类和长毛地毯等易于使患者跌倒的物品。

9. 注意清理地面,及时清除洒落在地面的饮用水和清洁用水,要特别注意清理更衣室、浴室等地面上的积水,以防患者滑到。

10. 对可移动的物品要加以固定,如可移动的病床、轮椅、餐桌等。病床的一侧要留有足够的空间。不要将垃圾箱之类的物品放置在来回上下床的位置。

11. 病床的高度应调整到患者端坐在床边时,双脚能踩住地面,膝关节成 $90°$ 的高度,即病床的安全高度。脚下的空间足够大,基底面就能更大,起居活动就能更安全。固定好病床轮闸。

12. 应选择号码合适、鞋底为防滑底的鞋。要穿好鞋之后再开始走路,使脚底踏实地接触到地面。不合脚或鞋底打滑易导致脚打滑,使身体失去平衡。不穿无法固定脚跟的拖鞋,以免走路时鞋容易脱落而引起失衡。

13. 选择合适的休养服,调整裤子的长度,以防止踩到裤脚而摔倒。经常使用眼镜和助听器的患者,行走时应随时佩戴。

14. 必要时病床设置护栏、扶手等辅助设施。使用与行走能力相适应的辅助器具,如枴杖、步行器、轮椅等。避免使用不利于健康的辅助器具。对于能够独立行走的患者,要把辅助行走的工具放在患者能伸手够到的地方。

15. 保持患者的注意力和集中力。注意不要突然打招呼,也不要从患者背后打招呼。不安和兴奋会使患者分散注意力,要给予患者以援助,尽量使其在安定的状态下生活。

16. 患者应卧于病床中央,以免在翻身或移动时发生坠床。生活日用品应放在便于取放和便于使用的位置,以免患者探出床边拿取物品时身体失去平衡而导致摔落。将呼叫器放在便于使用之处备用。

17. 嘱患者改变体位时,如转颈、蹲位站起时动作应缓慢;清晨起床前,可在床上先躺半分钟,待完全清醒后,再坐半分钟后起来。入厕时由家属或护理人员陪护。患儿下床前先放下床挡,切勿翻越。

18. 护士应熟练掌握换乘和移动患者的技术,以避免因方法不当而导致的跌倒。对不会操作轮椅的患者,须有陪护人员。

19. 患者坐在轮椅上时,要关上轮椅闸,将脚踏板立起,使脚踩在踏板上。防止患者突然站立或突然身体向前倾斜,以避免人同轮椅一起翻倒。

20. 尽量调整坐姿,以保证坐得安稳。难以保持坐姿的患者很容易从轮椅上滑下来摔倒。

21. 患者起立时,轮椅的脚踏板必须立起。避免把脚放在脚踏板上站起而导致人同轮椅一起翻倒。

22. 要灵活使用轮椅上的固定带和防滑效果较好的坐垫,以保持坐姿安稳。过斜坡时,要倒推轮椅。

23. 对有认知障碍的患者,其病床要用护栏加以保护。有些认知障碍和情绪不稳定的患者有翻越床栏而坠床的可能,应根据患者的实际情况合理使用床栏。必要时使用较矮的病床或在地面上铺床垫,将摔落事件降到最低。

24. 对难以识别危险有认知障碍的患者,护士要充分了解他们的日常生活情况,掌握其生活需求和生活方式,事先采取适当的防护措施。对意识不清并躁动不安的患者应有人陪护,必要时专人守护。

25. 有选择地约束老年人和减少催眠药,可以减少跌落事件的发生。服用催眠药、抗抑郁药和安定药的老人跌落概率增加,使用床挡或安全带可有效降低此类风险。

# 第4章 清洁护理技术

清洁护理的目的是满足患者身体清洁的需要，维持皮肤的健康，刺激皮肤的血液循环，减少感染的机会；维持关节和肌肉的功能，促进舒适和睡眠；维持患者的自我形象以保护其自信和尊严，使患者产生安全感和信赖感。

## 第一节 口腔护理

口腔是病原微生物侵入人体的主要途径之一。正常人的口腔内存在大量致病菌和非致病菌。患者因高热、昏迷、手术后或口腔疾病等，造成机体抵抗力降低，饮水、进食减少，为细菌在口腔内迅速繁殖创造了条件，常可引起口腔的局部炎症、溃疡及其他并发症。应按要求给予口腔护理，使患者感到舒适，预防口腔疾病，防止并发症。

### 一、一般患者口腔护理

保持口腔清洁是人们的基本生活习惯，当患者难以独立完成口腔清洁时，特别是对于吞咽功能低下的患者预防吸入性肺炎的发生，做好口腔护理非常重要。

【失误防范要点】

1. 进行口腔护理时患者取侧卧位，背部及两膝间各垫一枕使其舒适。注意避免枕头、床单、衣服等被水沾湿。

2. 保护唇部，防止护理过程中造成口唇破裂。口唇干燥者应涂以液状石蜡，防止操作过程中造成口唇裂开。

3. 评估患者的生活自理能力及口腔情况，包括有无手术、插管、溃疡、感染、出血等，选择合适的口腔护理溶液及器材。

4. 进行口腔护理时若光线不足，应使用手电筒等辅助照明，以便观察及评估患者口腔黏膜情况。

5. 意识不清的患者禁止漱口，以防患者误吸漱口水造成吸入性肺炎。

6. 对昏迷、不合作、牙关紧闭无法自行开口的患者需用开口器、舌钳、压舌板时，应从臼齿处放入。牙关紧闭者不可用暴力使其张口，以免造成损伤。

7. 化疗、放疗及使用免疫抑制药的患者应使用漱口液清洁口腔，指导并协助患者正确的漱口方法，避免呛咳或误吸。

8. 用棉球擦洗口腔时,操作前后须清点核对棉球数量。用血管钳每次夹取 1 个棉球,务必夹紧棉球,防止遗留在口腔内。擦洗棉球不可过湿,以防因水分过多造成误吸。昏迷患者禁止漱口,以免引起误吸。

9. 操作过程中,动作应轻柔,避免金属钳端触碰牙齿,以防损伤黏膜及牙龈,对凝血功能差的患者应特别注意。擦洗时勿触及软腭、咽部,以免引起恶心。

10. 注意观察口腔内有无异常改变,对长期应用抗生素者,应观察口腔黏膜有无真菌感染。如有异常应给予局部用药。

11. 患者舌苔多时,可用包裹纱布端的压舌板沾口腔溶液予以刮除,操作时注意勿刮伤舌头。

12. 如有活动义齿应在操作前取下,每天至少清洁 2 次内外面,并用冷水刷洗干净。清醒患者漱口后戴好义齿;暂时不用时,可浸泡于清水中备用,每日更换清水。

13. 存放义齿时,禁用热水或消毒液浸泡,以免变色、变形或老化。需注意牙托的质料,如系硬橡皮制成的牙托,应浸泡在漱口剂内,因其为多孔性,可能会有酸性物残留,可每周浸于 1:1000 的氢氧化钠 1 次,以去除异味;如系合成树脂做成的牙托,则应置于干燥的容器内。

14. 义齿置于口腔时,宜先浸湿,以减少摩擦,而且较易装配。

15. 用毛巾或纸巾擦拭口唇及周围,并以棉签蘸润唇液涂于唇上,以保护唇部。此步骤对于高热及口唇干裂患者极为重要。如有裂伤,则须采用外科无菌技术涂搽。

16. 鼓励并协助有自理能力的患者每日自行刷牙,进食后漱口。

17. 以棉球擦拭口腔时,操作前后应清点棉球数量,防止遗留在口腔内。避免清洁物与污染物的交叉混淆。

## 二、气管插管患者口腔护理

气管插管广泛应用的同时,也为细菌繁殖创造了条件,增加了患者口腔感染的机会。呼吸机相关肺炎的感染途径与吸入含病原菌的口腔分泌物有关,口腔并发症的发生率及严重程度与口腔护理直接相关。

【失误防范要点】

1. 对意识清醒的患者,气管插管使其失去了语言交流的能力,操作前应做好解释工作,在整个操作过程中要及时与患者交流,以取得积极配合。

2. 气管插管患者病情变化快,在操作过程中要密切观察患者的呼吸、心率、血压、血氧饱和度的变化,一旦发现异常要迅速查明原因,及时处理,严重时暂停操作。

3. 操作前应先吸出口咽部的分泌物,并确认气管插管内压未降低;取侧卧位,头偏向一侧;去掉固定气管插管的胶布,将牙垫移至一侧磨牙之间;用棉签浸口腔清洁溶液擦洗牙齿、牙龈、舌、腭及颊黏膜。

4. 口腔擦洗完毕固定气管插管前,应检查气管插管距门齿刻度是否准确,确认插管位置正确后,用胶布重新固定。口唇干裂者,用棉签蘸少许植物油或液状石蜡涂于口唇。如患者出现恶心,可嘱其轻咬紧牙垫,同时做深呼吸。

5. 行气管插管的患者大多病情危重,吞咽功能及自行排痰功能受到影响,口咽分泌物多,应及时吸出。吸痰时动作要轻柔,压力不可过大,持续吸痰时间不宜过长,以免损伤呼吸道黏膜。

6. 在口腔护理的全过程,气囊内应充满气体,以防口咽部分泌物顺气管流入下呼吸道造成肺部感染。高压力气囊每 2 小时放气 5～10min;进口硅胶低压气囊每 4～6 小时放气 15min,放气前必须将气囊以上部位的分泌物、滞留物吸引干净。

7. 医护人员在接触患者和操作前后要严格按要求洗手、戴口罩,所用物品均须清洁、消毒,并遵循"一人、一物、一用"原则。吸痰管、医用手套均应一次性使用;口鼻腔及气管的吸痰管、吸痰液应分别放置,区别使用。吸痰的生理盐水应每天或酌情随时更换。

8. 气管插管留置时间过久或长期使用抗生素的患者,可并发口腔真菌感染。一般多于 2 周后在舌体上可见白色点片状病变。此时可遵医嘱用 2.5% 碳酸氢钠溶液擦洗口腔,清洁后在病变处涂维生素 AD 油(鱼肝油)加制菌霉素等(表 4-1)。

9. 防止因负压吸引器压力过大、牙垫及气管插管固定过紧,损伤口腔黏膜导致创伤性溃疡。吸痰时压力应保持在 0.02～0.06kPa,新生儿一般不超过 0.02kPa。用于牙垫及气管插管固定的胶布应每日更换,溃烂处遵医嘱给予局部用药。

10. 操作过程中注意观察病情变化,观察患者有无发绀,如血氧饱和度低于 85%,应立即停止操作,必要时报告医生。

11. 如患者不能很好地配合,则不宜用此方法行口腔护理,以防导管脱落造成危险。

表 4-1  口腔护理常用溶液

| 溶液名称 | 浓度 | 作　用 |
| --- | --- | --- |
| 生理盐水 | 0.9% | 清洁口腔,预防感染 |
| 过氧化氢溶液 | 1%～3% | 防腐、防臭,适用于口腔感染有溃烂、坏死组织者 |
| 碳酸氢钠溶液 | 1%～4% | 属碱性溶液,适用于真菌感染者 |
| 氯己定(洗必泰)溶液 | 0.02% | 清洁口腔,为广谱抗生素 |
| 呋喃西林溶液 | 0.02% | 清洁口腔,为广谱抗生素 |
| 甲硝唑溶液 | 0.08% | 适用于厌氧菌感染 |
| 醋酸溶液 | 0.1% | 适用于铜绿假单胞菌感染 |
| 硼酸溶液 | 2%～3% | 酸性防腐溶液,有抑制细菌作用 |

# 第二节  皮肤护理

皮肤具有保护机体、调节体温、吸收、分泌、排泄及感觉功能。完整的皮肤具有天然的屏障作用,可避免微生物的侵袭。皮肤的新陈代谢迅速,其排泄的废物如皮脂及脱落的表皮碎屑,能与外界细菌及尘埃结合形成污垢,黏附于皮肤表面,如不及时清除,可引起皮肤炎症。汗液呈酸性,可刺激皮肤并使其抵抗力降低,以致破坏皮肤的屏障作用,成为细菌入侵门户,进而造成各种感染。皮肤的清洁与护理有助于维持机体皮肤的完整性,给患者带来舒适,预防感染、压疮及其他并发症,同时还可维护患者的自我形象,促进康复。

# 一、沐浴护理

通过沐浴,达到保护皮肤清洁,使患者舒适;促进血液循环,增加皮肤排泄功能,预防皮肤感染和压疮等并发症的发生;达到活动肢体,防止肌肉挛缩和关节僵硬等并发症的目的。沐浴过程中可观察患者的一般情况,满足其身心需要。

【失误防范要点】

1. 操作前做好解释,使患者了解沐浴或擦浴的目的及方法,做好配合指导。同时观察患者有无皮肤感染和压疮等并发症的发生。

2. 保持适宜的室温,一般为 22～26℃。关闭门窗,使用窗帘或屏风等遮挡用具。水温50～52℃为宜,可按年龄、季节和生活习惯增减水温,澡盆洗浴时适时换水。

3. 对入浴室淋浴的患者,护士应协助其备齐沐浴用品,交代有关事项,如呼唤器使用方法、不可用湿手触摸电源开关、贵重物品妥善保管等。

4. 嘱患者洗浴时不可锁门,可在门外挂牌示意,以便一旦发生意外时医护人员或其他人员能及时进入;浴室内地面置防滑脚垫;对使用浴盆洗浴者,应嘱其出入浴盆时,手扶浴盆附近把手,以防滑倒。

5. 注意患者入浴时间,防止发生意外。如患者发生晕厥、滑跌,应迅速救治。患者沐浴后,应再次观察其一般情况,必要时做记录。

6. 衰弱、创伤、心脏疾病等需要卧床休息的患者,不宜盆浴或淋浴。妊娠 7 个月以上的孕妇禁用盆浴。传染病患者沐浴,应根据病种、病情按隔离原则进行。

7. 对于活动受限、长期卧床、不能淋浴的患者采用床上擦浴时,护理人员应掌握其病情、意识状态、活动能力等。协助脱衣,如有外伤应先脱健侧,注意遮盖保暖,以免受凉。尊重患者,保护隐私。

8. 操作中注意患者的安全和舒适,擦洗动作要敏捷、轻柔,避免指甲划伤患者。减少翻动和暴露次数,注意节力。防止患者受凉、晕厥、烫伤或滑跌等意外情况发生。

9. 注意擦洗部位无遗漏,擦洗顺序正确,依次为头面部、耳部、颈部、双侧上肢及双手、胸腹部、背部、腰臀部、双下肢及双足、外阴;注意观察皮肤有无异常情况。

10. 擦洗过程中注意倾听患者的需要和反应,如发现患者寒战、面色苍白等病情变化时,应立即停止擦洗,给予适当处理。

11. 注意上肢以向心方向擦洗,乳房以环形擦洗,腹部以脐为中心,顺结肠走向擦洗。注意洗净腋窝、指(趾)间、乳房下、脐部及身体皱褶处,注意洗净腹股沟,并擦拭干净。

12. 擦洗后颈部、背部、臀部时,协助患者侧卧,背向操作者,依次擦洗,擦洗后用50%乙醇溶液按摩受压部位,根据季节选用爽身粉。酌情减少翻身和暴露次数,以免患者受凉。

13. 穿清洁衣裤时,先穿对侧,后穿近侧;如有伤口,先穿患侧,后穿健侧,以减少患侧的活动和牵拉,避免疼痛。

14. 注意饭后不宜立刻淋浴或盆浴,沐浴时间应在用餐 1h 之后,以免影响消化器官的正常功能。

15. 对于皮肤干燥的患者,应酌情减少沐浴的次数。

## 二、背部护理

背部护理即观察患者皮肤情况,促进皮肤血液循环,预防压疮,保持清洁舒适的操作方法。

【失误防范要点】

1. 背部护理时注意保暖,防止受凉。操作动作轻稳,防止指甲戳伤皮肤。

2. 翻身叩背时注意安全,意识不清者设床挡,防止坠床。

3. 注意保护各种导管,避免牵拉、折叠、扭曲及脱出。勿使引流液倒流,以防逆行感染。

4. 观察患者皮肤情况,注意颜色、温度、有无丘疹、水疱、硬结等。

5. 进行按摩时,应给予足够刺激肌肉组织的力量,随时询问患者有无不适,以便及时调整按摩力度。

6. 操作后检查给氧管、输液管、引流管等各部位导管是否妥善固定,并注意保持通畅。

## 三、压疮护理

压疮也称褥疮,是机体骨隆突部位的软组织因长时间受压,血液循环障碍,局部持续缺血、缺氧、营养不良,皮肤失去正常功能而出现的局部损害。最早称之为褥疮(Bedsore, Decubitus,Sore,源于拉丁文,意为躺下),现多采用压力性溃疡或压疮(pressure ulcer,pressure sore)一词,因为它不仅发生于卧床患者,也可发生于坐位或使用某些装置的患者,因压迫皮肤而引起。压疮发生率是评价护理质量的一项重要敏感性指标。

【失误防范要点】

1. 根据压疮危险因素积极评估患者情况,确定患者发生压疮的危险程度,针对患者压疮的危险因素作定性、定量的综合分析,是预防压疮的关键步骤。遵循标准预防、消毒隔离、无菌技术及安全的原则,采取预防措施。

2. 明确压疮形成的因素,即压力和组织对压力的耐受性两个因素共同决定压疮的形成;患者的移动度、感知觉可影响压力对组织的损害程度;患者的内在因素可影响组织耐受性。

3. 加强与患者及其家属的交流,加强临床观察,监测营养指标,准确应用体检评估表等方法,对高危患者的压疮危险因素进行科学诊断和重点预防,及时掌握病情的动态变化。

4. 各班做到定时翻身,及时缓解局部受压。应根据患者的病情和舒适需要来决定翻身频率。压疮预防可选择使用减压装置、电动床、充气床或水垫床等。

5. 避免形成皮肤压疮的不良因素。通常皮肤压疮的外在因素为压力、摩擦力、剪切力等联合作用。

(1)压力:持续性垂直压力是导致压疮发生的最重要的因素,局部长时间承受超过正常毛细血管压的压迫,单位面积承受的压力越大,产生组织坏死所需的时间越短,持续受压 2h 以上,就能引起组织不可逆的损害。

(2)摩擦力:当患者长期卧床,皮肤可受到床单表面的逆行阻力摩擦,如皮肤被擦伤后受到汗、尿等的浸渍时,易发生压疮。

(3)剪切力:当身体同一部位受到不同方向的作用力时,就会产生剪切力。剪切力是由摩擦力和压力相加而成,与所采用的体位关系密切。当患者半卧位时,可使身体下滑,皮肤与床铺出现平行的摩擦力,加上皮肤垂直方向的重力,从而导致剪切力的发生。剪切力使这些组织拉开,易发生压疮。

6. 保护压疮的易发部位。压疮好发于受压和缺乏组织保护、无肌肉包裹或肌层较薄的骨骼隆突处,如枕骨粗隆、耳廓、肩胛部、肘部、脊柱体隆突部、髋部、骶尾部、膝关节的内外侧、内外踝和足根部等处;俯卧时,还可发生于髂前上棘、肋缘突出部、膝部等处。减少骨隆突处压力,或在身体空隙处加垫等,可有效避免局部持续受压。消瘦、长期卧床患者可选择使用海绵垫、气垫床等。

7. 避免局部长期受压,鼓励和协助卧床患者经常更换体位。长时间不改变体位,身体重量持续压迫骨隆突处皮肤的血管,可使受压部位血液循环障碍而发生组织营养不良、缺血、缺氧,引起压疮的发生。

8. 做到定时翻身,一般情况下每 2 小时 1 次;受压皮肤在解除压力 30min 后,压红不消退者应缩短翻身时间。协助患者翻身时,避免拖、拉、推、拽等动作,不可使用破损便器等护理用具,以防擦伤皮肤。

9. 关注局部固定的患者,牵引及使用石膏绷带、夹板时,避免因衬垫不妥或松紧不当造成局部血液循环不良,进而引起血液循环障碍而发生组织营养不良,导致组织溃烂坏死。仔细观察周围皮肤及肢端皮肤颜色改变的情况,认真听取患者的反映,适当给予调整。如发现石膏绷带凹凸不平,应立即报告医生,予以及时纠正。

10. 保持皮肤清洁卫生,避免潮湿或排泄物刺激,勤擦洗,勤观察。保持床铺清洁干燥,患者出汗、大小便失禁、伤口渗出液等可使皮肤潮湿,弹性下降,影响皮肤的防御功能。尿液和粪便中化学物质的刺激作用,可使皮肤的酸碱度改变而致角质层的保护能力下降,导致皮肤组织破损。

11. 促进局部血液循环,经常查看受压部位,定时用温水或热毛巾擦拭。对受压部位进行正确的按摩,动作轻柔、敏捷,压力均匀,每次 3～5min,注意保暖。如有受压部位发红,可采用红外线烤灯照射,以促进组织的再生和修复。

12. 纠正负性情绪对机体的影响,如焦虑不安、恐惧、无故发怒等,以免加重躯体疾病,影响治疗效果。

13. 加强机体营养,营养不良虽不是造成压疮的直接原因,但其能使皮肤失去活力,弹性下降,因而增加发生压疮的危险。且由于身体消瘦,减少了皮肤与骨骼之间的自然缓冲作用,也增加了压疮的易患性。

14. 对已形成的压疮应保持创面清洁,促进愈合;更换敷料时及时清除坏死组织,促进肉芽生长。

15. 加强对患者及其家属进行压疮预防和处理的持续教育和培训。全面的压疮教育应包括:压疮的病因和病理危险因素,分期创面愈合过程及促进愈合的护理措施,营养支持原则,个体化的皮肤护理方法,创面清洁和感染控制原则。手术后体位护理,特殊床垫和减压产品的选择,外在物理机械环境对压疮的影响等。

16. 对出现压疮的患者,评估压疮的部位、大小、分期、有无感染等,分析导致发生压疮的危险因素并告知患者及其家属,及时进行压疮治疗。

17. 在护理过程中,如压疮出现红、肿、痛等感染征象时,及时与医生沟通并给予处理。

18. 加强与患者的沟通,为患者提供心理支持及压疮护理的健康指导。记录压疮的情况、护理措施及效果。

# 第三节　头发护理

头发护理是帮助不能自理的患者进行头发的梳理和清洁,使患者维护自我形象和尊严。同时头发是人体皮脂腺分泌最多的部位,皮脂、汗腺伴灰尘常黏附于毛发、头皮中,形成污垢。不洁的头发,除散发难闻的气味外,还可导致脱发和其他皮肤疾病。干净整齐的头发可保护头皮,促进毛囊的血液循环,并可预防感染。

【失误防范要点】

1. 应协助患者梳理头发,每天至少 2 次,每次约 5min,以预防产生发结。发式按患者的喜好梳理或请教患者家属。长发者,建议编成发辫,以防头发纠结。使用患者自备的梳子,梳用后,可协助清洗或请家属协助清洗。

2. 在患者早餐前、下床活动前或离开患者床单位接受治疗、检查前,皆应协助其梳理头发。

3. 头发纠结时,可每次梳理一小股纠结头发,即以一手握稳一小股头发上端或以手掌压着正要梳理的小股头发上部,另一手持梳子,先将发尾梳通,然后渐进的梳通近发根处头发;如头发极端纠结时,可将一小股头发缠于手指上梳理,以保护头皮,避免牵扯头皮致使患者疼痛不适。不易梳通时,可用棉签蘸乙醇、发油或水润湿发结处再梳理。疏通后,可予洗头以除去异味刺激。

4. 洗发的次数可视患者的病情、安全性、头发污染程度及个人习惯而定。患者能下床走动且病情允许时,可在盥洗室采取坐姿方式清洗,不能下床者采用床上洗头法。

5. 清洗头发时,应注意患者的保暖及适宜的水温,一般水温为 41～43℃。洗头过程中防止水溅入眼及耳内。避免水沾湿衣服或床铺。

6. 卧床患者洗头时,协助患者保持安全、舒适体位。用棉球塞于患者两耳;以眼罩或纱布遮盖双眼。注意室温和水温,必要时关闭门窗,遮挡屏风,及时擦干头发,防止患者着凉。

7. 双手揉搓头发、头皮时,注意勿用指甲抓挠头皮,以防损伤头皮。整理头发时避免强行梳拉,以免造成患者痛苦。

8. 洗发过程中注意观察患者的一般情况,随时与患者交流,询问患者感受及需要,给予适当处理。如有异常应停止操作,酌情处理。虚弱及危重患者不宜洗发。

9. 使用灭虱、虮药物时,防止药液沾污面部及眼部。头发上药后注意观察患者局部及全身情况,及时发现不良反应。

# 第四节　会阴护理

会阴部结构复杂,由阴毛、皮肤、黏膜等组成,是人体最容易被污染的部位。通过会阴护理保持阴部清洁,免受尿、便等排泄物和分泌物的污染,去除异味,使者舒适;预防尿路感染;促进会阴部伤口愈合。适用于不能洗澡、难以充分保持会阴部清洁以及分娩、会阴部手术的患者。

**【失误防范要点】**

1. 在身体无法自由活动,难以自行冲洗清洁时,会阴部清洁是多数患者最为介意、最难以启齿的部位,故护理时应尽可能地考虑患者的自尊心,尽力保护患者的隐私。

2. 告知患者做好准备并进行必要的解释。注意评估患者的会阴部有无异味、瘙痒,有无分泌物过多;会阴部皮肤有无破损、炎症、肿胀、触痛等;尿液有无异味、颜色改变;有无大小便失禁、导尿管留置、泌尿生殖系统或直肠手术等情况。

3. 确定会阴护理的方法。视患者的病情、喜好、清洁度等因素,选择采用会阴擦洗法或会阴冲洗法。保护外阴清洁卫生最好的方法是阴部冲洗。应该从患者不能洗澡的时间长短来判断实施时间和次数。若阴道或外阴部有外伤无法清洗时,可进行阴部擦拭。

4. 阴部清洗最好在处置室或单间病室进行。注意适当遮蔽,减少暴露,以尊重患者,同时避免着凉。

5. 操作时戴无菌手套,并使用纱布,以便清洗时分开阴唇及把持阴茎。清洗液应稍加温后使用,以避免局部刺激。

6. 冲洗过程中,应保持正确、舒适的体位。患者呈仰卧,双腿屈曲、外展。置便器于臀下时,放置方法应正确。冲洗顺序、方法及部位要正确。

7. 由于阴部邻近肛门,外尿道口、阴道口和肛门处于一条直线,因此易受排泄物和分泌物的污染。应先擦拭会阴的左右侧,后擦拭会阴中心部,并按由上而下的方向擦拭。

8. 女性患者应在清洗完尿道口后再清洗阴唇,并充分分开大阴唇进行冲洗;男性患者应先洗阴茎和阴囊。若会阴部过脏,则应先用肥皂清洗,再以清水冲洗。老年人由于黏膜萎缩、黏液分泌减少,若清洗时使用肥皂成分杀死阴道杆菌,则有引发感染性疾病的危险。

9. 男性患者清洗阴茎头、包皮内侧、阴茎和阴囊时,要仔细清洗阴囊背面接触会阴部皮肤、阴囊皱褶和两边接触大腿皮肤的部位,清洗后用干毛巾擦去湿气,使其干燥,以免因潮湿而引发皮炎。

10. 为留置尿管的患者清洗时,留在尿道外的导管应清洗到根部约 8cm 处。如果当日更换导尿管,则应在拔管后进行阴部冲洗,冲洗后再插入无菌导尿管。

11. 清洗时,注意保护患者衣裤及床单不被水溅湿,可在臀部铺垫橡皮治疗单及治疗巾,在耻骨部至腹股沟间放置垫巾或纱布,以阻止清洗水流向腹部及背部浸湿床铺。

12. 注意冲洗棉签的棉花部分须保持无菌状态,不可触及冲洗壶。冲洗壶朝向床尾以预防溶液进入阴道内。

13. 如患者行会阴部或直肠手术,应先以无菌棉球轻轻擦净手术部位后,再擦拭会阴其他部位,以免相互污染。若使用棉签操作时,应注意勿使棉签尾刺碰伤患者会阴部及臀部皮肤。

14. 冲洗时,注意为患者保暖,注意水温适宜,并随时观察患者的反应。患者出现异常情况时,护士应及时处理。

15. 会阴冲洗溶液的温度为 41~43℃,水温不可过高,最好以患者的感觉而定,以免损伤纤细的会阴部组织及引起患者不适。

16. 会阴冲洗后,肛门与臀部须用毛巾擦干,以免潮湿而刺激皮肤,引起皮肤破损及细菌生长。

# 第五节　床 上 擦 浴

床上擦浴适用于使用石膏、牵引和长期卧床、衰竭及无法自行沐浴的患者。其目的是保持皮肤清洁,使患者舒适;促进血液循环,增强皮肤排泄功能,预防皮肤感染和压疮等并发症;通过擦浴过程观察患者的一般情况,满足其身心需要,同时活动肢体,防止肌肉挛缩和关节僵硬等并发症的发生。

【失误防范要点】

1. 擦浴前评估患者的全身情况,如目前病情、自理能力、卫生状况及意识状态等;了解局部情况:如皮肤颜色、温度、清洁度、有无污垢及特殊气味,有无破损、皮疹、水疱和结节,有无伤口和感觉障碍,四肢活动情况等。

2. 了解患者对健康知识的掌握情况,如卫生习惯、对疾病的认识、对皮肤护理重要性的认识;了解患者的心理状态,如对床上擦浴的顾虑和心理反应等。

3. 操作者做好擦浴的物品准备工作,调节室温在 24～26℃;热水温度为 45～50℃。根据季节酌情关闭门窗;多人病房用床帘或屏风遮挡患者,做好必要的解释工作。

4. 操作者应掌握毛巾擦洗的步骤,擦洗每一部位,均应先用清水,再用涂肥皂较湿的毛巾擦洗,然后用清水湿毛巾擦净肥皂,毛巾湿度适宜,拧干毛巾后再擦一遍,最后用大毛巾擦干。

5. 用毛巾为患者先擦洗眼部,再擦洗脸部,依次由前额、鼻翼、面部、颈部至耳后;脱上衣后,先擦洗双上肢,再洗手;换水后,擦胸腹部;取侧卧擦洗背部、臀部;穿清洁上衣;换水、脱裤后,擦洗双下肢;取斜卧,两脚垂于床旁浸入水中洗脚;平卧冲洗或擦洗会阴部。

6. 为患者脱去衣服时,应先脱近侧,如有外伤,则先脱健侧。

7. 操作过程中动作轻柔、敏捷,尽量减少翻动患者,注意保暖,不可过多暴露患者。注意调节好室温,保持适当的水温,防止受凉。

8. 擦浴过程中注意观察患者皮肤情况及病情变化,如出现寒战、面色苍白、脉速等现象时,应立即停止擦洗,并及时给予适当的处理。

9. 休克、心力衰竭、心肌梗死、脑出血、脑外伤、大出血等患者禁忌擦浴。

# 第六节　床 上 洗 头

床上洗头适用于昏迷、年老体弱、大手术后、高热等身体虚弱、生活不能自理、长期卧床及上肢功能障碍的患者。其目的是增进头皮血液循环,除去污秽。使患者感到头发清洁整齐、舒适美观,并可预防感染。

【失误防范要点】

1. 洗头前评估患者的全身情况,如意识状态、自理能力、目前病情、治疗、用药、卫生状况等;查看头发质量,头皮有无伤口、皮疹,有无头屑、头虱等。

2. 做好解释工作,以便配合。患者排空大小便,斜卧于床上,枕头移至对侧或肩下,头部斜向近侧。

3. 双耳塞干棉球,戴眼罩并固定,防止水流入眼和耳内。避免沾湿衣服和床单、被褥。可使用橡皮中单,以免弄湿床单被服。

4. 若用毛毯或浴毯改造成的马蹄形后垫,则将多备的一条橡皮中单覆盖于马蹄形垫上,以保护浴毯不被弄湿,并将橡皮中单的尾端放入污桶内,以便污水流入。

5. 围于头部的毛巾可使颈部与洗头槽缘接触时较舒适,避免颈部皮肤直接接触洗头槽,同时亦可保护衣领、擦拭沾湿的脸部或擦干洗净的头发。

6. 洗发前先用大齿梳子将头发梳通,先梳发梢,然后逐渐向上,最后从发根梳通至发梢。注意避免拉扯头发。

7. 如有发结,可用 50％乙醇或发油辅助梳通,梳通后立即除去发油。衰弱患者和颅内出血患者不宜洗头。

8. 操作者应注意方法正确、动作轻稳、姿势符合节力原则。用指腹轻轻按摩头发,避免用指甲抓挠头皮和头发,以免损伤头皮及引起头皮屑的产生;不过分用力摩擦头发或用梳子强行拉扯头发,因湿发很脆弱,摩擦易引起损伤。

9. 如需特别加强头发护理,特别是分叉受损的头发或发梢等较易损伤处,可用润发露在头发上停留 1～2min 再冲洗干净。

10. 操作过程中随时观察患者的病情变化,如面色、脉搏、呼吸有异常改变时应立即停止操作。

11. 水温控制在 38℃左右,酌情关好门窗并调节室温。及时擦干或吹干头发,防止患者受凉。

12. 采用电动洗发机时,应严格按照使用说明书操作,防止发生意外。

# 第七节　晨、晚间护理

晨、晚间护理是基础护理中的主要内容,是对患者进行全面的清洁护理和协助心理调适,对病室环境进行调控,使患者精神饱满地迎接新的一天和帮助患者晚间安静入睡的重要途径。晨、晚间护理的作用有:①观察、了解病情,为诊断、治疗和护理计划的制订提供依据;②预防压疮及肺炎的并发症的发生;③进行健康教育,满足患者身心需要及增进护患关系;④保持病室和病床整洁、美观。

【失误防范要点】

(一)晨间护理

1. 护士应在每天早晨给患者进行晨间护理,特别是不能自理的患者。晨间护理一般应于上午诊疗工作开始前完成。

2. 如遇必须完成的晨间护理而早晨的时间不许可时,可改在下午或其他时间施行,但要与患者共同商讨实施计划。

3. 鼓励和协助患者排便、刷牙、漱口或口腔护理、洗脸、洗手、梳头等,使患者肌肤清洁,头发整洁,周身感觉舒适。注意尊重患者的个人习惯。

4. 如用剃须刀时,先在面部涂上肥皂水溶液;用电动剃刀时,不宜涂肥皂水溶液。剃须时绷紧皮肤,防止损伤面部皮肤。

5. 面部清洁后,必要时涂搽患者惯用的润滑剂、营养乳液或冷霜等,以增进患者的舒适。

6. 整理床单元,必要时更换衣服和床单,保持床单元清洁干燥。避免着凉。注意维护患者的隐私权。

7. 为患者更换衣服时,应先脱去靠近护理人员侧、健侧或没有静脉输液侧的衣袖,再脱去另一侧的衣袖。

8. 给患者穿衣服时,要先穿远于护理人员侧、患侧或没有静脉输液侧的衣袖,再穿另一侧的衣袖。避免多次拉扯患者。

9. 必要时留取标本,更换引流瓶。

10. 护理过程中,了解患者睡眠习惯及质量,观察皮肤受压情况。

**(二)晚间护理**

1. 为了使患者清洁而舒适地入睡,应认真进行晚间护理。护士应在患者晚餐后给予必要的护理,以减轻和消除日间因诊疗处置所致的痛苦以及亲友探视带来的疲劳。

2. 执行寝前护理时,应尽量满足患者需要。了解患者的睡眠习惯和需要,如就寝时间、有否睡前喝热饮料、读书看报、热水泡脚等特殊习惯。

3. 注意病室温度是否适宜。室温一般宜保持在 18～20℃,湿度在 60%～70%。保持床铺清洁、干燥,注意是否需要增加盖被,光线是否适合患者睡眠等。

4. 若病情允许,睡前可进行 15～20min 的慢速散步,以利于气血流通,松弛神经,解除大脑紧张状态,使患者容易入睡,且更易进入深度睡眠,起到调节神经内分泌功能的作用。

5. 协助患者漱口或口腔护理,洗脸、洗手、洗脚,擦洗背部、臀部,为女患者清洗会阴部。检查皮肤受压情况,按摩背部和骨隆突部位。寝前协助患者排尿。

6. 给患者打开夜晚灯,嘱患者夜间需要护理人员协助时,可按呼唤器或对讲机,以使其放心、安然、轻松愉快地进入睡眠。

7. 对于不易入睡的患者,如病情许可时,可给予热水足浴,以促进末梢血液循环。足浴水温宜保持在 40～45℃,时间 20～30min 为宜;若同时进行捏脚、搓脚等效果更佳。

8. 患者可因疾病所造成的痛苦、焦虑不安,以及外界的噪声、强光和污浊的空气等刺激而干扰睡眠,护理人员应尽力为患者创造安静、舒适的环境,避免噪声;在室内通风换气后酌情关闭门窗,放下窗帘,协助患者改变卧位,使患者易于入睡。

9. 观察患者睡前的准备情况,评价寝前护理及有关治疗措施的效果,了解及观察患者的睡眠情况,做好记录。重症患者视病情进行晚间护理。

**(三)指(趾)甲护理**

1. 护理人员为患者修剪指(趾)甲前后应洗手,以防交叉感染。如患者不介意,护理人员可戴清洁手套进行操作。

2. 对指(趾)甲过硬,不易修剪者,可先在温水中浸泡 10～15min 使其变软。选择合适的工具修剪指(趾)甲。

3. 协助患者修剪指(趾)甲前后洗手(足)时,要将近指(趾)甲的表皮向后推,以避免剪伤皮肤及减少指(趾)甲逆剥的现象,保持指(趾)甲的清洁及美观。

4. 至少每2周修剪指(趾)甲1次。手指甲修剪成卵圆形或弧形;脚趾甲修剪成平形,以防趾甲嵌入。

5. 为糖尿病等患者修剪脚趾甲时应慎重,以防炎性感染及发生合并症。

6. 患者足部干燥脱皮时,可按医嘱用碱性溶液(如硫酸镁或碳酸苏打)软化皮肤,移走皮屑;浸泡后涂擦润滑油,以滋润足部皮肤。

7. 患者足部有脚茧时,可在取得医生同意后,给予软化足部皮肤、去除厚茧等处理,但勿用剪刀剪除,以防伤及皮肤而留下瘢痕。

8. 修剪过程中,与患者沟通,避免损伤甲床与周围皮肤。对于特殊患者如糖尿病患者或有循环障碍的患者,应特别小心。操作后保持床单位整洁。

# 第八节 整理床单位

整理床单位是为住院患者整理床铺、床头桌用物等,使其保持清洁,增进患者舒适。

## 一、铺 床

铺床是基础护理中的一项基本技术操作。患者与病床朝夕相伴,在整个住院治疗和康复过程中离不开病床。床铺的清洁、平整和舒适,可增进患者身心的舒适,增强战胜疾病的信心,并可预防并发症的发生。常用铺床法有备用床、暂空床、麻醉床等。

【失误防范要点】

1. 掌握铺床的基本理论,铺床操作中正确运用人体力学的原理,遵守规范铺床的原则。做到操作节时、省力;床铺舒适、平整、安全及实用。

2. 告知患者,做好准备。根据患者的病情、年龄、体重、意识、活动及合作能力,有无引流管、伤口,有无尿便失禁等,采用与病情相适应的整理床单位的方法。

3. 按需要准备用物及环境,协助活动不便的患者翻身或下床,保护患者隐私。保护患者及工作人员免受交叉感染和机体损伤。

4. 可利用铺床过程检查床垫软硬度是否适合患者,同时观察患者是否有不适的症状或征象出现。

5. 铺床前后,操作者应洗手。铺床前洗手,以保护患者及避免污染床单;铺床后洗手,以保护操作者本身及预防对其他患者的交叉感染。

6. 铺床过程中勿将污染的床单放置地面或触碰工作服,因致病菌会借空气的流动,或直接接触的方式而传播。应将换下的床单置于污物袋或专用车具内。

7. 铺床或撤床单时,勿抖动床单或以手掌抚平床单,以避免病菌借空气流动及手掌的拍动而传播给他人。

8. 保护患者的皮肤免受刺激,选择清洁、干燥且无破损的被褥、床单。因皮肤是人体抵抗病菌的第一道防线,如接触污物或潮湿的床单、被褥,会使皮肤因刺激及浸润而破损,造成感染。

9. 铺床单时,必须平整及紧贴,以免压力集中在床单皱褶处而使血液循环受阻,并可能造成压疮。

10. 塑胶床垫护套或橡皮中单上应加铺一层较大且能吸汗的布质中单,因塑胶和橡皮类不吸汗,不利于保持皮肤干燥舒爽。

11. 床单要以平面或者无缝面接触患者。因粗糙及缝边处会使皮肤承受的压力不均匀,皮肤易受刺激破损及增加患者不适。

12. 更换床单时,不可使用抽拉方式取出污床单,以免造成患者不适及皮肤破损。

13. 保护患者避免发生垂足症。足部的盖被要宽松,可使患者的足部有更多的活动空间,预防足部呈跖侧屈曲而造成垂足症。在病情允许及征得患者同意的情况下,足部可露出盖被外,以便足部自由活动。

14. 操作者注意避免自身肌肉扭伤及疲劳。铺床时,尽可能提升病床至操作者适宜的高度,以避免背部不正确的弯曲,同时注意保存体力。

15. 铺床操作过程中,操作者应保持良好的体态,避免身体扭曲;注意减少重复动作,节省时间与体力。

16. 铺床操作时使用大肌肉,不要使用小肌肉,即脊柱保持平直、屈膝,因为当物体的基底较宽、重心较低、重心线与地面垂直线落在底面积内时,其稳定性较大,且注意使用腹、臀肌,不宜弯腰使用背部小肌肉,以避免肌肉疲劳。

17. 站立铺床时,重心应落在两脚。两脚间距离与肩部同宽,或两脚前后放置,以保持重心平衡。铺床时宜平稳而有节律的操作,使肌肉交互收缩及放松;使用肘部而非肩部的力量,可避免疲乏。

18. 翻转床褥及协助患者翻身时,宜用拉与滑动的原理,因拉与滑动力不必对抗地心引力,故较举高省力。利用自己的重量来对抗患者的重量,可节省体力及减少扭伤。

19. 操作过程中,注意避免牵拉输液管及各种引流导管。密切观察患者病情,发现异常及时处理。

20. 注意与患者沟通,了解其感受及需求,保证患者安全。患者或同病室患者进食或治疗时暂停铺床。

21. 铺麻醉床用于接受和护理麻醉手术后患者,在保持床铺整洁、不被污染的同时,应便于更换,保证术后患者舒适。

22. 为卧床患者更换床单时,注意评估患者病情,有无活动限制,心理反应及合作程度,患者是否需要便器;室内温度是否适宜。操作过程中注意观察患者病情变化。

23. 操作完毕后,对躁动及易发生坠床的患者放置好床栏或采取其他安全措施,协助患者采取舒适体位。

## 二、扫　　床

扫床是为住院患者进行床铺清扫及整理。每日晨间和午休后常规进行,必要情况下随时进行。一般条件下,扫床后约 15min 室内细菌可达高峰,在 1500 个菌落数(CFU)以上,约为扫床前的 3 倍,以后逐渐下降;30min 时细菌数仍在 1000CFU 以上,约为扫床前 2 倍;至 1h 趋于平稳状态,接近扫床前水平,即接近室内自然菌落数。扫床对病室空气造成的污染是直接、客观的,其影响时间长达 1h。

【失误防范要点】

1. 合理安排扫床时间,以避免扫床后在空气污染的高峰期做诊疗,减少院内感染率,减少医护人员工作重叠与相互干扰。

2. 选用一次性无纺布套或棉布套等适宜用具,实施湿式扫床,避免尘雾飞扬导致交叉感染。

3. 扫床后 1h 再开始诊疗活动;进行无菌操作前 1h 应停止一切清扫工作。

4. 尽可能避免扫床带来的空气污染,以减少医源性感染,促进患者康复。

# 第5章 饮食营养与睡眠

饮食和营养对健康、防病和治病十分重要。合理的饮食营养与睡眠,能保证机体正常的生长发育和修复组织,维持机体的各种生理活动,提高机体抵抗力和免疫力。不良的饮食营养与睡眠可导致疾病,影响疾病治疗,引起疾病反复,产生不良后果,严重影响健康。

## 第一节 医院饮食

医院饮食一般分为基本饮食、治疗饮食和试验饮食3大类。

### 一、基 本 饮 食

基本饮食是医院中一切膳食的基本烹调形式,适合大多数患者的饮食需要,其营养素种类和摄入量未做调整,食物质地各有不同。常用的基本饮食有4种:普通饮食、软质饮食、半流质饮食和流质饮食。

【失误防范要点】

1. 普通饮食适用于病情较轻或疾病恢复期,消化功能正常者。饮食原则为营养均衡,美观可口,易消化、无刺激性的一般食物。限制油炸、产气过多和辛辣等刺激性食物。每日3餐,蛋白质为70～90g/d,总热量为9.5～11MJ/d。

2. 软质饮食适用于消化吸收功能差、老幼患者、咀嚼不便及术后恢复期等患者。饮食原则应以软烂、易消化为主,如面条、稀饭等。软质饮食的菜和肉应切碎、煮烂;避免油炸、生冷、过硬及含纤维多的食物。每日3～4餐,蛋白质为70g/d,总热量为8.5～9.5MJ/d。

3. 半流质饮食适用于发热、体弱、消化道疾病、咀嚼不便、口腔疾病和术后等患者。饮食原则为少食多餐,无刺激性、易于咀嚼和吞咽;膳食纤维含量少,营养丰富;食物呈半流质状,如粥、面条、馄饨、蒸鸡蛋、肉末、豆腐、菜末等。应限制油炸、刺激性强、硬、含纤维多、不易消化的食物。每日5～6餐,每次300ml,蛋白质为60g/d,总热量为6.5～8.5MJ/d。

4. 流质饮食适用于高热、口腔疾病、各种大手术后、急性消化道疾病、危重或全身衰竭等患者。饮食原则为食物呈液体状,如奶类、豆浆、米汤、稀藕粉、肉汁、菜汁、果汁等,因所含热量及营养素不足,故只能短期使用。应限制刺激性强及产气性的液体食物。每日6～7餐,每次200～300ml,蛋白质约40g/d,总热量为3.5～5.0MJ/d。

# 二、治疗饮食

治疗饮食是根据疾病治疗的需要，在总热量和个别营养素的配比方面加以适当调整，从而达到辅助治疗目的的一种饮食。

【失误防范要点】

1. 高热量饮食适用于高热、烧伤、甲状腺功能亢进、产妇等热能消耗较高的患者。饮食原则为在基本饮食的基础上加餐两次，可进食牛奶、豆浆、鸡蛋、藕粉、蛋糕、奶油、巧克力等。每日供给热量约 12.5MJ。

2. 高蛋白饮食适用于长期消耗性疾病（如结核病）、严重贫血、烧伤、肾病综合征、癌症晚期等患者。饮食原则为增加蛋白质的量，按体重计算，供给 1.5～2g/(kg·d)或成年人蛋白质总量为 90～120g/d，饮食中增加肉、鱼、豆制品等动物蛋白和植物蛋白。

3. 低蛋白饮食适用于急性肾炎、尿毒症、肝性脑病等患者。饮食原则为成年人蛋白质总量在 40g/d 以下，视病情需要也可 20～30g/d。

4. 低脂肪饮食适用于冠心病、高脂血症、肝胆胰等疾病。脂肪所提供的热量占总热量的 20%～25%，成年人每天脂肪总量不超过 50g。避免选用含脂肪多的食品，如肥肉、花生米、芝麻、松子、核桃、蛋黄、牛奶、油酥点心等。禁用或少用全脂乳、动物内脏、脑、蛋黄、鱼子、肥肉、动物油等。不用油煎、干炸、滑溜、爆炒等烹调方法。忌用含纤维素多的食物及强烈的调味品。

5. 低胆固醇饮食适用于动脉硬化、高胆固醇血症、冠心病等患者。成年人每天膳食所含胆固醇在 300mg 以下，少食含胆固醇高的食物，如动物内脏、脑髓、鱼子、虾子、蟹黄、蛋黄等。

6. 低盐饮食适用于急、慢性肾炎、心脏病、肝硬化伴腹水、重度高血压等。成年人每天进食盐量不超过 2g（含钠 0.8g），不包括食物自然存在的含钠量。忌用一切腌制食品，如咸菜类、咸肉、皮蛋、火腿、酱油等。

7. 无盐饮食除食物内自然含钠量外，烹调时不加食盐。食物中含钠量＜0.7g/d。忌用挂面、虾米、油条等碱性及咸味食品。

8. 少钠饮食除无盐外，还需控制摄入食物中自然存在的含钠量＜0.5g/d。烹调时不加食盐；禁用含钠食物和药物，如加碱馒头、发酵粉、油菜、芹菜、松花蛋、豆腐干、猪肾、汽水（含碳酸氢钠）等。

9. 无盐低钠饮食同低盐饮食适用范围，尤其是水肿较重者。应禁用含钠食物和药物，如含碱食品（馒头、油条、挂面、汽水等）和碳酸氢钠药物等。

10. 低纤维饮食适用于溃疡性结肠炎、急性肠炎等。避免用粗糙、含纤维素多的食物。限用含脂肪过多的食物，少渣半流食不宜用菜泥、碎菜叶；禁用强烈刺激的调味品，如辣椒、咖喱、胡椒等；可选择蛋类、嫩豆腐等。无渣饮食禁用牛奶、半生鸡蛋、果泥、青菜泥、土豆泥、胡萝卜泥等。忌用油炸。

11. 高纤维饮食适用于便秘、肥胖者、高脂血症、糖尿病及其他需要增加食物纤维的患者。选择含膳食纤维多的食物，如粗粮、豆类、芹菜、韭菜、胡萝卜、花生、海带等。避免辛辣、油煎食物、禁饮浓茶、咖啡及酒。全天食物纤维的供给量在 20g 以上。

12. 低嘌呤饮食适用于痛风、高血尿酸症等。禁用食物如动物肝、肾、脑、蛤蜊、蟹、沙丁鱼、凤尾鱼、浓肉汤、鸡汤、豌豆、扁豆、蘑菇、冬菇等；强烈调味品及可兴奋神经的食物，如酒、浓茶、咖啡等。

13. 糖尿病患者饮食应按身高、年龄、性别,查出标准体重,结合劳动强度,计算热能需要量。含糖量高的食物,如马铃薯、芋头、粉条等原则上不用。水果慎用。忌用蔗糖、果酱、蜂蜜等甜食。

14. 溃疡病患者饮食应少量多餐,每日 5～6 餐,注意定时定量,避免过饱过饥引起疼痛;选择易消化、营养价值高及保护性食物。根据溃疡病轻重选择不同种类的溃疡病饮食。忌用食物纤维多、硬而不易消化或油炸食物。避免用过甜、过酸、过冷、过热及辛辣食物。

15. 肝硬化患者饮食应供给富含维生素的食物,特别是维生素 A、维生素 C、维生素 K 和 B 族维生素;宜多选用含锌丰富的食物,如瘦猪肉、牛肉、鱼等。少量多餐,以少纤维、少刺激及不胀气的软食或半流食为主。忌用食物如油煎、干炸类多油食物;洋葱、韭菜、黄豆等胀气食品;硬果类,如花生、核桃;刺激性调味品,如葱、蒜、胡椒、芥末、辣椒等。食管和(或)胃底静脉曲张的患者,忌用坚硬的食品以及刺多的鱼、带碎骨的禽类和肉类。

16. 肾衰竭患者饮食应限制蛋白质,主副食定量。宜选用富含必需氨基酸的优质动物蛋白质,如鸡蛋、瘦肉、鱼类等;尽量减少植物蛋白质的摄入,如豆类、米、面尽量少食。多给予含糖类丰富的食物,如粉皮、蔗糖、蜂蜜、藕粉、粉丝等,同时注意各种维生素的补充。根据尿量、水肿程度及血压情况供给无机盐。尿量少时限钾;有呕吐、腹泻、尿量增多时,注意补充钾钠。忌用刺激性调味品,以及动物肝、肾等含核蛋白多的食物。

17. 特用饮食应根据病情需要及医嘱指定,给予限制或补充某种营养素。如有特别禁忌的食物要说明。

(1)高钙饮食:选含钙量在 1000mg/L 以上的食物,如乳类、黄豆、豆腐、油菜、荠菜、苋菜、榨菜、海带、芝麻酱、虾皮等。全天饮食钙总量在 2g 以上。

(2)低钙饮食:选含钙量在 1000mg/L 以下的食物,如瘦肉、鸡肉、鱼类、绿豆芽、粉丝、韭菜、大葱、土豆、藕等根茎类。全天饮食钙总量在 150mg 以内。

(3)高磷饮食:选含磷量在 1000mg/L 以上的食物,如小米、绿豆、肉类、动物内脏、蛋黄、鱼类、蘑菇、海带、紫菜、花生、豌豆等。

(4)低磷饮食:选含磷量在 1000mg/L 以下的食物,如鸡蛋清、粉丝、凉粉、土豆、白薯、萝卜、各种蔬菜瓜果等。

(5)高钾饮食:可选含钾量在 100mg/L 以上的食物,如豆类、瘦肉类、动物内脏、鸡类、鱼类、土豆、油菜、菠菜、蘑菇、海带、紫菜、豌豆等。全天供给钾量在 4g 以上。

(6)低钾饮食:可选含钾量在 1000mg/L 以下的食物,如蛋类、藕粉、凉粉、南瓜、甘蔗、植物油等。全天供给钾量在 100mg 以下。

(7)高钠饮食:用含钠量在 2000mg/L 以上的食物,如油饼、豆腐干、松花蛋、墨鱼、干蘑菇、紫菜、芝麻酱、茴香菜等。全天饮食供给食盐 15～30g。

(8)低钠饮食:选含钠量 2000mg/L 以下的食物,如豆类、肉类、土豆、芋芳、笋干、白薯、苋菜、韭菜、韭黄、大葱、茭白、丝瓜、荸荠、山慈姑等。全天供给钠量在 500mg 以内。

(9)少碘饮食:用于放射碘治疗患者,禁用有海味食物,如海带、海蜇、紫菜、海参、粗制海盐、四川井盐等含碘丰富的食物。

(10)高铁饮食:可选用内脏、瘦肉、蛋黄、猪肝、豆类、芹菜、油菜、苋菜、番茄等。全天饮食中铁供给量应在 25mg 以上。

(11)低铜饮食:可选用稻米、牛奶、鸡蛋清等含铜量少的蔬菜。全天饮食中铜的供给量在1mg以内。

(12)低苯丙酮饮食:可选用谷类、水果、蔬菜,如胡萝卜、南瓜、茄子、藕、白菜、圆白菜、油菜等,以及猪油、奶油、植物油、蜂蜜、蔗糖、粉丝等。1岁以内每天苯丙氨酸应限制在30～58mg/kg,1～2岁15～25mg/kg,3～6岁18～24mg/kg。停用母乳、牛奶,可用麦淀粉、油炒面加钙、鱼肝油、胡萝卜泥、菜泥及低苯丙酮奶粉等。

18. 产妇饮食每天热能12.55MJ(3000kcal)以上,供给足量的蛋白质、维生素、无机盐(钙、磷、铁、铜等)和微量元素。蛋白质100～120g,脂肪80～90g,糖类400～500g。保证水分供给,每天4～5餐;除3餐主食之外,增加汤类(肉骨头汤、鲫鱼汤、猪肝汤、鱼头汤、牛奶等)1～2次,以增加乳汁分泌。

19. 小儿饮食种类与成年人基本相似。3—7岁小儿因消化吸收能力较成年人稍差,故应选用易消化、便于咀嚼、细软的食物。蛋白质应适当加量,可按2～3g/kg,其中动物性蛋白占2/3;8～12岁者饮食与成年人基本相同。忌用辣椒、芥末、胡椒、咖啡等各种刺激性食物。油炸及油脂过多的、过酸的或过咸的食物,应少用或不用。4岁以下者不宜给整粒的硬果类,如花生、核桃、杏仁、榛子、瓜子等;此类食物不易消化,且易误入气管而发生危险;4岁以上亦应少用带刺的鱼类及带骨的鸡或肉类。

# 三、试 验 饮 食

试验饮食亦称诊断饮食,是指在特定时间内,通过对饮食内容的特殊调整,来协助疾病的诊断和提高实验检查结果正确性的一种饮食。

【失误防范要点】

1. 胆囊造影饮食禁忌选用能引起胃胀气的食物、含蛋白的食物。

2. 隐血试验饮食适用于消化道出血、胃癌、消化性溃疡、伤寒、原因不明贫血等需做大便隐血试验的患者。试验期3d,禁食各种动物血、肉类、禽类、鱼类、蛋黄、绿色蔬菜等含铁丰富的食物及药物。可食牛奶、鸡蛋清、花菜、去皮土豆、白萝卜、冬瓜、豆腐、豆腐皮、素鸡、面筋、粉皮、粉丝、山药、胡萝卜、大白菜、米、面、馒头等。

3. 吸碘试验饮食适用于甲状腺功能亢进症测定碘摄取功能的患者。试验期2周,忌食含碘食物及其他影响甲状腺功能的一切药物和食物,避免体内过多地贮存碘量。需60d禁食海带、紫菜、苔菜等海产动植物;需14d禁食毛蚶、干贝等;需7d禁食带鱼、黄鱼、鲳鱼、目鱼、虾米等。烹调海产品食物的锅勺等用具均不能接触免碘饮食。

4. 内生肌酐试验饮食适用于肾盂肾炎、肾小球肾炎、尿毒症、重症肌无力等检查尿中肌酐含量的患者。试验期为3d,前2d为准备期,最后1d为试验期,试验期间均食无肌酐饮食。低蛋白饮食3d,全天蛋白质供应量<40g;在限制蛋白质范围内,可食牛奶、鸡蛋、豆类及其制品。主食适当限制,<300g/d,可食蔬菜、水果、植物油。饮食中含钙量500～700mg,磷500～700mg;烹调用水及饮水均用蒸馏水。若热能不足或有饥饿感,可添加藕粉或果汁等。试验期间禁食肉类、禽类、鱼类等食物;试验当天忌饮茶和咖啡,停用利尿药,并避免剧烈运动。

5. 葡萄糖耐量试验饮食用于诊断隐性糖尿病。试验前3d每天进食糖类不可<300g,试验前晚餐后禁食。试验前3d饮食配方举例:早餐馒头100g,牛奶250ml,白水煮蛋40g,炒青

笋丝适量;午餐粳米 100g,猪瘦肉 100g,四季豆 150g,油菜 50g,干粉丝 10g,豆油 10g;晚餐面粉 100g,茭白 100g,猪瘦肉 60g,番茄 100g,鸡蛋 40g,豆油 10g;睡前香蕉 200g。全体总热量 8.53MJ 左右。

# 四、危重患者营养支持

积极合理的营养支持是现代临床综合治疗中不可缺少的重要组成部分。有效的营养支持可提高疾病临床治愈率,降低死亡率。增加机体抵抗力,减少并发症,有利于疾病的康复。约有 50% 外科患者及 40% 内科患者,因原发或医源性疾病,存在不同程度的营养不良,产生压疮、贫血,甚至死亡。患者如术前或术后能获得足够的营养,则可提高机体对手术的耐受能力,恢复正氮平衡,减少感染等并发症。营养支持的主要方式有肠内营养和肠外营养,可单独使用,也可联合使用。首选简单、有效、符合生理需求的方法,这里主要介绍肠内营养。

肠内营养是指食物或营养液通过管道(如鼻胃管或空肠造口管)输入胃肠道。胃肠道吸收功能良好是实施肠内营养支持的基本条件。经管道输入的营养物可以是流质的天然饮食(包括匀浆饮食和混合奶)或按一定配方组成的要素饮食,含有人体必需的各种营养素,氮源物质采用氨基酸混合物或蛋白质水解物,能源物质为葡萄糖、蔗糖或多糖与脂肪等。有的要素饮食还另加可直接吸收入门静脉的中链甘油三酯。

**(一)混合奶**

混合奶适用于有一定消化吸收功能,但不能自行经口进食及昏迷、术前或术后营养不良、食欲低下、脑出血、脑外伤昏迷、偏瘫、重症肌无力等患者。

**【失误防范要点】**

1. 长期应用混合奶维持机体代谢的营养需要者,应定期检测血脂、血糖等。

2. 长期使用胃管供给配方单一的混合奶,易导致胃肠黏膜弥漫性出血,应供给维生素 A、维生素 K、维生素 C,并定期检测胃液酸碱度。

3. 严密观察病情变化,及时了解患者的消化吸收情况,随时与经治医师联系,按病情调整饮食。

4. 注意饮食温度,一般保持在 37～40℃;速度宜缓慢,脱脂牛奶每分钟 70 滴,果汁每分钟 90 滴,米汤每分钟 100 滴。每次 300～400ml,每天 6～8 餐。

5. 经空肠置管补充营养者,应选择营养素齐全、容易消化吸收、残渣少、低脂肪、含乳糖少的食物,避免高渗;食物组合不宜变动太大,浓度和剂量应逐渐增加;餐具、器具、营养液均要严格消毒。

**(二)匀浆饮食**

匀浆饮食使用天然食物根据病情配成糊状、低流体或粉剂的平衡饮食,由大分子营养素组成;可经鼻饲、胃或空肠置管滴入,或以灌注方式给予的经肠营养剂。用于高龄无牙、对肉类食物不能咀嚼或消化功能差、婴儿需加辅助食物者。

**【失误防范要点】**

1. 使用高速食品捣碎机时,机器转动每 2～3min 需暂停片刻再开机,以免连续转动损坏机器。

2. 所有食物均应煮熟后再捣碎,尽可能粉碎,不需过筛。

3. 保证食物新鲜卫生,最好每餐烹制后即灌注,如放置 6h 以上需装瓶行蒸汽消毒,或重新煮沸消毒后再用。

**（三）要素饮食**

要素饮食又称元素饮食。是一种人工精制食品,由分子水平营养素组成,含有人体所需要的各种氨基酸、单糖、乳化脂肪、无机盐、维生素和微量元素等营养要素。其营养全面、平衡,比例合理、无渣,不需消化过程,可直接被小肠吸收。能满足营养需要,用于临床营养治疗。可分为营养支持和特殊治疗两类。

**【失误防范要点】**

1. 配制要素饮食前应洗手,配制用具要严格消毒。已配制的溶液应存放在 4℃ 以下的冰箱内,24h 内用完,以免细菌繁殖而发生变质。不能用高温蒸煮。

2. 滴注溶液时要保温,保持溶液温度达 40℃,以免患者受冷溶液刺激后产生腹痛、腹胀、腹泻等症状。

3. 鼻饲、经胃或空肠造口处滴入时,宜从 5％浓度每小时 40～60 滴的速度开始,逐渐递增至 120ml/h,最多不超过 150ml/h。浓度亦可逐渐调至 20％～25％,并保持温度在 38～42℃。

4. 经肠道内插管的患者应从低容量、低浓度的营养液开始使用,先逐步增加容量,再增加浓度。经胃内插管的患者可直接用 25％的糖营养液,从每天 3 次开始,逐渐增加容量。

5. 使用要素饮食时的总量为 50～60ml/kg,开始可用其总量的 1/2,以后逐渐增加至全量。使患者逐渐适应要素饮食。

6. 大量快速滴入高渗葡萄糖可引起高渗性利尿,并可导致患者脱水、低钾、胃潴留、呕吐等,故应控制滴数。尿量以每日 1000ml 为宜,尿量过多时,应考虑高血糖症。糖吸收肠内水分,促使腹泻,且大量丢失电解质而出现代谢紊乱。故应定时检查血与尿的变化。

7. 滴注过程中应经常巡视患者,以便及时发现溶液突然停止而出现的低血糖。如发现恶心、呕吐、腹胀、腹泻等症状,应及时查明原因,按需要调整速度、温度。反应严重者可暂停滴注。

8. 要素饮食可改变肠道菌群,可发生凝血功能障碍,临床表现为消化道出血、牙龈出血,故应定时检查粪便隐血、出凝血时间、凝血酶原时间等。

9. 消化道出血、糖尿病患者及 3 个月内婴儿禁忌使用。胃切除术后患者大量使用时易引起倾倒综合征,故应慎用。

10. 长期使用要素饮食,应补充维生素和微量元素。在营养液中加药时,必须将药片磨成粉末,必要时应过滤后放入溶液内。加入微量元素前,须将溶液摇匀,防止微量元素与其他药物混合后发生沉淀。

11. 在应用要素饮食治疗前后,应定期测体重、血红蛋白、红细胞计数、血浆蛋白、血糖及其他生化指标。

**（四）应用肠内营养注意事项**

1. 掌握适应证,并非所有营养不良、消化吸收功能差、危重患者均适用肠内营养。注意体重与营养状态的关系。

2. 体重与营养的状态＝实际体重/理想体重×100％。一般情况下,体重实测值/标准值＞90％,无营养不良;80％～90％为轻度营养不良;60％～80％为中度营养不良;＜60％ 为重度营养不良。

3. 应结合病情供给患者适宜浓度、剂量的肠内营养,注意温度和速率,以避免胃肠反应。

4. 操作过程中注意无菌,所用器具须经严格消毒后使用。

5. 室温在 20℃ 以上时稀释液应置于冰箱,24h 内用完。

6. 儿童慎用肠内营养,应结合病情、年龄、体重专门配方。须特别注意患儿耐受性的差异,有腹泻应立即停用。

# 第二节　膳食结构及营养需要量

1. 热能　根据体重、身高和年龄计算基础热能消耗率(BEE),男性为 $66+13.8W+5H-6.8A$,女性为 $655+9.6W+1.8H-4.7A$,婴儿为 $22.1+31W+1.16A$。其中 W 为体重(kg),H 为身高(cm),A 为年龄(岁)。将 BEE 乘以热能系数即实际总热能消耗(TEE),再乘以活动系数等于维持体重的能量需要,若需增加体重的能量需要,则应再增加 4200kJ(1000kcal)。活动系数参考值,卧床者为 1.20,轻度活动者为 1.30。

热能系数:基本维持、无应激热能系数为 1.2~1.3;常规手术、小手术、肿瘤(无治疗)为 1.5~1.75;大手术、重脓毒血症、肿瘤(单治疗)为 1.5~2.0;三度烧伤、晚期肿瘤(多种肿瘤)为 1.75~2.0。

2. 蛋白质　按体重计算不同情况下每日蛋白质需要量,正常状态无应激时为 0.5~1.0g/kg,重度蛋白质缺乏(重创伤、脓毒症)为 2.0~2.5g/kg,烧伤时按 2.0~4.0g/kg。

为保证摄入蛋白质不作为热能消耗,用于蛋白合成,须提供足量非蛋白质热能。营养不良者氮热比值为 1:(1.26~1.47)MJ(300~350kcal),有超高代谢为 1:0.63MJ(150kcal);肾衰竭患者为 1:3.36MJ(800kcal)(表 5-1)。

表 5-1　简易营养评价方法

| 项目及单位 | 轻度营养不良 | 中度营养不良 | 重度营养不良 |
|---|---|---|---|
| 体重测定(通常体重) | 下降 10%~20% | 下降 20%~40% | 下降>40% |
| 中上臂肌围(正常值) | 80%~90% | 60%~80% | <60% |
| 三头肌皮褶厚度(正常值) | 80%~90% | 60%~80% | <60% |
| 白蛋白测定(g/L) | 30~50 | 21~30 | <21 |
| 运铁蛋白(g/L) | 1.50~1.75 | 1.00~1.50 | <1.00 |
| 肌酐/身高指数 | 80%~90% | 60%~80% | <60% |
| 总淋巴细胞计数(×10⁹/L) | >1200 | 800~1200 | <800 |
| 迟发型过敏反应 | 硬结<5mm | 无反应 | 无反应 |

引自:仲剑平. 医疗护理技术操作常规. 第 4 版. 北京:人民军医出版社,2011:484.

# 第三节　饮 食 护 理

饮食护理是根据患者所患疾病及病情给予不同饮食,以保证营养,增强抵抗力,促使早日恢复健康。合理饮食能起到积极的治疗作用,促进疾病早愈;反之,不仅达不到治疗效果,而且会促使病情恶化。

【失误防范要点】

1. 建立合理的膳食制度和营造良好的进食环境。进食前清除一切不良的气味及污物,如便器、呕吐物等,保持整洁、安静的环境。

2. 工作人员应洗净双手,衣帽整洁,根据饮食单准确无误地将饮食分发给患者。对家属及探视人员送来的食物,经护士检查后,在病情允许的情况下方可食用。

3. 了解患者的饮食习惯和爱好,尊重患者的饮食习惯,在病情允许的情况下,给患者提供喜好的食物。

4. 了解病情对饮食的要求,以及有无食物过敏等。护士应将了解到的情况告知营养师,以便患者能获得适口的、富有营养而又符合治疗原则的饮食。

5. 满足机体所需要的热量和营养素,即蛋白质、脂肪、糖类、无机盐、维生素和水等,应满足不同机体、不同年龄和性别、不同生理和健康状态以及不同诊治阶段的饮食需要。

6. 食物必须符合国家卫生标准,即不得含对人体有害的物质。科学的加工烹调,尽量减少营养素的丢失。

7. 对进食有特殊要求的患者,如限量或禁食,应做好解释,取得患者的配合,防止差错。

8. 进餐前应停止检查、治疗和护理,并为患者解除疼痛、恶心、焦虑等影响食欲和消化的不良因素。开窗换气,整理环境,给卧床患者送便器和洗手。帮助患者采取舒适的进食体位。

9. 发热和口臭的患者应给予漱口。消化不良的患者遵医嘱给予开胃或助消化药物。

10. 应检查食具的卫生情况及食物质量,不可用边缘有缺损的餐具和不恰当的食品。将食物放在患者容易拿到的地方。

11. 协助不能自理者进食,喂食时不可匆忙,速度要适中,待患者咽下后再给第二口,不可催促患者,保证咀嚼和吞咽,防止呛咳。温度要适宜。

12. 瘫痪者进食时应卧于健侧,以免食物残留在口内。呛咳及下咽反射迟钝的患者,喂食要缓慢,同时密切观察,防止食物进入气管。

13. 对能吞咽,但易呛咳的患者,可将头稍垫高并偏向一侧。对昏迷或其他原因不能经口进食者,采用鼻饲法。

14. 食后应漱口,以保持口腔卫生。帮助患者置舒适卧位。食具洗净后消毒,传染病患者用过的食具应先消毒后刷洗,防止交叉感染。按医嘱需要做好饮食记录。

# 第四节　鼻　饲

鼻饲是将胃管从鼻腔插入胃内,通过胃管灌注流质饮食、药物和水分,以达到治疗、诊断和供给营养等目的的方法。适用于不能经口进食者,如昏迷、消化道疾病、口腔手术患者以及早产儿、婴幼儿。鼻饲是重要的营养和治疗途径。

【失误防范要点】

1. 评估患者的病情及治疗情况,是否能承受插入导管的刺激;患者的心理状态与合作程度,既往是否接受过类似的治疗;患者鼻黏膜有无肿胀、炎症,有无鼻中隔偏曲,有无鼻息肉等。有食管梗阻、食管及胃底静脉曲张的患者禁忌插胃管。

2. 患者鼻部若有疾病,应选择健侧鼻孔插管。检查胃管是否通畅,清醒患者应先做好解释,说明插管目的、方法及插管时的感受,并向患者示范如何配合插管,以取得配合。

3. 患者通常取半坐位或半坐卧位,抬高头部,增大咽喉部通道的弧度;昏迷者应去枕平卧,头向后仰。除去活动义齿,清洁鼻腔。

4. 长期鼻饲的患者,选择鼻饲管应根据患者的年龄、性别、体质,采用不同的型号,防止因鼻饲管过粗或过硬,引起鼻腔、咽部的过度刺激,导致炎症的发生。

5. 插管时用液状石蜡润滑导管的前端,使患者的头稍向后仰,导管沿一侧鼻孔轻缓地经鼻前孔、鼻后孔入咽,再经食管入胃。插入深度为 45～55cm(约发际至剑突的长度)。指导患者插管时做吞咽动作,并张口深呼吸。

6. 插管动作应轻稳,胃管向下、向后送入。在通过食管 3 个狭窄处(环状软骨水平处、平气管分叉处、食管通过膈肌处)时,插管动作更应轻柔,以免损伤食管黏膜及引起逆反蠕动。

7. 昏迷患者因吞咽及咳嗽反射消失,反复插管可致声带损伤及声门水肿,为提高插管的成功率,在插管前应将患者头向后仰,去枕,当胃管插至会厌部约 15cm 时,一手托起患者头部,使下颌靠近胸骨柄,增大咽部通道的弧度,使管端沿后壁滑行,徐徐插入导管至所需长度。

8. 在插管过程中若患者出现恶心,应暂停片刻,嘱患者做深呼吸或酌情饮少量温开水,随吞咽动作迅速插入,以减轻不适。插入不畅时,应检查胃管是否盘曲在口腔内或咽部。

9. 插管过程中如患者出现呛咳、呼吸困难、发绀等,提示误入气管,须立即拔出导管,休息片刻后重新插入。

10. 判断胃管是否在胃内,一般用 3 种方法来证实:①接注射器抽吸,有胃液被抽出。②将胃管末端放入盛水容器内,无气体逸出;如有大量气体逸出,则表明误入气管。③置听诊器于胃部,用注射器从胃管注入 10ml 空气,能听到气过水声。

11. 确认胃管进入胃内后,导管开口端连接注射器,先回抽,见有胃液抽出,再缓慢注入少量温开水,然后灌注鼻饲流质或药液(药片须研碎溶解后注入)。推注速度不可过快、过猛,以免呛咳。若同时吸氧者,切勿将氧气管与胃管混淆。

12. 注意检查胃管插入的深度;鼻饲前检查胃管是否在胃内;检查患者有无胃潴留,若胃内容物超过 150ml 时,应通知医生减量或暂停鼻饲。

13. 鼻饲液要现用现配,防止室温过高,防止引起发酵变质。以无菌操作方法配制鼻饲液,避免灌入易产气或油腻的食物,应注意食物是否新鲜、有无异味或沉淀物。

14. 每次鼻饲前应测量鼻饲液温度,以 37～40℃为宜。过高会烫伤消化道黏膜,过低易导致腹泻,年老、体弱的患者尤应注意。

15. 卧床患者推注鼻饲液时,应将床头抬高 30°～40°,采用侧卧位,防止鼻饲液反流呛入气管引起窒息。推注鼻饲液时,速度不宜过快,防止患者因胃肠蠕动加快,使大便次数增多,消化吸收不完全。

16. 鼻饲量和间隔时间,应按照营养师或医生的医嘱执行。一般每次 200～300ml,间隔不少于 2h。每次鼻饲前后均应向胃管内注入 20ml 温开水,以冲洗胃管,避免鼻饲液积存于胃管内而变质,造成胃肠炎或堵塞管腔。

17. 鼻饲给药时应先将药片研碎,溶解后注入,防止管道堵塞。新鲜果汁与牛奶应分别注入,防止产生凝块。鼻饲混合流食时,应当间接加温,以免蛋白凝固。

18. 每次在液体灌完之前,应先反折胃管末端开口处,防止空气进入,以免引起腹胀。

19. 注意食具卫生，每次推注完毕后要及时清洗，严格消毒。每次鼻饲后，将胃管开口端用纱布包好，并钳夹或用别针固定在适当位置。定期更换鼻饲管。

20. 停止鼻饲或长期鼻饲需要更换胃管行拔管时，需向患者解释，以取得配合。拔管时，用纱布包裹近鼻孔处的胃管，边拔边用纱布擦拭胃管，拔管至咽喉处时快速拔出，同时用手捏紧胃管，以免管内溶液滴入气管。

21. 清洁患者口鼻面部，可用松节油或乙醚棉签擦去胶布痕迹，协助患者漱口，并给予舒适卧位。

22. 严重呕吐或进要素饮食者，可将鼻饲饮食装入输液瓶内，将胃管与输液导管相连后，调节滴速至每分钟 40～60 滴，缓缓滴入，以免引起呕吐或吸收不良等，并注意保持液体温度。

23. 鼻饲后，不要立即翻动患者，以免引起呕吐及呕吐物逆流入气管。

24. 胃管保留时间可根据病情而定，一般普通胃管，每周更换 1 次；硅胶管每月更换 1 次。拔管应在晚间最后一次灌食后施行，次日插管最好经另一鼻孔插入。

25. 拔管动作应轻快，不可过快、过猛，以免引起呛咳或恶心。同时注意夹闭胃管末端，避免管内溶液滴入气管。长期鼻饲者，须每日进行鼻腔及口腔护理，必要时给予蒸气吸入。

26. 必要时，记录患者鼻饲成分、灌入量、消化情况、异常反应等。

27. 长期鼻饲的患者应每日按要求进行口腔护理，并定期更换胃管，指导患者在胃管保留过程中的注意事项，避免胃管脱出。

28. 胃管插入会给患者带来很大心理压力，护患之间必须进行有效的沟通，使患者及其家属了解鼻饲的必要性和安全性。

# 第五节　睡眠护理

睡眠是生理上自然且定期的休息状态，是所有生物节律形态的一部分。每一个有生命的生物体都有睡眠的现象，一个人在睡眠时，并非绝对失去意识，只是身体的活动、对周围环境的知觉及反应明显地减少而已。人们在睡眠中对刺激也会产生选择性的知觉，甚至可能被惊醒；而是否能使人惊醒则与刺激来源的音量、强度以及刺激来源对个人是否具有特殊意义有关。

## 一、失　眠　干　预

失眠是指经常不能获得正常睡眠为特征的一种疾病，临床表现为难以入睡或睡而易醒，或醒后难以入睡，甚至彻夜不眠。疾病给患者造成的痛苦和焦虑不安；住院环境的嘈杂，如正在使用的仪器声、推车行走时发出的噪声、医护人员的喧哗声；病房过高的温度、明亮的灯光、不舒适的病床、不舒心的摆设、污浊的空气等，都可能干扰患者的休息和睡眠，进而导致失眠。

【失误防范要点】

1. 护理人员应随时评估患者休息与睡眠的状态，判断休息与睡眠存在的问题及其原因，将干扰患者休息和睡眠的因素去除或减少至最小程度。

2. 提供良好的休息环境，如注意床铺的平整，棉被厚薄适宜，枕头高低适中；卧具被污染时及时更换，根据患者喜好增减被盖；调节室温与通风设备；就寝中注意给予遮挡不必要的光线;保持室内空气新鲜等。尽可能创造一个与患者睡眠习惯相似的睡眠环境。

3. 进行护理工作时避免扰乱患者睡眠,减低音量,做到说话轻、走路轻、开关门窗轻、操作用具轻。多人合住病室时,指导患者熄灯后保持安静。

4. 减少睡眠习惯的改变,尽可能配合患者就寝前惯有的常规与睡眠习惯,如睡前冲澡、睡前喝热饮或少量饮食、睡前阅读等,在病情允许的情况下尽量满足。

5. 指导患者养成良好的生活和睡眠习惯。如白天减少睡眠,早起早睡,参加体育锻炼,病情允许时睡前散步。睡前热水泡脚,足底按摩,做放松运动等。

6. 指导患者晚餐食用清淡、易消化饮食,不宜吃的过饱,睡前饮水不宜过多,不饮浓茶与咖啡等兴奋饮料,避免剧烈运动,防止过度兴奋等。

7. 采取一切有效措施,尽量减少因疾病带给患者的痛苦与不适。如疼痛应酌情给予镇痛剂;解除咳嗽、腹胀、尿潴留等不适;调整导管、绷带及束缚带以减轻不适;协助患者改换睡眠姿势等。

8. 解除疑虑,保持心理平衡,减少个人的压力、焦虑与恐惧。轻松愉快的心情有助于入眠;相反,焦虑不安、恐惧害怕、忧愁烦恼等情绪则会妨碍休息与睡眠。应协助患者满足其基本要求,使之有安全感。

9. 将医疗护理工作尽可能安排在患者清醒的时候进行,不要妨碍患者的睡眠周期。若患者病情许可,应尽量在日间为患者安排一些活动,以便夜晚会因疲倦而容易入睡。但活动要适量,不可过于消耗体力。

10. 清晨拉开窗帘,使室内充满光照。在病情允许的情况下,协助患者适当运动或散步。

## 二、睡 眠 体 位

睡眠应维持适宜的姿势与位置。每个人对于休息和睡眠时的姿势与位置有其各自的喜好与习惯,如仰卧、侧卧或俯卧等。有些患者由于病情关系,必须采取特别姿势时,护理人员应留心观察,以便依据患者的需要,协助采取适宜的姿势与体位。

【失误防范要点】

1. 一般情况下指导患者右侧卧位,以避免对心脏的压迫,利于减轻心脏负荷,使心排血量增加。右侧卧位时肝脏处于最低点,肝藏血增多,可加强食物的消化和营养物质的代谢。此外,右侧卧位时,胃及十二指肠出口均在下方,有利于胃内容物的排空。

2. 孕妇宜左侧卧位。进入中、晚期妊娠的孕妇,约有 80% 子宫右旋倾斜,使尿道受压,易产生尿潴留。右侧卧位可压迫腹部下腔静脉,不利于胎儿发育,而左侧卧位有利于胎儿发育,能明显减少妊娠并发症。

3. 心脏病患者心功能尚好时,宜右侧卧位或仰卧位,以减轻对心脏的压迫。左心衰竭者宜半卧位,以减少回心血量,改善呼吸困难,忌左侧卧位或俯卧位。

4. 脑血栓患者宜采取仰卧位的睡姿,因这类患者如侧卧位,会使颈部血流速度减慢,加重血流障碍,易在动脉内膜损伤处逐渐聚集而形成血栓。

5. 肺部疾病的患者,左侧有病,宜左侧卧位;右侧有病,宜右侧卧位,以利于残留积血的咳出。支气管哮喘发作时宜半卧位,以减轻呼吸困难。患有肺气肿的中老年患者适宜仰卧或半卧位,并抬高头部,保持呼吸道通畅。

6. 胃部疾病的患者胃酸增多时宜左侧卧位,避免右侧卧位,以防胃部流向食管的酸性液体回流量增多而加重不适;胃黏膜脱垂的患者亦应采取左侧卧位睡眠,以防右侧卧位时脱垂的胃黏膜坠入幽门而加重幽门梗阻。

7. 食管疾病的患者有反流性食管炎时,为减少卧位及夜间反流,可将枕头抬高 15～20cm;食管癌术后,为防止反流性食管炎,应采取头高脚低位,以减少胃液的反流。

8. 腹部疾病的患者可采取下肢弯曲的仰卧位或半卧位,以减轻腹肌紧张引起的疼痛。

9. 颈椎病患者应采取仰卧位,并选用软硬适中、高度为 8～10cm 的睡枕。防止不当的睡姿或睡枕加重病情。

10. 腰背痛患者宜侧卧位睡眠,可使肌肉完全松弛,避免肌肉牵拉紧张,刺激或压迫神经,加重腰背痛。

11. 睡眠呼吸暂停综合征的患者宜侧卧位睡眠,此类人群睡眠时鼾声如雷,仰卧位睡眠时,舌根后坠,易致呼吸道阻塞,导致呼吸暂停。

# 三、睡 眠 饮 食

## (一)有助睡眠的常用饮食

1. 含色氨酸食物　可降低兴奋度,代表食物如小米、南瓜子仁、腐竹、豆腐皮、虾米、紫菜、黑芝麻等。色氨酸在人体内代谢生成 5-羟色胺,其能抑制中枢神经兴奋度,产生一定的困倦感。同时,5-羟色胺在人体内可进一步转化生成褪黑素,褪黑素被证实有确切的镇静和诱发睡眠作用。

2. 含维生素 B 族的食物　可消除烦躁,代表食物为全麦食品,如燕麦、大麦、糙米、全麦面包、全麦饼干等。B 族维生素相互间有协同作用,能调节新陈代谢,增强神经系统功能。全麦食品中含有丰富的 B 族维生素,具有消除烦躁不安、促进睡眠的作用。

3. 含钙和镁的食物　可放松神经,代表食物如牛奶、核桃等。钙含量丰富的牛奶被公认为"助眠佳品";坚果类食物中镁含量较多,在临床上,核桃常被用来治疗神经衰弱、失眠、健忘、多梦等症状。钙镁并用可成为天然的放松药和镇定药。

## (二)睡前避免服用的药物

1. 降压药　夜间人体进入睡眠状态后,全身的神经、肌肉、血管和心脏都处于放松状态,血压比日间平均下降 20% 左右,在入睡后的 2h 最明显。降压药服药 2h 后正是药物释放的高峰期,这样会导致血压大幅度下降。脑组织的血流量主要由血压来维持,血压大幅度下降,会使脑部血流过缓,减少了大脑的血液供应,血液只能供到脑组织的主干和分支,两动脉之间的脑组织边沿区域就会出现缺血、坏死,从而导致卒中。同时,血压下降,血流缓慢,血黏度增加,血液中的血小板与纤维蛋白容易沉积而形成血栓,阻塞脑血管而导致卒中。

2. 利尿药　利尿药服后 1h 左右即发挥利尿作用,一方面引起夜间多尿,频繁起夜,扰乱睡眠,且因利尿后排钾过多,可引起失眠。另一方面,利尿会使血液浓缩,血黏度增高,血液流动缓慢,易导致血栓形成,出现心肌梗死、脑梗死等严重后果。

3. 补钙药　睡前服用钙剂,除部分钙剂被小肠吸收外,剩余部分需通过泌尿系统排出体外。当钙高峰到来时人已熟睡,尿液中的钙便会滞留在尿路中,形成小结晶,久之则会形成尿路结石。

4. 苷类药 此类药服用不当时,可使肾清除率降低,肌张力减退,引起血流动力学的节律性障碍,这些不良反应都可引起失眠,故睡前不宜服用。

5. 止咳药 止咳药大多作用于咳嗽中枢,抑制咳嗽反射,可造成呼吸道痰液潴留。同时,入睡后人体副交感神经兴奋性增高,支气管平滑肌收缩,可进一步加重呼吸道阻塞,导致肺通气不足,引起人体缺氧,出现呼吸困难、胸闷等症状。

## 四、多导睡眠监测法

通过夜间连续监测,准确分析睡眠结构与呼吸之间、血氧饱和度、心电及动态血压与睡眠的关系,了解打鼾者有无呼吸暂停、暂停的次数及暂停的时间。

【失误防范要点】

1. 嘱患者日间做好准备工作,于晚 22:00 左右进入睡眠监测室。

2. 睡眠监测前嘱患者洗头、洗澡,穿宽松衣裤;男士剃胡须,有胸毛者剃净。禁用护肤品。

3. 睡眠监测前勿饮酒及含咖啡因的饮料,以免兴奋不能入睡或睡后打鼾加重。避免剧烈运动,保持精神情绪稳定,以免影响睡眠。

4. 监测前禁服镇静催眠药,因镇静催眠药可加重打鼾或使睡眠呼吸暂停,但有此习惯可以不改变。

5. 协助患者取舒适体位后,测量血压并记录。

6. 各种导线应固定牢固、放置稳妥,避免缠绕或打结,确保患者翻身时不致脱落。

7. 胸带和腹带不可固定过紧或过松,以能塞进两指和不影响患者呼吸为宜。

8. 保持鼻部通畅,若患有感冒,应提前与医生联系,另约时间。

9. 为避免夜间起床,嘱患者白天尽量少进流食和水。床旁应备便器。

10. 值班人员夜间注意巡视,观察各导联信号是否正常,各导联有无脱落。

# 第6章　临终护理

临终护理是护士的重要职责,随着社会经济的发展和医学科学的进步,人类的平均寿命大为延长,但仍不能从根本上改变生老病死的自然规律。临终和死亡是人生必经的发展阶段,通过对临终患者的身心护理来维护其尊严,提高临终患者的生命质量,同时,对临终患者的家属进行安抚和指导,使他们的悲痛减轻到最低限度。

## 第一节　临终患者身心护理

临终即接近死亡,是指患者各种物理、药理治疗不再生效,估计只能存活有限的一段时间的患者。临终关怀是通过护理人员向临终患者及其家属提供一种全面的照料,包括生理、心理、社会等方面,使临终患者的生命得到尊重,症状得到控制,生命质量得到提高,使其在临终时能够无痛苦、安详、舒适、有尊严地走完人生的最后旅程。同时,其家属的身心健康也得到维护和增强。

【失误防范要点】

1. 必须尊重临终患者的人格和权利,患者有权保留个人的隐私,共同参与医护方案的制定等活动,应尽可能满足和支持患者的合理要求,使其平静地迎接死亡。

2. 为患者提供舒适、有意义、有尊严的生活,在有限的时间里,尽可能减轻痛苦,满足身心需求,提高患者临终生活质量。尽量满足患者的合理要求,帮助其解除不可忍受的心理上、肉体上的痛苦。

3. 掌握患者的临终心理,即否认、愤怒、讨价还价、协议、抑郁及接受的不同阶段,有针对性地实施有效的疏导。

4. 经常陪伴患者,在身心方面给予关心和支持,让患者感到自己没有被抛弃,时刻受到医护人员的关心。

5. 在否认期,应理解和接受患者的否认表现,不轻易的打破患者的防御机制,注意与其他医务人员及其家属保持言语一致性,加强患者沟通,并顺势诱导,帮助患者逐步面对自己的病情。

6. 在愤怒期,应耐心倾听,允许患者以发怒来发泄内心的不快,充分理解患者内心的痛苦,给予包容,关心和爱护患者,注意其安全,做好患者亲属的思想工作。

7. 在协议期,应给予指导和关心,多与患者交流,鼓励患者说出内心的感受,尽可能满足患者的合理要求,使其更好的配合治疗。

8. 在忧郁期,允许患者以不同的方式表达悲哀的情绪,允许亲属陪伴,鼓励亲朋好友探望。注意安全,预防患者的自杀倾向。

9. 在接受期,营造一种安静、祥和的环境,尊重患者的遗愿,不强迫与其交流,继续陪伴、关心、支持患者,使其保持安详、平静。

10. 建立良好的医患关系,以减轻患者的心理症状。避免因医护人员表情严肃、言辞生冷、举止慌张、缺乏保护性知识或业务水平低等使患者失去信任感和安全感,甚至产生反感,导致病情加重。

11. 讲究语言艺术,在临终患者面前,要禁止伤害性语言、消极暗示语言,不可窃窃私语。提倡安慰性语言,尤其在与濒死患者交谈时,要尽量避免令患者伤感的话题,多总结和赞扬患者的优点,以及他为社会作出的贡献,使患者在充满自豪和愉快的情感中走完人生之路。

12. 患者的家属也是临终关怀的服务对象,应重视家属的安抚工作,给患者家属以同情、理解和帮助,给予心理上的安慰和疏导,使亲属面对现实,正确对待人生的不幸,顺利度过悲伤期。

13. 医务人员与家属默契配合是对临终患者实施有效心理调整的基础。应尽可能的让家属知道病情的严重程度,同时要指导患者家属正确面对现实才能克服种种心理障碍,提醒其有充分的准备,保持沉着冷静的态度,对患者的一些情感宣泄行为给予同情和理解。

14. 指导家属做好患者的生活护理,本着节约、合理、有效的原则,尽可能降低不必要的社会和经济消耗。

15. 协助家庭、社会尽量满足患者临终需要,安排合理的探视陪伴制度和时间,尽可能提供方便,鼓励单位、同事、亲友探视,积极协助解决患者提出的合理要求。

# 第二节 尸体料理

尸体料理是临终关怀的重要内容之一,做好尸体料理即是对死者的尊敬,也是对亲属的安慰,体现了人道主义的精神和崇高的职业道德。

【失误防范要点】

1. 患者经过抢救无效,由医生证明确已死亡,方能进行尸体料理。

2. 证实患者确实死亡后立即进行尸体料理,以防僵硬,给护理带来困难。

3. 了解死者的遗愿、家属的要求、民族和宗教信仰等状况。

4. 了解死者的诊断、死亡原因及时间;有无引流管、瘘口、伤口,有无传染病,查看面容及周身清洁度情况。

5. 操作者应着装整齐,以严肃的态度进行尸体料理。根据患者情况穿隔离衣、戴手套。

6. 按需要准备擦洗用物,有伤口者备换药用物,若为传染病患者,用屏风遮挡,按隔离技术进行尸体料理,并按传染病患者终末消毒方法处理。

7. 安慰家属,使其面对现实,节哀自重,并暂离病房。若家属不在,应设法尽快通知患者已故的消息,让死者亲属来院探视遗体。

8. 将病床放平,使尸体仰卧,头下垫枕,防止面部淤血变色,双臂放于身体两侧,用大单和被套遮盖尸体。

9. 有伤口者更换敷料,有引流者应拔出导管后缝合伤口或用蝶形胶布封闭并以敷料包扎。

10. 洗脸时协助闭合口、眼。如眼睑不能闭合,可用毛巾湿敷或在上眼睑下垫少许棉花,使上眼睑下垂闭合。嘴不能闭合者,轻揉下颌或用绷带托住。有义齿者为其安装。为死者梳理头发。

11. 擦洗全身,注意擦净胶布等痕迹。必要时用棉花填塞口、鼻、耳、阴道、肛门等孔道,以免体液外流。填塞的棉花不能外露。

12. 清点遗物交给家属。若家属不在时,应由两人共同清点后签名,将贵重物品清单交护士长暂时保存,以便交还死者家属或工作单位。

13. 料理后的尸体应面容整洁,外观良好,无液体外流。将尸体包裹固定好,使家属对尸体护理满意。

14. 按常规进行患者死亡后的各项处理,在体温单上相关栏目内注明死亡时间,停止一切药物、治疗及饮食等。按出院手续办理结账。有关医疗文件及床单位处理方法同出院患者。

# 第7章 生命体征测量技术

体温、脉搏、呼吸、血压、意识被视为人体的生命体征,是机体内在活动的一种客观反映,是评价生命活动质量的重要指标,也是医护人员评估患者身心状况的基本资料。正常人生命体征相对稳定,波动在一定范围,相互之间有内在联系。当机体出现异常时,生命体征可发生不同程度的变化,故生命体征观察是医疗护理工作中十分重要的环节。作为护理人员,应把准确测量及观察生命体征及其与病情变化的因果关系作为一项重要的基本功。

## 第一节 体 温

体温是指身体内部胸腔、腹腔和中枢神经的温度,也称体核温度,较高且相对稳定。体表温度,即皮肤温度,也称体壳温度,低于体核温度,可随环境温度和衣着厚薄而变化。通过测量和记录患者体温,观察机体功能活动及病情变化与转归,分析热型及伴随症状,为治疗、护理提供依据。

【失误防范要点】

1. 体温计的种类有水银体温计、电子体温计、耳式体温计等。水银体温计又分为腋下用、口腔用、直肠用、小儿用等多种,测量体温时应根据测量部位或患者的需要进行选择。

2. 使用电子体温计时应特别注意电池量的确认,体温计电池的消耗可影响体温计的测定效果,使测定值与体表温度不符,需进行必要的复测。

3. 用电子体温计测量口腔体温时,体温感应器应完全放入舌下,并与空气隔绝,否则将影响测试效果。

4. 体温在 24h 内呈动态变化,为了准确测试体温,应询问患者测体温前 30min 内有无剧烈运动、进食、进冷热饮、做冷热敷、洗澡、坐浴、灌肠、情绪不稳定等情况,若有此类影响代谢的因素,须间隔 30min,待稳定后再测量。

5. 婴幼儿、呼吸困难、张口呼吸、昏迷、口腔疾病、口鼻手术、精神异常及不合作者不可测口温,以防体温计失落或折断。

6. 测量体温前后,应检查体温计是否完好,水银柱是否已甩至 35℃ 以下。甩体温计用腕部力量,不可触及他物,以防撞碎。切忌用 40℃ 以上的热水浸泡体温计,以免汞过度膨胀,引起爆破。

7. 测腋下体温时,应拭干腋下皮肤的汗液,将水银柱端放于患者腋窝深处,前臂屈曲放于胸前,嘱患者上臂夹紧,使体温计紧密地接触皮肤,10min 后取出。

8. 腋窝下不同部位的体温测定值会略有差异,体温的最高处为腋窝深部,测量体温应在体温最高处进行,从身体纵轴 45°方向将体温计插入腋窝深部。极度消瘦患者不宜测腋温。

9. 应在健侧测量体温,患侧可因肢体麻痹等造成血液循环不好,可导致体温呈低值而出现误差。发现体温测量结果与病情不符合时,应寻找原因,予以复查。

10. 口腔内温度最高处为舌下,将体温计经舌下向舌中线外侧 30°~40°方向插入。嘱患者闭合口唇,使体温计紧贴口腔黏膜。嘱患者勿咬体温计,暂停讲话,用鼻呼吸,5min 后读取体温数值。进食、进水或面颊部冷、热敷后,应间隔 30min 后方可测量口腔温度。

11. 测量直肠温度时,成年人取侧卧位或俯卧位,操作者戴一次性手套。体温计前端涂润滑剂至 5~6cm(婴幼儿 2~3cm)处。嘱患者放松、深呼吸,协助分开臀裂,成年患者自肛门插入体温计 5~6cm,婴幼儿插入 2~3cm。护士应守护床旁并用手扶托体温计,以防体温计失落或折断。

12. 插入肛表时切勿用力,以免导致肛门、直肠的刺伤和破裂。为小儿插入肛表时要注意固定肛表,以防脱落或插入太深。腹泻、直肠或肛门手术、心肌梗死患者不宜由直肠测温。坐浴或灌肠后,应间隔 30min 后方可测直肠温度。

13. 婴幼儿、意识不清或不合作的患者测体温时,护理人员应守候在身旁。发现体温与病情不相符时,应查明原因后复测体温。必要时做肛温和口温对照。确有异常,应及时与医生联系。

14. 水银体温计不慎破碎时,水银会分散成珠,如果不及时收集清理,会很快挥发到空气中,可通过呼吸道进入神经系统,引起汞中毒。如果体温计在床上压碎,体温计的玻璃断面可划伤皮肤,水银有可能通过皮肤进入体内,损害身体健康。

15. 若患者不慎咬碎体温计误吞水银时,应立即清除口腔内玻璃碎屑,以免刺伤唇、舌、口腔及食管和胃肠道黏膜,随后立即口服大量蛋白水或牛奶,使蛋白与汞结合,延缓汞的吸收。病情允许者可进食大量纤维丰富的食物,使水银被包裹而减少吸收,并促进汞的排泄。

16. 为避免交叉感染,体温计每次使用完毕均应进行消毒处理。清洗体温计前先消毒。传染病患者应使用专用体温计,并单独进行清洁、消毒。口表、腋表、肛表应分别清洁消毒。

17. 新体温计或使用过一段时间后的体温计,应定期进行检查,保证其准确性。检查时将体温计的水银端甩至 35℃以下,于同一时间放入已测好的 40℃以下的水中,3min 后取出检查,若误差在 0.2℃以上、玻璃管有裂痕、水银柱自行下降等,均不能使用。

# 第二节 脉 搏

随着心脏节律性的收缩和舒张,动脉内的压力也发生周期性的波动,这种周期性的压力变化可引起动脉血管发生扩张和回缩,在表浅动脉上可触摸到波动,称为脉搏。

【失误防范要点】

1. 测量脉搏前应使患者保持安静,如有剧烈活动,应先休息 20~30min 再测量。

2. 操作者不可用拇指诊脉,因拇指小动脉波动力较强,易与患者的脉搏相混淆。

3. 测量脉搏时应测 1min,因为有时异常脉搏在 1min 内可能仅出现 1 次。用测定 15s 或 30s 后乘以 4 或乘以 2 的方法测量脉搏时,可能会遗漏不太频发的不整脉。对异常脉搏、心脏病及危重患者必须测 1min。

4. 测脉搏时应将示指、中指、环指的指端按压在桡动脉搏动处,注意力度适中,以能感觉到脉搏搏动为宜。除桡动脉外,可测颞动脉、颈动脉、肱动脉、腘动脉、足背动脉等。

5. 测量婴幼儿的脉搏应于测量体温及血压前进行,避免小儿哭闹致脉率加快。

6. 对有脉搏短绌的患者,应由两名护士同时测量,一人听心率,另一人数脉率,两人应同步进行,由听心率者发出"起""停"的口令,计数 1min。以分数式记录,记录方法为心率/脉率·分。

7. 测同一患者的脉搏,最好固定触诊部位,因为动脉大小或位置不同,脉搏的性质也会有所差异。

8. 偏瘫患者测脉搏时,应选择健侧肢体。

9. 听诊器突然接触患者皮肤时,可因温度低而引起患者肌肉颤动,影响测量结果,应注意避免。

10. 操作时注意遮蔽患者,以维护其自尊心。

# 第三节　呼　　吸

呼吸是指机体在新陈代谢过程中不断地从外界吸取氧气,排除二氧化碳的过程,即机体与环境之间的气体交换。

【失误防范要点】

1. 测量呼吸时应使患者保持安静,处于自然呼吸状态,确保测量的准确性。

2. 呼吸的频率会受意识的影响,测量时不必告诉患者。通常在脉搏测量完毕后,检查者手指仍放于原处,保持诊脉姿势,以分散患者注意力,开始计数患者呼吸。

3. 观察患者胸部或腹部的起伏,一起一伏为一次呼吸。在观察呼吸频率的同时,要观察呼吸的节律、深浅度及呼吸时有无异常气味。

4. 患者呼吸微弱不易观察时,可用少许棉花置于患者鼻孔前,观察棉花纤维被吹动的次数,计数 1min。

5. 患者如有紧张、剧烈运动、哭闹等,需稳定后再行测量。呼吸不规则的患者或婴儿测试时间不得少于 1min。

# 第四节　血　　压

血压是血液在血管内流动时对血管壁的侧压力。当心脏收缩时血液射入主动脉,此时动脉管壁所受的压力称为收缩压;当心脏舒张时,动脉管壁弹性回缩,此时动脉管壁所受的压力称为舒张压。收缩压和舒张压之差称为脉压差。测量血压时,是以血压和大气压作比较,用血压高于大气压的数值表示血压的高度。血压计量单位为毫米汞柱(mmHg)或千帕(kPa)国际单位,两者的换算公式为:$kPa \times 7.5 = mmHg$; $mmHg \times 0.13 = kPa$。

【失误防范要点】

1. 各种血压计中,上臂式测压数据较准确。水银柱血压计是最为标准的血压计,气压表式血压计每 6 个月应与水银柱血压计校准一次;电子血压计因声音传感器的敏感性可能造成测压误差,必要时应复测。

2. 使用水银柱血压计测量血压前,应检查血压计的汞柱有无裂隙,是否保持在"0"处,橡胶管、输气囊有无漏气。通常漏气多因橡胶球、空气管、臂带老化出现裂纹、裂缝所致,应及时更新。

3. 测量血压前应让患者安静休息 5～10min。运动、洗澡及情绪激动、紧张、吸烟后,须休息 30min 后再行测量。

4. 为了免受血液重力作用的影响,在测量上肢血压时,血压计"0"点应和肱动脉、心脏处于同一水平。卧位时,肱动脉平腹中线;坐位时,肱动脉平第 4 肋软骨。肢体位置过高,测出的血压值常偏低;位置过低,则测出的血压值偏高。

5. 测量血压一般多选择右上臂。偏瘫、肢体外伤或手术的患者应选择健侧肢体,因患侧肢体肌张力减低及血液循环障碍时,不能准确反映血压的变化。

6. 测血压充气高度为桡动脉消失后再加压 30mmHg;听诊器放在袖带下方肘腕处肱动脉上与皮肤完全接触,不可压在袖带下面。成年人以消失音作为舒张压,儿童以变音作为舒张压。

7. 按要求选择合适袖带,成年人袖带宽度为 13～15cm,上臂粗大和肥胖者袖带宽度应＞20cm。袖带太宽,则测得数值偏低;袖带太窄,则测得数值偏高。若衣袖太紧或太多时,应当脱去衣服,以免影响测量结果。

8. 袖带缠得过松,则测得数值偏高;袖带缠得过紧,则测得数值偏低。一般以袖带卷绑后,袖带与手臂之间能自由伸进一个手指为宜。

9. 如发现血压听不清或异常时,应重复测量,先将袖带内气体驱尽,使汞柱降至"0"点,稍待片刻,再进行测量,直到听准为止。一般连续测量 2～3 次,取其最低值。

10. 充气不可过猛、过高,以防水银溢出或患者不适;防止肱动脉充盈不够而影响收缩压的准确性。放气不可过快,以免来不及听到正确的血压读数而出现读值误差;放气过慢,可引起静脉充血,导致血压假性升高。

11. 舒张压的变音和消失音之间有差异时,应记录两个读数,即变音(消失音)数值,如 16/(8～5.3)kPa 或 120/(60～40)mmHg。世界卫生组织(WHO)统一规定以动脉波动音消失的值为舒张压。

12. 当动脉搏动音听不清或异常时,应分析排除外界因素,需重复测量时,应将袖带内气体驱尽,汞柱降至零点,稍等片刻后再测量。

13. 腘动脉测得的血压,记录时应注明下肢血压。

14. 正常人血压昼夜 24h 内会出现生理性波动。通常上午 9 时左右血压最高,深夜 2 时左右为最低。告知患者不必为血压出现 20～50mmHg 的波动而紧张。血压稍升高就过分紧张可导致血压升高。

15. 需密切观察血压或为判断降压疗效的患者测量血压时,应做到"四定",即定时间、定部位、定体位、定血压计。

16. 定期检验校对血压计,以保持其性能良好,结果准确。汞柱式血压计携带时应保持平放,不可倒置。用毕关好汞槽开关,以防汞外溢。如汞柱内出现气泡,应调节或检修,不可带着气泡测量。

17. 血压计袖带应保持清洁,用后排尽袖带内空气,卷平放于盒内固定处;气球按定位放置妥当,以免压损玻璃管而致汞漏出;血压计右倾 45°,以便汞全部回流到汞槽内,关闭汞槽开关。

18. 电子血压计与水银血压计测得的血压有一定的误差。因为水银柱血压计采用的是科氏音法,是通过听诊器来听血管内血液流动的声音;电子血压计采用的是示波法,是通过测量血液流动时对血管壁产生的振动。二者虽测量原理不同,但测试结果从理论上讲基本相同,若操作者的听力反应速度不一样,则测量也会产生误差。

19. 电子血压计由于袖带内传感器为一高灵敏度的仪器,如果袖带捆扎及传感器位置不当、身体运动等都可出现误差。故使用时应避开周围的电子磁场,防止干扰因素影响准确性。

20. 使用电子血压计时,手臂伸直放松,不要移动,勿用力及说话;放置血压计的台面避免振动;电源、电量要充足,因充气球和液晶显示均需要消耗电量,电力不足会影响测量结果的准确性。

21. 电子血压计测量过程中若发现血压有异常,需重新测量时,应等候 3～5min 再测,不能立刻在同侧手臂反复测量。两次测得的数值在 5mmHg 内波动可视为合格,记录两次测量的平均值。

22. 电子血压计应每 6 个月至 1 年常规校对一次,确保其准确性。

# 第五节　意　　识

意识包括觉醒状态与意识内容两部分。意识,最简单的定义是自己处于觉醒状态,并能认识自己与周围环境。意识内容包括思维、知觉、情绪、记忆、注意、智能等活动。意识障碍按生理与心理学基础分为觉醒障碍与意识内容障碍两大类。意识障碍的有无及其深浅程度、时间长短和演变过程,常反映脑部损害的严重性和广泛性,是判断病情轻重的重要指标之一。护士必须学会并掌握对意识状态的观察和各类意识障碍特点的识别,以便及时发现病情变化和采取正确的处理方法。

【失误防范要点】

1. 护士应熟练掌握观察意识的方法。意识障碍的观察可通过对患者的呼唤、拍打、指压框上神经出口处,观察患者有无面部表情、肢体活动或翻身动作,以及瞳孔对光反应、角膜反射、吞咽和咳嗽反射等方面的检查来判定。

2. 意识清醒患者呈觉醒状态,对痛觉、触觉、听觉、视觉及言语的刺激能够灵活地反应。

3. 急性意识障碍的觉醒程度,主要是根据患者对外界环境刺激的反应以觉醒的程度来分级的。而运动功能、腱反射及自主神经活动虽常伴有异常,有时并不与意识障碍程度相平行。

4. 嗜睡为早期较轻微的意识障碍。患者常处于睡眠状态中,唤醒或给予轻微刺激即可清醒,刺激停止又复入睡。患者的自发性动作、自发性言语比较常见。

5. 朦胧是较嗜睡为重的意识障碍。由于意识清晰程度降低,意识活动范围缩小,患者表情迷茫,理解、记忆和对人物、时间、地点的意识能力均有障碍,故反应迟钝,应答常有错误,表明言语和精神活动等大脑皮质的高级神经活动开始受到抑制。病愈清醒后,对病中的体验能部分回忆,犹如梦境。

6. 混浊是较朦胧为重的意识障碍。由于意识清晰程度极为降低,意识活动范围极为缩小,患者的言语和精神活动极度迟钝,故应答简单甚至完全不能,对外界环境逐渐完全不能感知,病愈清醒后不能回忆病中经过。表明大脑皮质的高级神经活动逐渐完全受到抑制。由于大脑皮质下的功能仍完整或有亢进,故如疼痛反应、瞳孔对光反应、角膜反射和吞咽咳嗽反射等各种无条件反射均存在,并常伴有躁动不安和幼儿样表情。

7. 昏迷为临床上最严重的意识障碍。浅昏迷患者对强烈刺激才有反应(如重压眶上神经出口处可有疼痛表情等),并有无意识的动作和各种生理反射性活动(如吞咽、咳嗽反射等),生命体征无明显改变,表明大脑皮质的高级神经活动受到极为广泛而严重的抑制,而皮质下功能只受到较轻的抑制。深昏迷患者意识完全丧失,对外界刺激毫无反应,肢体活动和各种生理反射均消失者,生命体征存在,但可出现不同程度的障碍,表明大脑皮质的高级神经活动和皮质下活动受到极为广泛而严重的抑制。

8. 去皮质综合征(或无皮质状态)为一种特殊类型的意识障碍。可见于呼吸循环骤停、癫痫连续状态、中毒性休克、脑血管病、颅脑外伤、严重的脑部肿瘤、感染和中毒性脑病等疾病所致的昏迷患者的恢复期。此类患者的皮质下中枢及脑干功能已部分或完全恢复,而大脑皮质的高级神经活动功能却仍处于抑制状态。患者表现有规律的觉醒、睡眠状态,觉醒时双眼睁开,并能无意识地环视周围景物,各种无条件反射(如吞咽、咳嗽、排便等)已恢复,对疼痛刺激能引起躲避或啼哭,示以物品或呼唤其名字时能转头侧视,但对周围的人和物以及言语仍不能理解,亦无自发言语和有意识的动作。其与昏迷的主要区别,在于大脑皮质下的功能已恢复,很多无条件反射活动已经出现,但大脑皮质的高级意识活动并未恢复。

9. 在早期意识观察中要注意瞳孔和生命体征的变化。对伴有意识障碍的原发性动眼神经损害所致的瞳孔改变易被误诊为小脑幕切迹疝。在观察瞳孔变化时除了了解原发动眼神经损害的特点外,还要对瞳孔变化进行动态观察,并做好记录以便对比。若患者意识恶化,其原发性动眼神经损伤很难与继发性动眼神经损伤引起的瞳孔变化相鉴别时,应及时复查 CT 等,以明确诊断。

10. 使用 GCS 评价量表(Glasgow coma scale)或"3-3-9 式评价量表"(JCS:Japan coma scale)对患者的意识状态、水平及其变化进行评估时,最重要的是尽量给予强刺激(压迫胸骨、大声呼唤),在得到的反应中选择最好的指标进行评估。并应特别注意患者病情的微小变化,及时给予必要的支持(表 7-1,表 7-2)。

**表 7-1　GCS 评价量表(Glasgow coma scale)**

| 观察项目 | 反　应 | 评　分 |
| --- | --- | --- |
| 睁眼<br>eye openin | 自发地睁眼 | E4 |
| | 呼之睁眼 | 3 |
| | 疼痛刺激后睁眼 | 2 |
| | 无睁眼 | 1 |
| 言语反应<br>best verbal response | 可进行合理的会话 | V5 |
| | 会话有时混乱 | 4 |
| | 只能说出混乱的单词 | 3 |
| | 只能发出难以理解的发音 | 2 |
| | 无语言 | 1 |

（续 表）

| 观察项目 | 反 应 | 评 分 |
|---|---|---|
| 运动反应<br>Best motor response | 可按照指示做出正确的动作 | M6 |
| | 能做出合乎目的的动作 | 5 |
| | 逃避性动作 | 4 |
| | 异常的屈曲反应 | 3 |
| | 伸展反应 | 2 |
| | 无动作 | 1 |
| 合 计（正常） | | 15 |

表7-2　3-3-9式评价量表（JCS：Japan coma scale）

| | |
|---|---|
| **Ⅲ 刺激后未觉醒** | |
| 300 | 丝毫无活动 |
| 200 | 手足可有稍微动作或面部表情变化 |
| 100 | 可见躲避动作 |
| **Ⅱ 刺激后可见觉醒** | |
| 30 | 疼痛刺激勉强可见睁眼 |
| 20 | 大声呼唤或摇晃身体时可见其睁眼 |
| 10 | 呼之可见睁眼 |
| **Ⅰ 觉醒状态** | |
| 3 | 不能正确说出自己的姓名和出生年月 |
| 2 | 有认知障碍 |
| 1 | 意识不清 |

注：JCS因可以在短时间内对意识障碍做出判断，且便于操作，常用于急救时

# 第六节　瞳　孔

瞳孔即虹膜中央的孔洞。瞳孔的大小一般取决于瞳孔括约肌和瞳孔开大肌的收缩和松弛，前者为第Ⅲ对脑神经中的副交感神经纤维所支配，后者为交感神经支配。瞳孔大小与光反射的变化，常提示患者的病情变化。瞳孔的改变在诊断上有一定价值，可以帮助神经定位诊断，尤其对颅脑疾病和损伤的诊断极为重要。系统地观察与记录瞳孔的变化，是医生与护士临床观察患者体征的重要项目之一。

【失误防范要点】

1. 正常瞳孔的大小随光线的强弱而变化。强光下缩小，弱光下扩大，称对光反应。观察患者的对光反应是否存在及其反应速度时，应在稍黑暗处进行。

2. 在自然光线下，正常瞳孔的直径为2～5mm，双侧瞳孔等大等圆，对光反应灵敏。瞳孔5mm以上为散大，2mm以下为缩小，均为异常状态。左右瞳孔相差<0.5mm为正常，否则称为不对称。

3. 瞳孔对光反射可分为直接对光反射和间接对光反射两种。视神经损害时,直接对光反射消失而间接对光反射存在。动眼神经损害时,两种反射均消失。

4. 在病理情况下,引起瞳孔不对称的原因很多,凡影响动眼神经、视神经、脑干及颈交感神经的病变,均有可能造成两侧瞳孔大小不对称和对光反应的改变。其中最重要的是早期发现因小脑幕切迹疝引起一侧瞳孔进行性的散大及对光反应迟钝或消失。

5. 分析瞳孔变化意义时,应侧重瞳孔改变的进展,并结合患者周身情况、意识状态、生命体征和神经系统体征等改变进行判断,以免造成误诊。

6. 瞳孔大小可因年龄和屈光状态不同而异,青年和中年者较大,婴儿和老年者较小;近视眼比正视眼大,远视眼比正视眼小。睡眠时瞳孔大。正常人两侧瞳孔大小对称,但偶尔亦有不完全对称者,如果相差不到1mm仍属生理现象。

7. 观察瞳孔时最好应用较聚光的光源,注意对比双侧瞳孔是否等大、等圆及对光反应的灵敏度等,并应连续观察,记录为灵敏、迟钝或消失。用手电筒直接照射时,光源要求小而亮,且必须照射在两眼的光轴上,否则可因视网膜中心和周边部分对光刺激反应灵敏度不一而发生误差。测量瞳孔的大小,可用米尺或专用尺进行。

8. 瞳孔大小和对光反应的灵敏度,除局部病变(如瞳孔缘发生粘连)影响外,与第Ⅲ对脑神经和交感神经的传导功能有关。如支配瞳孔的神经发生传导性障碍时,即出现瞳孔扩大、缩小或两眼瞳孔大小不一等现象。为了确定神经传导障碍的原因和损害的部位,常使用开瞳和缩瞳药物进行检查,例如刺激瞳孔括约肌或麻痹瞳孔开大肌等药物可使瞳孔缩小,兴奋瞳孔开大肌和麻痹瞳孔括约肌等药物可使瞳孔开大。

9. 检查瞳孔大小与光反射的情况要用强光仔细地检查。在昏迷时可配合应用2~4倍放大镜进行观察。下丘脑功能紊乱所致的瞳孔缩小,强光方能见到瞳孔收缩,常须放大镜才能看清。脑桥出血或脑梗死的针尖状瞳孔发病后12~15h光反射常常消失,亦须放大镜才能判断。使用袖珍小电筒检查时防止将瞳孔反射迟钝误诊为光反射消失。

10. 临床上引起瞳孔异常的原因很多,如由颅内占位病变、颅脑损伤、脑出血、脑部严重感染或中毒等所引起的颅内压力增高患者可突然出现一侧瞳孔散大,对光反应迟钝或消失,系该侧动眼神经受压的结果,说明已有一侧小脑幕切迹疝的形成。

11. 如果脑组织受压致脑疝继续发展,可造成脑干移位和对侧动眼神经受压,致使双侧瞳孔散大和对光反应消失,这是病情极为严重的一种表现,因伴随而来的,常有呼吸及心搏的骤停,故应及早发现,以利早期处理和急救。

12. 脑桥出血由于破坏了双侧脑干内的交感神经纤维,副交感神经功能相对地占优势,故双侧瞳孔显著缩小呈针尖样。脑蛛网膜下腔出血或服用过氯丙嗪等交感神经节阻滞药物患者的瞳孔可有缩小,对光反应迟钝,前者系由于脑蛛网膜下隙中的积血对副交感神经的刺激,后者系由交感神经功能受抑制而促使副交感神经功能相对亢进所致。

13. 临终前、癫痫大发作以及颠茄类药物中毒的患者双侧瞳孔均可散大,对光反应消失,系由于副交感神经功能受到严重抑制的缘故。癔症性痉挛发作患者瞳孔的大小正常,对光反应良好,应与癫痫大发作患者鉴别。

14. 双侧大脑皮质枕叶视觉区受损造成视力丧失所致的大脑皮质性盲,患者的视反射阴性,瞳孔大小和对光反射正常,应与视神经损伤性盲相鉴别。

15. 瞳孔对光反射径路上任何部位的损害,都将引起一定的瞳孔改变。瞳孔传入神经纤维损害时,在临床观察中应注意区别。

(1)视网膜和视神经损害:一侧眼视网膜和视神经完全损害导致失明时,除瞳孔散大外,该眼瞳孔直接对光反应和对侧眼的间接对光反应均消失,但病眼瞳孔的间接对光反应和集合反应仍然存在。一眼视网膜和视神经未完全损害时,视力可以减退,但瞳孔的直接对光反应仅略显迟钝,持续光照时,瞳孔开始缩小,继而逐渐散大。

(2)视交叉损害:除双颞侧偏盲外,瞳孔直接对光反应仍存在。光照损害半视网膜,可有瞳孔强直反应。

(3)视束损害:其前、中部损害除同向偏盲外,可出现偏盲性瞳孔强直和散大,其末端损害,因无瞳孔传入纤维,瞳孔各种反应均正常。

(4)中脑顶盖和被盖区损害:因损害部位不同,瞳孔可发生双侧性或单侧性对光反应消失,但集合与调节反应存在。上丘臂和顶盖区损害可出现类似视束前、中部受损之症状,但无视野缺损;中央交叉处损害可出现阿-罗(Argyll-Robertson)瞳孔,瞳孔小且不规则,对光反应全消失,但集合反应存在。中央交叉与艾-魏核之间完全损害,病侧眼瞳孔直接和间接对光反应消失,如果是部分损害,病侧眼瞳孔直接对光反应消失,间接对光反应存在。

16. 支配瞳孔的传出纤维可分为交感神经和副交感神经两种,兴奋前者或麻痹后者,均可使瞳孔散大,反之则缩小。

(1)痉挛性瞳孔散大:指交感神经受刺激引起瞳孔开大肌收缩,发生瞳孔散大而言。常表现为单侧瞳孔中度散大,睑裂开大,眼球轻度突出,颜面血管扩张,但瞳孔对光反应和集合反应(眼球向内集合时瞳孔缩小)仍存在,多见于脑干、脊髓颈段、上胸部和颈部病变等。

(2)麻痹性瞳孔散大:指动眼神经内副交感纤维损害,致使瞳孔括约肌麻痹,发生瞳孔散大而言。常伴有完全或不完全的调节麻痹。调节力的有或无,可用检查近视力的方法确定之,即先用健眼在最近距离处看清视力表最小一行字,然后遮盖健眼,改用病眼注视,如果在同一距离处不能分辨表上最小一行字,必须将表放在较远处才能看见,显示有调节麻痹。病变位于中脑艾-魏核时,可出现瞳孔散大,调节麻痹,瞳孔直接和间接对光反应及瞳孔集合反应均减退或消失,如伴有双眼上视麻痹,即构成帕瑞诺(Parinaud)综合征,具有定位意义。

(3)痉挛性瞳孔缩小:是指刺激第Ⅲ对脑神经或瞳孔括约肌而发生的瞳孔缩小。多见于眼的局部疾病如虹膜炎;因刺激艾-魏核及其传出纤维而发生者,除小脑幕切迹疝初期和颅底炎症性病变等情况外,其余少见。表现瞳孔缩小,瞳孔对光反应和集合反应极不明显。

(4)麻痹性瞳孔缩小:是指颈交感神经损害引起瞳孔开大肌麻痹而发生的瞳孔缩小。凡交感神经自丘脑下部至眼球间任何部位的损害均可发生,表现为瞳孔缩小,瞳孔对光反应和其集合反应正常。常见者为霍纳综合征,即瞳孔缩小、上睑下垂、眼球内陷和额部皮肤干燥乏汗。单眼或双眼瞳孔缩小至如针尖大小者,可为脑桥髓内或髓外占位性病变或出血的症状。

17. 颅脑损伤并发颅内血肿引起小脑幕切迹疝时,初期可因刺激第Ⅲ对脑神经引起暂短瞳孔缩小,继之,第三脑神经因受压而部分麻痹,瞳孔开大,对光反应迟钝,最后完全麻痹,瞳孔扩大固定,对光反应消失,昏迷加深,甚至死亡。因此,对颅脑损伤患者,必须定时观察瞳孔变化。此外,眼局部疾病,如青光眼、外伤性瞳孔散大症、外伤性瞳孔括约肌撕裂、药物性散大、各种原因导致的黑矇等,都可产生瞳孔扩大。

18. 昏迷患者的瞳孔变化通常可见下列几种情况。

(1)单侧瞳孔扩大:除外药物作用,昏迷患者单侧瞳孔扩大,可由于视神经损害或动眼神经损害造成。视神经损害常由于急性颅脑外伤伴发视神经损伤,有球后视神经炎病史,或局部肿瘤或动脉瘤压迫引起单侧性黑矇性瞳孔麻痹,同侧直接光反射及对侧间接光反射消失。视神经萎缩者,亦可见该侧瞳孔扩大。动眼神经损害单侧瞳孔扩大,多见于后交通动脉的动脉瘤破裂引起蛛网膜下腔出血。也可见于颞叶钩回疝、颅脑外伤伴发硬膜外血肿、脑出血、脑肿瘤等压迫。颈内动脉血栓形成,大脑中动脉深支或浅支梗死时,亦可见单侧瞳孔扩大。个别癫痫患者抽搐后出现暂时性单侧瞳孔扩大,病理机制不明。

(2)双侧瞳孔扩大:脑疝发展到晚期瞳孔由单侧扩大扩展为双瞳扩大,昏迷加深,提示预后不良。严重颅脑外伤伴脑干损伤亦常见双侧瞳孔扩大。部分心搏骤停抢救复苏成功,意识恢复的严重脑缺氧患者,若存在双侧瞳孔散大至 7~10mm,且瞳孔固定,光反射消失等,常常是不可逆性的损害。昏迷时瞳孔扩大仍预后良好者,临床上常见于癫痫发作或药物中毒。

(3)单侧瞳孔缩小:单侧瞳孔缩小较少见,幕上占位病变早期颞叶钩回疝时,可见同侧瞳孔缩小,而光反射存在。有时可见于一侧颈内动脉血栓形成,一侧颈内动脉血管造影后血管壁上交感神经纤维缺血性改变及脑干梗死等。

(4)双侧瞳孔缩小:双侧针尖形瞳孔见于阿片、海洛因等药物中毒,同时伴有腱反射迟钝。脑桥出血常见有针形瞳孔、腱反射亢进、高热等,预后不良。中央型间脑疝而致双侧下丘脑损害可出现双侧瞳孔缩小。神经梅毒时动眼神经并不麻痹,但出现双侧瞳孔缩小,光反射消失(清醒时调节反应存在),此情况称阿-罗瞳孔。阿-罗瞳孔除神经梅毒外,亦偶可见脑瘤、动脉硬化、脑膜炎以及慢性酒精中毒。此外双侧瞳孔小还可见于脑桥肿瘤、流行性脑膜炎、脑膜炎、脑干血管梗死、眼部外伤、巴比妥中毒、尿毒症昏睡或昏迷等情况。

19. 某些药物对瞳孔产生一定的影响,常与昏迷时的瞳孔改变相混淆,应结合病史、体检、实验室检查等进行鉴别。

(1)应用大量阿托品、东莨菪碱、颠茄或洋金花等,可致瞳孔扩大、光反射消失,还可伴有谵妄状态或昏迷。因为这些药物抑制副交感神经而引起麻痹性扩瞳作用;肾上腺素、可卡因过量,可刺激交感神经引起痉挛性扩瞳作用。

(2)作用于中枢神经系统的抑制药中毒时,瞳孔可达 4~8mm 大,有时双侧不等大。服药过量足以引起昏迷,数小时内光反射消失,但不一定为预后不良的体征。

(3)吗啡中毒或海洛因中毒,出现针形瞳孔,1mm 左右,光反应迟钝或消失,但强光刺激时有时可见瞳孔缩小。

(4)脑缺氧可致双侧瞳孔扩大,光反射消失。缺氧性瞳孔扩大持续数分钟,抢救及时有的可以恢复,若持续时间较长,亦可造成不可逆性脑组织损伤。

(5)代谢性脑病伴有瞳孔缩小,是因为交感神经功能低下。单独检查眼部不能鉴别为药物性或神经破坏性的瞳孔改变。最重要的鉴别要点为代谢性脑病昏迷末期瞳孔光反射尚存在,而中脑破坏性改变光反射消失;若代谢性脑病伴有中脑损害症状,光反射一般仍存在。

20. 颅脑外伤昏迷时,若瞳孔大小在正常范围且光反射存在,常提示预后良好。心搏骤停抢救复苏后,若瞳孔大小恢复到正常范围,往往也提示预后良好。但有些药物中毒或代谢性脑病昏迷时瞳孔大小正常,却不一定是预后的良好体征。例如糖尿病性昏迷(包括酮性或高渗非酮性)、肝性脑病、低血糖昏迷、尿毒症或药物中毒昏迷病情恶化时,可见到瞳孔大小正常,因此不能单纯依靠瞳孔检查判断,须仔细检查生命体征及全身情况,进行综合的全面的分析。

21. 患者突然跌倒、昏迷,但瞳孔仍正常,此时应注意结合其他临床体征,尤其是注意老年人有无亚急性、慢性硬膜下血肿存在的可能时。昏迷患者即使瞳孔大小正常,也应从病史、相关检查中寻找发生昏迷的原因,以便予以处理。

# 第8章 冷热疗技术

冷热疗技术是利用低于或高于人体温度的物质作用于人体表面,通过神经传导引起皮肤和内脏器官血管的收缩和舒张,改变机体各系统体液循环和新陈代谢,达到治疗目的的方法。当皮肤感觉器官受温度或疼痛刺激后,神经末梢发生冲动,经传入神经纤维传到大脑皮质感觉中枢,感觉中枢对冲动进行识别。从传出神经纤维发出指令,机体产生运动,所需时间仅百分之一秒。当强刺激时,神经冲动可不经过大脑,只通过脊髓反射使整个过程更迅速,以免机体受损。

## 第一节 冷疗技术

机体受到冷的刺激,外周温度感受器和中枢冷敏神经元兴奋,使产热中枢兴奋性增强,散热中枢兴奋性降低,血管收缩、血流减少,从而达到止血、止痛、消肿、消炎和降温的目的。冷疗禁忌证如下。

1. 血液循环障碍　见于全身微循环障碍、休克、周围血管病变、动脉硬化、糖尿病、神经病变、水肿、大面积受损等患者,因循环不良,组织营养不足,使用冷疗可致血管进一步收缩,加重血液循环障碍,进而导致局部组织缺血缺氧而变性坏死。

2. 慢性炎症或深部化脓病灶　冷可使局部血流量减少,妨碍炎症的吸收。

3. 组织破损　冷可使血液循环障碍加重,增加组织损伤,并影响伤口愈合。

4. 对冷过敏　可因冷疗而出现过敏症状,如红斑、荨麻疹、关节疼痛、肌肉痉挛等。

5. 冷疗禁忌部位　枕部、喉、耳廓、阴囊等处忌用冷,以防冻伤;心前区忌用冷,以防反射性心率减慢、心房或心室纤颤及房室传导阻滞;腹部忌用冷以防腹泻;足底忌用冷,以防反射性末梢血管收缩而影响散热或引起一过性冠状动脉收缩。

### 一、冰袋降温法

冰袋降温是局部冷疗的方法之一。适用于扁桃体切除后、鼻出血、局部软组织损伤的早期、牙痛、高热、中暑、脑外伤、脑缺氧等。

【失误防范要点】

1. 冰块装入冰袋前应先用水冲去棱角,因有棱角的冰块会使患者感到不适,并可造成冰袋的损坏。冰块盛放于冰袋内 1/2 为宜,挤出空气后夹紧冰袋口,检查无漏水后方可使用。尽量减少冰袋内的残存空气,以免影响患者头部的稳定性。

2. 冰袋的金属架应侧放于床头桌的对侧,且开关处朝上,因患者使用床头桌的机会较多,金属夹易伤及患者的面部,或给患者带来不便;开关处朝下时容易脱开,易造成漏水。

3. 高热患者可将冰袋敷于前额、头顶或体表大血管走行处(颈部、腋下、腹股沟等);鼻部冷敷时可将冰囊悬吊于鼻上方。注意重力感要适宜并保证冷敷效果。

4. 注意观察患者头部的舒适性,必要时用毛巾等物给予支撑。

5. 避免冰袋触及肩部,以免影响肩部血液循环,导致肩周炎等肩部疾病的发生。

6. 注意观察冰袋有无破损漏水,冰块融化须随时更换。及时发现异常情况。

7. 随时观察用冷部位的血液循环状况,如发现皮肤出现水疱、斑点、发红、青紫、极度苍白或灰白、有麻木感时应立即停止用冷。

8. 使用冰袋30min后须停用1h,即冰袋一次使用时间不得超过30min。

9. 为高热患者降温使用冰袋时,要密切观察体温的变化,当体温降至39℃以下时,可撤出冰袋。

10. 在3～10℃的温度下长时间的冷敷可发生冻疮。观察皮肤的同时,还应注意观察毛巾的湿润程度,因其可使热传导加速,也可导致冷却过度。毛巾过湿时应及时更换。

11. 冷疗30min后应测体温,并绘制于体温单上。注意测量体温时不宜测量腋下体温,以免影响体温的准确性。

## 二、冰槽降温法

冰槽降温是在槽内装冰降温的疗法。以头部降温为主,体表降温为辅,适用于脑外伤、脑缺氧等患者防止脑水肿。

【失误防范要点】

1. 将患者头部置于冰槽内,后颈部、双侧耳廓及接触冰槽处垫以海绵,防止受压及冻伤。

2. 双耳塞入脱脂棉保护,以防冰水流入耳内;双眼覆盖凡士林纱布以保护角膜。

3. 密切观察病情变化,维持直肠温度在33℃左右,不低于30℃,此时脑组织温度约28℃,可控制脑水肿的发展。

4. 注意直肠温度不可过低,以防导致心房纤颤、心室纤颤或房室传导阻滞等并发症。

5. 降温应持续到大脑皮质功能开始恢复。

## 三、冷湿敷法

冷湿敷法是将浸有冰水或冷水的敷布,拧到不滴水为度,置于局部的冷疗方法。常用于局部消炎、止血、镇痛、降温等。

【失误防范要点】

1. 敷布须浸透,按时更换,确保冷敷效果,以防继发效应。

2. 冷敷部位若为开放性伤口时,冷敷的器械、敷布、容器等用品均应严密消毒,并按无菌技术操作进行,冷敷后换药。

3. 注意避免冰块直接接触皮肤,以免发生第三期反应或冻伤。

4. 冷敷时每 3～5 分钟更换一次敷垫，持续 15～20min。高热患者酌情而定。

5. 冷敷过程中注意观察患者局部皮肤和全身情况。冷敷完毕，擦干皮肤。

## 四、乙醇（温水）拭浴法

乙醇（温水）拭浴是利用乙醇的挥发作用及其刺激皮肤血管扩张的作用，通过蒸发而增加机体散热，达到降温目的的方法。常用于高热患者降温。

【失误防范要点】

1. 告知患者做好准备。评估患者的病情、生活自理能力及皮肤完整性等，选择适当时间进行乙醇（温水）擦浴。

2. 病室温度应适宜，保护患者隐私，尽量减少暴露，注意保暖，保持水温适宜，擦拭的方法和顺序正确。

3. 拭浴前，头部置冰袋以助降温并防止头部充血而致头痛；热水袋置于足底，以促进足底血管扩张而减轻头部充血，并使患者感到舒适。

4. 拭浴时，应使乙醇温度接近体温，以 27～37℃ 为宜，避免过冷的刺激使大脑皮质更加兴奋，进一步促使横纹肌的收缩，致使体温继续上升。

5. 拭浴时以拍打方式进行，不用摩擦方式，因摩擦生热。在腋窝、腹股沟、腘窝等血管丰富处适当延长擦拭时间，以利散热。

6. 禁忌后颈、胸前区、腹部和足底等处拭浴，以免引起不良反应。

7. 拭浴过程中，应随时观察患者情况，如出现寒战、面色苍白、脉搏及呼吸异常时，应立即停止，并及时与医生取得联系。

8. 拭浴后 30min 测量体温并记录，如体温降至 38℃ 以下，应取下头部冰袋。

## 五、化学致冷袋法

化学致冷袋即两边分别装入加水碳酸氢钠和硝酸铵，中间置以隔离夹的特制密封聚乙烯塑料袋。当两种物质混合时发生化学反应，温度迅速下降至 0℃ 以下，可持续使用 30～60min。

【失误防范要点】

1. 使用中，每 10～15 分钟更换 1 次冷敷部位，以免发生冻伤。

2. 使用过程中须随时观察塑料包装袋有无漏液现象，一旦嗅到氨味，应立即更换。

3. 如果袋内液体外渗，使皮肤受到刺激，可酌情给予食醋外敷或行外科换药处理。

4. 化学致冷袋为一次性使用物品。

## 六、冰毯机使用法

医用冰毯机全身降温仪（简称冰毯机）是利用半导体制冷原理，将水箱内蒸馏水冷却后通过主机与冰毯内的水进行循环交换，促进与毯面接触的皮肤进行散热，以达到降温的目的。冰毯机上联有肛温传感器，可设定肛温的上下限，根据肛温的变化自动切换"制冷"开关，将肛温控制在设定的范围内。冰毯机是亚低温治疗的必要设备，具有传统物理降温无可比拟的优点，降温效果持久而恒定,不宜反弹,有利于患者的保护;操作简便,降低劳动强度。

【失误防范要点】

1. 使用前,检查水箱是否漏水、冰毯是否漏水。水箱内水量应适宜,现用现加。正确连接电源、导水管及传感器。导水管外要用不导电的塑料管包裹,以保证安全。

2. 使用冰毯机时,应在毯面上覆盖中单,脱去患者的上衣,将冰毯置于患者的肩部至臀部。不可触及颈部,以免因副交感神经兴奋而引起心跳过缓。

3. 冰毯上不可铺任何隔热用物,以免影响效果。可用单层吸水性强的床单,及时吸除因温差存在产生的水分。床单一旦浸湿,要及时更换,以免引起患者的不适。及时擦干冰毯周围凝聚的水珠,以免影响机器的正常运转,防止漏电发生。

4. 同时使用冰帽时,双耳及后颈部应垫衬干毛巾或棉布,以免发生冻伤。清醒患者足部置热水袋,以减轻脑组织充血,促进散热,增加患者舒适感。

5. 冰毯机用于高热患者时采用单纯降温法;用于重型颅脑损伤患者时采用亚低温治疗法。

6. 使用冰毯降温过程中,应密切监测患者的体温、心率、呼吸、血压变化,每30分钟测量1次,并做好记录。定时翻身擦背,以每小时翻身1次为宜,避免低温下皮肤受压,血液循环速度减慢,局部循环不良而发生压疮。

7. 密切观察患者情况,如发生寒战,面色苍白,呼吸、脉搏、血压异常变化时应立即停止使用冰毯。如皮肤青紫,表示静脉血液淤积,血供不良,亦应停止使用。

8. 患者出现寒战时,可加用冬眠药物,防止肌肉收缩影响降温效果。清醒患者不宜将温度调得过低。

9. 冰毯机使用后,要及时放出水箱内的水,以免形成水垢或变质,影响机器性能。

## 七、冷 水 疗 法

冷水疗法(冷疗)是一种用于烧伤早期处理的传统治疗方法。是在烧伤后立即或清创后用温度较低的冷水(一般10~20℃,夏季可低至3~5℃)对创面进行浸泡、冲洗或湿敷。可迅速降低局部温度,终止热力对组织的继续损伤,中和化学物质的有害作用,降低局部皮神经的敏感性,改善伤后皮肤的微循环等。

【失误防范要点】

1. 冷疗只适用于面积小于20%的Ⅰ度创面,大于此面积,可加剧机体应激反应,干扰、破坏机体内环境平衡,加重伤情。炎热季节面积可适当放宽。

2. 冷疗用水一般可采用自来水,四肢创面可浸泡,躯干、头部以冲淋或湿敷为好。持续时间1~3h为宜,期间可暂停。

3. 冷疗应在伤后6h内进行,时间愈早效果愈好。冷疗后如果能对创面保持干燥,则不会加重感染。冷疗具有机械作用,一般可不必再清创,如果污染严重,可在冷疗的同时清创。

## 八、亚低温疗法

亚低温疗法是用药物与物理的方法使患者体温降低,以达到治疗的目的。通过亚低温治疗,减轻或消除外界不良因素侵袭而引起的各种反应,保护机体免受过多的消耗,促进组织细胞结构和功能的修复,防止疾病的发生、发展,具有显著的脑保护作用,减少并发症的发生。适用于广泛性脑挫伤、脑水肿、脑肿胀、脑干损伤、GCS 意识评分 <8 分、年龄 18—70 岁、难以控制的中枢性高热等。国际上按体温降低的程度一般将体温分为:轻度低温 33～35℃,中度低温 28～32℃,深度低温 17～27℃。轻、中度低温被统称为亚低温。

**【失误防范要点】**

1. 使用降温毯前应做好仪器的准备。仪器安放在病床边或其他方便之处,以便使用和操作;电源线应插在有保护接地的插座中。

2. 降温毯的毯面应平铺于患者背下,注意将主机连接管接头与毯面相应的部位连接好。低温治疗的同时,尽量使室温控制在 25℃ 以下,减少室内人员的出入。

3. 亚低温治疗与复温过程中,密切观察患者生命体征的变化,尤其是呼吸的情况。应用肌松剂的同时,应掌握好呼吸机辅助呼吸。注意电解质的变化,防止出现病情异常变化。

4. 当体温低于正常体温时,患者可出现寒战。应加强观察,遵医嘱及时使用肌肉松弛药和冬眠镇静药物,以减少产热,降低体温。

5. 临床通常使用阿曲库铵 200mg＋氯丙嗪 100mg＋生理盐水 250ml,静脉滴注。采用输液泵控制给药速度和用量,给药速度依据患者体温降低的情况,以及血压、脉搏、肌肉松弛程度决定,一般为 20～40ml/h。当患者躁动、肌肉紧张、体温不降时,可遵医嘱适当减少用量。

6. 给予生活护理与翻身时,注意防止传感器滑脱,防止影响测温效果。

7. 终止亚低温治疗时,应缓慢复温。首先停止降温措施,采用自然复温的方法使患者体温恢复正常。若室温低时,可采用空调辅助复温,复温速度以 24h 回升 2℃ 为宜。不可复温过快,以防止复温休克的发生。

# 第二节 热疗技术

机体受到热的刺激,外周温度感受器和中枢热敏神经元兴奋,使散热中枢兴奋性增强,产热中枢兴奋性降低,血管扩张,血量增多,从而达到治疗目的。用热的方式有干热与湿热两种,前者导热媒介为空气,后者为水。水的比热较空气大(水的比热为 1 卡/克度,空气的比热为 0.24 卡/克度),故水的导热能力比空气强。因此,使用干热温度须较湿热高。

热疗禁忌证有以下几种。

1. 未明确诊断的急腹症 热疗可减轻疼痛,但易掩盖病情真相而延误诊断和治疗。

2. 面部危险三角区感染 该处血管丰富,面部静脉无静脉瓣,且与颅内海绵窦相通,热疗可使血管扩张,血流增多,导致细菌和毒素进入血液循环,促进炎症扩散,造成严重的颅内感染和败血症。

3. 软组织损伤或扭伤早期(48h 内) 热疗可促进血液循环,加重皮下出血、肿胀、疼痛等。

4. 各种脏器出血 热疗可使局部血管扩张,增加脏器的血流量和血管通透性而加重出血。

5. 其他 心、肝、肾功能不全者,皮肤湿疹,孕妇,金属移植部位,恶性病变部位等禁忌热疗。急性炎症反应如牙龈炎、中耳炎、结膜炎等不宜热疗。感觉麻木、感觉异常者慎用热疗。

## 一、热水袋法

热水袋使用是干热敷治疗方法之一。常用于保暖、解痉与镇痛，注射处硬结、尿潴留、腹胀气等患者。

【失误防范要点】

1. 操作前向患者解释使用热水袋的目的和方法，取得同意和合作。

2. 确认热水袋无破损、无栓口密闭不严后，方可使用。

3. 根据使用部位不同确定水温，一般以60℃为宜；金属或塑料热水袋温度可设定在70～80℃。水温过热可导致橡胶热水袋的老化。

4. 昏迷、局部知觉麻痹、末梢循环不良、麻醉未清醒以及小儿、老年患者等，水温应调节在50℃以内，以免烫伤。

5. 灌热水袋时，水量一般注入1/2～2/3满即可，此时将热水袋放平，排净空气，拧紧塞盖，倒提热水袋，轻轻抖动，检查无漏水后，装入外套或用毛巾包裹后方可使用。

6. 使用橡胶热水袋时，热水注入袋内达2/3处，将热水袋放平，袋口向上，挤出袋内空气后旋紧螺塞，以避免袋内残留空气导致热传导不良。

7. 意识不清、感觉迟钝的患者使用热水袋时，应增加外包毛巾厚度或放于毛毯之间，并定时检查局部皮肤情况，以防烫伤。

8. 热水袋用于足部时，应放于距离足部约10cm处，以防热水袋直接接触患者足部而导致烫伤。

9. 热水袋用于背部时，可用枕头等物予以固定，并协助患者取舒适体位。温度以40～45℃为宜。若长时间将40℃热水袋直接接触背部皮肤时，也可引起低温烫伤。低温烫伤的症状因人而异，一般会有瘙痒感和针扎样痛。

10. 卧床患者使用热水袋时，热量易从盖被周围的缝隙处散发，注意将被子塞于床垫下，以达到保温的目的。

11. 使用热水袋过程中应经常巡视患者，观察局部皮肤的颜色和疗效，防止烫伤。按需要更换热水，严格执行交接班制度。如发现局部皮肤潮红、疼痛，应立即停止使用，并在局部涂凡士林，以保护皮肤。

## 二、热湿敷法

热湿敷法是局部湿热疗法之一，是将煮沸的敷布拧干放置患处，达到湿热局部的目的。用于减轻疼痛，帮助引流，促进愈合等。

【失误防范要点】

1. 进行湿热敷时应做好床旁遮挡，暴露湿热敷部位时，注意保护患者隐私。

2. 观察患者局部皮肤的颜色及全身情况，以防烫伤，必要时涂抹凡士林等护肤霜。如为眼部则勿涂油剂，以免油剂流入眼内。

3. 伤口部位做湿热敷时，应按无菌操作进行。热敷结束后，按换药法处理伤口。如需持续热敷,应间隔 1h。

4. 取用湿热敷布或毛巾时,待淤滞的蒸气散去后再将敷布或毛巾敷于指定部位,并询问患者对温度的耐受程度。

5. 可将塑料布、浴巾顺次盖于湿热敷布或毛巾之上,以防温度放散过快。一般湿热敷时间以 15min 为宜。

6. 随时了解患者的感受及需要并给予及时处理。如感觉过热,可揭起敷布一角,局部散热。

7. 治疗过程中,密切观察局部皮肤反应,如出现苍白、深红、斑点、水疱、肿胀或破溃,应立即停止治疗并做相应处理。

8. 面部热湿敷者,敷后 20～30min 方可外出,以防感冒。

## 三、热 水 浴 法

热水浴是通过传导和对流方式用热的方法。热水可有效促进浸浴部位的血液循环,消除或减轻充血、炎症、水肿和疼痛,并具有温暖、舒适、清洁伤口等作用。热水坐浴常用于会阴及肛门部位的疾病或手术后;局部浸浴常用于消炎、镇痛、清洁、消毒伤口等。

【失误防范要点】

1. 热水坐浴前应嘱患者排空大小便。浸浴盆内盛水 1/2～2/3 满,测量并调节水温及药液浓度。坐浴水温通常为 43～46℃。

2. 嘱患者先用纱布蘸洗外阴部,待适应后坐入浴盆浸泡 15～20min。为保持水温,须及时添加热水。

3. 坐浴过程中,注意观察患者面部表情、脉搏等变化。由于受热面积大,血管扩张引起血液重新分布作用明显,加上坐姿的重力作用,可使回心血量减少,易引起头晕、乏力、心慌等症状。一旦出现异常,应立即停止坐浴。

4. 女患者月经期、妊娠后期、产后 2 周内、阴道出血和盆腔急性炎症等均不宜坐浴,以免引起盆腔内感染或早产。局部如有伤口,坐浴完毕,按无菌技术操作要求处理伤口。

5. 冬季应注意室温及患者保暖,以免患者受凉。

6. 添加热水时,嘱患者臀部偏离浴盆,以免烫伤。

## 四、照 射 法

通过辐射方式用热的方法。利用红外线、可见光线和热空气结合的辐射热,可促进创面干燥结痂,保护肉芽,有利于组织再生和修复。常用于治疗压疮和有感染的伤口。

【失误防范要点】

1. 红外线灯照射应根据需要选用不同功率的红外线灯泡及可调节方向和距离的灯具,手、足部选用 250W 灯泡;胸、腹、腰、背、臀部选用 500～1000W 灯泡;亦可用鹅颈灯(40～60W)。

2. 告知患者在照射过程中若有过热、心慌、头晕等不适感觉时应及时呼叫,并协助取舒适卧位。

3. 根据照射部位调节灯的照射方向,灯距一般为 30～50cm;照射时间为 20～30min。照射过程中保持患者的体位舒适和稳定,以免发生移位,影响治疗效果。

4. 照射面颈及前胸时,应注意保护眼睛,可用湿纱布遮盖眼部或戴有色眼镜。随时观察局部皮肤颜色,并用手试温及询问患者感觉。如皮肤出现紫红色,应立即停止照射,局部涂凡士林以保护皮肤。

## 五、电 热 垫 法

电热垫能持续平稳供热,质轻,顺应性较好,外有绝缘防水层,使用安全、方便。电热垫通常有高、中、低 3 种温度的设定,可根据需要进行温度调节。

【失误防范要点】

1. 使用电热垫盖于或裹于需热敷部位时,应注意避免与皮肤直接接触;保持衣物、被褥干燥,以防触电。

2. 嘱患者不可直接躺在电热垫上,以免身体重量压迫而影响散热,并避免发生烫伤。

3. 使用过程中,防止电路短路引起触电。不可将电热垫敷在湿敷料上,不可用别针固定电热垫。

## 六、化学加热袋法

化学加热袋是将铁粉、药用炭、食盐等物封装于塑料袋内而制成,经搓揉后发生化学反应而产热,可持续使用 2h 左右。

【失误防范要点】

1. 化学加热袋有大小不同规格,可根据患者需要酌情选用。

2. 使用前,搓揉加热袋,使其产热后用布包裹,置于需热敷的部位。

3. 使用过程中,应注意观察患者的皮肤情况,长时间使用应注意避免发生烫伤。

4. 化学加热袋为一次性使用物品。

## 七、温 箱 法

温箱法是利用保温保湿等原理,对箱内温度和湿度进行调节,适合于特定患儿生存的一种辅助治疗方法。由于新生儿特别是低体重儿体温调节功能差、汗腺发育不全,很难承受环境温度过低或过高于子宫温度的应激,而导致新生儿患病,如新生儿硬肿症、呼吸暂停等。保暖箱有利于调节温度,保持体温稳定,减少疾病的发生和促进疾病的康复,提高未成熟新生儿的存活率,有利于高危新生儿的生长发育。适应于体重<2000g 的新生儿;异常新生儿,如新生儿硬肿症;体温不升的患儿等。

【失误防范要点】

1. 熟练掌握使用温箱的温度与湿度。根据患儿体重及出生后天数来决定,通常相对湿度为 55%～65%。

2. 做好解释工作,告诉家属不必担心患儿的营养,在暖箱中,医护人员将保证水分及营养的供给,定时喂奶、喂水或静脉输液。

3. 在使用暖箱期间,避免常开温箱大门及侧门;不宜将患儿抱出箱外;医护人员对患儿照料和治疗操作均在箱内进行,如喂奶、换尿布、清洁皮肤、测量体温等,以免箱内温度波动。

4. 若需要暂时出温箱治疗、检查等,应注意保暖。

5. 告知患儿家属,禁止擅自调节温度按钮;接触温箱内患儿必须洗手,以免交叉感染;温箱内不宜堆放杂物;温箱报警及时通知护士。

6. 患儿出温箱的条件为体重达 2000g,体温正常;在不加热的温箱内,室温 24~26℃时患儿可保持正常体温;经试行出暖箱后,体温保持正常不下降;一般情况好,吃奶良好,体重持续增加者;在箱内存活 1 个月以上,体重虽不到 2000g,但一般状况良好(表 8-1)。

表 8-1 不同出生体重患儿暖箱温度设定参考值

| 出生体重(g) | 温 箱 温 度 | | | |
|---|---|---|---|---|
| | 32℃ | 35℃ | 34℃ | 33℃ |
| 1000g | 初生 10d 内 | 10d | 3 周 | 5 周 |
| 1500g | / | 初生 10d 内 | 10d | 4 周 |
| 2000g | / | 初生 10d 内 | 2d | 3 周 |
| 2500g | / | 初生 2d 内 | 2d 以上 | |

# 第9章 排泄护理技术

排泄是机体将新陈代谢的产物排出体外的生理过程,是维持生命的必要条件。患者因疾病丧失自理能力或缺乏有关保健知识,使其不能正常进行排泄时,应采取有效的护理措施,以满足患者排泄方面的基本生理需求。

## 第一节 灌 肠 技 术

灌肠是将一定量的溶液或药物通过肛管,由肛门经直肠灌入结肠的方法。灌肠的目的是刺激肠蠕动,软化和清除粪便,排除肠内积气,减轻腹胀;向肠腔内注入药物,以确定诊断和进行治疗;手术前、检查前或分娩前保持肠道清洁;灌入低温溶液,为高热患者降温;稀释和清除肠道内有害物质,减轻中度症状等。

### 一、不保留灌肠

不保留灌肠法是将一定量的液体由肛门经直肠灌入结肠,以达到解除便秘;清洁肠道,为手术、检查和分娩做准备;稀释和清除肠道有害物质;为高热患者降温的目的。小量不保留灌肠的目的是软化粪便,排除肠道积存气体,减轻腹胀等,适用于腹部及盆腔手术后肠胀气,以及保胎孕妇解除便秘等。

【失误防范要点】

1. 急腹症、妊娠早期、严重心血管疾病患者禁忌灌肠。

2. 正确选用灌肠溶液,掌握灌肠溶液的浓度和用量。灌肠溶液常用 0.1%～0.2%生理盐水、肥皂液。成年人每次用量为 500～1000ml,小儿 200～500ml,1 岁以下小儿 50～100ml。

3. 掌握灌肠溶液的温度,一般情况下灌肠液温度以 39～40℃为宜;高热降温时灌肠液温度为 28～32℃;中暑时灌肠液温度为 4℃。

4. 肝性脑病患者禁用肥皂水灌肠,以减轻氨的产生和吸收;充血性心力衰竭、水钠潴留患者禁用 0.9%氯化钠溶液灌肠。

5. 伤寒患者灌肠液体量不超过 500ml,液面距肛门不得超过 30cm。

6. 注意灌肠体位的选择,一般常选用左侧卧位,因该姿势可使乙状结肠和降结肠处于下方,借重力作用使灌肠液顺利流入结肠。不能自我控制排便的患者可取仰卧位,臀下放置便器。

7. 掌握插管深度，成年人肛管插入直肠 7～10cm，小儿插入深度酌减，为 4～7cm。灌肠桶内液面高于肛门 40～60cm。

8. 注意液体灌入速度，过快会刺激结肠，迅速引起排便反射，将无法达到灌肠预期效果。一般灌入 1000ml 需 10～16min。

9. 指导患者掌握灌肠过程中的放松技巧，以便配合操作。

10. 灌肠过程中随时观察病情变化，如患者感觉腹胀或有便意，可嘱其张口深呼吸，放松腹部肌肉，并降低灌肠筒的高度以减慢流速或暂停片刻；如患者出现脉数、面色苍白、出冷汗、剧烈腹痛、心慌气促，应立即停止灌肠，并报告医生，给予及时处理。

11. 降温灌肠时，嘱患者灌肠后保留 30min 再排便，排便后 30min 测体温并记录。

12. 液体灌完后，协助患者取舒适的卧位，嘱其尽量保留 5～10min 后再排便，以使灌肠液在肠内有足够的作用时间，有利于粪便充分软化容易排出。

13. 观察粪便性质、颜色、量，必要时送检。灌肠后应按要求在体温单相应栏目处记录灌肠结果。

## 二、保 留 灌 肠

保留灌肠法是经肛门插入肛管，自肛管灌入药物，保留在直肠或结肠内，通过肠黏膜吸收，达到治疗疾病目的的方法。

【失误防范要点】

1. 保留灌肠前，对灌肠的目的和病变部位应了解清楚，以便掌握灌肠时的卧位及插入肛管的深度。

2. 告知患者保留灌肠的意义和灌肠液保留的时间等注意事项，并嘱其先排便，排便后休息 30～60min，再行灌肠。

3. 肛门、直肠、结肠等手术后及排便失禁患者不宜保留灌肠。

4. 肠道抗感染治疗以晚上睡眠前灌肠为宜，有利于吸收。

5. 保留灌肠肛管要细，插入要深，液量要少，流速要慢，液面距肛门高度不超过 30cm，使灌入药液能保留较长的时间，以便肠黏膜充分吸收。

6. 避免膀胱膨胀，压迫肠道，影响溶液的保留。

7. 肠道疾病以晚间睡眠前灌肠为宜，此时活动减少，易于药物保留及发挥疗效。

8. 慢性细菌性痢疾，病变部位多在直肠、乙状结肠，取左侧卧位；阿米巴痢疾病变多在回盲部，取右侧卧位，以提高疗效。

## 第二节  排便、排气技术

排泄功能障碍可使大肠内容物的通过延迟，导致腹胀及便秘。应用排便、排气技术解除患者因排泄障碍带来的不适，使其感觉轻松和舒适。

# 一、常用排便、排气法

## (一)简易通便法

采用简便易行、经济有效地措施,协助患者解除腹胀及便秘。常用于老年、体弱及久病卧床患者。所用的通便剂为高渗液和润滑剂所制成,具有吸出组织水分、稀释和软化粪便、润滑肠壁刺激肠蠕动等作用。

【失误防范要点】

1. 开塞露通便法　开塞露由 50％甘油或小量山梨醇制成,装于塑料胶壳内。成年人用量为 20ml,小儿为 10ml。如开塞露为无盖密封型,剪开塑料囊顶端时,剪开处应尽量光滑,无锐角,以免损伤肛门及直肠。先挤出少许起润滑作用,然后插入肛门,随即将药液全部挤入,嘱患者忍耐 5～10min,以刺激肠蠕动,软化粪便,达到通便目的。

2. 甘油栓通便法　主要用甘油明胶制成。操作者手垫纱布或戴手套,捏住栓剂较粗的一端,将尖端插入肛门 6～7cm,以纱布抵住,并轻轻按揉,数分钟后,因机械性刺激及润滑作用达到通便目的。注意必须插至肛门内括约肌以上,并确定栓剂在直肠黏膜上;若插入粪块内,则不起作用。

3. 肥皂栓通便法　将普通肥皂削成圆锥形(底部直径 1cm,长 3～4cm),蘸热水后插入肛门,由于肥皂的化学性和机械性作用而引起自动排便。注意肛门黏膜溃疡、肛裂及肛门有剧烈疼痛者,不宜使用肥皂栓通便法。

## (二)人工取便法

用手指由直肠取出嵌顿粪便的方法。由于较长时间的便秘,大量的粪便淤积在直肠内,加之肠腔吸收水分过多而使粪便变得干硬,久之嵌顿在肠内,经灌肠或通便仍无效时,可采取人工通便法,以解除患者的痛苦。

【失误防范要点】

1. 操作前向患者解释清楚,以取得合作。

2. 嘱患者左侧卧位,操作者戴手套,用涂以肥皂液的食指伸入直肠内,慢慢将粪便掏出,放于便盆内。取便完毕后,清洗肛门。

3. 操作时,手法要轻柔,以免损伤肠黏膜或引起肛门周围水肿。

4. 勿使用器械掏取粪便,以免误伤肠黏膜而造成损伤。

5. 取便过程中,注意观察患者,如发现面色苍白、出汗、疲倦等全身反应,应暂停操作,休息片刻后再进行。

## (三)肛管排气法

将肛管插入直肠,用以排除肠腔积气,减轻腹胀。

【失误防范要点】

1. 嘱患者仰卧或侧卧。将水瓶系于床旁,橡胶管一端插入水瓶内,另一端连接肛管。

2. 肛管前端润滑后插入直肠,深度为 15～18cm,以胶布固定,橡胶管须留出足够翻身长度。

3. 观察并记录排气情况,如排气不畅,可在腹部按结肠的解剖位置做离心按摩或协助患者转换体位,以促进气体排出。

4. 保留肛管约 20min 后,拔出肛管,清洁肛门。

5. 长时间留置肛管可导致肛门括约肌功能降低,甚至出现肛门括约肌永久性松弛,必要时可间隔数小时后重复插管排气。

## 二、排便活动观察

排便是人体的基本生理需要,排便不畅及粪便异常均与机体有无疾病密切相关,护士在临床护理过程中应引起高度重视。

【失误防范要点】

1. 异常粪便观察

(1)熟悉正常粪便:一般成年人每日排便 1~2 次,平均排便量为 150~200g,粪便柔软成形,呈黄褐色,含极少量黏液,有时伴有未消化的食物残渣。粪便气味受饮食种类的影响,粪便的量和颜色随摄入食物量及种类而变化,也可受药物的影响。

(2)异常粪便形状:消化不良或急性肠炎时,排便次数增多,粪便呈糊状或水样便;便秘时,粪便干结坚硬,有时呈栗子状;直肠、肛门狭窄或部分肠梗阻时,粪便表面不光滑,呈扁条状或带状。

(3)异常粪便颜色:柏油样便见于上消化道出血;暗红色便见于下消化道出血;白陶土色便见于胆道完全性阻塞;果酱样便见于阿米巴痢疾或肠套叠;粪便表面有鲜血或便后有鲜血滴出,多见于肛裂或痔出血。

(4)异常粪便气味:酸臭味见于消化不良;腐臭味见于直肠溃疡和肠癌;腥臭味见于消化道出血。

(5)异常粪便混合物:粪便中混有大量黏液常见于肠炎;粪便中伴有脓血常见于痢疾、直肠癌;肠道寄生虫患者的粪便中可见蛔虫、蛲虫。

2. 异常排便观察

(1)便秘:指正常排便形态改变,排便次数减少,每 2~3 天或更长时间 1 次,无规律性,粪质干硬,排便困难。常伴有腹痛、腹胀、消化不良、乏力和食欲缺乏等。常见的原因是患者缺乏活动;肠蠕动减弱;食品中缺少水分及膳食纤维;生活规律或排便习惯改变;体位改变;疼痛或使用某些镇痛药等。

(2)腹泻:指正常排便形态改变,肠蠕动增快,排便次数增多,粪质稀薄而不成形。常伴有恶心、呕吐、腹痛、里急后重等。常见的原因是饮食不当、药物作用、消化道功能紊乱、胃肠道炎症、营养障碍或吸收不良综合征等。

(3)大便失禁:指肛门括约肌不受意识控制而不自主地排便。常见的原因是神经肌肉系统的病变或损伤,如瘫痪、胃肠道疾病、精神障碍、情绪失调等。

(4)肠胀气:指胃肠道内有过多的气体不能自主排出,引起腹胀、腹痛等不适的症状。常见的原因是胃肠道功能异常、手术后麻醉药物的影响、饮食不当或某些药物的不良反应等。

3. 影响排便活动的因素

(1)年龄:婴幼儿由于神经肌肉系统发育不全,不能控制排便;老年人由于腹部肌张力降低和结肠平滑肌松弛使肠蠕动减弱,易发生便秘。

(2)饮食:饮食是影响排便的主要因素,液体摄入不足或丢失过多(如排尿、出汗或呕吐)

时,结肠对水分的重吸收增加,使粪便干硬而不易排出;摄入富含膳食纤维的食物能促进肠蠕动,有利于排便;进食量减少或食用高蛋白、高糖类的食物使排便反射减弱。合理的进食可建立规则的排便反射。

(3)生活习惯:排便常用的姿势是坐位或蹲位,卧床患者常因体位的原因,导致排便困难;每日作息时间改变,打破了日常生活规律,影响正常的排便习惯。日常活动可维持肌肉的张力,刺激肠蠕动,有助于维持正常排便功能。

(4)治疗因素:长期使用抗生素,干扰肠道内正常菌群的功能,可造成腹泻;大剂量使用镇静药可导致便秘;缓泻药刺激肠蠕动而引起排便次数增加;手术时用麻醉药对肠蠕动有抑制作用,一般腹部手术 24~48h 胃肠道功能才趋于恢复。

(5)疾病因素:腹部和会阴部的伤口疼痛,可抑制便意;肠道感染时肠蠕动增加导致腹泻;长期卧床患者活动减少,肠蠕动减弱而影响排便;神经系统受损可导致大便失禁。

(6)心理因素:是影响排便的重要因素,精神抑郁时,身体活动减少,肠蠕动减弱可导致便秘;精神紧张、焦虑可导致迷走神经兴奋性增强而致腹泻。

## 三、造口护理技术

造口是指在肠管的某部位造设的排泄口,俗称为"假肛"。用于必须切除结肠的一部分和直肠的患者。造口可以替代肛门的功能,其排便管理十分重要。

【失误防范要点】

1. 护理人员应做好有关造口的解释和指导,全面提供有关造口的信息,以便使患者减少焦虑和困惑,主动配合。

2. 当患者理解了造口的必要性,并将接受造口手术时,应进行造口最佳位置的选择。造口一般为单一出口式,但在横结肠造口时通常分别造设两个出口。

3. 造口的最佳位置应选择不受体位及姿势的影响且保持一定平面、距手术部位和骨突出部较远的部位、在患者本人的视野内且便于自我护理、对患者的日常生活无妨碍的部位。为防止造口周围疝的发生,应选择腹直肌通过的部位。

4. 术后 10d 内造口护理的要点是造口的观察,预防感染,预防早期合并症,对患者进行自我护理的指导,使其建立起自我护理的信心和掌握操作技术。造口患者的自我护理能力越好,其适应水平越高。

5. 假肛袋取下更换时,注意造口周围皮肤用皂液或弱酸性清洁剂擦拭后,用温水反复拭去皂液或清洁液,避免其在皮肤上残留。保持皮肤自然干燥。

6. 根据造口的最大直径、最小直径和高度对所需附属品进行剪裁。假肛袋附属品的平板口应较造口稍剪大 1~2cm,因为造口处为黏膜,直接与平板接合,则可使平板的黏着力下降,发生漏便。

7. 注意观察造口的颜色,一般为粉红色。若发生肠黏膜血管血流障碍、组织坏死时,可呈现紫黑色。确认有坏死时必须做重造手术。

8. 确认有无血管血流障碍、组织坏死的方法,可以使用注射器针头进行造口黏膜穿刺,如有出血表示有血流障碍。

9. 几乎所有的造口均可发生水肿,一般在术后 1~2 周减轻。水肿严重时,应当在假肛袋的附属材料上下进行必要的调整。

10. 造口出血的主要原因是手术中止血不利所致,轻者可用纱布压迫止血;严重时需经外科处置达到止血。

11. 注意观察造口周围皮肤损害,排泄物的附着或附属品的刺激等可引起皮肤损害,特别是回肠造口的排便为含有消化酶的碱性水样便,必然会发生皮肤炎,进行适宜的皮肤护理十分必要。

12. 造口周围的皮肤处于易于感染的状态中,最常见的是真菌感染。念珠菌感染时,可见皮肤发红、产生糜烂和脱屑。确定真菌感染后可采取抗真菌药物治疗。

13. 在患者出院之前,对其进行造口护理的指导,进行假肛袋更换及皮肤护理的操作示范,让患者反复练习并掌握造口护理的技巧。

14. 指导患者做好日常生活管理,入浴虽不受限制,但应避免造口处直接接触水。入浴物品应专用并及时更换,保持洁净。

15. 饮食一般不受限制,但应嘱患者注意观察和掌握自己摄取不同的饮食后粪便的不同变化,以利于自我管理。

16. 注意服装不应对造口产生强烈的压迫感。若造口位置在腰带部位时,男性应使用背带式衣裤。

17. 外出不受限制,海外旅游也不受影响。但应指导患者为了应对紧急情况,即使是短时间的外出也应携带备用的造口用品。

# 第三节 导尿技术

导尿术是在严格无菌操作下,用无菌导尿管经尿道插入患者膀胱引出尿液的方法。常用于腹部手术前排空膀胱,避免手术中误伤;抢救休克和危重患者时,准确记录尿量、尿比重,纠正休克和肾功能状况;泌尿系统疾病手术后,促使膀胱功能恢复及切口愈合;做尿细菌培养,测量膀胱容量;尿失禁或会阴部损伤时,保持局部干燥,舒适;为尿潴留患者引流尿液,以减轻痛苦。

## 一、导 尿 术

导尿是在严格无菌操作下,用无菌导尿管经尿道插入膀胱引出尿液的方法。在某些疾病或创伤情况下,常会出现各种排尿异常,需要运用导尿等技术协助诊断、治疗疾病和预防并发症的发生。

【失误防范要点】

1. 导尿前应清洗外阴,患者不能自行清洗者由护理人员协助清洗。协助患者取仰卧屈膝位,双腿略向外展,协助脱去对侧裤腿,盖在近侧腿上,必要时加盖浴巾;对侧大腿用盖被遮盖,适当露出外阴。注意保暖,保护患者自尊。

2. 导尿用物必须严格消毒灭菌,操作者加强无菌观念,严格执行无菌技术操作规程,防止泌尿系感染。

3. 告知患者操作过程中给予配合,肢体勿随意移动,以避免污染无菌物品。物品放于合适位置,无菌导尿包放置于患者两腿之间。

4. 女性患者导尿消毒时,会阴部擦洗顺序为阴阜、大阴唇,再以一手拇指、示指分开大阴唇擦洗小阴唇及尿道口,由外向内、由上向下清洗。男性患者初步消毒顺序为阴阜、阴茎、阴囊,然后暴露尿道口,旋转式擦拭尿道口、阴茎头、冠状沟。

5. 戴无菌手套后,用纱布擦去滑石粉。铺孔巾使其与导尿包形成一无菌区域,排列好无菌物品,将消毒外阴用物放于近会阴处,以免横跨无菌区。

6. 选择光滑和粗细适宜的导尿管,用液状石蜡润滑导尿管前端约5cm长。插管时动作要轻柔、缓慢,以免损伤尿道黏膜。

7. 告知患者即将进行的操作及消毒时的感受。插管过程中嘱患者张口、深呼吸,以分散注意力,减轻腹压,减少痛苦。

8. 女性患者插导尿管时,一旦误入阴道应立即拔出,并更换无菌导尿管重新插入。老年女性尿道口回缩,插管时应仔细辨认。

9. 男性患者插导尿管时,遇有阻力,特别是经尿道内口、膜部、尿道外口3个狭窄部和耻骨前弯、耻骨下弯两个弯曲时,嘱患者深呼吸,缓慢插入导管。

10. 插导尿管时,应用血管钳将导尿管对准尿道口轻轻插入。女性患者导尿管插入尿道4~6cm,见尿后再插入1cm;男性患者导尿管插入尿道20~22cm,见尿后再插入2cm。固定导尿管后,引流尿液。如需做尿培养,应以无菌标本瓶接取尿液。

11. 临时终止引流尿液时,应夹住导尿管末端,如更换盛尿容器等,应将尿液倒入便盆后,再打开导尿管继续排放尿液。注意询问患者感受。

12. 为膀胱高度膨胀并极度衰弱患者导尿时,排出尿液的速度不可过快,量不可过多。首次不应超过1000ml,因为大量放尿,使腹腔内压力突然降低,血液大量滞留于腹腔血管内,可导致血压下降而虚脱;同时膀胱内突然减压,可引起膀胱黏膜急剧充血而发生血尿。

13. 导尿完毕,应协助患者穿裤,取舒适卧位,整理床单元,并对患者的配合表示感谢。

14. 对所用物品按要求分类处理。准确测量尿量,及时送检尿标本。清洗双手后,做好相关护理记录。

15. 患者尿管拔出后,注意观察患者排尿时的异常情况。

## 二、留置导尿管法

留置导尿管是在导尿后将导尿管保留在膀胱内引流尿液的方法,以避免多次插管引起感染及反复插管造成患者的痛苦。用于抢救危重及休克患者时准确记录尿量、测量尿比重,以观察病情变化;盆腔内器官手术前引流尿液,排空膀胱,保证手术安全;某些泌尿外科手术后便于持续引流和冲洗,并减轻手术切口的张力,有利于愈合;昏迷、截瘫或会阴部有伤口者保持会阴部清洁干燥。

【失误防范要点】

1. 告知患者插入导尿管后1~2h会有尿意,是因导尿管刺激所致;不可随意牵拉导尿管,即使不舒服也不可触碰导尿管插入部分;出现胶布脱落或漏尿时,应呼唤护士,不可自行处理。

2. 注意保持引流通畅。引流管放置妥当,避免受压、扭曲、堵塞。根据病情变化按要求记录尿量。

3. 气囊导尿管插入前,先按导尿管的型号向气囊内注入 10～20ml 生理盐水,检查气囊充盈情况和是否漏气,然后插入膀胱。见尿后再插入 7～10cm,以使气囊部分全部插入膀胱内。

4. 固定导尿管时应根据导尿管上注明的气囊容积向气囊内注入等量的生理盐水,然后轻拉导尿管,有阻力即证实导尿管已固定于膀胱内。

5. 妥善固定留置导尿管。患者移动体位时,应妥善安置导尿管和集尿袋,防止导尿管扭曲。移动体位时避免牵拉导尿管,以防尿管脱出。

6. 护理人员应经常巡视患者,观察尿管留置情况,遵医嘱定时开放尿管。若为间歇排尿,可用止血钳或调节器夹闭引流管,定时松开排尿。

7. 集尿袋及引流管位置应低于耻骨联合,防止尿液反流。患者离床活动时,尿袋高度勿超过膀胱,以免尿液逆流而导致感染。

8. 及时放出集尿袋内尿液,防止尿液逆流,并记录尿液。一次性集尿袋及玻璃接管、橡胶管、贮尿瓶每日更换 1 次,最长不得超过 3d。

9. 硅胶导尿管可酌情延长更换周期。有条件者可使用防逆流留置导尿袋,可延长尿袋更换时间,但一般不超过 7d。

10. 防止逆行感染,每日会阴部护理 1～2 次,及时清洗尿道口以保持清洁。女性患者用消毒液擦拭消毒外阴及尿道口;经期用 0.02% 高锰酸钾液冲洗后用消毒液棉球擦拭。男性患者用消毒液棉球擦拭尿道口、阴茎头及包皮周围。

11. 嘱患者多饮水,以达到自然冲洗尿道的目的,防止尿道结石或感染。长期留置导尿管者,每日用密闭式冲洗法冲洗膀胱 1～2 次,冲洗液吊瓶每日更换 1 次。

12. 如尿道口有脓性分泌物,可在阴茎根部向前轻轻按摩,以利尿道分泌物排出。

13. 长期留置导尿管者,应注意训练膀胱反射功能,训练患者做自动排尿动作或采用间歇性引流夹管方式,一般 3～4h 开放 1 次,使膀胱定时充盈和排空,促进膀胱功能的恢复。

14. 注意患者主诉,观察尿液性状,发现尿液浑浊、沉淀及有结晶时,应及时报告医师给予处理。

15. 每月检查尿常规 1 次。需留取尿培养标本时,无菌试管口在留尿前后均需经火焰灭菌,直接将尿液倒入试管,以防污染。

16. 停止留置导尿时,先排净尿液,然后用注射器抽出气囊中的液体,嘱患者深呼吸并放松,轻稳地拔出导尿管,并消毒尿道口及周围皮肤。

17. 拔出导尿管后协助患者取舒适体位。操作者洗手,记录拔管时间、尿液引流量、患者反应。拔管后应继续观察患者的排尿情况及其他反应。

## 三、排尿活动的观察

尿液从肾脏形成后通过肾盂、输尿管不断进入膀胱内储存,膀胱充盈后则在意识的控制下通过排尿反射将尿液经尿道排出体外。当此生理性排尿现象发生任何障碍时,即称为排尿异常。包括尿频、尿急、尿痛、排尿困难、尿潴留、尿失禁等。护士通过对排尿活动的观察,可以进一步了解患者病情的动态,为提出护理问题、制定和实施护理计划提供有力的依据。

【失误防范要点】

1. 异常尿液及排尿观察

(1)掌握正常尿液与异常尿液的鉴别。成年人每小时尿量 25～30ml,24h 为 1000～2000ml。当膀胱内尿液充盈至 300ml 左右时,便会产生尿意。每次尿量 200～400ml。日间排尿 4～6 次,夜间 0～1 次。呈淡黄色透明、澄清的液体;比重 1.015～1.025;pH4.5～7.5,平均为 6。有特殊的尿味,久置有氨臭味。

(2)多尿指 24h 尿量经常超过 2500ml。正常情况下见于饮用大量液体或妊娠时;病理情况下多由内分泌代谢障碍、肾小管浓缩功能不全引起,见于糖尿病、尿崩症、肾衰竭等患者。

(3)无尿或尿闭指 24h 尿量少于 100ml 或 12h 内无尿液排出。多见于严重休克、肾衰竭、药物中毒等严重循环血量不足、肾小球滤过率下降的患者。

(4)尿频指单位时间内排尿次数增多,多见于液体摄入过多、膀胱炎症等。

(5)尿液颜色异常时,肉眼血尿呈红色或棕色,见于膀胱肿瘤、输尿管结石;血红蛋白尿呈酱油样色或浓红茶色,见于急性溶血、血型不合引起的输血反应;胆红素尿呈黄褐色,见于阻塞性或肝细胞性黄疸;乳糜尿呈乳白色,见于丝虫病引起的淋巴管阻塞。

(6)透明度异常时,尿中有脓细胞、红细胞、大量上皮细胞、黏液、管型等,可致尿液浑浊,多见于泌尿系感染。

(7)气味异常时,新鲜尿即有氨臭味,提示有泌尿道感染;糖尿病酮症酸中毒时因尿内含有丙酮,会有烂苹果味。

(8)膀胱刺激征指每次尿量少,伴有尿频、尿急、尿痛。见于膀胱及尿道感染、机械性刺激。

(9)尿失禁指排尿失去意识控制,尿液不自主地流出。2 岁以下婴幼儿尿失禁现象是由于控制尿道外括约肌的神经元尚未发育完全;成年人尿失禁,常由于控制膀胱的脊神经受损、尿道外括约肌受伤、创伤、脊髓疾病、精神因素等。

①完全性尿失禁:指膀胱完全不能储存尿液,稍有尿液便会流出,膀胱处于空虚状态。多见于脊髓排尿中枢与大脑皮质之间联系受损,如昏迷、截瘫的患者;因手术导致膀胱括约肌受损或支配括约肌的神经损伤。

②反射性尿失禁:指膀胱内的尿液充盈达到一定的压力时,抑制了膀胱收缩或痉挛,不自主地溢出少量尿液;当膀胱内压力下降时,排尿就会停止,但膀胱处于胀满状态,尿液不能排空。见于脊髓初级排尿中枢活动受抑制、膀胱颈部以下梗阻。

③压力性尿失禁:当咳嗽、打喷嚏或大笑时腹肌收缩,腹内压升高出现不自觉排尿,一般少于 500ml。多见于中年妇女、产妇以及前列腺肥大的男性。

④急迫性尿失禁:当患者感到急迫排尿时,立刻不自主地排出尿液,伴尿急、尿频。见于膀胱感染、机械刺激等。

(10)尿潴留指尿液大量存留在膀胱内而不能自主排出。膀胱高度膨胀,可至脐部;患者主诉下腹胀痛,排尿困难。体检可见耻骨上膨隆,扪及囊样包块,叩诊呈实音,有压痛。

①机械性梗阻:膀胱颈部或尿道有梗阻性病变,如前列腺肥大或肿瘤压迫尿道,造成排尿受阻。

②动力性梗阻:膀胱、尿道无器质性梗阻病变,而因排尿功能障碍引起,如外伤、疾病或使用麻醉药所致脊髓初级排尿中枢活动障碍或抑制,不能形成排尿反射。

③其他原因:患者不能用力排尿或不习惯卧床排尿,包括某些心理因素,如焦虑、窘迫使得

排尿不能及时进行。

**2. 影响排尿活动的因素**

(1)心理因素:心理活动是影响排尿的重要因素之一,当个人处于紧张或焦虑的压力情境时,会发生尿频的情形,也会引起肌肉紧张抑制排尿。明显的恐惧能够导致不自觉地排尿。排尿还可由于任何听觉、视觉或其他身体感觉刺激而触发。如有些人听到流水声就会想到排尿。

(2)饮食和液体的摄入:摄入液体的种类影响排尿的量和次数,含钠量高的食物或饮料会造成体液滞留,茶、咖啡、酒精性饮料有利尿作用。液体的摄入量会直接影响尿液的生成量,正常人体很少有尿量减少情况,因为口渴时会设法增加液体的摄入。疾病时可因呕吐、失血、伤口引流导致体液大量丢失而使尿量减少。

(3)疾病:①泌尿道疾病常见肾盂及输尿管的结石、男性前列腺肥大及泌尿系统肿瘤等导致泌尿道阻塞,影响尿液排出。②循环系统疾病可因心排血量的减少、休克等影响肾血流量而发生少尿或无尿。③感染及免疫功能障碍时引起的免疫反应造成肾功能障碍,可导致尿毒症、少尿、无尿。泌尿系统感染会引起尿频、尿急、尿痛。④神经、肌肉损伤时,神经反射失调、肌张力改变可导致尿潴留或尿失禁。

(4)药物:某些药物如利尿药可直接影响排尿,亦可阻碍肾小管对钠盐和水分的再吸收而增加排尿量。镇痛药能抑制中枢神经系统,降低神经反射的作用而干扰排尿。

(5)个人习惯:排便的个人习惯是潜意识的,特别是排尿的时间和环境,与日常作息有关。一般习惯于在起床后排尿,工作结束后及晚上睡前排尿。此外,排尿的环境及姿势也是十分重要的影响因素。

(6)其他因素:体内的激素水平会影响排尿,如在月经周期中可出现尿潴留或排尿增加;妇女在妊娠时可因子宫增大压迫膀胱而导致排尿次数增加;老年人因膀胱肌肉张力减弱而出现尿频。

**3. 排尿异常的护理**

(1)加强心理护理。对成年人而言,正常排尿是个体独立的象征。一旦尿失禁则患者的心理压力较大,会因此而感到自卑和忧郁,期望得到理解和帮助。护士应尊重、理解患者,给予安慰、开导和鼓励,使其树立恢复健康的信心,积极配合治疗和护理。

(2)保持皮肤清洁干燥。经常用温水清洗会阴部皮肤,使用尿垫或床上铺橡胶单和中单;勤换衣裤、床单、尿垫,保持床单元的清洁、干燥、平整;根据皮肤情况,定时按摩受压部位,防止压疮的发生。

(3)妥当接取尿液。女病人可用女式尿壶紧贴外阴接取尿液,男病人可置尿壶于外阴合适部位接取尿液,注意保护接触部位,防止摩擦损伤局部。也可采用阴茎套连接引流袋接尿,但此法不宜长期使用。

(4)协助重建正常的排尿功能。摄入足够的液体,如病情允许,指导患者每日白天摄入液体2000~3000ml,以增加尿液,促进排尿反射,并可预防泌尿系统感染。入睡前应限制饮水,以减少夜间的尿量。

(5)加强膀胱功能训练。注意观察排尿反应,掌握排尿规律,定时使用便器,建立规律的排尿习惯。开始每1~2小时1次,以后间隔时间逐渐延长。使用便器的同时,用手按摩膀胱,协助排尿。指导会阴部肌肉功能锻炼,并适当全身活动。

(6)留置导尿管引流。对长期尿失禁患者,可行导尿术留置导尿管,持续或定时放尿,避免尿液浸渍使皮肤破溃。注意锻炼膀胱壁肌肉张力。

（7）调整体位和姿势。酌情协助卧床患者取适当体位，尽量采用符合其习惯的排尿姿势；对需绝对卧床休息或某些手术患者，应提前有计划地训练床上排尿，以免因不适应排尿姿势的改变而导致尿潴留。

（8）利用条件反射诱导排尿。如听流水声、温水冲洗会阴、腹部热敷、按摩等，或根据医嘱给予肌内注射卡巴胆碱，也可采用针刺中极、曲骨、三阴交穴或艾灸关元、中极穴等方法，刺激排尿。

（9）提供隐蔽的排尿环境。屏风遮挡，保护患者隐私，使患者安心排尿。

（10）经上述处理仍不能解除尿潴留时，遵医嘱采用导尿术。

# 第四节　膀胱冲洗术

膀胱冲洗术是将药液经导尿管注入膀胱，再利用虹吸原理将注入的液体引流出来的冲洗方法。其目的是冲洗膀胱内血凝块、黏液、细菌等异物，保持尿管引流通畅，预防感染，严重血尿时防止膀胱内血块形成、治疗膀胱疾病等。

## 一、开放式膀胱冲洗法

在留置导尿的基础上，拔开玻璃接管，经局部消毒后用冲洗器吸取无菌冲洗液，连接导尿管将冲洗液缓缓注入膀胱的方法。

【失误防范要点】

1. 严格执行无菌操作，防止医源性感染。应以 75％乙醇棉球消毒导尿管及玻璃接管，并用无菌纱布保护，以防污染。

2. 冲洗时应使冲洗液自行流出或轻轻抽吸，如此反复冲洗，直至流出的冲洗液清净为止。

3. 冲洗抽吸时不宜用力过猛，已抽吸出的液体不得再注入膀胱。Y 形管位置须低于耻骨联合，以便引流彻底。每次冲洗均应采用无菌技术。

4. 冲洗过程中注意观察，若流出量少于注入量应考虑导尿管内有脓片或血块堵塞，或导尿管在膀胱内的位置不恰当，可相应增加冲洗次数或液量，必要时更换导尿管。

5. 冲洗过程中密切观察病情变化，询问患者感受，若有不适，应暂停冲洗或通知医生处理；如患者感到剧痛或流出液有鲜血时，应立即停止冲洗。

6. 如系滴入治疗用药，须在膀胱内保留 15～30min 再引流出体外，或根据需要延长保留时间。

7. 冲洗溶液通常选择生理盐水、0.02％呋喃西林溶液、3％硼酸溶液、0.1％新霉素溶液等。

## 二、密闭式膀胱冲洗法

密闭式膀胱冲洗是在留置导尿基础上，吊瓶内盛冲洗液挂于输液架上，下段连接 Y 形管，同时分别连接导尿管及排尿引流管,先将冲洗液输入膀胱再引流至贮尿瓶的方法。

【失误防范要点】

1. 注意观察及评估患者尿液的性状,有无尿频、尿急、尿痛、膀胱憋尿感,是否排尽尿液及尿管通畅情况。

2. 冲洗吊瓶高度距患者骨盆约 1m 左右(瓶内液平面距床面高度约 60cm),Y 形连接管与膀胱同一水平。严格执行无菌操作,防止医源性感染。

3. 冲洗前先行引流,使膀胱排空。未留置尿管者,按导尿术插入导尿管并妥善固定,放出尿液;留置尿管者,打开尿袋引流管,放出尿液。

4. 尿道狭窄及对疼痛敏感的患者先注入镇痛药,5min 后再置入导尿管行留置导尿。指导患者放松,张口呼吸,以防尿道损伤。

5. 注意冲洗液的温度,一般应加温至 35℃ 左右,以防冷水刺激膀胱,引起膀胱痉挛。若为前列腺肥大摘除术后患者,用 4℃ 左右的生理盐水冲洗。

6. 冲洗液应缓慢流入膀胱,冲洗速度根据流出液的颜色进行调节,滴速一般为每分钟 40~60 滴,待流入一定量冲洗液时(一般每次 100~200ml),夹闭输入管,开放排尿引流管,使尿液经 Y 形管流入贮尿瓶内。

7. 注意冲洗速度不宜过快,以防患者尿意强烈,膀胱收缩,迫使冲洗液从导尿管侧溢出尿道外。轻微出血时,应调慢滴数,一般每 2~4 小时滴入 1000ml。

8. 冲洗过程中注意引流管是否通畅,观察出血量和膀胱收缩情况,记录引流液的性质、量及颜色。若冲洗过程中出现鲜血、剧痛、不适等症状时应停止冲洗。

9. 每次反复冲洗 3~4 次,或冲洗至流出液清澈为止,冲洗过程中不宜按压膀胱。严密观察患者生命体征变化,发现异常及时报告医生。

10. 如系滴入治疗用药,必须在膀胱内保留 30min 后再引流出体外。

11. 分开导尿管和集尿袋引流管接头连接处时,用 75% 乙醇消毒导尿管口和引流管接头,并用无菌纱布包裹。

12. 若需持续冲洗时,冲洗管和引流管应 24h 更换 1 次,并做好交接班。

## 三、膀胱功能训练

膀胱功能训练是利用定时的排空膀胱,来训练或重建正常的排尿型态,目的是维持膀胱正常张力,为患者恢复正常排尿做准备。通常可分为两种方法,一是间歇导尿膀胱功能训练法(无留置导尿的患者);二是留置导尿膀胱功能训练法。

【失误防范要点】

1. 训练前向患者及家属说明膀胱训练的目的、方法、时间,取得其合作。

2. 嘱患者摄入适量液体,一般至少 1500ml,以便定期产生足够尿液,刺激膀胱产生排尿反射,达到训练膀胱目的。当患者有尿意时,必须立即排尿。

3. 护士协助患者膀胱功能训练时,应保持耐心,根据不同病情给予患者生理和心理上的支持。

4. 间歇导尿膀胱功能训练的目的是定时排空膀胱,避免膀胱过度膨胀,训练患者自己排尿,减少依赖,增加信心。

5. 间歇导尿膀胱功能训练时提醒或协助患者每 2 小时排尿 1 次,根据训练情况逐步延长到 3～4h 排尿 1 次。

6. 在患者排尿后 5min 内给予导尿,排空膀胱内残余尿量,记录每次排尿量、余尿量、排尿时间和摄入水量。

7. 留置导尿膀胱功能训练时须夹闭导尿管,每 2～3 小时定时开放管夹 5～10min,开放时间根据患者的摄水量而定。水分摄入量多则可将夹管开放间隔时间缩短;若患者使用利尿药则不宜夹管,以免发生膀胱过度膨胀。夜间 22 时以后至次日清晨 6 时开放尿管,可不予训练。

# 第 10 章　给药技术

药物在预防、诊断和治疗疾病中起着重要作用,身居临床工作第一线的护士,既是药物治疗的执行者,又是患者用药前后的监督者,在合理用药的过程中,担负着十分重要的任务。随着医药卫生事业的发展,新药不断提供给临床,在应用之初过敏反应和其他毒性反应很难预测,且临床急、危、重症用药多,常可产生相互影响,尤其对药物不良反应很难完全避免,故护士在给药时应了解患者的用药史、常用药物的药理知识、所用药物的禁忌证等;熟悉药物不良反应的症状,及时发现用药后的异常变化,正确地进行预防和处理。同时,要善于识别高危患者,设法促进治疗效果。教育患者及其家属积极配合治疗,指导患者正确地接受药物治疗。此外,随时向医生报告患者的情况,对治疗提出合理化建议,协助医生做好药物治疗。

## 第一节　给药的法律责任

护士在实施药物治疗时,应具备法制观念,担负法律责任。护士的权利和义务(职责)有法律依据,并受法律保护。在药物治疗方面,应该从法律的角度加以重视,杜绝发生差错或事故,以免受到法律的制裁。

【失误防范要点】

1. 处方权　在我国护士没有处方权,只负责给药,如发现医生所开处方不够清楚或有不妥当之处时,应及时向医生提出询问,决不可自行修改或更换。

2. 用药医嘱中的法律责任　在一般情况下,护士应不折不扣地执行医生所开的医嘱。若发现医嘱有错误,护士可以不执行并向医生提出。如果医生拒绝听取护士的意见,仍坚持已见时,护士可以报告护士长或护理部,以免执行后与医生共同承担法律责任。如明知医嘱有错误,认为自己仅仅是执行者,仍执行了错误的医嘱,一旦发生不良后果,护士也要承担法律责任。

3. 护理记录　良好和完整的护理记录,可以说明护士为患者做了哪些工作,工作是否恰当,并体现护理质量的高低,是一份重要的文件。一旦发生纠纷,可以此作为法律依据,同时可以保护护士自己。随着法制的健全,应进一步完善护理病历。

4. 治疗失当　治疗失当是护士在给药的过程中,由于责任心不强,工作不细心而发生的过失行为。这种过失是无意造成的错误,可分为两类。

(1)疏忽:是因工作不认真仔细或遗忘而造成的失职或过错,如给错药或漏服某一药物,由于及时的弥补或药物本身的性质,未给患者带来不良的后果或后果不严重,患者虽有意见,但未构成法律问题。

（2）过失犯罪：由于护士用药不当，造成了患者不可挽回的身心和经济损失，如致残或致死，若患者追究，则必须承担法律责任。

5. 麻醉药的管理　对吗啡、哌替啶（度冷丁）及可待因等有成瘾性的药物，必须严加保管，决不可被人窃取和倒卖。护士如利用工作之便，盗取这类药物加以贩卖或私自使用，也构成犯罪。

6. 伦理学原则　在法律之外，护士为患者、为社会服务中与患者和共事的医务人员间相处时，应遵循道德原则，一切从患者的利益出发。如对安慰剂的使用，是为了减少使用易成瘾药物，对患者有益，可酌情使用；对一些新药的临床试验，需要患者配合时，应事前将真相告诉患者，做到"知情同意"，不违反道德原则。

# 第二节　给药基本知识

护士在临床合理用药过程中的每个环节都有举足轻重的作用，都与患者药物治疗的安全性、有效性密切相关。护士不仅是医嘱的执行者，病情的观察者，也是合理用药的实施者和保护者。因此，学习和掌握临床药物治疗知识是护士日常工作的需要，是提升护理水平的需要，更是保证患者安全康复的需要。

## 一、药物领取与保管

药物应严格按规定领取与保管，不适当的保管会改变药物的效能。绝大多数药物储存在密闭的容器中，避免阳光直射及过高的温度和湿度，以防变质；有些药物要求特殊的储藏条件，如冷冻储存等，护士在药物领取与保管过程中要格外注意。

【失误防范要点】

1. 住院患者的用药由中心药房专人负责配药、核对，病区护士领回后，仍需进行再次核对，准确无误后方可给患者服用。

2. 病区设有药柜，存放一定基数的常用药物，应由病区护士专人负责保管，根据消耗量填写领药单，经护士长签字后，定期到药房领取。

3. 贵重药、毒剧药、麻醉药或特殊药品，病区应有固定数，需凭医生处方领取补充。

4. 药柜应放在光线明亮处，避开阳光直射，保持清洁、整齐。由专人负责，定期检查药品的质量。

5. 药物应按内服、外用、注射等分类放置，并按药物有效期的先后顺序排列，有计划的使用，以免失效。毒剧药、麻醉药应有明显标记及使用登记，加锁保管，并列入交接班内容。

6. 药瓶应有明显的标签，其标签的颜色为内服药用蓝色边，外用药用红色边，剧毒药用黑色边。标签上注明药名、剂量、浓度，中英文对照书写，字迹清晰。标签脱落或辨认不清时应及时更换。

7. 定期检查药品的质量、数量和有效期，如有变质、浑浊、发霉、沉淀、异味、变色、潮解、有效期已过等，均不可使用。

8. 药物应根据不同性质妥善保存。

(1)药物应按类型分别放在干燥、通风的位置。外用药如碘酒、药膏、气雾剂等应与内服药分开;液体药如糖浆、口服液、眼药水等应与片剂、胶囊分开。以避免因液体药物的挥发使片剂药物受潮,同时防止不同药物之间发生相互污染。

(2)易挥发、潮解或风化的药物,需装瓶、盖紧,如糖衣片、干酵母、乙醇、过氧乙酸等。

(3)易氧化和遇光变质的药物、口服药,应装深色瓶中盖紧,放阴凉处,如氨茶碱、盐酸肾上腺素、维生素 C 等。

(4)易被热破坏的药物,需放冰箱内冷藏,如青霉素皮试液、各种疫苗、免疫球蛋白、抗毒血清等。

(5)易燃、易爆的药物,应单独存放,注意密闭并置于阴凉处,远离明火,如乙醚、乙醇、环氧乙烷等。

(6)患者个人专用的特殊药物,应单独存放,并注明床号、姓名。

(7)药瓶一旦开封,要及时取出药瓶内的棉花,以避免因药瓶反复开启致药瓶内的棉花不断吸附空气中的水汽而使药物受潮。

(8)小量领取的散装药,应装入清洁、干燥的棕色小瓶,塞紧瓶盖,注明有效期。同时注意,由于散装药和原始瓶装药的贮存条件有差异,所以临近药物有效期时不宜再服用。

(9)及时清理过期药。过期药表面更容易吸附水分发生霉变,应多加注意。如片剂表面出现花斑、松散、变色或有结晶状;糖衣片出现粘连、开裂;胶囊剂药物表面出现粘连、变色;丸剂被虫蛀、松散潮解;散剂严重吸潮、结块;眼药水中有结晶析出,或出现絮状物、浑浊或变色;油膏剂发生干涸、油水分离等,都应及时处理。

9. 各病区另设的小药柜内,存放少量常用药、贵重药、针剂等,仅作为夜间及日间临时急用的备用药使用。

10. 病区备用的各种药品须有固定基数,便于交接班,用后及时补充。注射用的葡萄糖溶液、生理盐水等药物,每日统计消耗量,按需领取,不得积压。

# 二、药 疗 原 则

护士是给药的直接执行者,给药正确与否,直接关系到患者的健康恢复和生命安全,应熟练掌握给药的基本理论和给药的原则。

【失误防范要点】

1. 护士在执行给药的过程中,必须了解用药的目的、药理作用、给药途径、给药方法、治疗量、中毒量、不良反应、配伍禁忌等,并观察疗效和病情变化。

2. 必须严格根据医嘱给药,不得擅自更改,如有疑问,应及时与医生沟通,了解清楚后方可给药,避免盲目执行医嘱。

3. 必须集中注意力,严格执行"三查七对"制度。三查:查有效期、查有无变质、查配伍禁忌;七对:对床号、姓名、药名、浓度、剂量、时间、用法。

4. 正确安全给药,注意药物的时效性,拟订给药的合理顺序,以达到有效的治疗目的。

5. 药物治疗应及时,备好的药物应按时分发或使用,避免放置过久而引起药物污染、变质或药效降低。

6. 给药前,应向患者解释,以取得合作,并给予相应的用药指导,提高自我合理用药能力。

7. 观察用药反应。护士要清楚地了解患者的健康状况与药疗的关系,经常观察病情及疗效。及时发现所用药物的不良反应、中毒表现等,掌握处理方法。对不良反应较大的药物,更应加强观察,必要时做好记录。

8. 凡易发生过敏反应的药物,在使用前应了解患者有无过敏史,并做过敏试验。使用过程中密切观察病情,做好应急的准备工作。

9. 护士应熟悉本病区常用药物的说明书剂量,发现问题应及时与医生取得联系,如确属临床需要,护士应在医生重新签字以示负责后再执行医嘱。

## 三、给药浓度、速度与时间

为了使血液内药物的浓度维持在治疗水平,保证药物的有效无毒,给药浓度和给药时间的选择十分重要,其主要是根据药物半衰期来决定。

【失误防范要点】

1. 一般应根据患者的年龄、病情和药物种类等因素来确定给药的浓度和速度,对不同的药物采取不同的滴注速度。如静脉补钾的浓度不能超过 0.3%;万古霉素、阿奇霉素类药物要求每次滴注时间不少于 60min 缓慢静脉滴注。

2. 应按照药物动力学原则和半衰期掌握间隔时间,科学的掌握给药时间,使药物获得最好疗效。如磺胺异噁唑的半衰期为 6h,可每 4～6 小时给药 1 次;磺胺甲氧嗪的半衰期为 37h,则每 24 小时给药 1 次,既可维持有效的血药浓度,又不致发生蓄积中毒。

3. 不应将每日给药次数全部安排在日间,如每日给药 3 次,临床上习惯安排为 8:00,12:00,16:00。应安排为 6:00,14:00,20:00 或 5:00,11:00,19:00 为宜。

4. 给药的时间非常重要,不能千篇一律,进餐时或进餐后立即口服给药常会导致药物的吸收减少;但对一些有刺激性的药物则要求进餐时或进餐后即服用。青霉素和四环素类药物不能安排在进餐时给药,因某些食物成分可使其失活。

5. 给药剂量不应平均分配,因人体的皮质分泌呈明显的昼夜节律,分泌高峰在晨 8 时左右,午夜最低,因此在病情稳定后,使用糖皮质激素时不应按常规每日 3 次给药,可酌情改为每日 1 次,并于晨 8 时全量给药。

6. 注意药物的"首关消除",即胃肠道给药在通过肠黏膜及肝时经受灭活代谢,使其进入体循环的药量减少,亦称首关效应,第一关卡效应。如普萘洛尔口服剂量比注射剂量大约高 10 倍,其主要原因就是因为该制剂首关消除作用较强。口腔黏膜及直肠给药能避开首关消除。

7. 药物经过肝首关消除过程后能被吸收进入血液循环的药物相对量和速度即生物利用度,口服难吸收的药物及首关消除大的药物生物利用度均低,给药时应关注给药途径,以确保给药效果。

## 四、影响药物作用的因素

临床应用药物时,除应了解各种药物的作用、用途外,还应了解影响药物作用的某些因素,以便更好地掌握药物使用的规律,充分发挥药物的治疗作用,避免引起不良反应。影响药物作用的因素是多方面的,概括为机体与药物两大因素。

**(一)机体因素**

1. **精神因素** 患者的精神状态与药物的治疗效果有密切关系。患者对疾病痊愈充满信心,调动机体的积极因素战胜疾病,则用药疗效可明显增高。

2. **性别** 性别对药物的作用有一定的影响,如妇女有其生理特点,用药时应适当注意。

3. **年龄** 不同年龄的个体对药物的反应有差异,小儿和老年人对某些药物的反应与成年人不同。小儿组织器官尚未发育完善,对药物的感受性不同;新生儿肾功能尚未发育完善,一些经肾排泄的药物,在体内缓慢排泄,用药剂量必须减少。老年人的生理功能和代偿适应能力都逐渐衰退,对药物的代谢和排泄功能降低,因而对药物的耐受性较差,用药剂量一般应比成年人量酌减。

4. **病理状况** 病理状态下可改变机体的功能,因此,机体对药物反应也不同。如解热药对发热患者有效,但对正常人并无降温作用。病理状态也能影响药物的代谢从而影响药物的作用。如肝、肾功能不全时,药物在体内的解毒、排泄过程也发生障碍。故对肝、肾功能不全的患者,用药应特别注意,以免引起中毒。

5. **心理因素** 患者对治疗计划及所用药物有信心,就会按时准确地服药;如信心不足,就会影响按计划治疗及按时服药。

6. **其他因素** 患者的营养状况、耐药性、医疗环境等都对药物作用有直接或间接的影响。

**(二)药物因素**

1. 药物剂量掌握的好,可使药物起到良好的治疗作用;如掌握不当,用量过大可致中毒;用量过小,达不到治疗作用。不同剂量的药物可产生不同性质的作用。不同的个体对同一剂量药物的反应也存在一定的差异。

2. 给药途径能直接影响到药物的吸收和药物在血液中的浓度,从而决定药物作用的强弱、快慢与长短。如注射给药时药物作用出现的快而强,适用于危重患者的急救,但要求给药必须符合程序,且充分灭菌。口服给药方法简单、安全、成本低廉,但吸收较慢、不规则,且受多种因素的影响。所以,应根据药物的性质和剂型、病变部位、组织对药物吸收的情况来选择适当的给药途径。

3. 给药方法在治疗上是不可互换的,一个药物剂型的改变意味着它的剂量也要随之改变。如地西泮口服给药时很容易吸收,而肌内注射时吸收较慢且不规则。相反,庆大霉素只能注射给药,口服给药则血药浓度很低。

4. 药物在体内的过程直接影响到药物到达作用部位的浓度和有效浓度维持的时间,因而与药物的疗效和毒性有密切关系。临床用药时,要掌握药物在体内的过程,以便更好地发挥疗效。

5. 用药的时间、次数和环境直接影响药物疗效。

(1)用药时间必须与患者的饮食、睡眠相适应,才能更好地发挥作用。临床用药时间注意空腹、饭前、饭后、睡前等区别。

(2)用药次数应根据治疗要求和药物在体内的排泄速度而定,排泄快的用药次数要多,反之则少。

(3)用药环境可以影响人体的功能状态,从而影响药物的疗效。如用镇静药时,就应有一个安静的环境才能保证药物发挥作用。

6. 配伍用药。用药过程中,常同时应用数种药物,以求提高疗效,若使用不当,往往会产生不良后果。在配合用药时可出现以下几种情况:无关作用、协同作用和配伍禁忌。两种以上药物合用,可使作用减弱和毒性增加,也可在药物混合后,产生理化反应而出现沉淀、浑浊、中和、分解,使药物疗效降低,甚至丧失。

## 五、药物性危象

给药不慎可引起药物性危象。常见的药物性危象有以下几种。

1. **骤然停药** 如长时间大量使用激素,可使机体内环境出现代偿性新稳态或产生依赖现象,如骤然停药,可使内环境失衡而出现危象。

2. **药物治疗失误** 临床上联合应用多种药物,目的是靠药物的协同作用以增强疗效。但不恰当的配伍可使药效降低,毒性反应增加,甚至导致严重后果。

3. **药物治疗意外** 临床上使用的某些药物,常可引起不同程度的过敏反应。轻者可发生皮肤过敏反应,如荨麻疹、药物疹;消化道变态反应,如恶心、呕吐、腹痛、腹泻;呼吸道症状等。重者可引起全身性变态反应,发生过敏性休克,如不及时抢救,可危及生命。

# 第三节 给药前评估与疗效评价

给药前评估是在药疗中实施护理程序的一个重要步骤,护士在对患者进行药物治疗前,首先应做好给药前评估;在药疗过程中落实促进疗效的措施;通过疗效评价了解药疗是否达到预期目的。

【失误防范要点】

1. 护士应了解医生用药的目的,包括患者疾病的诊断,当前的病情和药物用途,了解既往病史和用药史等。

2. 应进一步了解既往所用药物是否有效、用药的方法和剂量是否正确、是否出现过药物的不良反应、是否出现过药物或食物的过敏等。对心血管和神经系统疾病的患者,有时还需要了解其饮食习惯及是否吸烟、饮酒、饮茶或咖啡等。

3. 对重症或手术患者,应了解其体格和化验检查结果,包括肝肾功能和血尿常规等,全面掌握患者的基本生理情况。以便为以后的药物疗效和不良反应的观察提供对照资料。如贫血患者,用治疗贫血的药物前如果没有血色素的测定结果,就无法评价其用药后的疗效;又如患者所服的药物可能影响肝功能,用药前如果没有肝功能检查结果,就无法客观地评价用药后是否出现了不良反应。

4. 识别高危患者,了解其是否有使用某药的禁忌证。如使用青霉素前要了解患者是否有青霉素过敏史;使用加强子宫收缩药物,应了解患者是否怀孕、哺乳。护士应掌握所用药物的禁忌证,明确必须禁用或慎用某些药物,不要有依赖医生的想法。护士不仅是药物治疗的实施者也是监护者,一旦发生事故,护士也必须承担一定的责任。

5. 注意收集患者的基础资料,如用降压药时,必须有用药前患者的血压值;用解热药时,则应有患者用药前的体温记录。如果缺乏这些基础资料则无法评价疗效。

6. 某些药物有多种适应证,如阿司匹林,低剂量可镇痛,高剂量则消炎。如果不了解这种区别,就可能对疼痛患者给药过多,增加不良反应的可能性;反之,对有炎症患者若给药过少,则可能达不到药物疗效。

7. 某些药物有多种的给药途径,如吗啡,可口服或注射给药。口服剂量通常大于注射剂量,如果把口服剂量的吗啡用作注射,就有可能发生中毒甚至死亡。

8. 某些静脉给药的药物如去甲肾上腺素,静脉滴注时如不慎漏出血管会使局部组织坏死,因此要加倍小心。一旦漏出,应立即采取相应措施,以减轻对组织的损伤。

9. 了解患者的社会经济状况,如患者的文化背景、职业和经济来源等,以减少及消除影响患者配合治疗、坚持用药的不利因素。

10. 护士执行医嘱时,应注意核对药物的剂量计算是否准确,必要时经过两人核对。严格按医嘱配制或稀释药物,静脉输液时要注意药物配伍禁忌。

11. 认真落实促进药物疗效的措施,如果患者对所服药物没有信心或因其他原因拒绝服药,或虽然服药,但在药物剂量、时间或途径等方面没有遵照医嘱要求,其结果不仅不能达到预期的疗效,还会发生严重后果。护士应对患者及其家属进行正确指导,说服患者积极配合治疗。

12. 采用适当和正确的非药物措施,加强药物的疗效。如通过呼吸运动锻炼和情绪支持等措施,加强哮喘的药物治疗;通过减轻体重、戒烟和限制钠的摄入量,加强药物治疗高血压的疗效等。

13. 药物疗效评价是药物治疗的重要环节。通过疗效评价,决定治疗是否继续、停止或修改。护士经常接触患者,处在疗效评价的最佳位置,应认真做好药效评价。

14. 护士应掌握药物发生疗效的表现、客观指标以及起作用的时间。对有多种适应证的药物,要了解医生用药的目的。如硝苯地平可治疗高血压和心绞痛,当医生用硝苯地平治疗高血压时,应监测血压是否降低;如果治疗心绞痛,应询问并记录患者胸痛是否减轻,发作次数是否减少,心电图有无改变等。

15. 经过药物疗效评价,如发现未达到预期目的,应建议医生调整治疗计划,以免延误病情。

16. 绝大部分药物都有与治疗目的无关的不良作用,一般称之为不良反应或毒副作用。在用药前,如果能掌握所用药物的禁忌证,可能发生的不良反应,以及发生的时间、早期表现、预防和抢救措施等,就有可能少发生或不发生不良反应。

17. 当患者同时使用两种或两种以上的药物时,有些药物可以相互减弱治疗效果或增加药物的不良反应。如戊巴比妥类药物可削弱口服避孕药的抗妊娠作用;吸烟又可增加口服避孕药发生血栓的危险性。护士应当掌握相关的知识,帮助患者避免使用影响药物治疗作用的药物以及影响药物疗效的生活习惯。

18. 在患者急需,医生又不在的情况下,护士可遵医嘱"必要时"给药1次。常用于催眠、镇痛或止痛药。护士应具备相应的药物知识和判断患者对药物需要的能力,合理做出决定。

# 第四节 用药健康教育

护士应向患者及其家属进行正确用药指导,尤其当患者出院和家庭访视时,护士有责任向患者交待有关药物治疗的基本知识,以确保用药安全。

【失误防范要点】

1. 指导患者提高对药物识别的准确性,以保证使用药物准确无误。如果所用药物有多个名称,则应向患者交代清楚,避免同一种药物因药名不同而造成重复服药的危险。如解热镇痛抗炎药物——对乙酰氨基酚,其商品名包括以对乙酰氨基酚(扑热息痛)、泰诺林、百服宁、必理通、安佳热等,且许多感冒药都含有这种成分。如不能清楚地识别,就可能造成重复用药而导致不良后果。

2. 向患者交代药物的剂量、次数和用药时间。当患者服用两种以上药物时,应告诉患者是否能同时服用。有些药物剂量需由患者自己酌情调整,如胰岛素的用量,要由患者根据所摄入的热量和活动量予以调整,护士应教会患者调整用量的方法。同时,防止剂量单位混淆,如"mg"与"g"的区别。

3. 给药时间不固定的药物,应根据病情需要而定。如哮喘患者的哮喘发作时间与运动有关,应告知患者在进行运动前,增加一次止喘药,以预防哮喘发作。

4. 指导患者如果发生药物漏服,应根据不同药物采取不同措施。一般可补服或少服一次,但有些药物则有特殊要求。如口服避孕药若漏服一次,应在下次立即补服;若漏服 2 次,在 2 日内连续加倍服药;若漏服 3 次或更多,则要停药,然后按规定开始新的疗程。地高辛等毒性较大的药物漏服后,不能补服,以免引起中毒。

5. 对记忆力衰退,自理能力差的老年患者或药物种类较多等原因,不能保证按医嘱要求服药者,住院期间,护士要亲自照顾服药;患者出院后要交代患者的家属帮助按时服药。

6. 对一些有特殊要求或需注射给药的药物,要交待清楚并教会患者如何用药。如硝酸甘油要舌下含服,不能吞服;有些片剂或胶囊必须吞服而不能咬碎或压碎;有些药物需与液体或食物同服以减少不良反应;有些药物必须空腹服药才能生效等。胰岛素或生长激素等皮下或肌内注射的药物,应教会患者或家属用药方法,以便出院后自行注射。

7. 指导患者掌握持续用药时间,明确停药时间。如发热 39℃ 的患者使用解热镇痛药物时,当患者体温降至 38℃ 以下时,不再继续使用;糖尿病患者服用的降糖药,则可能要终身服药;胃溃疡患者服药一定时间后,要进行疗效评估,以决定是否继续用药或改用其他治疗方法。

8. 向患者说明所服药物的预期效应和起效时间,让患者学会自己评价治疗效果。如果疗效不好,应及时向医务人员咨询,以免延误时机。起效时间较长的药物如治疗精神抑郁症或精神分裂症的药物,一般需要 3 个月甚至 6 个月才能看出一些疗效。应让患者及其家属了解,消除急于求成的想法,坚持按医嘱服药,不轻易变换药物。

9. 非药物措施是药物治疗的补充,对某些疾病可起到重要作用,应当提醒患者重视提高疗效的非药物措施。如糖尿病治疗,除给予药物治疗外,还要求患者适当减少活动和控制摄入的热量,才能使血糖维持在正常水平。

10. 向患者说明所服药物会发生哪些不良反应,发生后应采取哪些急救措施。如使用胰岛素的糖尿病患者,应知道胰岛素过量引起低血糖的早期症状有出汗和心率增加等,并告诉他们当出现这些症状时,立即服用含葡萄糖食物,避免血糖继续下降而出现昏迷甚至死亡。

11. 告诉使用抗肿瘤药的患者,所有抗肿瘤药均有使骨髓受抑制的不良反应,患者容易发生严重感染,因此要定期检查血象和做好隔离,避免与病源接触,减少传染机会。发现感染初期症状时立即就医,否则,感染可威胁生命。

12. 向患者说明有些药物引起的特殊变化,如服利福平时,常使患者的尿、汗液、唾液和眼泪染成橘红色。一般对机体无害,应事前告诉患者,以免引起恐慌。

13. 减少药物与药物、药物与食物之间不利的相互作用。如服苯乙肼(单胺氧化酶抑制药、抗抑郁药)时,同时服苯丙胺或吃含酪胺食物如奶酪、红葡萄酒、腌鱼、啤酒、鸡肝和酵母等,可使血压升高到危险程度。这是因为肝、肠中单胺氧化酶(MAO)活性被苯乙肼抑制,食物中的酪胺不被 MAO 灭活,大量酪胺进入血中,促进交感神经末梢释放去甲肾上腺素所致。

14. 某些药物的化学性质不稳定,若保存方法不当就会变质失效。应告诉患者正确的保存方法,如放置冰箱或避光容器中。还应提醒患者及其家属把药物放在儿童拿不到的地方,以免发生意外事故。

15. 多数药物的毒性反应可预测,并且具有剂量依赖性。当药物剂量调整时,多数毒性反应可逆转。所以,应指导患者及其家属在用药过程中,必须认真观察患者的反应,以便在不良反应发生时做出处理。对肝肾功能受损的患者尤其要密切观察。

16. 进行出院指导时,告知患者用药前要仔细查看药品的批准文号、生产批号、注册商标、有效期、使用说明书等,正确区分药物"慎用""忌用"与"禁用"的含义。不清楚则及时向专业人员咨询。

(1)"慎用"是指用药时要小心谨慎,即指在使用该药时要注意观察,出现不良反应要立即停药。通常需要慎用的多为小儿、老年人、孕妇及心、肝、肾功能不良的患者。慎用并不等于不能使用,可以向专业人员咨询后决定是否使用。

(2)"忌用"是避免使用的意思,即最好不用。如果使用可能会带来明显的不良反应和不良后果。

(3)"禁用"就是没有任何选择的余地,属于绝对禁止使用的药品。此类药品一旦误服就会出现严重不良反应或中毒。

17. 若药物包装的有效期没有标明具体截止于哪一天,应该指当月的最后一天。对于过期的药物,不能抱有侥幸心理,认为外观及气味等无变化而继续服用,防止服用后无效,耽误病情,以及产生其他不良反应。

18. 告知患者勿用矿泉水或果汁服药。因矿泉水中的一些无机盐和金属离子与药物中的某些物质易发生反应而影响药效。果汁中大都含有维生素 C 和果酸,酸性物质会导致一些药物提前分解或溶化,不利于药物在小肠内吸收而影响药效,甚至生成有害物质。

# 第五节 特殊药品的使用管理

特殊药品是指麻醉药品、毒性药品、精神药品和放射性药品的总称。国家对这四大类特殊药品实行特殊的管理办法,管理办法由国务院指定并颁发执行。放射性药品由核素室管理和使用。

1. 麻醉药品  麻醉药品是指连续使用后易产生生理依赖性、能成瘾癖的药品。麻醉药品包括阿片类、可卡因类、大麻类、合成麻醉药类及卫生部指定的其他易成瘾癖的药品、药用原材料及其制剂。经县以上医疗单位诊断确实使用麻醉药品镇痛的危重患者,可由县以上卫生行政部门指定的医疗单位凭医疗诊断书和户籍簿发《麻醉药品专用卡》,患者凭专用卡到指定医疗单位按规定开方配药。医疗单位对违反规定、滥用麻醉药品的,有关医疗单位应立即迅速办理,但只限于病例一次性使用剂量,手续不完备的,可事后补办。医疗单位需加强麻醉药品的管理,禁止非法使用、储存、借用或转让,实行有专人负责、专柜加锁、专用账册、专用处方、专册登记的"五专管理"。

2. 毒性药品  医疗用毒性药品简称毒性药品,系指毒性剧烈、治疗剂量与中毒剂量相近、使用不当会致人中毒或死亡的药品,又分为中药毒性药品和西药毒性药品两大类。毒性药品的年度生产、收购、供应和配制计划,由医药管理部门下达给指定的毒性药品生产、收购、供应单位,生产单位不得擅自改变生产计划自行销售。毒性药品的经营由各级医药管理部门指定的药品经营单位负责,配方用药由国营药店和医疗单位负责,其他任何单位或个人均不得从事毒性药品的收购、经营和配方业务。科研和教学单位所需的毒性药品必须持本单位的证明信,经所在单位地县以上卫生行政部门批准后,供应部门方能发售。

3. 精神药品  精神药品是直接作用于中枢神经系统、使之兴奋或抑制、连续使用能产生依赖性的药品。依据精神药品使人体产生依赖性和危害人体健康的程度,分为第一类和第二类。各类精神药品的品种由卫生部会同国家医药管理局指定的经营单位同意调拨或者收购。第二类精神药品的制剂由县以上卫生行政部门会同同级医药管理部门指定的经营单位经营,其他任何经营单位及个人均不得经营。第一类精神药品只限供应县以上卫生行政部门指定的医疗单位使用,不得在医药部门零售。第二类精神药品可供各医疗单位使用,医药门市部应当凭盖有医疗单位公章的医生处方零售,处方应留存 2 年备查。

# 第六节  药品包装

使用药物前,应了解关于药物包装的规定,以便分辨药物的真伪而合理用药,避免误服或滥服药物的情况发生。

【失误防范要点】

1.《药品管理法》规定药品包装必须按照规定印有或贴有标签并有说明书。标签或者说明书上必须注明药品的通用名称、成分、规格、生产日期、有效期、适应证(中药为功能主治)、用法、用量、禁忌、不良反应和注意事项。这些基本项目是合格药品所必备的。

2. 合格药品的外包装质地好,字体和图案清晰,印刷套色精致,色彩均匀,表面光洁,防伪标志亮丽。假劣药的外包装质地差,字体和图案印刷粗糙,色彩生硬,防伪标志模糊。

3. 批准文号是鉴别假药、劣药的重要依据。目前药品批准文号为"国药准字"+"字母"+"八位数字"(如国药准字 H20050203),生产批号表示具体生产日期,有效期或失效期为药品质量可以保证的期限。

4. 部分药品的包装盒会有"定点生产,城市社区,农村基本用药,全国统一最高零售价"的字样,这是国家发改委、卫生部、国家食品药品监督管理局等部门,积极促进"看病贵、看病难"问题的解决而提供的质优价廉的药品。

5. 进口药的说明书大多数用英文。表示失效期的英文常用以下几种:Expixydate;Exp. date;Expirationdate;Expiring;Usebefore。即药品只能使用到标明日期之前的最后一天。表示有效期的英文常用以下几种:Storagelife;Stability;Validity;Duration。

6. 要注意年月日的写法,通常阿拉伯数字倒过来写,年放在最后。药品包装上 1～12 月依次为:Jan、Feb、Mar、Apr、May、Jun、Jul、Aug、Sep、Oct、Nov、Dec。例如:Exp. Date:Nov2009,表示失效期是 2009 年 11 月,药品可使用到 2009 年 10 月 31 日止。

# 第七节 特殊人群的药物治疗

## 一、老年人用药

年龄的增长常常伴随着器官功能的减退,而这些器官能显著地影响药物的分布及清除,改变药物的治疗效应和毒性反应。脂肪、非脂肪组织和水的比率随着年龄的变化而逐渐发生变化,机体总的体重及去脂肪的体重逐渐减少,脂肪的比率逐渐增加。机体组成变化导致了药物在体内的浓度及分布的不同。由于老年人相对的无脂肪组织较少,所以很多药物都停留在血液中。这些变化可能导致老年人用药剂量的改变,或导致常见的不良反应,或导致依从性问题等。

【失误防范要点】

1. 注意老年人胃肠功能变化对用药的影响。老年人由于胃酸分泌的减少,胃肠活动功能的减退,导致胃的排空率下降及小肠的蠕动减慢,致使老年人对药物的吸收较差。

2. 注意老年人肝功能变化对用药的影响。肝代谢某些药物的能力随着年龄的增长而减退。这是由于流入肝的血流减少所致。而引起血流减少的原因主要是由于随着年龄的增长,心排血能力的下降及某些肝药酶活性的下降。减退的肝功能可能使得血液中药物浓度过高而引发强烈的药物作用,使药物在血液中停留时间过长而导致药物作用时间的延长以及药物毒副作用增加。

3. 注意老年人肾功能变化对用药的影响。尽管老年人的肾功能通常可以满足排除机体的废物及多余水分的要求,但是清除某些药物的能力却下降了 50% 或者更多。很多老年人的常用药主要是通过肾排泄,如果不根据肾功能调整给药剂量,常常会出现药物毒性反应。可根据血尿素氮和肌酐的检测结果,调整药物的剂量以达到安全有效的治疗目的。

4. 老年人由于疾病的影响或长期的生理功能紊乱等因素,会显著地增加药物的不良反应、毒性反应和顺应性差的发生率。老年人给药时必须特别注意这些变化的影响。

5. 老年人服用较大的药物剂量时,由于其顺应性差及生理上的变化,使得药物的不良反应通常是年轻人的 2 倍。药物不良反应的前兆症状如昏迷、虚弱、嗜睡等,常归结于年老或疾病的影响。如果某种药物的不良反应没有被及时发现,则患者在继续服用此药的同时,还得接受药物不良反应引起的不必要的并发症治疗,导致不合理的用药和过度用药。尽管任何药物疗法都会产生不良反应,但绝大多数在老年人身上发生的严重并发症是由于相对少数的药物引起的。

6. 注意利尿药的毒性。由于机体的体液随着年龄的增长而减少,常规剂量的排钾利尿药,如氢氯噻嗪和呋塞米,在老年人可能会导致体液的流失甚至脱水。这些利尿药可能减少体内的钾,导致患者身体虚弱,使得既往存在的痛风和糖尿病病情更加复杂。

7. 注意抗高血压药的毒性。许多老年人在使用抗高血压药物时,会出现头晕眼花或晕厥症状,部分归因动脉粥样硬化和血管的弹性减小。如果抗高血压药降压过快,导致没有足够的血流供应大脑,可引起头晕、晕厥,甚至脑卒中。因此,必须根据个体情况来仔细调整每个人应用抗高血压药物的剂量。对于老年人,过于激进的抗高血压药物疗法所产生的不良反应要比药物本身的作用多。尽管把血压降到 135/90mmHg 是合理的,但降压速度应缓慢。

8. 注意地高辛的毒性。当肾功能下降时,地高辛在血液中的浓度可以达到一个足以产生毒性的水平,导致恶心、呕吐、腹泻甚至严重的心律失常。应监测患者的血药浓度并观察出现毒性反应的早期征兆,如食欲下降、意识错乱或者出现抑郁等。

9. 注意皮质激素的毒性。老年人用皮质激素可能产生两种不良反应,其一是短期应用时所产生的,包括液体潴留和精神上的不稳定,出现包括从轻微的欣快感到严重的精神反应;其二是长期应用时产生的,如骨质疏松。

10. 注意抗凝药物的作用。老年人用抗凝药物时会增加出血的危险,特别是当抗凝药物与非甾体类抗炎药一起服用时,这种危险性就更大。

11. 注意催眠药的毒性。镇静药或催眠药,如氟西泮,可能会导致过量的镇静作用或导致宿醉。对于老年人,此类药物的用量应减少。同时注意酒精可以增强催眠药的抑制作用。

12. 注意老年人用药的依从性。老年人对给药方法接受力差,大约有 1/3 的患者不能按照医生的处方来正确用药。表现为不按正确的剂量服药,或不按正确的时间服药,或过早地停药,或将分次服用的药一顿服下。不同老年人可能有着不同的服用方法,因此,易导致服用过量。应耐心地说明用药方法并协助老年人正确地服药。

# 二、儿 童 用 药

儿童的年龄、体重、靶器官的发育程度都能对药物的作用产生影响。为了确保最佳的药物疗效和最大限度地减少药物的不良反应,对儿科患者用药时应考虑多种影响因素。

【失误防范要点】

1. 新生儿胃液的 pH 呈中性或是轻度酸性,婴儿时期酸度逐渐增加,与药物吸收有直接关系。各种不同的婴儿药方和牛奶产品都能增加胃液的 pH,从而妨碍酸性药物的吸收。在对儿童用口服药时,如果可能的话,最好空腹给药。儿童相对薄的皮肤能增加局部药物的吸收。

2. 由于儿童的体内液体占较大的比率,所以药物在体内的分布容积也相对增大。由于脂肪的比重会随着年龄的增长而增大,故脂溶性的药物在儿童体内的分布容积不如成年人,因此,应注意药物的脂溶性与水溶性对儿童用药剂量的区别。

3. 儿童处于发育状态,其吸收、分布、代谢及排泄系统均会对药物的剂量产生影响。为了确保达到最佳的药物效果及减少药物的不良反应,在对儿童用药时,应考虑多种影响因素。

4. 在计算小儿的用药剂量时,不能使用成年人用药量的计算公式。儿科用药剂量的计算应建立在体重(mg/kg)或体表面积(mg/m)的基础上。

5. 定期对药物的剂量进行再评估,以保证药物的调整与儿童的发育状况相符。对于早产儿和足月儿应该用体重来衡量用药量。

6. 应取得详细的母体用药史,包括处方药与非处方药,在妊娠期间服用的药物、维生素、植物药或其他营养食品。乳汁中的药物同样能对以母乳喂养的婴儿产生不良反应。对正在用母乳喂养的母亲开处方时,要考虑到该药可能对小儿的影响。

7. 母亲用磺胺类药治疗尿道感染时,乳汁中的药物可以在游离胆红素低于正常浓度的情况下,引发胎儿的脑核性黄疸。同样,异烟肼在乳汁中也有很高的浓度,由于这种药是经由肝脏代谢的,而小儿的肝药酶代谢系统未发育成熟,不能代谢这种药物,一旦这种药进入小儿体内将有可能对中枢神经系统产生毒性。

8. 儿童口服药物时最好用液体制剂。为了精确,可用口服注射器计算给药量。服药时抬高患儿的头部以避免对药物的抽吸,同时压住下颌以防窒息。

9. 不要将药物与食物混在一起。如果某种药物只有片剂的形式,在不影响药效的前提下应碾碎并与配伍的糖浆混在一起服用。牛奶和奶制品可干扰药物的吸收,故不宜用作服药。

10. 儿童采用静脉输液通道给药多选择外周静脉和头皮静脉,头皮静脉最为安全,因为留置针不容易移动,但应剃除留置针周围区域的头发,以便操作及观察。留置针局部渗出的液体也可能造成暂时的毁容,应加以防备。

11. 外周静脉给药时应保护好穿刺点,进行局部固定,防止留置针或导管移动,避免药液漏出血管外。给药过程中,应加强巡视,监测给药的速度及有无不良反应等。

12. 婴幼儿脆弱的心肺系统不能承受过高的静脉给药量,且有些药物必须低流速给药。应尽可能采用可控的方式来输入一定量的液体,如使用注射泵、输液泵等流量控制仪。

13. 儿童肌内注射给药应注意根据年龄选择不同注射部位。通常小于 2 岁的儿童注射部位选用股外侧肌;2 岁以上的儿童则选用臀中肌。根据患儿年龄的大小、肌肉的数量、营养状况和药物的黏度来选择针头的型号。

14. 儿童采用局部用药如滴耳液时,要注意保持滴耳液温度与室温一致,以免因过低的温度使滴耳产生一定程度的疼痛、眩晕等。

15. 局部用皮质激素类药应慎重,儿童如果长期用类固醇类激素将会导致生长发育迟缓。在会阴部用皮质激素类药时,应注意是否使用塑料或橡胶材质的尿布,此类不透气材质的用品会导致全身的吸收增加,应避免意外情况的发生。

16. 儿童应用吸入剂时需格外注意,年幼的患儿避免用吸入剂,因其用药时很难取得配合。对大龄患儿,应在用药前做好解释,指导用药方法。如果患儿不能正确掌握吸入剂的使用方法,则不宜勉强。

17. 儿童用静脉营养时需加强监测。早产儿、烧伤或大面积创伤、难以控制的腹泻、吸收不良综合征、胃肠功能紊乱、情绪异常(如神经性厌食)等情况下多给予脂肪乳剂。脂肪(组成脂肪乳剂的 10%～20%)既能够外周给药也可以中心给药,但儿童代谢脂肪能力有限,尤其是患有肝病的婴幼儿不能有效代谢脂肪;脂肪溶剂可能会减少氧的灌注,对原有肺疾病的儿童产生不良的影响;脂肪酸可置换血浆结合胆红素,使血浆中非结合胆红素升高,增大诱发核黄疸的危险;脂肪酸干扰胆红素浓度的测定,使测得的浓度偏高。为了避免这些并发症的发生,在注射脂肪乳剂后 4h 内应抽血化验；如果注射后超过 24h 抽取血标本，则血标本应在化验之前进行离心。

### 三、妊娠、哺乳期用药

在妊娠的两个阶段里，即前 3 个月和第 6 个月至第 9 个月，胎儿最脆弱，母体的药物很容易对其造成伤害。在此阶段服用任何药物都必须十分谨慎。

【失误防范要点】

1. 对生育年龄的妇女用药时，先问清其最后一次月经的时间以及是否怀孕，如果这种药物是已知的致畸因子（如异维 A 酸），一般药品说明书会标出警示，提示生育年龄的女性应避免服用。

2. 指导孕妇在妊娠前 3 个月及第 6～9 个月，不要擅自服用任何药物，除非这些药物对于维持妊娠或孕妇的健康是必要的。

3. 药物引发胎儿畸形的最敏感时期是妊娠前 3 个月，因为此时正是胎儿器官分化的时候。在这段时间，任何药物，特别是划归于 A 类或 B 类的药物，如果不是用于抢救孕妇生命，都不能应用。

4. 在妊娠的最后 3 个月，药物只有在完全必须的情况下才能使用。因为胎儿与母体分离后，必须依靠自身的代谢系统来清除残留在体内的药物，但是此时胎儿的解毒系统尚未发育完全，任何残留的药物都可能对胎儿造成危害。

5. 在妊娠期广泛应用的药物中，用于局部的药物同样值得注意，很多局部用药可以被大量地吸收，从而危害到胎儿。

6. 当孕妇需要用药时，必须尽可能用最安全的药物，尽可能使用最小的剂量，以减少药物对胎儿的危害。

7. 指导孕妇在服用任何药物之前都应该进行咨询，在医务人员指导下安全用药。

8. 为了保护孩子，用母乳喂养的母亲应该避免服用任何药物。如果确实需要使用某种药物，应先咨询医生，以保证使用最安全的药物和最小的治疗剂量。

9. 哺乳期服用的绝大多数药物都会出现在乳汁中。通常，在服药后很短的时间内，血药浓度的升高也会导致乳汁中药物浓度的升高。因此母亲喂奶时间应在服药之前而不是在服药后。少数例外情况应得到医生的允许。

10. 哺乳期如果必须服用四环素、氯霉素、磺胺类药物（在产后的 2 周内）、抗凝血药、含碘类药和抗肿瘤药时，母乳喂养应暂时停止。

## 第八节　口服给药法

口服给药是指药物口服后经过胃肠道吸收入血循环，起到局部或全身治疗作用的方法。口服给药法是最常用、最方便、最安全的给药技术，但因吸收较慢，故不适于急救、意识不清、呕吐不止、禁食等患者。不正确的给药可直接影响药效的发挥，并可能导致患者发生药物不良反应，甚至带来意想不到的危险。

# 一、取　药

**【失误防范要点】**

1. 取药前,护士应洗手、戴口罩,选择适宜的给药用具并放在妥当的位置。

2. 固体药(片、丸、胶囊等)应以专用药勺取药,不可随意拿取使用,更不可直接用手抓取。

3. 取用液体药前应先将药液摇匀,倒药液时避免污染瓶签。不同水剂药应分别倒入不同药杯内。

4. 药液不足 1ml 时,须用滴管吸取(1ml 以 15 滴计算)。若药液不宜稀释时,可将药液滴于饼干或面包上,嘱患者及时服下。

5. 油剂溶液或按滴数计算的药液,可先在杯内加入少量温开水,以免药液附着杯上,影响服下的剂量。

6. 患者的个人专用药,应注意药袋上的姓名、药名、剂量,防止差错。专用药不可借用于另一患者。

# 二、发　药

**【失误防范要点】**

1. 发药前,应了解患者的有关情况,如做特殊检查、手术等必须禁食者暂时不发药,并做好交接班。

2. 口服给药时要严格查对,督促服药。按规定时间将口服药送到患者处,如抗高血压药物应在患者清晨起床后立即服用;口服降糖药磺酰脲类应在餐前 30min 服用。

3. 发药前应再次核对医嘱单,并呼唤患者床号、姓名,准确地听到回答无误后再给药。对老、弱、小儿及危重等不能自行服药的患者,应协助服药,避免用药差错。

4. 同一患者的药物应一次取出药盘,不同患者的药物不可同时取出,以免发生错误。患者提出疑问时,要认真听取,重新核对,确认无误耐心解释后,再给患者服下。

5. 发药时,备好温度适宜的开水,待患者服下后方可离开,特别是麻醉药、抗肿瘤药、催眠药等。如患者不在或因故不能当时服药者,应将药物带回保管并交班。

6. 指导并协助患者用足量的水(200～300ml)送服,不可干吞,以免药物黏附于食管壁,对食管造成损害;卧床患者应先扶其坐起来再服药,不要躺在床上服;服药后保持坐姿几分钟再躺下,以便药物完全进入胃内;老年人或进食容易卡在咽喉部的患者服药时应特别注意。

7. 指导患者按药物的性能正确服药。

(1)对牙齿有腐蚀作用或使牙齿染色的药物,可用饮水管吸入,避免药液与牙齿接触,服药后漱口。如稀盐酸溶液、铁剂糖浆等。

(2)服用铁剂时忌饮茶,以免与茶叶中的鞣酸结合,形成难溶性铁盐,妨碍铁剂的吸收。

(3)止咳糖浆对呼吸道黏膜起安抚作用,服后暂不饮水,以免冲淡药物而降低疗效。若同时服用多种药,则应最后服用止咳糖浆。

(4)磺胺药和发汗药服后应多饮水。前者由肾排出,尿少时易析出结晶,引起肾小管堵塞;后者起发汗降温作用,多饮水可增强药物疗效。

（5）健胃药应在饭前服，因其刺激味觉感受器，使消化液分泌增多，可增加食欲。

（6）助消化药和对胃黏膜有刺激性的药物应在饭后服，以便药物和食物均匀混合，有利于食物消化或减少药物对胃壁的刺激。

（7）服用强心苷类药前应测脉率和脉律（或心率和心律），如脉率少于 60/min，或节律异常时，应停服药物并报告医生。

8. 服用不同药物时的饮水量有别，不适量会对身体造成伤害。指导患者按不同药物的特点正确掌握饮水量。

（1）一般情况下，服药时多喝水除能减少药物对食道的刺激外，还可加速药物在胃肠道的溶解、稀释，减少胃酸对药物的破坏作用。

（2）服用治疗胃溃疡的药物时，只需用水将药物送服进去即可，不可多喝水。如硫糖铝、氢氧化铝凝胶多被制成混悬剂，进入胃中会变成无数不溶解的细小颗粒，像粉末一样覆盖在受损的胃黏膜表面。短时间内大量喝水，会使覆盖在受损胃黏膜上的药物颗粒减少，破坏刚刚形成的保护膜，使受损胃黏膜重新暴露在腐蚀性的胃酸中，失去治疗作用。故服用此类药物后一般半小时内不宜喝水。

（3）止咳糖浆、甘草合剂等止咳药物较黏稠，服用后药物会黏附在咽部，直接作用于病变部位，从而起到消炎作用。如果饮入过多的水，会将咽部药物的有效成分冲掉，使局部药物浓度降低。舌下含化药服后不宜饮水。

（4）患有慢性肾炎、高血压及各种原因引起的水肿患者，服药时也不宜多喝水。有的药物甚至只需直接嚼碎吞服，无需喝水。

9. 胶囊制剂由药物微粒装入胶囊制成，分为硬胶囊和软胶囊两种，大都对胃黏膜和食道有刺激作用，或者易被消化液分解破坏。服用胶囊药时应给予指导。

（1）服用胶囊不应去壳，以免降低药效、使消化道受损伤、药物粉末微粒呛入气管引起咳嗽等。老年患者引起呛咳会带来有一定的危险。

（2）胶囊制剂不能用较热的开水送服。热水送服能使胶囊快速溶化，胶囊外皮极易黏附在喉头或食道上，从而减弱或失去胶囊应有的药理作用。不论服用何种胶囊，以凉开水或温开水送服为宜。

（3）胶囊质量轻，比重小于水，服用时适当低头与水一并咽下，以免仰头吞咽时，水已咽下而胶囊仍停留在口中。

（4）服下胶囊后不宜立即躺下，以便胶囊进入胃内。若喉部有异物感，则提示胶囊尚未吞下，应尽快再次喝水送下。

10. 鼻饲者须将药片研碎、待溶解后，从胃管内灌入，再注少量温开水冲净；如患者突然呕吐，应查明原因，再行处理。

11. 发药后，观察患者服药的治疗效果和不良反应，有异常情况应及时报告医生，酌情处理。

12. 药品贮存和开封后的存放必须严格遵循药品说明书。如易吸潮的药品应存放在密闭的容器中，原包装中的吸湿剂不要丢弃，使用时应在服药前即刻开启，以防止空气中水分的影响；摆药容器或与药品直接接触的任何物品都必须干燥，以防吸收水分导致药品变质。

13. 盛药的容器应保持与药厂生产、包装同样的卫生学标准。对多次使用的摆药容器应在每次摆药前消毒并完全干燥后方可使用。摆药容器应为密闭容器，以防路途中颠簸造成药物混淆。

14. 对特殊工艺制成的剂型应特别注意遵照说明书给药。如缓释片胶囊、控释片胶囊，其机制多种多样，应注意不得随意切割、研磨或拆开胶囊服用。缓控释制剂单片药物剂量一般较普通制剂药物含量高出几倍，经研磨后会破坏缓释结构，使药物成分突然释放，造成血药浓度达高峰，不良反应增加，甚至中毒。

# 三、给中药法

## (一)中药煎服法

中药处方中有些煎法比较特殊的药物，通常在药名下边写有"注脚"，以注明煎服方法，给中药时应注意区别。

【失误防范要点】

1. 煎药一般用沙锅，忌用铁器。药物加冷水至高出药液 3cm 为宜，煎前药材浸泡 10～20min 为好，以利有效成分的提取。

2. 开始用武火煎，待水沸后再以文火煎煮。煎药过程中应随时搅拌。

3. 第一煎 100～200ml，两煎总量 200～300ml，同在一个容器内混匀后，分两次服用。

4. 先煎。介壳类、矿物类、滋补药等，因质坚难熬出味，应打碎先煎 30min 或更长时间，然后再与其他药物合煎。如龟甲、牡蛎、鳖甲等。泥沙多及质轻量大的植物应先煎取汁澄清，然后药汁代水煎其他药，如茅根、灶心土等。生半夏、生附子等有一定毒性，须先煎 10min 再下他药，以减少其毒性。

5. 后下。指气味芳香，借其挥发取效的药，其主要有效成分易因挥发而丢失，一般宜在其他药物先煎 10min 后再将此药加入。煎煮时间不宜过长，煎 4～5min 即可，如薄荷、砂仁、豆蔻等，长时间煎煮会使药效减低。

6. 包煎。对有黏性或粉末状药物，为防止煎后药液浑浊及减少对消化道、咽喉的不良刺激，要用纱布或薄布将药包好，再放入药锅内煎煮，如旋覆花等。

7. 烊化。对胶质、黏性大且易溶的药物，可先单独加温溶化，再加入其他药物，煎好后滤出药汁中微煮或趁热搅拌，使之溶解，以免粘锅煮焦，或黏附他药，影响疗效，如阿胶、饴糖等。

8. 另煎。某些贵重药物，为减少其有效成分的耗损，可先单独煎成药液后，再合并入其余药液内直接服用，如人参等。

9. 冲服。对贵重药物、细料药及用量较少的药物，如三七、羚羊角粉、牛黄等，应研成细粉随其余药物汤剂冲服。

10. 一般每日一剂分为两次服下。两次间隔至少应 4h。小儿酌情增减。药液不可久置，以免变质。

11. 呕吐患者的药物应浓煎，少量多次服用。

12. 中药煎好放温后，常有泥糊样沉淀物，大多是药物间相互化学反应形成的难溶于水的物质，其以微细颗粒状固体悬浮于煎液中，使煎液浑浊。这些物质含有有效成分，能够发挥药力，不应丢弃不喝，可加水搅拌均匀后再服下。

## (二)中药服药时间

中药的服用时间不一，通常根据病情和药性而决定。有的可一天数服，有的可煎汤代茶频服,个别方剂需特殊服。

**【失误防范要点】**

1. **空腹服药** 一般滋补类中药早餐前空腹服易于吸收,因胃及十二指肠内均无食物,所服药物可避免与食物混合,能迅速吸收入肠,充分发挥药效;驱虫类中药应清晨空腹服,药物可迅速达到肠腔,作用于虫体,发挥驱虫、杀虫疗效;逐水类中药常于清晨服用,便于胃肠吸收,攻逐水液,消水肿等。

2. **饭前服药** 补养调理的中药需饭前服,药入胃后直接作用于胃黏膜,容易被充分吸收;病位在胸膈以下者,中药宜饭前服,药在食前,药力不会被食物阻隔,还可以借助食物使药力直达于下。一般在饭前 0.5～1h 服药。

3. **饭后服药** 多用于对胃有刺激性的中药、胃黏膜疾病及胃功能减弱的患者。药物入胃,因有食物的阻隔而避免了对胃的强烈刺激。某些消食、助消化药应在饭后服;病位在胸膈以上者,宜在饭后服药。药在食后,可缓慢下行而充分发挥药效。通常进餐后 10～20min 服用。

4. **睡前服药** 镇静、催眠、安神、缓泻类中药宜在睡前 30～60min 服用。

5. **酌情服药** 治疗女性月经病的中药,宜在月经前期 2～3d 提前开始服药;治疗疟疾的中药,需在发作之前 2～3h 服用;解表发汗药宜在发热之前 0.5～1h 服用。急性病不拘时服;慢性病应定时服。根据病情,有的中药可一天数服,有的可煎汤代茶频服。

**(三)中药服药剂量**

汤剂一般每天 1 剂,分 2 次或 3 次服。慢性病也可 1 剂 2 天服,或隔日 1 剂。病情严重,如急性病、高热等,亦可每天服 2 剂或 3 剂。如系丸、散、膏、酒等,应定时服用。应用发汗、泻下药时,一般以中病即止,不必尽剂,以免汗下太过,损伤正气。

**(四)中药服药温度**

一般汤药多宜温服。寒证用热药,宜于热服;辛温发汗解表药用于外感风寒表实证,不仅药宜热服,服药后还需要加盖衣被。热病用寒药,如热在胃肠,患者欲冷饮者,药可凉服;如热在其他脏腑,患者不欲冷饮者,寒药仍以温服为宜。有些药热服易引起呕吐,则宜冷服。

**(五)中成药的不良反应**

1. **剂量过大** 一般说来,用药剂量大,药物的作用就比较强烈,出现不良反应的机会就增加。这是导致不良反应的重要原因。用药不能以为剂量大治疗效果就好而盲目加大剂量,即使是中医药文献没有毒性记载的所谓"无毒"成药或补养性成药,由于药物都有偏性,盲目多用,也会出现不良反应,有时甚至造成中毒。

2. **用药时间过长** 由于药物偏性的作用,可能损伤人体的某个部位,或因长期服用,药物在体内逐渐积累,如同时用药剂量过大,也会出现不良反应。慢性病患者需要长期服药治疗,应当注意观察病情,得到医生的指导,避免用药时间过长。

3. **炮制不当或制药工艺不当** 炮制的目的之一是减少不良反应,如原药炮制不当,或制备成药时加工工艺不符合要求,也可能导致不良反应。

4. **过敏体质** 过敏是人体对某些抗原物质所呈现的剧烈特异反应。过敏反应多与患者的过敏体质有关,而与剂量大小关系不大。

### （六）术前需停用的中药

围术期服用中草药的患者在接受手术时，中草药中的某些成分可能会与麻醉药或其他药物发生有害的拮抗性作用。应在手术前对患者情况进行评估，注意询问并记录服用中草药史，以确保手术患者的安全。

1. 麻黄　其药理作用包括减轻体重，增加机体耗氧量，直接或间接兴奋交感神经。若与单胺氧化酶抑制药合用，则会引起血管收缩、血栓形成、卒中、室性心律失常、抽搐等致命性的不良反应。患者须在手术前24h停止服用含麻黄的中药。

2. 大蒜　用于降低血清总胆固醇。若在围术期使用，会增加出血倾向，并增强其他抗血小板聚集药物的作用。须在手术前7d停止服用。

3. 银杏叶　其药理作用包括改善痴呆患者认知能力，调节微循环，拮抗血小板活化因子，调节血管舒缩，清除活性氧自由基等。在围术期主要禁用于有出血倾向的患者。须在手术前36h停止服药。

4. 高丽参　可增强体能，降低血糖，拮抗血小板聚集。在围术期若与华法林合用，则会引发出血；若用于禁食的患者，则会造成低血糖。须在手术前7d停止服用。

5. 藤黄　该药对单胺氧化酶的抑制作用尚未完全证实，但可以用于治疗抑郁症。若在围术期使用，则会诱导产生5-羟色胺分泌。须在手术前5d停止服用。

## 四、服药期间饮食调理

某些药物在服用过程中可出现不良反应，恰当地进行饮食调理，可有效地预防及减轻药物的不良反应。

【失误防范要点】

1. 降血压类药物　高血压患者服用氢氯噻嗪、复方降压片等降血压药物时，能使体内的钾离子从尿中大量排泄，引起电解质紊乱。饮食可增加冬瓜、土豆或饭后食苹果、梨等含钾量高的食物，可有效预防低血钾。

2. 氨基糖苷类药物　此类药物如庆大霉素、新霉素、卡那霉素、链霉素等，其药物性质均为弱碱性，服用过程中应多进食牛奶、菠菜、黄瓜等偏碱性食物，以保持尿液呈碱性，使药物容易被吸收，从而提高血药浓度，增强杀菌效果。

3. 磺胺类药物　此类药物包括磺胺嘧啶、磺胺甲基异噁唑、复方磺胺甲噁唑等，进入体内的药物代谢产物乙酰化合物容易在酸性尿中析出结晶，出现结晶尿、血尿、尿闭等症状，饮食应注意多吃偏碱性食物或小苏打饮料，以降低尿液的酸度。

4. 抗贫血类药物　硫酸亚铁是治疗缺铁性贫血的有效药物，服用时如能进食含维生素C的蔬菜、水果，可防止二价铁被氧化成三价铁，有利铁离子的吸收。

5. 酶制剂类药物　服用胃蛋白酶时应多食酸性果汁及酸性食品。胰功能障碍及糖尿病患者服用胰酶时，配餐要多吃苏打饼干或小苏打饮料，使消化道酸碱度保持在中性或弱碱性环境，有利药物充分发挥作用。

6. 皮质激素类药物　由于皮质激素类药物能促进蛋白质分解和抑制蛋白质合成，容易发生肌肉萎缩等不良反应，故应注意补充高蛋白饮食，少吃或不吃甜食或含糖饮料。

# 第九节　滴入给药法

滴入给药是将药液滴入眼、耳、鼻、气管等处,以达到局部或全身的治疗作用,或作某些诊断检查的方法。

## 一、眼滴药法

**【失误防范要点】**

1. 严格执行查对制度。滴药前操作者洗净双手,用干棉球轻轻拭去患者眼部分泌物,并吸干眼泪。

2. 角膜为眼结构中最敏感的部位,故不可将药液直接滴于角膜上,分开患者眼睑后,嘱其向上看,将药液滴入结膜下穹窿中央。

3. 操作者手持滴药瓶时,应以小指固定于患者前额上,以免滴瓶晃动而刺伤患者的眼睛。易沉淀的混悬液应摇匀后再滴,以免影响药效。

4. 正常结膜囊容量为 0.02ml,故滴入药液 1～2 滴即可,以免药液外溢。药液滴入眼外角后,提起上眼睑覆盖眼球,闭眼 2～3min,并以干棉球压迫泪囊部。

5. 滴药瓶瓶口与患者眼距离不可过远,以免药液滴下时压力过大;亦不可过近,以免滴管触及患者眼睛而造成污染。通常滴药瓶瓶口距眼部 2～3cm 并呈 45°斜角。

6. 滴药后,以干棉球拭去患者眼部外溢的药水,并用棉球压迫泪囊区 2～3min,以免药液经泪囊流至鼻腔被吸收。

7. 滴眼药时先滴健侧或病情轻的一侧,再滴另一侧,以免交叉感染;滴双眼时,一般先滴右眼后滴左眼,以免漏滴。

8. 若眼药水与眼药膏同用时,应先滴眼药水后涂眼药膏。若数种药物同用时,必须间隔 3～5min,并先滴刺激性弱的药,后滴刺激性强的药。

9. 涂眼药膏者应将眼药膏挤入下穹窿部约 1cm 长度,然后以旋转方式将药膏膏体离断。滴用荧光素时,应以玻璃棒蘸取滴于下眼睑,以免药液外溢污染面部及衣服。

10. 滴入有毒性的药液如散瞳、缩瞳、表面麻醉药等,滴后应压迫泪囊部 2～3min,以免药液经泪囊流至鼻腔被吸收而引起全身反应。

11. 对角膜溃疡、眼外伤、眼手术后患者,药液切勿直接滴在角膜上;操作时切勿加压于眼球。

12. 注意药物过敏及药物间的化学反应,如用汞剂时忌用碘制剂,因碘化汞对眼有刺激;银制剂不可久用,以防银质沉着症。不稳定药液要新鲜配制,加以冷藏,以保证药效。

## 二、鼻滴药法

鼻滴药法是将药液滴入鼻内达到治疗的方法。

**【失误防范要点】**

1. 滴药前应先排出鼻腔分泌物,并清洁鼻腔。

2. 患者取仰头位并在肩下垫枕,头垂直后仰或头悬垂于床缘,使外耳道口和颊部联线与地面垂直,前鼻孔向上,拉开鼻尖使鼻孔扩张。

3. 采用滴管滴药时,滴管不可触及鼻孔,以免污染。每侧鼻孔滴药 2～3 滴,嘱患者头部轻轻向两侧摆动,或用手指轻压鼻翼,使药液均匀分布在鼻腔黏膜上,保持原姿势 2～3min。

4. 伴有高血压的患者适用于侧头位。侧头位时嘱患者卧向患侧,肩下垫枕,使头偏向患侧并下垂。也可采用半坐卧位,头部轮流向两侧肩部倾斜,药液即可滴入向下倾的鼻腔。

## 三、耳滴药法

耳滴药是将药液滴入耳内达到治疗的方法。用于治疗各种外耳道感染、耵聍栓塞和化脓性中耳炎等。

**【失误防范要点】**

1. 嘱患者侧卧,患耳向上。滴药前用小棉签清洁耳道。

2. 操作者手持消毒棉球轻拉患者耳廓,成年人应向上向后轻提耳廓,3 岁以下小儿则向下向后轻拉耳垂,使耳道变直。

3. 应固定好患者头部,以防其体位移动使滴管不慎插入耳道而造成损伤。

4. 勿将药液直接滴在耳膜上,应将药液自外耳孔顺耳后壁缓缓滴入 3～5 滴,并轻提耳廓或在耳屏上加压,使气体排出,药液易于流入。

5. 滴药后用消毒棉球塞入外耳道口,保持原卧位 3～5min。若两耳均需滴药时,应在一侧滴入数分钟后再滴另一侧。

6. 若系昆虫类异物进入耳道,可选用油类药液。

7. 软化耵聍者,滴入药量以不溢出耳道为度。滴药后会出现耳部发胀不适,应向患者做好解释。两侧均有耵聍者不宜同时进行。

8. 药液的温度以近似体温为宜。在温度较低环境下使用滴耳剂时,可先设法提升药液温度,以免因滴耳液温度过低,打破内耳的温度平衡,使内耳前庭器官受冷刺激而产生一定程度的疼痛,甚至引起眩晕、恶心。

9. 如患者中耳炎鼓膜穿孔,滴药前应彻底清洗外耳道及中耳腔内的脓液及分泌物,使用的冲洗液应加温。冲洗后用消毒干棉签拭净外耳道内的脓液,然后再滴药。

10. 中耳炎滴药时应使药液沿外耳道壁缓慢流入耳内。滴药后应保持原体位 3～5min,并用手指轻压耳屏数次,使药液经鼓膜穿孔处流入中耳。

11. 外伤性鼓膜穿孔急性期患者禁用任何水样液体滴耳,以免影响鼓膜伤口的愈合。

## 四、气管滴药法

气管滴药用于气管切开、气管插管术后,是临床上常用的救治呼吸道梗阻患者的重要措施之一。气管切开后气道失去湿化作用,分泌物干结,排痰不畅,影响正常的呼吸功能,易造成病原菌侵入,肺部感染率随气道湿化程度的降低而升高。充分湿化气道是保持气管切开术后呼吸道通畅和防止肺部感染的关键之一。临床上常采用间歇气管内直接滴药,持续湿化液滴入以利于保持呼吸道的正常功能,避免在气管口滴液及覆盖湿纱布等造成不安全因素。持续湿化液滴入可产生较强的湿化作用,且操作方便,不易污染。

【失误防范要点】

1. 患者宜低坡卧位或半卧位,每 2～3 小时翻身叩背 1 次。

2. 注意无菌操作,湿化液每日更换 1 次,湿化装置每日更换消毒 1 次。

3. 持续湿化可导致加湿过度,应密切观察病情变化。若患者出现咳嗽、痰鸣、$SpO_2$ 下降应及时吸痰,避免盲目吸痰造成气道黏膜损伤。

4. 保证充足的液体入量:呼吸道湿化必须以患者全身不失水为前提,若机体液体入量不足,即使进行呼吸道湿化,呼吸道仍会处于失水状态。

5. 气道滴入湿化液沿气管内壁缓慢匀速滴入,每分钟 4～6 滴,避免在患者咳嗽时滴药,以免呛咳及浪费药液。

6. 采用输液器持续湿化时,根据患者具体情况将速度控制在 4～6ml/min,使湿化液匀速、缓慢而持续地注入呼吸道,以达到有效湿化的功能。

7. 注意观察气道湿化的效果,及时调整湿化液滴入气道的量及次数。湿化不足会使分泌物黏稠,可见结痂或黏液块咳出,易造成吸引困难;若湿化过度会使分泌物过分稀薄、咳嗽频繁、需要不断吸引,可导致患者烦躁不安,加重发绀。

8. 对于湿化不足者应加强湿化,增加湿化液滴入的量或缩短间隙时间;对于湿化过度者,每次滴入的液体量应酌情减少,以免呼吸道水分过多而影响患者的呼吸功能。

9. 滴药或注入湿化液后,应在气管套管的表面用消毒的湿纱布覆盖,以起到湿化干燥的气体、防止灰尘和异物坠入气道的作用。注意时刻保持覆盖纱布的湿度。

# 第十节　其他途径或特殊剂型给药法

## 一、超声雾化吸入法

超声雾化吸入是应用超声波声能,使药液变成细微的气雾由呼吸道吸入的方法。其原理:当超声波发生器输出高频电能,使水槽底部晶体换能器发生超声波声能,声能震动了雾化罐底部的透声膜,作用于雾化罐内的液体,破坏了药液表面张力和惯性,使药液成为微细的雾滴,通过导管随患者吸气而进入呼吸道,达到湿化气道,消炎,镇咳,祛痰,解除支气管痉挛,改善通气功能,预防及治疗呼吸道感染的目的。特点是雾量大小可以调节,雾滴小而均匀,感觉温暖、舒适,药液可被吸入到终末细支气管和肺泡。

【失误防范要点】

1. 使用前检查超声雾化器各部分有无松动、脱落等异常情况,机器与雾化罐编号是否一致,确保性能良好,连接正确。使用期间注意仪器的保养与维修。

2. 水槽底部的晶体换能器和雾化罐底部的透声膜薄而质脆,易破碎,安放时动作要轻,不能用力过猛,以免破损。

3. 接通电源后,调整定时开关至所需时间,开电源开关,指示灯亮后,预热 3～5min,再将调节旋钮开至所需雾化量。

4. 水槽和雾化罐内应加入冷蒸馏水,液面高度要浸没雾化罐底的透声膜。切忌加入温水、热水或生理盐水,以免损坏仪器。

5. 水槽内无足够的冷水及雾化罐内无液体时不可开机,以免损坏机器。使用中注意测量水槽内温度,如超过 60℃时应调换冷蒸馏水,换水时要关闭机器。

6. 治疗过程中如发现雾化罐内液量过少,影响正常雾化时,需增加药量,但不必关机,直接从雾化罐盖上小孔内添加药液即可。水槽盖应旋紧。

7. 根据需要调节雾量,一般分为 3 档。大档雾量 3ml/min,中档雾量 2ml/min,小档雾量 1ml/min。一般选用中档。

8. 应指导患者吸气时将面罩覆盖于口鼻处,呼气时启开;或协助患者将“口含嘴”放入口中,嘱其紧闭口唇深吸气。

9. 雾化吸入过程中注意观察患者有无不良反应发生,如剧烈咳嗽、胸闷不适等。若患者不能耐受,应暂停雾化吸入。

10. 雾化治疗后观察患者痰液排出是否困难,若痰液不易咳出应予以拍背协助痰液排出,必要时吸痰。注意咯血、肋骨骨折等患者禁忌行背部叩击或胸壁振动排痰。

11. 一般每次雾化时间为 15～20min 为宜。治疗毕,先关雾化开关,再关电源开关,以免电子管损坏。若连续使用,中间须间隔 30min。

12. 注意消毒隔离,每次雾化完毕,须将雾化罐和“口含嘴”进行消毒灭菌处理后备用。

13. 护士应对患者及其家属进行雾化吸入治疗知识的培训,护患共同参与对雾化吸入技巧和要领的掌握,以提高雾化吸入治疗的效果。

14. 应掌握适应证,避免加重病情或发生意外。治疗过程中和治疗后注意观察患者的反应。遵循个体化原则,根据患者的具体情况采取不同的护理干预方法。

# 二、氧气雾化吸入法

氧气雾化吸入法是利用高速氧气气流,使药液形成雾状,随吸气进入患者呼吸道的方法。可达到湿化气道、稀释痰液、解除支气管痉挛、减轻咳嗽及改善通气功能、预防和治疗呼吸道感染的目的。

【失误防范要点】

1. 向患者介绍氧气雾化器的作用原理并教会其正确的使用方法,指导患者掌握深呼吸、配合雾化的方法。

2. 使用前检查雾化器连接气源端是否漏气,如漏气则不能使用。

3. 正确使用供氧装置,注意用氧安全,室内避免火源。治疗过程中,注意观察吸氧装置有无漏气、漏水。调节氧气流量 6～8L/min。

4. 遵医嘱抽吸药液,用蒸馏水稀释或溶解药物在 5ml 以内,注入雾化器药杯内。氧气湿化瓶内勿放水,以免进入雾化器内的水使药液稀释。

5. 行雾化吸入前,嘱患者漱口以清洁口腔,并取舒适体位。向患者做好解释,以取得合作。初次接受此治疗者,应教给患者使用方法,以使药物充分达至支气管和肺部,确保治疗效果。

6. 指导患者手持雾化器,将口含嘴放入口中,均匀地用口吸气,用鼻呼气;观察患者对雾量是否耐受,必要时给予适当的调整。

7. 治疗过程中,若患者感到疲劳,可休息片刻再进行吸入,直至药液喷完为止。一般 10～15min 即可将 5ml 药液雾化完毕。

8. 治疗完毕,取下雾化器,关闭氧气流量开关。擦干患者面部,协助舒适卧位。雾化器须清洗、擦干,消毒灭菌后备用。

9. 在氧气雾化吸入过程中,注意严禁接触烟火及易燃品,以保证安全。

10. 行雾化吸入之前,询问患者有无药物过敏史。雾化吸入药物在使用过程中会出现过敏反应,如哮喘或原有的哮喘加重;全身可出现过敏性红斑并伴有寒战等。患者出现临床症状时,应立即中止雾化吸入,报告医生,及时处理,并做好记录。

## 三、气雾剂给药法

气雾剂是将药物与抛射剂装入耐压容器中,借用抛射剂的压力将药物以气溶胶形式喷出的一种制剂。其特点是药物可直接到达作用部位,且药物装在容器内不易污染和变质。气雾剂给药常用于哮喘患者的治疗。常用药物有氨溴索、爱全乐、普米克令舒、万托林等。

【失误防范要点】

1. 护士在给予患者气雾剂治疗时,应指导患者熟练掌握喷吸方法,此类药物只有在操作方法得当的情况下才能得到满意疗效。

2. 操作前应协助患者摆好体位,可采取半卧位,全身放松,情绪稳定,平静呼吸。

3. 正确的使用方法如下。移去护盖——连接吸入辅助器——充分振摇——瓶底朝上——垂直握住——深吸气——口部含紧辅吸器——喷药——屏气——缓慢呼气——漱口,并将漱口水吐出。

4. 气雾剂在使用前须充分摇匀。嘱患者一定要将气呼尽后再吸气雾;吸气后要适当的屏气,根据病情适度的屏气,灵活掌握屏气时间,一般 5～10min,或在无不适的感觉下尽量屏气;吐气至残气位,即指不能再吐气为止。

5. 若需再次吸入,两喷之中应间隔 1～2min。操作过程中注意患者的安全。

6. 使用激素类气雾剂时,患者每次用药后必须漱口,以去除口腔中的残留药物。

7. 注意评估者的操作配合并加以指导。观察患者用药后的反应。

## 四、鼻饲给药法

鼻饲是将胃管经鼻腔插入胃内,灌注流质食物、药物和水分,达到治疗目的及供给营养的方法。鼻饲适用于不能由口进食及口服给药的患者,如昏迷、消化道疾病、口腔手术患者以及早产儿、危重婴幼儿,是临床重要的治疗途径之一。

【失误防范要点】

1. 鼻饲患者在给予固体剂型药物时,须将药物充分研碎溶解后方可注入,以免堵塞胃管。一般多采用注射器注入鼻饲管。

2. 注入多种药物时,应将各类药物分别溶解注入,每注入一种药物后即用 5ml 温开水冲洗 1 次,不可将多种药物混合注入,亦不可与食物混合。注意药物间的配伍禁忌。

3. 药物研磨后减少了片剂、胶囊在体内的崩解过程,药物溶解和吸收的速度也会因药物粒径变小而加快,与普通口服药相比,起效时间和血药浓度达高峰时间都有所提前,给药后应注意观察患者的反应。

4. 鼻饲给药应选择常释剂型,不宜使用缓控释制剂,若确无普通片剂替代,可将缓控制剂单次剂量研磨后,分多次给药,以免出现单次给药剂量过大的现象,必要时可进行血药浓度监测。

5. 肠溶制剂药物通常是为了减少药物在胃部的暴露,以减少胃肠道刺激,如红霉素、非甾体抗炎药等,或避免药物被胃酸破坏,如奥美拉唑在胃酸条件下极不稳定,可迅速降解失效。此类药经研磨后肠溶衣被破坏,故鼻饲给药应避免选用该类剂型。

6. 注意观察留置胃管用药后引起的细菌异常繁殖,如西咪替丁、雷尼替丁等能使胃液 pH 改变,细菌易在上消化道内繁殖引起败血症,造成多器官功能不全。

# 五、直肠给药法

直肠给药是采用保留灌肠法自肛门灌入药物,保留在直肠或结肠内,通过肠黏膜吸收,达到治疗的目的。常用于镇静、催眠及治疗肠道感染等。

【失误防范要点】

1. 根据病情选择不同体位,臀部抬高 10cm。慢性细菌性痢疾,病变部位多在直肠或乙状结肠,取左侧卧位;阿米巴痢疾病变多在回盲部,取右侧卧位,以提高疗效。

2. 为保留药液,灌肠时要掌握药液的温度、浓度、流速、压力和溶液的量。选择细肛管,以减少刺激。液面距肛门不超过 30cm。

3. 人体直肠内给药深度一般以 2cm 为宜。肠道抗感染等给药以晚上入睡前灌肠为宜,此时肠道活动减少,药物易于保留吸收,并防止药栓遇热溶解后外流,有利于保证疗效。

4. 药液将要灌完时,注入 5～10ml 温开水,抬高肛管尾端,使管内药液全部流入。灌肠完毕,嘱患者平卧,灌肠药液尽可能保留 1h 以上。

5. 直肠给药时栓剂进入直肠的深浅与药物的吸收程度和速度密切相关。直肠给药部位浅时,药物由直肠下静脉和肛静脉吸收,生物利用度高;而给药部位深时,药物则由直肠上静脉进入肝,经过首过效应会降低其生物利用度。

6. 灌肠过程中,随时注意观察病情变化,如发现患者脉数、面色苍白、腹痛等症状时应立即停止操作并报告医生及时处理。

# 六、控释透皮贴剂给药法

控释透皮贴剂(或透皮药物传递系统)主要指药物从特殊设计的装置释放,通过完整的皮肤,进入全身血液系统的控释给药剂型。与传统的贴剂不同,药物并不是在敷贴局部起作用,而是透过皮肤吸收后发挥全身作用。

【失误防范要点】

1. 护士首先应掌握药膜的使用方法,指导患者正确使用。如芬太尼透皮贴剂,应将其粘贴于躯干或上臂、大腿内侧,而不是局部疼痛的区域。

2. 使用前用温水清洗粘贴部位,待皮肤干燥后启封药膜,用手掌鱼际稍用力向四周粘贴,轻压 30s,使药膜平整,不应有气泡。

3. 每天观察药膜边缘有无松开,若使用中发生脱落现象,应将其固定。用药期间应注意观察皮肤有无发红、瘙痒等症状,保持局部皮肤干燥。给第二个剂量时,应更换部位并撕去前一剂量药膜,以免剂量叠加。

## 七、贴膏药法

膏药学名硬膏,大多做成胶布状,使用方便,是深受患者喜爱的外用药物剂型。膏药附着紧密,作用深透持久,特别适用于顽固、肥厚、部位较深处的疾病。

【失误防范要点】

1. 一般情况下,膏药每天换 1 次,有的甚至半天换 1 次,应根据使用说明书上的药效持续时间来定。

2. 破溃的创面应缩短更换间隔,通常以 5~6h 为宜。两次应用之间还应适度清洗患处,清除黏附在皮肤表面的药垢之后,让皮肤适当休息 1~2h。

3. 长时间贴敷膏药,可影响皮肤呼吸、汗腺和皮脂腺排泄,造成局部温度高、湿度大,代谢废物不能排出,进而刺激局部皮肤,产生瘙痒等不适。

4. 如果两次贴膏药之间不进行局部清洗,不留间隔时间,皮肤得不到适当休息,则膏药中的成分就可能经过汗孔侵入皮肤深处,诱发过敏,引起接触性皮炎,俗称“膏药风”。出现与所贴膏药形状相同、边界清楚的红斑,伴随剧烈的瘙痒,严重时可引起水疱甚至大疱。

5. 出现异常情况时,必须立即揭去膏药,洗净局部。产生红斑时,较轻的部位可遵医嘱外敷具有清热解毒作用的药膏;出现水疱、大疱等严重反应的部位,须及时给予进一步治疗。

## 八、皮肤病外用给药法

皮肤外用给药是常用的给药方法,使用时应根据皮肤损伤的性质和治疗需要,采取不同的用药方法。

【失误防范要点】

1. 若皮肤损伤浅在或药物的透入性强时,可局部涂搽;如果苔藓样变明显,须促进药物深达时,外用软膏后可加塑料膜封包。

2. 对皮肤敏感性强者,要选择温和无刺激性的药物,或先用低浓度,再逐步提高浓度。采用新药或易致敏药物时,可先用于较小面积,如无不良反应再加大面积使用。

3. 指导患者与医护人员密切配合。详细说明使用药物的方法,如用药部位、次数、用量、方法等,如有反应须停药就诊。

4. 注意禁忌证。刺激性强的药物勿用于皮肤薄嫩处;高浓度水杨酸钠及芥子气软膏等不可用于乳房下部、外阴及面部等处;幼儿不可应用。

# 第11章 专科常用药给药技术

药物对机体的作用具有两重性,一方面用药后可以改善机体生理、生化或病理过程,有利于患病个体的康复,防治疾病,起到治疗作用;另一方面用药也可能引起机体生理功能的紊乱或结构改变等,因而对机体不利,给患者带来痛苦和危害,称为不良反应。世界卫生组织对药物不良反应的定义为:"在疾病的预防、诊断、治疗或人体的功能恢复期,药物在常用量时发现的有害且非预期的反应,称为药物不良反应。"护士是给药的直接执行者,为了保证合理、安全给药,促进患者的健康,护士必须了解各种药物的药理知识,及时观察记录所给药物的疗效及患者的反应,及时与医生沟通,确保护理对象用药安全。

## 第一节 化 疗 药

应用化学药物治疗恶性肿瘤的方法称为化学治疗(简称化疗)。随着化疗的迅速发展,抗癌新药的不断涌现,特别是由于细胞力学,药物作用动力学及免疫学方面研究的进展,以及对药物作用机制的亚细胞水平的研究等,关注化疗药物的正确使用已具有重要的临床意义。有些化疗药物对组织有强烈的刺激性,如使用不慎,可引起组织坏死。护士应充分了解化疗药物的作用机制、常规剂量、给药途径、给药顺序及毒副作用,从而预防和早期发现不良反应。

### 一、化疗给药途径与方法

**(一)静脉推注法(静推)**

静脉推注法是用于一般刺激性药物的给药方法。通常以 20ml 溶剂溶解药物后经静脉推注。

【失误防范要点】

1. 药物稀释后,于注射前更换针头,不再进行排气。

2. 注射时速度宜慢,确保针头在静脉内,并随时检查回血情况。

3. 注射完毕抽少量回血,并保持注射器内有一定负压再行拔针,拔针后压迫针眼1~2min。

4. 手背和腕部富于细小的肌腱和韧带,药液一旦外漏造成的损伤极难处理,甚至致残。因此对强刺激性药物,不可在该处注射,宜选用前臂较粗的静脉。

**（二）静脉冲入法（静冲）**

静脉冲入法是用于强刺激药物时，为预防药物外漏，减轻药物对静脉壁刺激的给药方法。

【失误防范要点】

1. 首先选择适宜静脉建立静脉通路，待药液冲入体内后，再恢复至设定滴速（如长春新碱、多柔比星等）。

2. 当采用联合用药时，须防止两种药物相混，一般应间隔 20～30min。

3. 应用氮介时，应注意待输液通畅后再溶解药物，因为氮介稀释后，药物作用时间只有 5～8min，随即氧化而失效，且刺激性增强，因此要求 2～3min 将药液从输液管尾端（加药侧管或三通管）冲入药物，随即冲入葡萄糖溶液。

4. 临床常利用氮介作用时间短的特点，采用半身阻断方法治疗头颈部肿瘤。在静脉给药的同时，压迫腹主动脉暂时阻断其血流，以提高患者上半身药物的浓度，减轻对骨髓的抑制作用。

**（三）静脉滴注法（静滴）**

静脉滴注法用于抗代谢类药物如氟尿嘧啶、甲氨蝶呤、阿糖胞苷等，需将药物稀释后加入液体中静脉滴注注入，以此维持血液中有效药物浓度，通过干扰体内正常代谢，阻断 DNA 的合成，以达到更高的疗效。

【失误防范要点】

1. 根据药性选择适当的化疗药物溶酶。氮介、环磷酰胺、长春地辛、博来霉素、喜树碱、亚胺醌、鬼臼乙叉苷、顺铂等药物，需用生理盐水溶解；甲氨蝶呤、吡柔比星、秋水仙碱、普卡霉素、米托胍腙、卡铂、抗癌锑等药物，需用葡萄糖溶解。

2. 中心静脉置管给药时，应确保留置导管准确地置入血管内。注药过程中询问患者有无痛感、烧灼感或其他不适感觉；观察同侧胸部有无颈静脉怒张、颈部锁骨上区及下肢水肿等。如有异常应考虑是否静脉血栓形成或留置导管脱出等，必须立即停止给药，予以及时处理。

3. 一般滴注 4～8h，或按医嘱准确掌握滴速。其计算公式为：

$$每分钟滴数 = \frac{输液量}{医嘱滴注时数 \times 60min \times 滴管滴数/ml（需经测试）}$$

4. 对于较长时间滴注药物以及晚期癌症患者静脉穿刺极为困难者，可采取留置针的方法，或通过锁穿静脉插管给药。

5. 长期治疗时需制定静脉使用计划，左右臂交替使用，以便损伤的静脉得以修复。因下肢静脉易于栓塞，除上腔静脉压迫征外，不宜采用下肢静脉注药。如静脉已出现红、肿、热、痛等炎性反应，需停止滴注，用硫酸镁湿敷或理疗。

**（四）其他途径给药法**

根据患者病变部位不同和使用药物不同等，可选用不同的给药途径，以利药物的吸收或减少刺激及不良反应。

【失误防范要点】

1. 肌内注射法适于对组织无刺激性的药物，如塞替派、阿糖胞苷等。应备长针头行肌内注射，进针宜深，以利于药液的吸收。丙酸睾酮等油类制剂不易吸收，应有计划的轮换注射部位，并做好记录。

2. 口服给药法需将药物装入胶囊或制成肠溶剂，以减轻药物对胃黏膜的刺激，并防止药物被酸破坏。氮甲、环己亚硝脲不良反应大,宜睡前服用,可与异丙嗪和碳酸氢钠同服。

3. 腔内注射法(腔内)给药主要用于癌性胸腔积液、腹水,心包积液,膀胱癌等。氟尿嘧啶、多柔比星、顺铂尤其适宜腹腔内给药。晚期卵巢癌术后,于腹部两侧留置导管,为腹腔内化疗使用。亦有置管于腹壁皮下,便于穿刺给药。为了减少化疗给药时腹部不适感和腹痛的发生,可将所给药物稀释后加温到高于患者体温 $2℃$。注药后须协助患者更换体位,使药液扩散。

4. 动脉给药法适用于某些晚期不宜手术或复发的局限性肿瘤。可直接将药物供应肿瘤的动脉内,达到提高肿瘤局部药物的浓度和减轻全身性毒性反应。颈外动脉分支插管用于头颈部癌及颅内肿瘤的治疗;肝动脉插管用于原发性肝癌或肝转移癌的治疗;区域性动脉灌注适于四肢恶性肿瘤。

5. 腰椎穿刺鞘内给药、头皮下埋置注药囊等,是将化疗药物持续注入脑脊液的给药方法。常用于治疗脑膜白血病或淋巴瘤,或其他实体瘤的中枢神经系侵犯。

## 二、化疗禁忌证

1. 年老、体衰、营养状况差有恶病质者。

2. 白细胞计数低于 $4×10^9/L$,血小板计数低于 $80×10^9/L$,或既往的多疗程化疗或放疗使白细胞及血小板计数低下,或有出血倾向者。

3. 有肝功能障碍及心血管功能严重疾病、骨髓转移、贫血、营养障碍及血浆蛋白低下者。

4. 有心肌病变的患者,应尽量不用多柔比星、柔红霉素及金属类抗癌药。

5. 老年慢性支气管炎患者禁用博来霉素,尽可能不用甲氨蝶呤和白消安。

## 三、化疗局部毒副反应

### (一)静脉炎

对血管内刺激性较大的药物,作静脉注射时,常可引起静脉炎。表现为从注射部位的静脉开始,延静脉走行,受累静脉发红或色素沉着,疼痛,血管变硬,呈条索状以至血流受阻。

【失误防范要点】

1. 引起静脉炎常见的药物有氮介、丝裂霉素、多柔比星、长春新碱、长春地辛、长春碱、长春瑞滨等。

2. 静脉冲注药物均为刺激性较强的抗癌药,因此稀释浓度不宜过高,给药速度不宜过快。在给药前、两种药物之间和给完所有药物之后,应根据不同药物选用生理盐水或葡萄糖溶液将药物冲净,以减少药物对血管的刺激。

3. 应选择外周静脉条件较好的血管给药,并有计划地由远端小静脉开始,注意经常变换给药的静脉,以利损伤静脉的恢复。

4. 下肢静脉易于栓塞,除上腔静脉压迫外,一般不宜采用下肢静脉注射。

5. 注入长春瑞滨前后可给予地塞米松或普鲁卡因;输完长春瑞滨后继续输入生理盐水 250ml 冲洗静脉,以减轻对静脉血管的刺激。

6. 若仍有静脉炎发生,化疗后局部可给予硫酸镁湿敷或选用药物外敷。

**(二)药液外渗**

化疗药在静脉给药过程中意外渗漏至静脉外,可导致局部皮肤及软组织非特异性炎症,表现为轻度红斑、局部肿胀、疼痛、组织坏死,严重者经久不愈,溃疡可深及肌腱及关节。临床应用时,尽管采用多种有效措施防止上述现象的发生,但仍有各种原因导致药物外渗,以致造成不良后果而引起纠纷。

【失误防范要点】

1. 化疗给药必须由经过培训的专业护士执行。强化护理告知,预防化疗药物外渗引起纠纷。

2. 在选择给药途径时,必须了解各类药物的局部刺激作用,对于强刺激性化疗药物切忌渗漏于皮下。

3. 选择最佳的穿刺部位,应选择前臂最容易穿刺的大静脉,且勿在靠近肌腱、韧带、关节等处静脉注药,以防造成局部损伤,进而导致功能障碍。

4. 做过放射治疗的肢体、有 A-V 瘘的肢体、乳腺手术后患侧肢体、淋巴水肿等部位不宜实施静脉穿刺。

5. 避免在 24h 内在曾用于给药的静脉穿刺点下方再次穿刺,以免化疗药物从前一次穿刺点外渗。

6. 在穿刺过程中避免用针头在组织中探找静脉,以免破坏静脉的完整性,进而导致血管壁破损。如外周静脉选取有困难,可行深静脉插管给药。

7. 穿刺成功后,要保证针头固定稳妥,避免脱出。

8. 注药前应告知患者,如有局部不适或疼痛应立即告知医护人员。药液外漏出现炎性反应的时间为 1~2 周,故在注射过程中疑似有渗漏时,应立即停止输液,按渗漏予以处理,且勿轻易放过而造成严重后果。

9. 强刺激性药物给药过程中,护士必须在床旁密切监护直至药物输入体内。

10. 药物输注完毕后,应继续输入生理盐水或葡萄糖液冲管后方可拔针。静推拔针时应抽少量回血,以免将化疗药带入静脉外,导致组织损伤。

11. 如注射药物漏出血管,需立即停止注入或输液,将针头保留并连接注射器回抽后注入解毒药,继而皮下注入解毒药,局部涂氢化可的松软膏,冷敷 24h(镇痛并使解毒药停留于局部以发挥作用)。如疼痛不止可用氯乙烷表面麻醉镇痛,抬高患肢。及时报告医生并详细记录药物渗漏情况和局部处理过程(表 11-1,表 11-2)。

**表 11-1　常用抗肿瘤药物解毒药**

| 药　物 | 解毒药 | 剂　量 | 作　用 |
|---|---|---|---|
| 放线菌素 D | 硫代硫酸钠 10%<br>(4ml+6mlDD $H_2O$) | 4ml | 减低与 DNA 结合 |
| | 或维生素 C(50mg/ml) | 1ml | 减低与 DNA 结合 |
| 多柔比星 | 碳酸氢钠 8.4% | 5ml | 减低与 DNA 结合 |
| | 地塞米松 4mg/ml | 1ml | 减轻炎症 |
| 普卡霉素 | 硫代硫酸钠 10% | 4ml | 迅速碱化 |
| | EDTA150mg/ml | 1ml | 减低与 DNA 结合 |

（续　表）

| 药　物 | 解毒药 | 剂　量 | 作　用 |
|---|---|---|---|
| 丝裂霉素 | 硫代硫酸钠 10%（4ml＋6mlDD H$_2$O） | 4ml | 直接失活 |
| | 或维生素 C(50mg/ml) | 1ml | 直接失活 |
| 长春碱 | 碳酸氢钠 8.4% | 5ml | 化学沉淀 |
| | 或透明酸质酶 150U/ml | 1ml | 促进药物吸收 |
| 长春新碱 | 碳酸氢钠 8.4% | 5ml | 化学沉淀 |
| | 或透明酸质酶 150U/ml 加热 | 1ml | 促进药物吸收 |
| 卡氮介 | 碳酸氢钠 8.4% | 5ml | 化学失活 |

**表 11-2　抗肿瘤药物渗漏炎症反应时间**

| 药　物 | 反应开始 | 反应时间 |
|---|---|---|
| 放线菌素 D | 1～2 周 | ＞2 周 |
| 多柔比星 | 1～2 周 | ＞2 周 |
| 普卡霉素 | 1 周 | ＞2 周 |
| 丝裂霉素 | 1 周 | ＞2 周 |
| 长春碱 | 12～24h | ＞2 周 |

# 第二节　抗　生　素

抗生素的治疗作用主要表现为抑制或杀灭病原体，应用范围甚广。抗生素不同于一般药物，其不仅与机体而且也与病原体发生相互作用。因此应用抗生素时，首先要考虑对机体的影响。抗生素在机体内对病原体的作用与机体的防御功能及病原体对药物的敏感性和耐药性有关，若使用不当则适得其反。

## 一、抗生素应用与护理

正确选用抗生素是抗生素治疗中的一个关键问题。所谓正确选用，包括是否应该使用抗生素，需要选用哪种抗生素及通过什么途径给药等问题。不恰当的用药不但达不到预期的疗效，还会给机体带来危害。

【失误防范要点】

1. 护士应掌握合理使用抗生素的相关知识，对临床应用抗生素过程中存在的一些问题，对某些不正确的医嘱，能及时建议医师纠正，在安全使用抗生素中发挥积极的作用。

2. 护理工作在临床用药中起着重要作用，护理人员应通过巡视观察和积累资料主动为使用抗生素提供充分的依据。

3. 护士应明确患者的诊断、患病的部位、何种病原体的感染等。认真观察病情,如患者的各种症状以及排泄物、分泌物、引流物的性状等。必要时还应留取标本做细菌培养和药物敏感试验。

4. 护士必须熟知各年龄阶段对药物敏感的不同特点;掌握患者的生理特点及病史,对患者过去的用药史、机体是否有免疫缺陷等要有所了解;对患过肝或肾疾病、糖尿病、休克的患者,均应特别注意抗生素的选用。

5. 护士应协助医生结合病情权衡利弊,在了解抗生素的疗效和毒性的基础上,针对患者的实际情况选择用药。几乎所有抗生素都有这样或那样的缺陷,应在达到相同疗效的前提下选用不良反应最小的抗生素。

## 二、抗生素与机体的相互作用

1. 机体的吸收能力  经口服不被吸收或吸收极少的药物不宜用于治疗全身性感染;经肌内注射吸收效果好的抗生素,对休克患者则吸收很差。故选用抗生素时应密切关注药物的吸收性。

2. 药物在机体分布  药物在人体的分布不同,有些药物如头孢菌素、氨基糖苷类抗生素和氯霉素等,即使是静脉给药也很难通过血-脑屏障达到中枢神经系统。这类药物在中枢神经系统的浓度难以达到治疗效果。

3. 药物的排泄  凡经肾排泄的药物在尿液中的浓度都很高,常数倍甚至百倍于血中抗生素浓度,这类药物适用于治疗泌尿系统感染,并且仅用较小的剂量就能抑制泌尿道的感染。抗菌类药物中的青霉素类、氨基糖苷类、头孢菌素类等用药后尿中的浓度较高。

4. 药物的分解或结合  药物经分解代谢或呈结合形式时,可失去其原有的药物作用,如氯霉素在胆道中的浓度很高,却不宜用作治疗胆道感染,这是因为胆汁中的氯霉素会呈结合形式而失去杀菌作用。

5. 抗生素的最低抑制浓度  选用抗生素时应参考体外实验中该种抗生素对病原体的最低抑制浓度(MIC)设计给药方案,使患者耐受抗生素的毒性反应。如果一个治疗指数小的药物(如氨基糖苷类),长时间维持高浓度就容易发生中毒,给药方案则要保守或间断给药。最低抑菌浓度、最低杀菌浓度和血清杀菌浓度,是调整及设计抗生素给药方案的依据。由于抗生素是在极其复杂多变的人体内环境发挥功效,所以护理人员还应从多方面综合地观察抗生素的使用。

## 三、抗生素应用原则

合理使用抗生素是预防和控制感染的重要措施之一。为有效的控制感染而不破坏宿主体内的微生态平衡,防止药物的毒副反应、避免耐药菌株的产生,应在明确指征下,根据药敏试验,选用适宜的抗生素,并采用适当的剂量、给药方法和疗程,达到杀灭致病菌的治疗目的,这是抗生素治疗中必须遵循的原则。

【失误防范要点】

1. 严格掌握抗生素的使用指征。抗生素治疗的适应证主要是细菌、衣原体、立克次体、螺旋体、真菌等感染性疾病。

2. 以下情况不宜使用抗生素：单纯病毒感染性疾病；发热原因不明，但病情十分严重，高度怀疑为细菌感染者除外；昏迷、心力衰竭、休克等患者预防性应用抗生素有害无益；尽量避免局部使用抗生素，尤其是青霉素类、头孢菌素类、氨基糖苷类抗生素不应局部应用，以免引起过敏反应及耐药菌株产生。

3. 诊断或高度疑似细菌性感染，决定使用抗生素前，应留取标本做细菌学涂片检查、细菌培养、分离病原体，并做常规药敏试验，作为抗生素选药依据，并根据抗生素的药动学特点、感染部位及药物浓度分布情况选择抗生素。

4. 使用抗生素治疗过程中要注意保护患者的定植抵抗力，尽可能避免使用广谱抗生素，防止宿主自身菌群失调，造成外来菌定植及耐药菌株生长，密切注意菌群失调的先兆，对长期大量使用广谱抗生素的患者，应定期监测菌群变化及感染部位的细菌变化，及时予以纠正和治疗，减少二重感染的发生。

5. 一般情况不主张预防性使用抗生素，对无感染征象的心血管病、脑血管意外、恶性肿瘤、糖尿病、非感染性休克、慢性肾脏疾病，一般不行预防性应用抗生素。注意清洁无菌手术前预防性应用抗生素的指征，可能污染的手术（如胃切除术、小肠切除术、胆囊切除术等）一般不预防用药，若预先估计手术时间长，污染可能性大，可适当应用抗生素进行预防。

6. 预防性应用抗生素的指征。①急性风湿热患者，可定期使用青霉素 G，以杀灭咽部溶血性链球菌。②污染手术术后有发生感染的高度可能，如严重污染创伤、复杂外伤、战伤、开放性骨关节伤、严重烧伤、伴溃疡坏疽的截肢术、感染性病灶、各种咬伤等手术；连通口咽部的颈部手术；回肠远端及结肠手术；空腔脏器破裂或穿通伤。③发生感染将引起严重后果，如刚置入人造心脏瓣膜者因病情须行其他手术、脑脊液鼻漏、器官移植术等。④各种人造物修补、置换或留置手术，如心脏瓣膜置换手术、人造关节置换术、人造血管移植术等。

## 四、影响抗生素应用的不利因素

1. **抗生素有益无害** 认为发热疾病都是感染，而感染均可以用抗生素治愈，因此一旦发热就用抗生素，盲目进行抗生素治疗。

2. **抗生素治疗剂量越大越好** 在这种观点指导下对很多抗生素治疗采取过大剂量，忽视和低估了抗生素对机体的不利方面，甚至导致医源性疾病的发生。例如，大量使用林可霉素（洁霉素）而导致假膜性肠炎的发生；使用广谱抗生素造成真菌感染等。

3. **广谱抗生素能预防一切感染** 目前用抗生素预防感染十分普遍，外科系统主要用于预防术后切口感染，内科系统常用于病毒引起的感冒或用于预防昏迷、休克患者的肺部感染。实践和调查说明，这种做法并不一定能获得预期效果，继发感染或肺部感染的发生率也并未因此而降低，而且一旦发生感染，致病菌往往会产生高度耐药，反而使感染难于控制。

4. **对新型抗生素评价过高** 认为凡是新抗生素都是好的，其实，任何抗生素都有它的抗菌谱及在体内吸收、分布和消除的特点。抗生素的品种不断增多，只有熟悉它们才能得心应手地使用，所以并不是越新效果越好。

## 五、抗生素的毒性和不良反应

1. **耳毒性**　耳毒性抗生素最主要为氨基糖苷类抗生素,包括链霉素、新霉素、卡那霉素和庆大霉素等。由于该类抗生素抗菌谱广,疗效显著,且价格便宜,使用方便,所以临床使用非常普遍,应用数量较大,甚至出现滥用等现象,致使中毒性耳聋屡有发生。临床实践表明,耳毒性抗生素对内耳的损害程度除取决于药物剂量与用药时间的长短外,与个体敏感性也有很大的关系,并有家庭遗传性。临床有耳聋、耳鸣、眩晕、平衡障碍等。耳聋一旦发生,除少数早期发现及早期治疗者外,多难以恢复,将给患者带来终身痛苦。因此,在临床治疗护理过程中,应切实加强耳毒性抗生素的合理应用,做好中毒性耳聋的预防工作。

2. **肾毒性反应**　氨基糖苷类药物大部分经肾排泄,尿中浓度较高,如长期大量使用,可引起肾的损害,主要损害肾小管的上皮细胞。其发病机制不明,有人观察到,氨基糖苷类的化学结构游离基数目越多,对肾的损害越大。其毒性反应的强弱顺序为新霉素＞卡那霉素＞庆大霉素＞阿米卡星＞妥布霉素＞链霉素。在临床上应注意观察患者尿中是否出现蛋白,尤其对长期使用者、肾功能不良者及老年患者更应注意加强预防此类药物的肾毒性反应。由于大部分抗生素都通过肾排泄,根据个体差异多数抗生素可以对肾造成损伤,如抗结核药利福平可引起肾损伤,甚至导致急性肾衰竭。

3. **神经肌肉接头阻滞**　氨基糖苷类药物能与钙离子竞争结合部位,从而阻断乙酰胆碱运动神经末梢的释放。大剂量氨基糖苷类药物快速静注或放置胸腹腔内,患者可发生上睑下垂、麻痹、复视、咀嚼肌及四肢肌肉无力、反射减退等,严重者可出现呼吸肌麻痹而危及生命。同时应用乙醚或肌肉松弛药、老年、重症肌无力及肾功能不全者尤易发生。如出现以上症状应立即停药,重症者应及时给予钙剂及新斯的明,必要时加强换气,辅以人工呼吸等措施。

4. **对血液系统的毒性**　氯霉素对血液系统的毒副作用最为常见,其病变有两种类型。一类与剂量、疗程有关,为可逆性的真正的药物毒性作用,即患者表现为贫血、网织红细胞数量减少、血红蛋白合成时铁的利用受阻、红细胞成熟受阻,也可同时伴有粒细胞或血小板减少。临床用药过程中,应密切观察患者全血细胞计数,有下降趋势时,应立即停止用药。一般停药后可以恢复正常。但也有报道,继续使用时可发展为不可逆的再生障碍性贫血。另一类与剂量及疗程无关,表现为骨髓的造血功能被严重抑制,可发展成为再生障碍性贫血或全血减少,停止用药后亦不恢复。此型病变发生率虽较低,但病死率较高。

灰黄霉素、磺胺药、半合成青霉素、头孢菌素类、两性霉素、利福平等偶可引起血细胞或血小板减少。磺胺类药物、氯霉素可引起溶血性贫血。青霉素类、头孢菌素类可引起免疫性溶血性贫血。大剂量青霉素 G 及氨苄西林可抑制纤维蛋白原转化成纤维蛋白,延长凝血酶原时间,引起出血或紫癜。以上抗生素类药物对血液系统的不良反应虽比氯霉素对血液系统的毒性弱,但护士也必须了解其毒性反应,并在患者用药过程中,密切观察其不良反应,一旦发现应及时提醒医生更换抗生素。

5. **对肝的毒性**　抗生素可通过对肝的直接毒性作用而影响肝功能。抗结核类药物中的异烟肼、利福平等是引起肝损害的较常见药物。异烟肼可引起肝损害,其症状与病毒性肝炎相似,包括亚临床肝损害,年龄越大发病率越高,在治疗的任何时期均可发生。利福平能与胆红素竞争酶的结合而导致高胆红素血症,还可以引起谷丙转氨酶升高、肝大或黄疸等,个别患者还会出现更严重的病变。老年人长期嗜酒者、营养不良者、原有肝病者在利福平与异烟肼同时应用中较易引起肝病变。血药浓度与肝的损害无平行关系,在抗结核治疗中,护士应密切观察患者肝的中毒反应,以便及时采取相应措施,避免患者发生不可逆的肝中毒病变。

6. 抗生素致过敏反应　几乎所有抗菌药物均可引起过敏反应。药物在体内或体外与蛋白质结合后成为特异性抗原,激发淋巴细胞产生相应的抗体及致敏淋巴细胞,使机体处于致敏状态,当再次接触药物时就可能发生过敏反应。青霉素 G 引起的过敏性休克在各类药物过敏反应中最具威胁性,高敏者甚至可在皮试时发生过敏反应,女性比男性多见,患变态反应或有家族过敏史者更易发生过敏。青霉素过敏性休克的症状包括气管、支气管痉挛甚至呼吸道阻塞、循环衰竭、中枢神经系统缺氧及缺血等。为了及时抢救,护士在青霉素皮试时,应备用肾上腺素等急救药。除青霉素外,链霉素、庆大霉素、磺胺类药、四环素族、利福平等也可引起过敏性休克。

7. 其他　抗生素类药物还可以引起各种类型的皮疹,并伴有药物热。皮疹的形态可为荨麻疹、猩红热样皮疹、麻疹样皮疹、多形性红斑、结节性红斑及接触性皮疹等,严重者可发生剥脱性皮炎,以致危及患者生命。总之,在应用抗生素的过程中,应密切观察患者有无皮疹的发生,如果发生应及时更换抗生素种类。

抗生素造成的二重感染也称菌群交替症,是发生在抗菌药物应用过程中的新感染。治疗剂量的一切抗生素对皮肤、肠道、呼吸道及泌尿生殖系的正常菌群皆有显著的影响,对所用抗生素敏感的正常菌群受到抑制,耐药性细菌则大量繁殖。由于微生态平衡中具有拮抗作用的细菌受到抗生素的抑制,耐药性细菌常过度增长成为优势菌群而引起新的感染。例如四环素治疗中发生的葡萄球菌性结肠炎,即由于抗生素抑制了肠道正常菌群,使耐药性葡萄球菌过度繁殖的结果。

# 六、抗生素的配伍禁忌

1. 为了充分发挥药物治疗功能,必须谨慎处理好抗生素配伍问题。原则上两种抗生素不宜置于同一容器中静注或滴注,以免发生相互作用,而致抗生素的活力受到影响,或导致溶液变色、浑浊、沉淀等。

2. 静脉滴注青霉素时,应注意葡萄糖溶液 pH 对青霉素的影响,溶解后的青霉素稳定性较差,不宜长时间放置或缓慢滴注,应将一次量的药物溶解在生理盐水(或葡萄糖液)中做静脉滴注,最好控制在 0.5～1h 滴完。

3. 青霉素与氨基糖苷类抗生素,如链霉素、庆大霉素、卡那霉素与青霉素 G、氨苄西林等联合应用时,两药混合后青霉素的 β-内酰胺环可使庆大霉素失活;青霉素与四环素、红霉素等联用,可使青霉素的灭菌作用减弱,因为青霉素是繁殖期杀菌药,对繁殖中的细菌作用最强,而对静止的细菌作用很弱。而四环素、红霉素是抑菌药,使细菌生长和繁殖受到抑制,从而减轻了青霉素的杀菌作用。

4. 维生素 C 注射液中的每一种成分都能影响氨苄西林的稳定性。维生素 C 具有还原性,使其分解破坏而失活,应在氨苄西林钠静脉滴注后再给予补充维生素 C。

5. 红霉素类在中性或弱酸性条件下稳定,药典规定葡萄糖溶液最低 pH 为 2,所以红霉素在葡萄糖溶液中容易分解,故不宜将红霉素溶于葡萄糖溶液中滴注。然而,红霉素又不宜用生理盐水直接溶解,所以最好是先溶于注射用水,后加入中性或弱酸性的电解质溶液中,再进行静脉滴注。

## 七、抗生素联合治疗的指征及原则

1. 采用两种以上抗菌药物的联合治疗,目的在于增强疗效、延缓耐药菌株的产生、减少二重感染,降低毒性反应。

2. 联合治疗用于严重感染或混合感染,单一药物不能或不易有效的控制感染者;所用的抗菌药物不易渗入感染部位,如中枢神经系统感染;较长期单一用药会导致耐药菌株的产生等。

3. 联合治疗应按照抗生素对细菌的作用选择药物的种类和决定药物剂量。

4. 繁殖期杀菌药如青霉素、头孢菌素类、万古霉素、磷霉素及新生霉素等,其作用机制主要是糖肽基本单位交叉联结成大分子黏肽,导致敏感菌的细菌壁合成障碍,造成细菌壁缺损而失去屏障作用。处于生长繁殖期的细菌其胞壁的黏肽合成十分旺盛,故名繁殖期杀菌药。

5. 四环素类、氯霉素类、大环内酯类等,其作用机制主要是影响蛋白质合成的过程,不仅妨碍始动复合物的形成,而且还可抑制肽链的延长并阻断已合成的蛋白质的释放,使细菌不能利用蛋白质而死亡。

6. 快效抑菌药如四环素类、氯霉素、大环内酯类、林可霉素、克林霉素等,能迅速抑制细菌蛋白质的合成,从而抑制细菌的生长。

7. 慢效抑菌药如磺胺类,通过抑制叶酸代谢,间接抑制蛋白质合成而发挥抑菌作用。

8. 按接种、病情、病变部位及致病菌种类选用适当剂量,以期获得有效的血及组织中药物浓度,以防产生耐药。

9. 凡全身性或较严重的感染,病变部位药物不易达到,或致病菌敏感度较低的感染,剂量宜较大,小儿剂量一般可按体重计算。有条件时,可依据病原菌的敏感度及血中药物浓度调整剂量。

10. 肝肾功能不全者,抗生素一般应减少剂量,延长给药间隔时间,以避免药物蓄积中毒而加重肝肾损害。

11. 肾功能无中毒损害时可酌情延长头孢噻啶等给药间隔;肾功能重度损害者需延长给药时间可用半合成青霉素、头孢噻吩等。

12. 一般按肾功能损害轻重,可将给药时间间隔延长 1～4 倍。由于延长给药时间,有可能使药物血浓度长时间处于低水平,不利于治疗,故可按药物每半个半衰期给予1/2量。如不延长给药间隔,亦可按肾功能损害程度减小剂量,如轻度肾功能损害减为 1/2,中度减为 1/2～1/5,重度减为 1/5～1/10。最好根据血药浓度和血清肌酐值调整剂量,或根据当时肌酐廓清试验结果所得值计算亦可。

## 八、选择给药途径的依据

1. 重症者首次用药宜静脉注射,或静脉滴注,或肌内注射,以争取时间,使药物血浓度迅速达到较高水平,待病情稳定后可酌情口服。

2. 口服给药与注射给药再吸收速度和血药浓度方面相似,若系轻症患者,则以口服为宜。

## 九、临床用药观察要点

1. **神经系统损害** ①视觉障碍:乙胺丁醇、氯霉素[0.1g/(kg·d)]、异烟肼、乙硫异烟胺;②耳毒性:氨基糖苷类、红霉素(>4g,静脉注射,1/d)、万古霉素;③感觉异常:黏菌素、多黏菌素B、链霉素、氯霉素、灰黄霉素、磺胺类、甲硝唑;④周围神经病:异烟肼、乙胺丁醇、氯霉素、呋喃妥因、甲硝唑;⑤神经肌肉接头阻滞:氨基糖苷类、林可霉素、克林霉素;⑥惊厥:青霉素(剂量过大)、哌拉西林、亚胺培南、乙硫异烟肼;⑦幻觉:青霉素(剂量过大)、庆大霉素、妥布霉素、氯霉素、异烟肼、乙硫异烟肼;⑧精神错乱:青霉素(剂量过大)、庆大霉素、氯霉素、亚胺培南;⑨眩晕:米诺环素;⑩假脑瘤:四环素类。

2. **造血系统损害** 氯霉素可致粒细胞或血小板减少、贫血或再生障碍性贫血,疗程中如粒细胞数<2×10⁹/L(2000μl)(白细胞总数×中性粒细胞%),或血小板计数<50×10⁹(5万μl),应考虑停药。头孢噻吩、头孢噻啶、多黏菌素、利福平、两性霉素B、灰黄霉素及磺胺药等偶可引起白细胞或血小板计数减少。

3. **肝损害** 四环素静脉滴注有导致脂肪肝的危险,应避免应用。口服酯化霉素可引起黄疸。头孢噻吩、两性霉素B、灰黄霉素、异烟肼、利福平及磺胺类药等均可引起血清转移酶上升,疗程中宜每周查肝功能,如有异常,应及时停药。

4. **肾脏损害** 氨基糖苷类抗生素均有程度不等的肾毒性和耳毒性,原有肾功能不良者尤易发生。多黏菌素B、两性霉素B及头孢噻吩可导致肾小管变性坏死。磺胺药溶解度较低者(SD、ST、SM)可致结晶尿和血尿,同服等量碳酸氢钠碱化尿液,可增加溶解度,防止结晶析出。

5. **胃肠道损害** 口服广谱抗生素后易有恶心、呕吐、腹泻等反应。餐后服用可减轻症状。林可霉素和克林霉素可引致假膜性肠炎,大多于用药时发病,亦有于停药1~2周发病者。主要在结肠发生急性黏膜坏死性炎症,可见坏死黏膜上有一层稠密灰黄色假膜。常急骤起病,呈高热、腹部剧痛、严重腹泻,重者休克,或并发中毒性结肠扩张和肠穿孔,病死率高。氨苄西林等广谱半合成青霉素、双氯西林等耐酶半合成青霉素以及头孢菌素等可引出血性结肠炎,表现为发热、腹痛、每日腹泻10余次,大便呈血水样,肠镜检查无假膜形成。其他抗生素如四环素、红霉素、利福平、甲硝唑等亦可引起腹泻,大多呈水样便,次数不多,症状不重,粪便镜检无特殊,肠镜检查肠黏膜无异常,停药后可自愈。

6. **过敏反应** 青霉素类偶可引起过敏性休克,重者可致命。皮试本身也有引起过敏性休克的危险。多种抗生素(青霉素、半合成青霉素、头孢菌素类、庆大霉素、卡那霉素、链霉素、四环素类等)及磺胺药可引起药热、药疹,偶见紫癜、剥脱性皮炎、大疱表面松解萎缩性皮炎及渗出性多形红斑等。

7. **其他反应** ①新生儿用氯霉素后可致灰婴综合征,表现为全身苍白、发绀、循环衰竭、呼吸不规则等。②口服广谱抗生素可引起维生素B和维生素K缺乏症。③变形杆菌、铜绿假单胞菌所致败血症、肺部感染、胸膜炎、脓胸、腹膜炎、关节炎及尿路感染等。④真菌如念珠菌所致口腔、呼吸道、胃肠道、泌尿生殖道及皮肤感染。⑤偶见血行播散、形成败血症,尤多见于婴幼儿、老年及免疫缺陷者。⑥曲菌、隐球菌和组织胞浆菌所致二重感染逐渐增多,应予重视。

8. **注意观察疗效** 测定病原菌对抗菌药物的敏感性,考察有无耐药性及交叉耐药性出现。及时测定血中抗菌药物浓度,借以调整剂量及用法。一般急性感染经连续用药 2～3d 未见好转者,应考虑调整用药。疗程必须足够。急性感染须在退热后 2～4d 考虑停药。

# 第三节 胰 岛 素

胰岛素是胰岛 B 细胞分泌的一种激素。药用胰岛素多由猪、牛胰腺提取,也可通过重组 DNA 技术人工合成人胰岛素。胰岛素可用于各型糖尿病、临床主要用于 1 型糖尿病,重度 2 型糖尿病,轻、中型糖尿病经饮食控制及口服降血糖药治疗无效者,糖尿病合并高热,重度感染,消耗性疾病,妊娠分娩前阶段,创伤及手术后,糖尿病各种急性或严重并发症以及细胞内缺钾等。

## 一、胰岛素注射法

临床常用的胰岛素注射液有正规胰岛素、低精蛋白锌胰岛素、蛋白锌胰岛素。胰岛素是出现错误较频繁的药物,尤其是用药遗漏、选错胰岛素型号、执行错误的递增剂量以及胰岛素用错患者。

【失误防范要点】

1. 抽取胰岛素的步骤十分重要,具体包括:①核对胰岛素瓶签后,常规消毒。②单独使用胰岛素时,先将适量空气注入药瓶,将瓶倒置,以利于药液的抽吸。③使用中、长效胰岛素前要轻摇药瓶,以使药液混匀。④合用短效与中或长效胰岛素时,应先抽取短效胰岛素,然后再抽取长效胰岛素,摇动注射器使药液混匀。⑤通常同类型、同剂量的胰岛素混合使用;正规胰岛素可与其他所有类型胰岛素混合;低精蛋白锌胰岛素只能与正规胰岛素混合;长效胰岛素与正规胰岛素混合后应立即注射。

2. 根据患者的病情和效期来决定胰岛素的注射时间。①选择短效胰岛素应在三餐前 30min 注射,早餐前剂量最大,晚餐前剂量次之,午餐前剂量较小,如果需要睡前增加注射 1 次,其剂量最小。②使用短效加中效或加长效胰岛素的方法时,要减少注射胰岛素的次数,遵医嘱按比例混合使用。③单独使用中效胰岛素,应在早餐前 30～60min 注射,也可放在晚上睡前使用,以便更好地控制空腹血糖。如果单独使用长效胰岛素则疗效不佳。④对于空腹血糖偏高的患者,为了避免因注射胰岛素过晚而引起空腹高血糖,早餐前注射胰岛素应早,最好不晚于早晨 7 时。

3. 通常速效普通(正规)胰岛素皮下注射后 30min 开始起效,2～4h 作用最强。饭前 30min 注射,其高峰浓度恰与餐后血糖高峰浓度一致,故糖尿病患者必须在饭前 30min 注射胰岛素。如注射后 30min 未进食,则易发生低血糖反应。

4. 正确选择胰岛素的注射部位是胰岛素治疗成功与否的重要环节。①一般皮下注射胰岛素的部位可选择双上臂外侧(三角肌处)、腹部两侧、臀部及大腿外侧等部位。②不同的部位对胰岛素的吸收速度不同,前臂及腹壁比臀部和大腿吸收快。有硬结、瘢痕或脂肪萎缩处不易吸收胰岛素,应避免使用。③皮下注射胰岛素的部位要经常更换。最好 2 周之内不使用同一位点注射胰岛素,短时间内多次在同一部位注射可使局部皮下组织吸收能力下降,影响胰岛素的吸收利用。

5. 注意区别不同剂型的胰岛素。①所有胰岛素都可经皮下注射。②正规胰岛素在40U、100U 时可采用皮下、肌内和静脉注射；500U 的胰岛素只能皮下和肌内注射。③指导患者使用具有相应胰岛素浓度颜色标记的注射器。如红色为 40U 胰岛素，橘黄色为 100U 胰岛素。④皮下注射针应为 25 号或 26 号，长度为 13～26mm。

6. 注意不同注射部位的特点，以提高胰岛素疗效。①腹部：一般腹部注射胰岛素吸收较快，但应避免在肚脐周围 2cm 内注射胰岛素，因为此范围内的组织坚厚，易引起胰岛素吸收不均匀，导致血糖忽高忽低。②上臂后外侧：该部位脂肪丰富，注射时疼痛小，但应避免在覆盖于肩关节的三角肌处选择注射部位，因为此处脂肪较少，可增加注射时的疼痛感。③大腿：大腿的前外侧部位脂肪丰富，但应避免在膝关节正前方的骨区注射。④因为该部位的脂肪较少。尽量避免在大腿内侧注射，以免摩擦刺激注射部位。⑤如参加锻炼，应避免在上臂和大腿处选择注射，以免因活动肢体加速对胰岛素的吸收，导致运动后低血糖。

7. 掌握胰岛素注射技巧，减轻患者疼痛。长期注射胰岛素带来的痛苦常常成为患者拒绝胰岛素、不配合临床治疗的主要原因。①胰岛素从冰箱取出后，应放至达室温后再进行注射，以免因低温引起注射后疼痛。②使用专用的胰岛素注射器，其针头细而锐利。采用针头直径为 0.25～0.30mm 的胰岛素笔注射，疼痛感会非常轻微，部分患者甚至无疼痛感。③注射时用手轻轻捏起注射部位约 3cm 宽的皮肤，并引起轻微疼痛后再注射，可分散注射时针头引起的疼痛感。④进针要快；拔针时，保持原进针方向，迅速拔出针头；整个注射过程中，保持肌肉放松。⑤每次注射都与上次注射部位保持 3～5cm 的距离，避开皮肤感染及皮下硬结处。

8. 胰岛素剂量和给药次数视病情而定。通常按 24h 尿糖总量估算，每 2g 给予胰岛素 1U。初始时多用短效制剂，分次于餐前 15～20min 皮下注射。血糖控制并稳定后可酌情将短效类与中效或长效类合用。可根据病情及各制剂的特点做剂量调整，如剧烈运动、妊娠前 3 个月胰岛素需减量；疾病、创伤、紧张、青春期生长旺盛和妊娠 3 个月后胰岛素需要量增加。

9. 仔细阅读使用说明书，注意胰岛素的保存方法。粉状结晶胰岛素必须贮存在避光密闭的容器内，对普通结晶胰岛素注射剂推荐保存温度为 2～8℃，不可冻结，在此温度下可保存 2年。25℃室温下可保存 1 个月。短效胰岛素由制造厂家在瓶签上标明的失效期为装瓶后 2年，pH 中性制剂比酸性稳定。中效和长效锌胰岛素冻结后再融化将影响剂量的准确性。发生颗粒聚结可影响其注射后的吸收，如胰岛素混悬液变成清亮，有沉淀、颗粒与块状，均表明已变质，不可再用。

10. 胰岛素开瓶后可以放置室内常温，避免高温和阳光照射。启封未用完的胰岛素如已放置数周，应废弃不用，因其可能被污染。如有变色、浑浊、发黏等变质现象也应废弃。人胰岛素如暂时不用，应保存在 2～8℃冰箱内。如装入胰岛素笔，可放置在室温而不必放入冰箱，但不可置于高温环境下，在低于 37℃室温下可保存 1 周至 1 个月。胰岛素开启后，药液活性会逐渐衰减，存放周期最好在 7d 以内。

11. 为了安全和成功地控制血糖，必须对患者及其家属提供全面指导。①主要的治疗方案，包括胰岛素使用、膳食及运动等。②胰岛素储存保管及混合方法。③胰岛素剂量调整的计算。④胰岛素注射技术。⑤测定血糖、尿糖指标。教会患者每日做家庭血糖监护。⑥熟知低血糖前驱症状（心动过速、心悸、出汗、紧张、头晕、疲劳等），并及时处理。⑦随身携带用药卡片,以便突然发生昏迷时,抢救者能迅速正确诊断和处理。

12. 注意药物相互作用。β 受体阻断药抑制糖酵解,阻断胰岛素低血糖时的代偿性升高血糖反应,掩盖心率加快等早期低血糖反应;磺酰脲类、乙醇可增加胰岛素的低血糖反应;噻嗪类、呋塞米、氯苯甲噻嗪抑制内源性胰岛素分泌;糖皮质激素、β 受体激动药可使血糖升高;性激素与避孕药应用超过 1 年,可使胰岛分泌胰岛素功能逐渐减弱;保泰松通过置换作用可增强胰岛素作用。

## 二、口服降血糖药

口服降血糖药使用较为方便,常用药有磺酰脲类和双胍类。磺酰脲类是 2 型糖尿病在热量限制和运动基础上控制血糖的药物,常用制剂包括甲苯磺丁(甲糖宁)、氯磺丙脲、格列本脲(优降糖)、格列齐特(甲磺吡脲,达美康)等。双胍类对正常人几乎无作用,但对糖尿病患者则可使血糖明显降低,常用制剂有苯乙双胍(降糖灵)和二甲双胍(降糖片)。

【失误防范要点】

1. 磺酰脲类药物口服吸收快,血浆蛋白结合率高,主要经肝代谢,肾排泄,肝肾功能不良者慎用。

2. 常见不良反应为胃肠不适、恶心、腹痛、腹泻、皮肤过敏、粒细胞减少和胆汁淤积性黄疸,多在用药后 1～2 个月发生。

3. 大剂量可引起中枢神经系统症状,如嗜睡、眩晕、共济失调、精神错乱。还可引起持久性的低血糖症,可持续数天,须反复注射葡萄糖解救。

4. 长期服用磺酰脲类可引起甲状腺功能减退,应予重视。孕妇禁用,以防胎儿畸形。

5. 保泰松、水杨酸钠、磺胺类、青霉素、吲哚美辛、丙磺舒、双香豆素等在与血浆蛋白的结合上能与磺酰脲类发生竞争性拮抗,使游离药物浓度上升而引起低血糖反应。

6. 保泰松、氯霉素、双香豆素及其他单胺氧化酶抑制药抑制有关酶干扰本类药物的灭活,使其降糖作用增强。

7. 钙通道阻滞药、糖皮质激素、吩噻嗪和噻嗪类利尿药、连续应用口服避孕药等,均能减少磺酰脲类的低血糖效应。

8. 双胍类不良反应一般有口中金属味、口臭、胃肠刺激等,发生率较磺酰脲类为高。为防止低血糖反应,亦从小量开始,血糖控制到接近正常时,其降糖作用减弱,引起低血糖的机会减少。

9. 双胍类严重不良反应时可见乳酸性酸血症、酮尿症及酮尿等。苯乙双胍的发生率高,发生后的死亡率也高。原有心、肝、肾疾病者尤易发生,故发现酮尿时应立即检查血糖,以鉴别是病情加重还是双胍类的毒性。

10. 做好给药前评估,识别高危患者。妊娠时停止使用磺酰脲类,若需使用降糖药,则首选胰岛素。本类药物经乳汁排泄,故哺乳期妇女必须用胰岛素替换。

11. 不断评价疗效和安全性,以便及时发现并减少不良反应。告知患者低血糖症状,一般常见心悸、心动过速、出汗、疲劳、极度饥饿等,严重者需静注葡萄糖。

## 三、胰岛素不良反应

1. **低血糖反应**　多由于胰岛素过量，未按时按量进餐，或运动过多等诱因引起，常见于消瘦或病情严重者。当血糖从正常水平 5.55mmol/L（100mg/dl）降到 3.89～4.44mmol/L（70～80mg/dl）时，可出现饥饿感、脉快、出汗、心悸、烦躁等先兆症状；血糖降至 2.77mmol/L（50mg/dl）以下时可出现共济失调、震颤、昏迷或惊厥、休克，处理不当时可导致死亡。速效胰岛素过量引起的低血糖反应主要来自交感肾上腺系统代偿性兴奋的症状；中、长效制剂引起的低血糖反应则多由于中枢神经功能障碍。

2. **过敏反应**　胰岛素制剂有抗原性，可产生相应的抗体及过敏反应，一般只出现轻微而短暂的反应。局部过敏反应表现为注射部位瘙痒、肿胀、红斑、硬结等；全身过敏反应表现为广泛荨麻疹、血管神经性水肿，偶尔可引起过敏性休克。可改用高纯度制剂或脱敏疗法。

3. **反应性高血糖**　当胰岛素用量略超需要量而发生轻度低血糖时，可不出现明显症状，但能引起调节机制的代偿反应，引起生长激素、肾上腺素、胰高血糖素和糖皮质激素分泌增加而形成高血糖，也可出现糖尿甚至酮尿，容易误认为胰岛素用量不足而得不到正确处理。

4. **胰岛素耐受性**　正常或高于正常浓度的胰岛素只引起低于正常的生物效应称胰岛素耐受性。可分为急性型和慢性型。

5. **局部反应**　皮下注射时，注射局部的皮肤发红，皮下硬结和脂肪萎缩。换用高纯度胰岛素制剂可减少局部反应并可促进萎缩脂肪组织恢复。

## 四、胰岛素注射装置

胰岛素是治疗糖尿病的一种多肽类药物，因其易被胃肠道的酶所降解，迄今为止胰岛素的使用途径仍为皮下注射。自 1921 年发现并首次在临床应用胰岛素以来，胰岛素在注射装置方面不断革新，有了很大进展。

**（一）胰岛素泵**

胰岛素泵又称持续皮下胰岛素注射系统（CSII），有闭环式和外置式。将短效或超短效胰岛素放置于储药器内，通过导管分别与针头和泵连接，将针头置于腹部皮下组织，用可调程序的微型电子计算机控制胰岛素输注。胰岛素泵治疗是目前控制血糖的有效手段，对于有频繁发生的不稳定低血糖、愿意和能够采用胰岛素治疗以及精神状态稳定的患者都应鼓励其使用。胰岛素泵使用中有许多问题会导致胰岛素治疗出现故障和失败，故应严加防范。

**【失误防范要点】**

1. 胰岛素泵使用中常见的故障有：管道脱落、扭曲、挤压，泵针头脱出等。胰岛素泵出现报警提示时一般为出现了泵输注机械故障，应及时报告医生。

2. 胰岛素泵使用对护理上的要求严格、精细，医护人员使用胰岛素泵时必须进行相关的训练，熟练正确使用胰岛素泵。正确的操作可增加患者的信心，同时使治疗顺利进行，发挥胰岛素泵的最大作用。

3. 进行胰岛素泵治疗时应做好各项护理工作，向患者讲解糖尿病知识，使其充分了解胰岛素泵的益处,取得患者的配合才能取得最佳的效果。同时,教育患者不可随意调整胰岛素泵基础量。

4. 胰岛素泵并不是任何情况都适用,对不能自我监测血压、不行皮下埋植针头、生理状况不稳定、酗酒、滥用药物、过敏体质及严重皮肤过敏等患者应慎重使用胰岛素泵。

5. 置泵前应检查仪器性能是否完好,电池电量是否充足,各导管连接是否正确,输注套管是否通畅,以使药液正确输入患者体内。

6. 置泵前 3d 应继续使用短效胰岛素三餐前皮下注射,中效胰岛素睡前皮下注射,将血糖控制在平稳状态。

7. 计算好每日胰岛素总量、基础释放量、三餐前大剂量。标准计算方法是,未用过胰岛素者每日胰岛素总量＝体重(kg)×0.44U/kg;用过胰岛素者每日胰岛素总量＝原用胰岛素量×0.75,总量的 50% 除以 24 作为每小时输注的基础量,另 50% 除以 3 作为每日三餐前的负荷量。

8. 胰岛素用量要准确。使用胰岛素泵时,应该用胰岛素注射器手工抽取胰岛素;混合胰岛素或中效胰岛素抽取前要摇匀,以防低血糖或高血糖以及酮症酸中毒的发生。

9. 置泵时根据患者实际情况选择正确的部位。使用消毒剂消毒皮肤后,将软管式插头放置于持针器上,一手捏紧皮肤,另一手持针。按下开关,针头即快速进入皮下。拔出针芯后,以 3M 透明胶布局部贴敷固定。

10. 安装完成后,切记调试胰岛素泵,根据患者所需胰岛素的基础量、三餐大剂量调设,同时观察患者情况,将泵置于腰带或裤兜处。

11. 使用胰岛素泵治疗的最初几天应限制患者的活动量,以便准确地测定基础输注率。同时必须掌握糖类的计算,以便患者安排饮食,满足其营养需要并与胰岛素大剂量相匹配。

12. 胰岛素泵能模拟生理胰岛功能 24h 分泌胰岛素,接近正常的血糖控制,应经常观察埋入皮下的针体有无滑脱,以便及时处理异常情况,确保胰岛素注入体内。

13. 注意防止注射部位感染,每日检查 2 次输注部位,查看有无红肿、出血、感染、过敏反应及脱出,如出现异常应及时更换输注部位。一般患者 7～10d 更换输注部位,并观察胰岛素泵的运行情况。

14. 注意胰岛素注射时间。应在餐前 15～30min 给药;腹壁给药应在 15min 后进餐。使用胰岛素泵需要患者良好的饮食配合,若患者出现食欲缺乏应酌情减量或停止用药。

15. 治疗过程中应严密监测血糖,置泵后每 2～3 天检测 1 次,连续 3d,以确定患者的基础量和餐前大剂量,血糖稳定后可减少检测次数。进餐应定时定量,每日于三餐前后监测血糖,必要时测凌晨血糖。

16. 确保血糖监测准确。应用手指血糖仪与试纸密码一一对应,认真核对。注意血糖试纸切勿受潮,采血量适宜。

17. 准确判断低血糖反应。胰岛素泵入后,能较快地控制高血糖现象,患者对胰岛素的需要量也逐渐减少,随时可能出现低血糖,甚至在胰岛素泵正常工作时也可能发生。因此应严密观察低血糖反应,及时发现并及时处理。

18. 若患者出现头晕、心悸、出冷汗、饥饿等症状时应立即查血糖,一旦确认低血糖应紧急处理:进食点心、糖果,必要时遵医嘱静脉注射 50% 葡萄糖注射液。

19. 夏季患者出汗多,胶布易松动,注意及时更换或加固,使导管弯曲呈安全圈,并使其紧贴皮肤,确保安全使用。防止导管滑脱、打折或打结。

20. 加强胰岛素泵使用过程中的效果监测,如堵管、脱管、长时间无人发现故障等,都可误认为胰岛素泵仍在工作而致高血糖出现酮症酸中毒或高渗状态;或泵操作不当胰岛素过量,或饮食不能配合突然减量,都会导致低血糖发生,诱发心脑血管事件。

21. 通常胰岛素泵管道在 3～5d 要及时更换以防堵管,同时更换输注部位,以防局部胰岛素吸收不良和皮下脂肪硬结。

22. 糖尿病为终身疾病,患者可因血糖控制不佳、多系统并发症而焦虑和恐惧,缺乏对胰岛素泵治疗的信心。护理人员应针对患者的心理,加强与其交流和沟通,耐心讲解胰岛素泵控制血糖的优势及治疗目的,说明安装后应注意的事项及机器发生警报后的应急处理方法,消除患者的紧张情绪,主动合作。

**附 A:胰岛素泵使用安装程序**

1. 安装前　洗手→准备好用物→设定好胰岛素泵的剂量→抽吸胰岛素→连接(确保储存器与连接管路及注射针的紧密)→安装→排气。

2. 安装　将安装好的胰岛素泵携至床旁→患者平卧→充分暴露注射部位→常规消毒皮肤→利用助针器将针垂直置入并取下助针器→针上贴好贴膜→固定管路→整理用物。

**(二)胰岛素笔**

胰岛素注射笔是将胰岛素和注射器合二为一,操作简单,在任何时间和地点都可以迅速、准确地完成注射过程;剂量准确,能精确地调整到 1 个单位;针头短而细,注射痛苦小;操作简单,携带方便,患者可在任意处所自行注射;剂量选择时有声音显示,视力障碍的糖尿病患者可自行注射。胰岛素笔适用于所有胰岛素皮下注射的糖尿病患者,在使用中应注意避免出现各类问题。

【失误防范要点】

1. 医护人员除了指导患者正确掌握胰岛素注射的基本技能外,要对胰岛素笔的使用进行有效干预,强调使用安全的重要性,确保患者生命的安全与健康。

2. 做好注射前的心理准备,确定患者的进餐时间,饭前 30min 注射(也可根据餐前血糖确定注射时间)。放在冰箱内的胰岛素应提前 30min 取出,以防注射时引起疼痛。

3. 胰岛素笔针头杜绝重复使用,因其是按一次性使用生产的,反复使用会使针头变钝、出现倒钩,导致注射疼痛和皮下组织微型创伤,长时间的创伤导致皮下硬结产生,从而影响胰岛素吸收的稳定性,不利于有效控制血糖达标。

4. 重复使用胰岛素笔针头易造成针头阻塞,影响下一次的注射。受热胀冷缩的影响,热涨致药液通过针头时发生外漏,使浓度发生改变,冷缩致空气通过针头进入药瓶中,再次注射时阻力变大,致使注射毕无论停留多长时间针尖仍有滴液现象。

5. 胰岛素笔使用中应注意胰岛素的不同剂型,如在注射悬浮型胰岛素制剂时,笔芯架的显示窗可见笔芯橡皮活塞时,则不再进行注射。

6. 胰岛素剂量必须准确无误,注射之后检查剂量显示窗并确认读数已回 0。注射完毕至少停留 6s 以上拔针,拔出针头之前紧按注射推键不放松,以免带出未吸收的药液。

7. 评估患者的注射部位,注意观察局部皮肤情况,并酌情轮换注射部位。常用注射部位为:上臂外侧、腹部、大腿外侧、臀部。轮换注射部位方法为:左右轮换且针尖与针尖距离为

2.5cm。若进餐时间提前,选择腹部;若进餐时间推迟,则选择臀部。

8. 严格局部皮肤消毒,严格无菌操作,避免感染。充分摇匀药液,注射时充分暴露注射部位,以防造成局部污染。

**附 B:胰岛素笔注射操作程序**

1. 安装步骤 洗手→拔下笔帽→顺时针将笔芯架与笔杆分开→将回弹装置顺时针旋转直至活塞杆完全退入为止(优伴笔可以省略此步)→将新的胰岛素装入笔芯架内→再将笔芯架与笔杆拧紧,装上针头(注意无菌操作,避免污染)→调节剂量选择环为 2U,推动注射键,看到针尖处有一滴胰岛素出现(如针头上没有胰岛素药液滴出,可以反复操作此步骤,直至看到胰岛素滴出为止)。

2. 注射步骤 做好解释取得合作,进行查对→协助患者充分暴露注射部位→取舒适体位→取出胰岛素笔→上下颠倒数次摇匀药液(使用短效胰岛素可以省略此步骤)→拔下笔帽调节剂量选择环至所需要的刻度单位→常规消毒皮肤待干→直握诺和笔或优伴笔,垂直进针→推动注射键将药物注入→停留 10s,以免药液未吸收而随针头带出→用棉球或棉签压住针眼快速拔针→盖好笔帽→整理用物→洗手。

**(三)其他注射装置**

随着科技的进步,胰岛素在注射装置方面有了很大进展,注射器具品种越来越多,越来越先进。护士应教会每一位糖尿病患者正确使用胰岛素注射器具,严格进行皮肤消毒及轮换注射部位,同时密切监测血糖,警惕低血糖的发生。

【失误防范要点】

1. 玻璃注射器 1ml 玻璃注射器为最早的胰岛素注射器具,现已被一次性注射器取代。但经济条件较差地区的糖尿病患者及居家老年患者仍有使用,注意在反复使用过程中严格消毒灭菌。

2. 普通一次性注射器 用后即弃去,使用方便,可有效减少注射部位感染的概率。使用中注意胰岛素剂量的换算应准确,同时注意注射器乳头处会滞留少量胰岛素。

3. 一次性 1ml 胰岛素专业注射器 其针筒上直接标有单位(U),所需剂量抽吸到相应的刻度即可,无需换算;针头和针身一体设计,无死腔,不会漏液,注射剂量准确。但需注意:此类注射器只能抽取 400U/10ml 瓶装胰岛素,严禁抽取 300U/3ml 装预混、短效胰岛素笔芯。

4. 胰岛素高压注射器 又称无针注射器,是一种利用高压将胰岛素迅速注入皮下的装置,无需针头。对于惧怕针头而又必须注射胰岛素的患者是一较好的选择。但用于瘦弱患者往往会造成皮肤青肿;拆洗安装过程较复杂,且价格昂贵。

# 第四节 肾上腺皮质激素类药

激素的作用广泛而复杂,且随剂量不同而异。在生理情况下所分泌的糖皮质激素主要影响物质代谢过程,超生理剂量则有抗炎、抗病毒、抗免疫和抗休克等药理作用。临床常用于替代疗法、自身免疫性疾病、防止器官移植的排异反应和过敏性疾病、严重感染和炎症、休克、血液病、眼科疾病、皮肤疾病等。

大多数抗炎药物都是通过抑制炎症介质的合成和释放或直接对抗炎症介质而发挥抗炎效应的。应用糖皮质激素等药物抗炎时,由于机体免疫反应也同时受到抑制,因而易引起病原微生物的繁殖和蔓延,此时加强对抗感染过程的控制,防止病情的恶化至关重要。

【失误防范要点】

(一)长期大剂量应用引起的反应

1. 类肾上腺皮质功能亢进综合征　多为过量激素引起物质代谢和水盐代谢紊乱的结果。表现为满月脸、水牛背、向心性肥胖、皮肤变薄、痤疮、多毛、水肿、低血钾、高血压、糖尿病等。停药后症状可自行消失。必要时可加用抗高血压、抗糖尿病药治疗,并采用低盐、低糖、高蛋白饮食及加用氯化钾等措施。高血压、动脉硬化、水肿、心肾功能不全及糖尿病患者禁用或慎用糖皮质激素。

2. 诱发或加重感染　糖皮质激素可抑制机体防御功能,故长期应用常可诱发感染或使体内潜在病灶扩散,特别是抵抗力原已减弱的白血病、肾病综合征、肝病等患者更易发生。原来静止的结核病灶亦可扩散恶化,必要时并用抗结核药。

3. 消化系统并发症　刺激胃酸、胃蛋白酶的分泌并抑制胃黏液分泌,降低胃肠黏膜的抵抗力以及减弱前列腺素保护胃壁的功能,故可诱发或加剧胃、十二指肠溃疡病,甚至造成消化道出血或穿孔。长期大量应用可考虑加用抗胆碱药或抗酸药,不宜与能引起胃出血的药物(如阿司匹林、吲哚美辛、保泰松等)合用。溃疡病患者禁用。

4. 骨质疏松、肌肉萎缩、伤口愈合迟缓　骨质疏松多见于儿童、绝经期妇女和老人,严重者可发生自发性骨折。由于抑制生长激素的分泌和造成负氮平衡,还可影响生长发育。以上反应的发生与激素促进蛋白质分解、抑制其合成以及增加钙、磷排泄有关。

5. 高血压、水肿及低钾血症　盐皮质激素主要调节水和电解质代谢,促进肾远曲小管钠离子和氯离子的重吸收、钾离子和氢离子的排泄。使用过量时,可使细胞外液容量增加,引起高血压、水肿及低钾血症等。

6. 其他不良反应　皮质激素可引起欣快、食欲增加、激动、失眠;偶致精神失常或诱使癫痫发作,有精神病或癫痫病史者禁用或慎用。此外,还能使眼内压升高以及引起白内障等眼部并发症,全身或局部给药均可发生。

(二)停药引起的反应

1. 医源性肾上腺皮质功能不全　长期应用皮质激素,由于激素反馈性抑制脑垂体前叶的 ACTH 分泌,可引起肾上腺皮质萎缩和功能不全。此时一旦突然停药,外源性皮质激素减少,而内源性肾上腺皮质激素又不能立即分泌补足,可出现肾上腺皮质功能不全。表现为恶心、呕吐、乏力、低血压和休克等,尤其机体处于感染、创伤、手术等严重应激状态时更易出现。

2. 反跳现象与停药症状　前者指突然停药或减量过快时的原病复发或恶化。这是患者对激素产生依赖性或病情未完全控制所致。停药症状是指长期用药因减量太快或突然停药出现的反应,部分患者出现原发疾病没有的症状,如肌痛、肌强直、关节痛、疲乏无力、情绪消沉、发热等。

(三)药物相互作用

1. 苯巴比妥、苯妥英钠和利福平为肝药酶诱导剂,可加速皮质激素的代谢。此类药与皮质激素合用时,需加大皮质激素的剂量。

2. 大剂量水杨酸盐通过刺激下视丘而使肾上腺皮质激素释放。并且由于水杨酸盐置换与蛋白结合的皮质激素而增加血浆中游离皮质激素的浓度。皮质激素能抑制肠道对钙的吸收,增加副甲状腺的功能而刺激破骨细胞。并能减少骨的形成,增加骨的吸收,同时还增加钙从肾的排泄。

3. 雌激素增加皮质激素结合蛋白的水平,因此增加了与皮质激素的结合部分。同时雌激素使皮质激素代谢减慢,进而使皮质激素半衰期延长。当皮质激素与雌激素同时应用,应减少皮质激素的用量;当停止应用雌激素时,应增加皮质激素的剂量。

4. 在肾移植静脉注射大剂量甲泼尼龙时,可增加环孢素的血浓度。因此需减少环孢素的用量。皮质激素有致高血糖的作用,在应用降糖药或胰岛素时需加大剂量。

5. 皮质激素抑制生长,并有降低血钾的作用,当同时与两性霉素 B、噻嗪类利尿药或髓袢利尿药合用时需监测血钾浓度。

6. 利托君是 β 受体兴奋药,能降低子宫收缩的频率、强度和持续时间;可预防早产。利托君与皮质激素合用,两者都可使血糖增加,故胰岛素的需要量增加。

**(四)用药评估**

1. 糖皮质激素多用于抑制器官移植的排异反应及各种炎症、过敏和肿瘤,当用于治疗炎症和过敏性疾病时,应明确用药目的是减轻症状和控制体征至一定水平,而不是消除病因性治疗。

2. 注意识别高危患者。糖皮质激素禁用于严重的精神病、癫痫、活动性消化性溃疡病、近期胃肠吻合术、骨折、创伤修复期、角膜溃疡、肾上腺皮质功能亢进、严重高血压、糖尿病、孕妇、抗菌药物不能控制的感染如水痘、麻疹、真菌感染等。

3. 通常开始给药应小剂量,逐渐增加药量至出现明显疗效;若用于危及生命的疾病开始应大剂量,以控制症状;长期应用时,剂量逐渐减小;应激状态时需增加剂量。

4. 采用隔日疗法能减少肾上腺抑制和其他毒性。指导患者尽可能隔日 9 时以前用药。糖皮质激素应逐渐停药,不可突然停药。

5. 不断评价疗效和安全性,周期性地与治疗前的症状和体征比较,以便调节剂量时参考。

6. 长期应用皮质激素可引起肾上腺皮质功能不全。若有早期感染症状时立即报告医生。同时应用抗菌药。告知患者若大便呈黑色或柏油色时,及时报告医护人员。应周期性地检查大便,若发生溃疡病,需逐渐停药,并同时应用抗溃疡病药。

7. 告诉患者有关水钠潴留的症状和体征,若出现体重增加,下肢水肿等,应及时报告医生。

8. 皮质激素可引起高血糖和尿糖。糖尿病患者需遵医嘱增加降糖药剂量,降低热量的摄入。

9. 使用皮质激素的患者应每 6 个月进行 1 次眼科检查,以观察是否有白内障。指导患者若视物模糊时及时报告医生。

10. 糖皮质激素可延缓儿童生长,并可引起胎儿肾上腺皮质发育不全。哺乳期妇女大剂量应用时,其乳汁中所含皮质激素成分可影响乳儿生长发育。

# 第五节　麻　醉　药

　　全身麻醉药是指能使患者达到全身麻醉状态的药物,此种状态包括镇痛、意识丧失、记忆缺失、感觉和自主反射被抑制和一定程度的骨骼肌松弛。理想的全身麻醉药除具上述全麻作用外,尚应有麻醉诱导期和停药后麻醉恢复期平稳而快速、麻醉深度易于调节、无明显局部刺激和其他严重不良反应、安全范围大等特点。全身麻醉药通常分为吸入麻醉药和静脉麻醉药两类。目前临床使用的全麻药均有一定缺点,很难达到理想药效的要求。因此,常需根据情况和手术要求,加入一些麻醉辅助药(如阿片类镇痛药、M胆碱能受体拮抗药、镇静催眠药、肌肉松弛药和强安定药等),采用吸入和静脉麻醉药联合使用等,以达到较满意的麻醉效果。

　　吸入麻醉药是通过肺部吸入而达到麻醉效果的药物,包括气体性(如氧化亚氮)和液体性两类。液体性吸入麻醉药品种多,应用最广。根据乙醚麻醉作用将麻醉深度分为4个分期,即镇痛期、兴奋期、外科麻醉期和延髓麻痹期。由于目前使用的非乙醚吸入麻醉药作用发生快,患者呼吸受呼吸机控制,术前和术中采用了多种麻醉辅助药,以及静脉和吸入麻醉联合应用,使得麻醉亦无分期的必要。临床对麻醉深浅的评判主要依据患者血压变化、呼吸形式、反射情况、瞳孔变化、肌张力等将麻醉分成浅、中、深3度。吸入麻醉常用药物有乙醚、氧化亚氮、氟烷、异氟烷、甲氧氟烷、地氟烷等;静脉麻醉药主要包括以硫喷妥钠为代表的短效巴比妥类、氯胺酮等。

【失误防范要点】

　　1. 麻醉药品的使用必须始终坚持规范化的原则。在麻醉给药时,必须明确哪些药物会相互作用及产生对患者不利的不良反应。

　　2. 询问并记录患者麻醉前用药情况,特别要考虑可能对麻醉和心血管、呼吸系统有影响的药物,减少药物之间不利的相互作用。避免在不明病史的情况下进行麻醉给药而导致患者出现相关并发症,甚至心脏骤停等意外。

　　3. 护士应为麻醉的顺利实施做好准备工作。检查呼吸、心率、血压以及重要器官的生理和生化指标。

　　4. 排解患者对手术的恐惧和焦虑,必要时给予镇静药物。按手术要求,协助患者做好术前的准备,如停服某些药物、禁食、术区的清洁等。遵医嘱按规定时间准确给予术前药。

　　5. 患者进入手术室后,立即根据麻醉用药情况及手术类型做好患者术中、术后的护理准备工作。

　　6. 了解麻醉和手术中的用药情况及手术进展,观察患者术后情况、预测可能出现的并发症并做出相应准备。帮助患者顺利完全苏醒并预防和处理术后可能发生的并发症。

　　7. 患者术后平卧位,头偏向一侧,以防恶心、呕吐,必要时注射止吐药,并留有抽吸的装置,防止患者在苏醒过程中发生意外。随时监测呼吸、血压和心率,直至患者完全苏醒。

　　8. 患者苏醒后若主诉伤口痛或其他不适、便秘或不能排尿,应及时报告医生处理。

　　9. 吸入麻醉药的不良反应主要有呼吸和心脏抑制,多因麻醉药过量引起;肝肾毒性,多因含氟麻醉药损害所致;胃内容物误吸入肺,多因麻醉时正常反射消失,胃内容物可能反流并被吸入肺内,刺激支气管致痉挛和引起术后肺部炎症。

10. 术前及术中预防性使用抗生素,引起自发呼吸停止或因与麻醉及各种输液剂型合并使用而导致肾功能不全的情况时有发生,护士应加强观察和巡视。

11. 乙醚为刺激性易挥发液体,稳定性差,遇光、热和在空气中易发生化学变化而增加毒性,易燃,易爆,局部刺激性强,易使呼吸道分泌增加,苏醒期长,术后胃肠反应较重等。

12. 氟烷为临床最广泛使用的含氟全麻药,具高麻醉效价强度,麻醉诱导期平稳而较快,停药后患者 1h 左右即可苏醒,但镇痛和肌肉松弛作用较弱。本药能敏化心脏对拟肾上腺素药的反应性,当与拟肾上腺素药合用而患者又处于酸血症或昏迷状态时,则易致心律失常。

13. 氯胺酮能产生分离麻醉作用,即患者感觉与其所处环境分离,出现镇静、木僵、镇痛和记忆缺失。在恢复期,患者常有精神方面的不良反应,如谵妄、定向障碍、幻觉和怪梦等。成年患者可持续数天或数周;儿童精神症状相对较轻且持续时间亦较短。

14. 依托咪酯为强效催眠药,术后恶心、呕吐的发生率高;注射部位疼痛和肌阵挛;持续给药时间过长可致低血压、少尿和电解质紊乱。

15. 硫喷妥钠使用前应以注射用水或 5% 葡萄糖盐水配成 1.25%～2.5% 溶液缓慢静脉注射;极量每次 1g。

16. 麻醉药连续使用后易产生生理依赖性及成瘾性,若流入非法渠道则成为毒品,可造成严重社会危害。因此应加强麻醉药的管理,同时加强对麻醉药使用人员资质的认证和把关。

# 第六节　镇静催眠药

镇静催眠药是通过抑制中枢神经系统达到镇静和催眠的药物。镇静药和催眠药并无明显的界限,而只是量的差别。小剂量仅产生镇静作用,以消除服药者的紧张、焦虑和烦躁等症状。适度增大剂量可诱导患者入睡,减少觉醒次数,延长睡眠时间,产生近似生理睡眠。大剂量有抗惊厥作用。此外,某些催眠药还有麻醉和抗癫痫作用。镇静催眠药按化学结构的分属不同,通常分为苯二氮䓬类、巴比妥类和其他类。

【失误防范要点】

1. 应用镇静催眠药物前,应明确睡眠障碍的性质,如入睡困难、夜间觉醒频繁或早醒;分析引起失眠的原因,如药物性、精神与神经性、使用兴奋药、生活紧张及睡眠习惯不良等;明确焦虑的性质、程度和持续时间,区别焦虑症和一般的焦虑症状。

2. 识别高危者,遇下列情况应提示医生禁用本类药物:妊娠和哺乳期、急性青光眼、重症肌无力、严重心、肝和肾损害者。下列情况慎用本类药物:婴幼儿、年老体弱、驾驶员、高空作业和严重抑郁症患者。

3. 焦虑与失眠多由于工作紧张、精神负担过重所致,使用镇静催眠药的同时,应进行心理治疗,适当休息,增强运动,启发患者消除顾虑,乐观向上。本类药物只能短期使用,防止形成对药物的依赖心理。

4. 某些疾病(高血压、甲状腺功能亢进症)或某些疾病症状(咳嗽、疼痛)引起的失眠,在使用催眠药的同时应进行对因治疗,以充分发挥本类药物的疗效。

5. 长期服用此类药物,亦能产生耐受性、习惯性和成瘾性,因此应严格掌握适应证,**避免滥用**。一般采用小剂量短期给药或间断用药。用药超过 2～3 周,停药时应逐渐减量,以免发生戒断症状。

6. 注意评价疗效和安全性，比较服药前后患者各种症状改善的情况以及不良反应的大小。如苯二氮䓬类药物疗效高、毒性小，产生耐受性和成瘾性的可能性较小，已逐步取代巴比妥类及其他镇静催眠药。疗效比较满意的镇静催眠药有：氟西泮、阿普唑仑（三唑安定）、艾司唑仑（舒乐安定）、硝西泮及地西泮。

7. 苯二氮䓬类药物与巴比妥类药比较，安全范围大，超剂量服用也不致引起生命危险，但与其他中枢抑制药合用可引起呼吸抑制、昏迷，甚至死亡。应注意调整剂量。

8. 巴比妥类药物对中枢神经有残留抑制作用，次日晨可出现头晕、嗜睡、精神不振、定向障碍等不适反应，驾驶员、高空作业者宜慎用；少数患者可引起荨麻疹、血管神经性水肿，多型性红斑、哮喘等过敏反应；偶可引起剥脱性皮炎。

9. 巴比妥类药物长期连续服药可导致患者对该药的精神依赖和躯体依赖，产生习惯性和成瘾性。突然停药，可出现严重的戒断症状，表现为兴奋、失眠、呕吐、出汗、震颤、肌痉挛，甚至惊厥发作。

10. 巴比妥类药物一次口服 $10\sim20$ 倍催眠剂量，可引起急性中毒，表现为昏迷、呼吸深度抑制、血压下降、体温降低、休克及肾衰竭。解救时以维持呼吸循环等支持疗法为主，为加速毒物排泄，可用碳酸氢钠等碱化尿液。

11. 巴比妥类药物对严重肾功能不全、支气管哮喘、颅脑损伤所致呼吸抑制、过敏等患者禁用；妊娠和哺乳期妇女、低血压、心肝肾功能不全者慎用。

12. 苯巴比妥药物与精神病药、抗癫痫药、抗组胺药及其他镇静催眠药合用，能增强中枢抑制作用和毒性。

13. 水合氯醛主要用于顽固性失眠或对巴比妥类药物耐受差的儿童及老年人。用药后对胃黏膜有刺激性，易引起恶心、呕吐，不宜用于胃炎及溃疡病患者；严重心、肝、肾疾病患者禁用。用药期间禁饮酒。

14. 甲喹酮（安眠酮）常见不良反应为嗜睡、头晕，少数人可引起皮疹和感觉异常，大剂量偶可引起短暂的精神异常，服用后可产生快感，长期服用易产生依赖性。

# 第七节　镇　痛　药

镇痛药是指在治疗剂量下，主要作用于中枢神经系统，能提高痛阈，选择性地消除或减轻疼痛以及疼痛所引起情绪反应的药物。镇痛药不影响患者的意识和其他感觉（如听觉、触觉及视觉），并有较强的镇静、改善患者的情绪反应和加强其他中枢抑制药的作用。常用镇痛药包括阿片生物碱类和人工合成镇痛药两类，这些药物反复应用易于成瘾，量大可抑制呼吸，因此又称为成瘾性镇痛药或麻醉性镇痛药。阿片生物碱类常用镇痛药有吗啡、可待因等；人工合成常用镇痛药有哌替啶（度冷丁）、芬太尼、美沙酮、二氢埃托啡、喷他佐辛（镇痛新）等。

【失误防范要点】

1. 在疾病诊断明确之前，一般不宜滥用镇痛药物，以免掩盖病情，延误诊治。因为疼痛是外伤和许多疾病对机体的伤害性刺激所引起的一种防御反应，伴有紧张、焦虑、烦躁不安等情绪表现，并引起生理功能紊乱和障碍。但疼痛仅是疾病的症状而不是病因，其反映疾病的发生、部位、性质等,对疾病的诊断有很大意义。

2. 用药前应明确疼痛部位、发生时间、疼痛性质(如锐痛、刺痛、钝痛);评估降低痛阈的精神因素(如焦虑、抑郁、恐惧、愤怒等);评估生命体征(如意识、呼吸频率、血压和脉搏);了解正常生理活动的影响程度(如睡眠、休息等);了解患者就诊前的用药史等。

3. 注意识别高危患者,对所有阿片类制剂禁用于临产妇女、新生儿、早产儿以及出生几个月的婴儿、乳母、胆道术后患者;禁用于肺部疾病(如肺气肿、支气管哮喘、肺源性心脏病)、严重肝病及肝损害合并脑病、黄疸和腹水患者。慎用于颅脑损伤、深度中枢神经系统抑制、昏迷、呼吸抑制、心血管疾病、低血压、失血、前列腺肥大、尿道狭窄等。

4. 对癌症患者倡导三级止痛阶梯疗法,即将癌症患者的疼痛分为轻、中、重度,分别使用非阿片类镇痛药、弱阿片类和强阿片类镇痛药镇痛。无论患者疼痛发生与否,均行定时定量给药,以消除疼痛,提高患者的生活质量。

5. 促使患者配合治疗,鼓励患者多食粗粮,多饮水,以减轻腹胀和便秘。从精神上关心和安慰患者,改善患者的情绪,从而提高痛阈。告诉患者阿片类药物的危害性,说明不得任意增加用药剂量的重要性。

6. 根据患者的疼痛性质选择药物。按不同年龄患者调整药物剂量,注意口服剂量较肠外给药用量大,严格复核给药量。对癌症患者应按照固定的治疗方案定时足量给药,对用药后产生突破性疼痛的患者应及时补充药物。

7. 对患者的疼痛应不断进行综合性评价,随时调换镇痛药物。严格按照麻醉药品管理条例管理和使用麻醉药品。

8. 不断评价疗效和安全性镇痛作用是否可靠,如果用药后 1h 痛觉不消失,可能为剂量不够,应适当补充。对癌症患者要注意剂量选择,随时对疼痛进行综合性评价。

9. 本类药物安全性较小,可产生明显的呼吸和中枢抑制。连续用药 1 周左右即可产生成瘾性。因此,极易引起药物的滥用,应特别注意。

10. 吗啡治疗剂量可引起恶心、呕吐、眩晕、便秘、排尿困难、胆绞痛、呼吸抑制、嗜睡等。连续反复用药可产生耐药性,必须增量才有效。临床应用常用量 2～3 周后即明显产生耐药性。应用大剂量时,耐药性形成更快。故开始宜选用小剂量,逐渐加大以找到最佳有效剂量。各种镇痛药交替使用,可延缓耐受性的发生。

11. 治疗量吗啡每日 3 次,连续用药 2 周左右可产生成瘾性,引起精神和生理依赖性,一旦停药即出现戒断症状,表现为烦躁不安、失眠、打呵欠、呕吐、流涕、肌肉痛、震颤、盗汗、腹痛、意识丧失、瞳孔散大甚至虚脱等症状。给予治疗量吗啡,上述症状立即消失。

12. 吗啡引起的急性中毒,可表现为昏迷,呼吸深度抑制,呼吸频率可减慢至每分钟 2～4 次,瞳孔极度缩小如针尖,两侧对称,血压和体温下降,发绀,尿少,皮肤湿冷,肌无力,脊髓兴奋,腱反射亢进等;最后严重缺氧出现休克,循环衰竭,呼吸麻痹,瞳孔散大,进而死亡。抢救措施主要是针对呼吸抑制,常用呼吸兴奋药,人工呼吸,给氧,输液等。同时选用阿片受体拮抗药纳洛酮、烯丙吗啡等治疗。

13. 镇静催眠药、酚噻嗪类、三环抗抑郁药、单胺氧化酶抑制药、抗组胺药可加剧及延长吗啡的中枢抑制作用。

14. 可待因对干咳效果好,对痰量多的咳嗽不宜单用,否则使痰液难于排出而引起胸闷感。其产生的欣快感和成瘾性比吗啡弱,但也能成瘾,与吗啡之间有交叉成瘾性。用量超过

60mg 后易产生烦躁不安、兴奋等现象。

15. 哌替啶治疗量可引起恶心、呕吐、眩晕、出汗、心悸和直立性低血压。反复使用易产生耐受性,连续用药 2 周可成瘾,故临床需控制使用。本药有轻度呼吸抑制作用,可使体内的 $CO_2$ 堆积,导致脑血管扩张,颅内压升高,故脑外伤、颅内疑有占位病变、支气管哮喘、慢性阻塞性肺部疾病及肺功能差者禁用。中毒表现为呼吸抑制和昏迷。偶可致瞳孔散大、震颤、肌肉痉挛、反射亢进。

16. 芬太尼不良反应为眩晕、恶心、呕吐及胆道括约肌痉挛。大剂量产生明显肌肉强直,纳洛酮可对抗。静脉注射过快易产生呼吸抑制。

17. 美沙酮禁用于分娩镇痛,抑制呼吸作用时间较长,不良反应一般为眩晕、恶心、呕吐、出汗、嗜睡、便秘、直立性低血压等。

18. 二氢埃托啡对脑外伤、呼吸困难等应慎用。常见不良反应为轻度恶心、头晕、出汗、脉快,休息后可自行缓解。长期应用可产生耐受性和成瘾性。过量中毒可引起呼吸抑制、昏迷,可用纳洛酮解救。

19. 喷他佐辛的不良反应有眩晕、恶心、呕吐、出汗等。大剂量引起呼吸抑制、血压升高,还可出现焦虑、噩梦、幻觉等反应。本药成瘾性小,已列入非麻醉品,因而广泛用于各种慢性疼痛。

20. 镇痛药口服中毒时,立即用 1：2000 高锰酸钾液洗胃,洗胃后从胃管导入硫酸钠 25g,药用炭 15g 的混悬液留置胃内。注意不可吸入纯氧,因吗啡中毒时靠低氧血症维持呼吸中枢兴奋,如吸入纯氧可消除这一自身调节机制,使呼吸进一步抑制。

21. 肌注或静注吗啡拮抗药通常用纳洛酮,一般用药后呼吸抑制、昏迷等中毒症状可迅速解除。如无吗啡拮抗药,可肌注或静注尼可刹米,但不可用印防己毒素、士的宁等脊髓兴奋药,因吗啡有兴奋脊髓作用,合用可导致惊厥。

# 第八节 解热镇痛抗炎药

解热镇痛抗炎药物根据化学结构的不同,分为水杨酸类、苯胺类、吡唑酮和其他有机酸类。各类药物共同的作用:一是解热作用,能使发热患者的体温下降或恢复正常,但对体温正常者几乎无影响。二是镇痛作用,主要用于头痛、牙痛、神经痛、肌肉痛、关节痛及月经痛等慢性疼痛;也可用于口腔及眼部小手术后的疼痛。三是抗炎抗风湿作用,除苯胺类药物外,对控制风湿性及类风湿关节炎的症状有肯定疗效。

【失误防范要点】

1. 识别高危患者,对有本类药物过敏史的患者禁用;消化道溃疡、凝血障碍(如血友病、维生素 K 缺乏症、低凝血酶原血症)以及口服抗凝药或皮质激素者禁用;老年患者及伴有充血性心力衰竭、低血容量、肝肾功能不全、哮喘、慢性荨麻疹等禁用;有酒精中毒史者禁用,因易出现高敏反应。

2. 应用阿司匹林不宜与碳酸氢钠合用,因尿液碱性时可促使阿司匹林的排泄。酸化尿液可促进该药在肾小管重吸收,使血药浓度维持长久,疗效增强。

3. 水杨酸类药物对低热的疗效不显著,不宜选用。用于高热退热时,需每小时观察体温 1

次,防止患者出汗太多,避免发生虚脱。

4. 服药期间禁止饮酒。如已择期手术或分娩前 1 周应停止使用本类药。

5. 大剂量长期服用水杨酸类药物可引起胃溃疡、穿孔及出血。如出现消化道溃疡,应停药并采用 $H_2$ 受体阻断药。

6. 对肝肾功能不全患者必须使用本类药时,应进行监护,如出现尿量减少、体重突然增加,血肌酐和尿素氮迅速升高时应立即停药。严重肝病患者密切注意其出血倾向。

7. 患者出现耳鸣、多汗、头痛、头晕等水杨酸反应时,应立即停药,待症状消失后可适当降低剂量。

8. 患水痘及流感的儿童使用阿司匹林易出现严重肝损害和脑组织病理改变。应密切注意。

9. 苯胺类一般无刺激性,对血象影响也较少,但过量可致急性肝坏死;非那西丁过量可产生高铁血红蛋白症,出现溶血性贫血。两药长期应用可产生依赖性及肾损害。偶见过敏反应。

10. 吡唑酮类不良反应常见胃肠道反应,表现为恶心、上腹不适、呕吐、腹泻,饭后服药可减轻。大剂量可致胃、十二指肠出血及溃疡,故溃疡病患者禁用。

11. 保泰松可引起皮疹,偶见剥脱性皮炎、粒细胞缺乏、血小板减少及再生障碍性贫血,应高度警惕。该药可直接促进肾小管对氯化钠及水的再吸收,引起水肿,服用时应限制食盐摄入。高血压、心功不全者禁用。保泰松可抑制甲状腺摄碘,偶致甲状腺肿大及黏液性水肿。

12. 吲哚美辛(消炎痛)引起的不良反应与用药剂量有关,胃肠道反应常见有食欲减退、恶心、呕吐、腹泻、上消化道溃疡,偶可致穿孔及出血;还可引起胰腺炎。神经系统可见严重头痛,或伴眩晕、抑郁及精神失常。少数患者可引起粒细胞减少、血小板减少、再生障碍性贫血等。过敏反应常见为皮疹。

13. 布洛芬(异丁苯丙酸)和酮洛芬胃肠道刺激小,患者易耐受,可长期服用。常见不良反应为轻度消化不良、皮疹、头痛,严重者可出现粒细胞减少症。

14. 甲芬那酸(甲灭酸)和氯芬那酸(氯灭酸)主要用于风湿性及类风湿关节炎的治疗。常见头痛、头晕及胃肠道不适等不良反应,偶致溶血性贫血和骨髓抑制,暂时性肝功能及肾功能异常。故连续用药以 1 周为宜,肝肾功能损害者及孕妇慎用。

15. 炎痛喜不良反应少,口服易吸收。部分患者可出现胃肠道症状,剂量过大或长期使用可引起消化道出血及溃疡。

16. 患者多有夜间发作性疼痛和晨起关节强直症状,大部分此类药物可放在晚间服用以提高疗效。

17. 用于风湿性和类风湿关节炎、急性痛风等有机酸类解热消炎镇痛药物,除注意类似水杨酸类引起的消化道反应、过敏反应等,还须不断观察患者造血系统的异常变化,如粒细胞减少、再生障碍性贫血等。

# 第九节　中枢神经系统兴奋药

中枢神经系统兴奋药是指能增强中枢神经元活动的药物。主要通过增强神经元的兴奋或解除神经元的抑制来达到使中枢局部区域或全面兴奋的目的。根据临床应用主要分为回苏药和精神振奋药两类。常用回苏药有咖啡因、茶碱、尼可刹米、多沙普仑、二甲弗林、山梗菜碱等，在治疗剂量时对呼吸中枢有选择性兴奋作用，故又称呼吸兴奋药；常用精神振奋药物有匹莫林、哌甲酯、苯丙胺等，主要作用是影响情绪和提高觉醒状态。

【失误防范要点】

1. 应确定患者呼吸衰竭的病因和程度，依据 $CO_2$ 结合力、血中电解质测定结果选择用药。

2. 呼吸兴奋药主要是解除患者因肺部疾病所致缺氧、血中 $CO_2$ 浓度过高所引起的呼吸中枢抑制以及新生儿窒息，促进患者苏醒。对中枢抑制药中毒引起的呼吸抑制较少使用。

3. 呼吸兴奋药对呼吸肌麻痹和循环骤停所致的呼吸衰竭不宜使用；有癫痫、精神病者慎用此药；胃及十二指肠溃疡患者禁用咖啡因和茶碱；妊娠期妇女应尽量减少每日咖啡因的摄入量。

4. 呼吸兴奋药一般经皮下、肌注或稀释后静脉滴注给药。因作用时间短、安全范围小，过量易致惊厥，因此在用法上宜短期内反复给药，交替使用不同作用机制的苏醒药。同时，可给予患者必要的支持疗法，如人工或机器维持呼吸通气、低流量间歇吸氧等。

5. 用药期间严密观察病情，不断评价疗效和安全性，如出现烦躁不安、反射增强、局部肌肉抽搐等，应减量或停药，以防发生惊厥。

6. 呼吸兴奋药常用口服剂量极为安全，但注射用药安全范围较小。注射给药剂量过大或过快时，易发生心动过速、低血压等心血管反应。神经系统不良反应主要表现为失眠、不安、肌颤、耳鸣等，中毒剂量可致惊厥。

7. 呼吸兴奋药口服或注射给药均可产生胃部不适、恶心或呕吐，因增加胃酸分泌，可诱发或加重胃和十二指肠溃疡出血。进食后服用可减轻胃肠刺激。

8. 哌甲酯（利他林）主要不良反应为失眠、易激动、体重减轻和生长发育延迟等。禁用于青光眼和严重心脏病患者；慎用于癫痫患者。

9. 匹莫林因其半衰期长，一般不宜在睡前 6h 给药，以免影响睡眠。其特殊不良反应为肝毒性，患者在使用期间应定期检查肝功能。肾功能低下患者慎用。

# 第十节  抗癫痫药

防治癫痫的主要方法是长期服用抗癫痫药以控制症状。抗癫痫药的作用方式有两种，或直接抑制病灶神经元的过度放电，或作用于病灶周围正常脑组织，防止病灶异常放电的扩散。多数抗癫痫药主要是通过后一种方式发挥作用。目前认为抗癫痫药的作用机制与其影响神经细胞膜对 $Na^+$，$Ca^{2+}$ 和 $K^+$ 的通透性，降低兴奋性，延长不应期有关。

【失误防范要点】

1. 给药前应确定患者癫痫的类型和发作的频率，了解患者的服药史，包括一般药物和各种抗癫痫药，特别是常用于大发作药物的有效血浆浓度，有助于选定药物和剂量。

2. 识别高危患者，权衡和比较用药对胎儿的损害和不用药孕妇癫痫发作的危险性，根据患者病情作出具体决定。常用的抗癫痫药物苯巴比妥、苯妥英钠、卡马西平（酰胺咪嗪）和丙戊酸钠等均可能引起畸胎。

3. 静注苯妥英钠禁用于室性心动过缓、二度或三度房室传导阻滞、阿-斯综合征患者；苯巴比妥禁用于有急性间断性卟啉病史患者；卡马西平（酰胺咪嗪）禁用于有骨髓抑制病史或对其他药物有血液系统不良反应患者；乙琥胺禁用于对本药过敏的患者；丙戊酸钠禁用于有明显肝功能障碍患者和 3 岁以下正在服用其他抗癫痫药物的儿童。

4. 应根据癫痫类型及患者病情选用药物。如患者 1 年内偶发 1～2 次则无需用药；单纯型癫痫患者选用一种有效药物即可；大发作首选苯妥英钠；癫痫持续状态首选地西泮或氯硝西泮静脉注射；混合型癫痫发作时宜采用合并用药或选用抗癫痫谱广的药物。

5. 抗癫痫药物有效剂量个体差异很大，一般自小剂量开始，逐渐增加剂量，至获得理想疗效时维持治疗。对单一用药难以生效或混合型癫痫患者需合并用药。

6. 在治疗过程中，不宜随意更换药物，必须更换时，要采用过渡的用药方法，即在原药的基础上加用新药，待其发挥疗效后，再逐渐减量撤掉原药。

7. 教育患者及其家属，使其了解按医生处方坚持正确服药对控制病情和安全性的重要性，坚持按时服药，绝不能随意自行突然停药。检测血药浓度有助于了解患者是否按要求服药。解除患者用药期间的不良反应，促使患者配合治疗。

8. 注意剂量个体化，监测血药浓度，教育患者避免暴饮暴食和情绪波动，勿受凉感染。定时检查血象、肝功。外出旅游时带足药品。在癫痫控制之前，避免进行有危险性的活动，如驾车、高空作业、操作危险性的机器。癫痫控制之后，仍有复发的可能，患者应佩戴患癫痫的标志，一旦癫痫发作，便于诊断和尽快治疗。

9. 指导患者或家庭成员记录和保存癫痫发作图表，标明癫痫发作的时间和特征，以便医生根据记录的情况评价药物治疗的效果，调整药物剂量或选用其他药物治疗。

10. 抗癫痫药物的治疗指数很低，易于发生中毒。苯妥英钠治疗量与中毒量接近，用于小儿则不良反应较多，安全性较低。乙琥胺可致粒细胞缺乏或再生障碍性贫血。卡马西平不良反应较多，安全性较低。苯巴比妥、去氧巴比妥和苯二氮草类是较安全的抗癫痫药物。

11. 遵医嘱严格掌握停药时机，即使癫痫患者症状完全控制后，也不可随意停药，至少维持 2～3 年再逐渐停药，否则会导致复发。一般大发作患者在症状控制 2 年以上才考虑停药，且从减量到完全停药至少需要 1 年，小发作至少需要 6 个月。长期使用抗癫痫药时，要注意毒副作用，密切观察和定期进行有关检查。

# 第十一节　抗震颤麻痹药

震颤麻痹亦称帕金森病，为锥体外系的一种疾病，病理生理基础是脑底神经节系统，主要为黑质多巴胺能神经元发生退变、数目减少，多巴胺含量明显降低，同时胆碱能神经元基本保持正常，致胆碱能神经功能相对亢进。主要症状为震颤、肌肉僵直、体位反射功能丧失、动作迟缓或障碍等。

药物治疗是帕金森病最有效的缓解办法，其中最有效的药物治疗就是多巴胺替代疗法。传统的抗震颤麻痹药主要通过增强多巴胺能神经功能或削弱胆碱能神经功能，使锥体外系调节重新达到平衡而发挥作用。拟多巴胺能常用药物包括左旋多巴、卡比多巴、金刚烷胺、溴隐亭、司来吉林等；中枢性抗胆碱常用药物包括苯海索（安坦）、苯扎托品（卡托品）、丙环定（开马君）、苯海拉明、氯苯沙明等。

【失误防范要点】

1. 用药前询问患者病史及日常生活受影响程度,如工作、穿衣、洗澡、吃饭和走步等;了解运动障碍情况、肌震颤及强直程度和范围,如动作迟缓、运动障碍或完全不能活动等。对患者的症状做好观察记录。

2. 识别高危者。左旋多巴禁用于伴恶性黑色素瘤、前房角间隙狭窄的青光眼患者及药物所致锥体外系病变的患者;金刚烷胺慎用于伴慢性心力衰竭、低血压、肝病和癫痫患者;溴隐亭禁用于对麦角制剂过敏者。

3. 对患者及其家属讲解本病病程特点和用药目的,鼓励他们积极配合治疗。指导患者熟悉所用药物特点、服用剂量和方法以及如何克服不良反应。

4. 重症患者尽可能合并用药,以减少不良反应,增强疗效和延长控制症状时间。

5. 不间断地评价疗效和安全性,可根据患者用药前后各种症状的改善情况来评价。本类药物以溴隐亭不良反应发生率最高,类型最多;左旋多巴长期用药的不良反应最重。注意左旋多巴与其他药合用时剂量宜小。

6. 左旋多巴用药初期约80%患者有恶心、呕吐和厌食表现,可能与延髓催吐化学感受区刺激和局部胃肠刺激有关。减少药量、分次给药、餐中或餐后立即服药可减轻胃肠反应。约30%患者用药后出现直立性低血压,可能与外周血管扩张有关。

7. 左旋多巴对神经系统的不良反应包括运动障碍,表现为点头、面肌痉挛和愁眉苦脸等;行为障碍表现为情绪低落或激动、失眠、噩梦、焦虑、欣快等;在长期用药过程中可出现"开关现象",表现为帕金森综合征控症期与失控期交替出现,可能与血浆中药物浓度不稳定有关。

8. 溴隐亭胃肠道反应发生率高,如厌食、恶心和呕吐,不宜空腹服药;大剂量时可出现幻听、幻视、激动和噩梦;直立性低血压常见,可出现"首剂效应",即患者在首次服药后1h内出现心血管功能不全而晕厥现象,故首剂量宜小,且应卧床服用。

9. 中枢性抗胆碱药物的主要不良反应与M受体阻断有关,如口干、视物模糊、尿潴留、便秘、心率加快、青光眼眼压增高、嗜睡、注意力不集中、幻觉、谵妄等。停药后上述症状很快消失。除苯海拉明外,青光眼、前列腺肥大和老年患者忌用本类药物。

10. 三餐少食蛋白质食物,如肉类和奶制品等。因牛奶等蛋白质食物在肠道内可分解产生大量的氨基酸,氨基酸可阻碍左旋多巴在肠道的吸收,使其疗效降低。

11. 抗震颤麻痹药宜空腹服用,最佳时间为餐前30min,其次为餐后2h,因为此类药与食物同服会降低吸收率。

12. 服此类药物期间,禁用钙拮抗药,如硝苯地平类降压药。因药物之间的拮抗作用可使药效降低。

13. 禁用乙酰胆碱,因为帕金森病是由于乙酰胆碱系统功能亢进导致的肌肉张力增高、运动减少、肌肉震颤,所以应注意乙酰胆碱类药物的摄取。

14. 禁用维生素$B_6$,因维生素$B_6$为多巴胺脱氢酶的辅酶,提高活性后会促进本药在脑外形成多巴胺,减少进入中枢神经系统的用量,以致降低药效。

15. 禁用胃肠动力药,如多潘立酮(吗丁啉),因为胃动力药有阻断多巴胺的作用,可促进胃排空,减低吸收率。

16. 青光眼患者禁用多巴胺,因其升高血压,对眼压有一定的影响,服此类药物期间应注意眼压的变化。

17. 服用抗帕金森病类药物须从小剂量开始,根据情况逐渐加量。指导患者严格遵医嘱用药。

# 第十二节　抗高血压药

抗高血压药物又称降压药,用于治疗高血压。形成动脉压的基本因素是心排血量和外周血管阻力。前者受心功能、回心血量和血容量的影响,后者主要受小动脉的紧张度影响。交感神经(去甲肾上腺素能神经)和肾素-血管紧张素-醛固酮系统调节者上述两种因素,使血压维持在一定范围内。根据各种药物的主要作用和作用部位将高血压药物分为作用于去甲肾上腺素能神经系统药物、利尿药、直接血管扩张药、钙拮抗药、血管紧张素Ⅰ转化酶抑制药等类型。

【失误防范要点】

1. 用药前应检查和了解患者的血压异常程度、心电图、血常规、尿常规、肝和肾功能及并发症等基本情况,识别高危患者。

2. 一般情况下,慢性高血压患者全部采用口服给药途径,只有高血压危象等特殊情况下选择注射给药。

3. 高血压病应早期治疗,长期不间断的用药,建立个体化治疗方案。为达到较好疗效,应根据高血压程度选用药物。

4. 轻度高血压,血压稍高,且不稳定者,可采用控制体重、低盐、低脂肪饮食和适当的体育锻炼,若不能将舒张压控制在 12.0～12.6kPa(90～95mmHg)以下时,可根据病情选用利尿药、β受体阻断药、钙拮抗药等任一药物作为第一线药物。

5. 中度高血压,氢氯噻嗪和普萘洛尔合用,或用哌唑嗪、可乐定、硝苯地平、卡托普利取代普萘洛尔。重度高血压,在以上的基础上加用胍乙啶或米诺地尔等药。高血压危象或高血压脑病,宜用硝普钠等静脉给药。

6. 根据并发症选用药物。高肾素活性者宜用普萘洛尔、卡托普利,不宜用氢氯噻嗪。伴左心室肥厚者宜用钙拮抗药、ACEI、β受体阻断药,不宜用血管扩张药,因其可使心脏重量增加。伴心力衰竭者宜用利尿药、ACEI、哌唑嗪,因血管扩张药可减轻心脏前后负荷而改善心功能,但禁用β受体阻断药和维拉帕米(异搏定)。伴心绞痛者宜用β受体阻断药和钙拮抗药,禁用肼屈嗪。

7. 伴脑卒中者宜用钙拮抗药和 ACEI,以减少脑缺血,降低卒中发生率。伴高脂血症者,宜用哌唑嗪、钙拮抗药和 ACEI,避免单用β受体阻断药和利尿药。

8. 伴糖尿病者宜用 ACEI、$\alpha_1$受体阻断药、钙拮抗药,不宜用氢氯噻嗪和β受体阻断药。伴肺气肿和支气管哮喘者宜用钙拮抗药,禁用β受体阻断药。伴消化性溃疡者不宜用胍乙啶。

9. 伴肾功能不全者宜用米诺地尔和呋塞米,不宜用胍乙啶。双侧肾动脉狭窄、严重肾功能不全或孤立肾者忌用 ACEI。

10. 不同的患者,或同一患者不同的病程时期,所需剂量不同。应注意药物剂量的个体化。普萘洛尔、可乐定、肼屈嗪等药的治疗量个体差异极大,应按"最佳疗效和最小不良反应"的原则,选择合适剂量。一般先从小剂量开始,逐渐增加剂量。

11. 根据年龄选择用药,年轻患者交感神经功能较强,心收缩力强,心率较快,β受体阻断药效果较好;老年人心血管功能和药物代谢能力均下降,且易出现直立性低血压,宜选用作用温和的抗高血压药,一般以钙拮抗药和 ACEI 为宜。

12. 抗高血压药长期单独应用时,其效力常会降低,加大剂量又易引起不良反应,难以继续应用,所以,通常多采用联合用药方法,以提高疗效,减少不良反应。中、重度高血压患者通常两种以上药物合用,并常以氢氯噻嗪作为基础降压药。

13. 在某些情况下两种药物合用是为了克服另一药的缺点,如普萘洛尔与利尿药合用是为了避免利尿药引起的血浆肾素活性升高;肼屈嗪与普萘洛尔等合用,可避免引起反射性的交感神经兴奋。

14. 向患者说明高血压病若长期得不到治疗会出现并发症等严重后果,早期药物治疗可以使血压恢复到正常水平,减轻并发症,延长寿命。指导患者进行自身监控,配合治疗,按医嘱定时服药,主动向医护人员反映用药后病情改变情况。

15. 向患者讲清药物的不良反应以及预防或处理措施,如胍乙啶等药物易引起直立性低血压,用药后,卧床起立时,应缓慢坐起来,如无头晕、视物模糊等反应时再缓慢站起来。

16. 指导患者注意减轻体重,不吃多脂肪和过咸的食物。鼓励患者戒酒、戒烟,适当锻炼,改变不良生活方式,以促进治疗效果。

17. 不断评价疗效和安全性,定期测量血压,使血压维持在正常水平。尽量降低药物的不良反应,如果某一药物引起不良反应时,应当更换另一种患者易接受的药物。随时注意调整药物剂量,注意联合用药的效果,避免可能发生不良反应的两种以上药物合用。

# 第十三节　抗心绞痛药

心绞痛是冠心病的主要症状。是心肌供血不足、心肌缺氧而突发的胸骨后或左胸阵发性疼痛,可放射至左肩或左上肢内侧。影响心肌耗氧的因素有心室壁张力、心率、心肌收缩力。影响心肌供氧因素有冠脉流量、心内-外膜血流分布、侧支循环及动-静脉氧差。目前应用的抗心绞痛药,主要通过扩张外周血管,降低心脏前、后负荷使心室壁张力下降,或减慢心率,抑制心肌收缩力,从而降低心肌耗氧量,达到氧的供需平衡而发挥抗心绞痛作用。

【失误防范要点】

1. 硝酸甘油口服易吸收,舌下含化经口腔黏膜吸收,1～2min 起效,持续 20～40min,生物利用度为 80％;口服生物利用度低且作用慢,30min 起效,但其代谢产物二硝酸甘油仍有扩张血管作用,且半衰期长达 3h,故硝酸甘油口服作用持续时间可达 10h。

2. 硝酸甘油用药后因皮肤血管扩张,可出现颈、面潮红,发热;因脑膜血管扩张,可有搏动性头痛;可引起直立性低血压、晕厥;大剂量致血压降低而减少冠脉灌注压,并反射性引起心率加快,心肌收缩力加强,增加心肌耗氧而使心绞痛加重,应避免与其他降压药同服。剂量过大还可致高铁血红蛋白症。

3. 硝酸甘油连续用药 2～3 周可出现耐受现象,停药 1～2 周耐受性消失。机体对硝酸甘油产生耐受性后,剂量必须加大,不良反应也随之增加。

4. β受体拮抗药对自发性心绞痛禁用。因其降低心肌收缩力,可使左心室容积增大,射血时间延长,使心肌耗氧量增加,这些作用虽可合并应用硝酸酯类而纠正,但对自发性心绞痛,因阻断冠状血管 $\beta_2$ 受体,进一步提高血管紧张度而使病情加重。

5. 硝酸酯类药物舌下给药用于预防或终止急性发作,应告知患者将药置于舌下,直至疼痛完全缓解。嘱患者不可将药物完全吞下,如含化 1 片后仍不缓解,可遵医嘱在 5min 内再含 1~2 片。15min 内仍不缓解,表明可能有心肌梗死,应立即报告医生进一步治疗。

6. 口服缓释剂用于预防发作时,应将药片完整地吞服,不可嚼碎。局部贴膜用于预防发作时,应在更换前把原有贴膜去除,剂量大小可通过贴膜大小调整。硝酸酯类药物不可连续长期应用,以免产生耐药性。

7. 钙拮抗药维拉帕米、地尔硫䓬的主要不良反应是抑制心肌收缩和房室传导,心功能不全,传导阻滞者可使病情加重,更不能与 $\beta$ 受体拮抗药合用;与地高辛合用时,可提高因地高辛的血药浓度而引起地高辛中毒。

8. 硝酸异山梨酯(消心痛)、戊四硝酯(硝酸戊四醇酯)两者均为抗心绞痛药,作用比硝酸甘油弱,舌下、口服 10~30min 起效,持续 2~6h。

9. 对心绞痛发作次数、强度、疼痛部位、激发疼痛的因素等及时做好记录,以便进行治疗前后的效果判定。不断评价用药安全性,降低不良反应。患者如有头痛,可从小剂量开始,持续应用症状可逐渐减轻,也可遵医嘱给予解热镇痛药。

10. 直立性低血压应避免突然起立。如有头晕、视物模糊,表明有低血压发生,指导患者取平卧位即可。放射性心搏加快,可遵医嘱合用 $\beta$ 受体拮抗药或维拉帕米、地尔硫䓬等钙拮抗药。

## 第十四节　抗动脉粥样硬化药

动脉粥样硬化(AS)是缺血性心脑血管病的病理基础,该病病因、病理复杂,药物涉及广泛。通常分为调血脂药如苯氧酸类、HMG-CoA 还原酶抑制药、烟酸等;抗氧化药如普伦布考等;多烯脂肪酸如亚油酸、$\gamma$ 亚麻油酸、二十碳五烯酸等;保护动脉内皮药如硫酸软骨素、硫酸类肝素等。

【失误防范要点】

1. 应了解患者血浆 TC、LDL、VLDL、TG 及 HDL 水平;血压、血糖及冠状动脉供血情况,眼底血管或脑血管状况。

2. 考来烯胺、考来替泊粉剂量大并有异味,可与果汁等调味剂制成混悬液服用。烟酸、苯氧酸类及普伦布考等对胃肠有刺激,应在用餐或饭后服用。

3. 服用抗动脉粥样硬化药始终应与控制饮食相结合,尤其对调血脂药更为重要。一般高脂血症,只要使脂肪摄入量控制在占总热量 30% 以内,饱和脂肪酸在 10% 以内,胆固醇在 300mg 以下,即可改善。过多含糖食品同样使血脂升高,注意饮食勿过饱。

4. 抗动脉粥样硬化类药物必须长期使用,调血脂药如停止服用可使血脂回升,应指导患者养成定时服用习惯。同时注意减少危险因子,鼓励患者戒烟、肥胖者减肥,对高血压、糖尿病者应积极治疗。

5. 服用调血脂药应每月测定血脂 1 次,根据血脂变化判定疗效。抗氧化药可以血浆

MDA 含量作指标。

6. 胆汁酸结合树脂可引起便秘，应鼓励患者多食含纤维素食物，长期使用时应补充脂溶性维生素。胆汁酸结合树脂可影响其他药物吸收，应在服用前 1h 或服用后 4h 应用其他药物。

7. 烟酸可引起皮肤潮红、瘙痒等不良反应，可遵医嘱在用药前 30min 服用阿司匹林 300mg。长期服用可引起肝功异常、血糖升高、尿酸升高等，应定期检测肝功、血糖等有无异常改变。痛风患者禁用。

8. 苯氧酸类吉非贝齐可能引起胆结石，应指导患者观察有关症状，并注意肝功能有无异常改变。本类药物可增加抗凝药的抗凝作用，若与香豆素类药物同用时应减少抗凝药剂量。

9. HMG-CoA 还原酶抑制药可使转氨酶、碱性磷酸酶、胆红素、磷酸肌酸等一过性升高，干扰临床检测。与香豆素类合用，部分患者凝血酶原时间明显延长。与吉非贝特、烟酸合用可引起肌病。

10. 普伦布考可使心电图 Q-T 间隔延长，心肌损伤、心室应激性增强患者禁用。出血性疾病患者禁用多烯康。

# 第十五节　抗充血性心力衰竭药

不同病因的心血管疾病发展到心脏受损，心脏不能泵出足够的血量，导致血流动力学和神经体液系统异常改变的一组病理生理症候群，临床称之为充血性心力衰竭（CHF），也称为慢性心功能不全。常用治疗充血性心力衰竭的药有：①正性肌力药，包括强心苷如洋地黄毒苷、地高辛、毛花苷 C 等；β 肾上腺素受体激动药如多巴胺、多巴酚丁胺等；磷酸二酯酶抑制药如氨力农、米力农等。②利尿药，包括中效利尿药氢氯噻嗪和高效利尿药呋塞米等；弱利尿药螺内酯（安体舒通）。③血管扩张药，包括扩张小静脉药硝酸甘油、硝酸异山梨酯等；扩张小动脉药肼屈嗪、硝吡啶等；同时扩张小静脉和小动脉药硝普钠、卡托普利等。

【失误防范要点】

1. 强心苷可用于治疗充血性心力衰竭和某些心律失常，必须明确服用强心苷的患者患有何种疾病。了解患者过去是否用过强心苷药物，如服用应了解具体时间、剂型和剂量。同时了解充血性心力衰竭的症状和体征，包括疲倦、咳嗽、气促、发绀、心悸、心脏扩大、肝增大、颈静脉充盈、水肿和体重增加以及心电图和实验室检查等情况。

2. 强心苷禁用于肥厚型梗阻性心肌病、房室传导部分或完全性阻滞、室性心动过速（室速）和室性过早搏动（室早）。应用强心苷治疗可能中断心力衰竭引起的室早或室速及由室早或室速引起的心力衰竭时，应谨慎小心。防止强心苷过量或中毒。

3. 急性心肌梗死早期出现心力衰竭、肺心病伴急性呼吸功能不全、严重二尖瓣狭窄伴窦性心律且有肺水肿、肾功能损害、低血钾、高血钙、甲状腺功能减退、缺氧、缺血性心脏病、心肌炎及年老体衰等患者，慎用强心苷。

4. 强心苷给药前应测心率和心律。如心率低于 60/min 或节律有改变，出现心律失常，应停用强心苷并报告医生。告诫患者严格按医嘱服药，如漏服一次药物时，不要自行随意加服一次或在下一次加倍剂量以作补偿，防止发生中毒。早产儿、新生儿对强心苷非常敏感，用药尤其是"洋地黄化"时应加倍小心。

5. 静脉注射该类药物时,速度应缓慢,不能与其他药液混合注射,注射后 1~2h,应密切监测患者的心脏情况。

6. 指导患者积极配合治疗,因强心苷治疗范围狭窄,应告知患者必须严格执行医嘱,避免因未按要求服药造成疗效不佳或引起毒性。告知患者不得自行改用其他商标的强心苷,因为不同商标的药物,由于生物利用度不同,效应可能会有所不同。必要时可借助血浆药物浓度测定了解用药情况。

7. 强心苷用量宜个体化,应视病因、病情、肝肾功能及对药物的敏感性给药,并根据病情变化随时调整剂量。如治疗效果不理想,可通过测定血浆药物浓度了解用药情况,及时提供调整治疗方案的参考依据。

8. 告知患者少食盐,同时减少激烈的活动。对肥胖者劝其采用低热量饮食。积极治疗高血压、瓣膜心脏病等对心力衰竭不利的原发疾病。

9. 追踪观察和检查经治疗后心力衰竭症状和体征是否有所改善。通常心率约在 70/min,呼吸平稳,肺部啰音减少或消失,尿量增加,水肿减轻,体重减少,运动耐量增加,肝增大及心脏体积缩小,颈静脉充盈减轻以及心电图和实验室指标等有改善,提示治疗有效。

10. 应熟悉强心苷引起的各种毒副作用,不断评价安全性,以减少毒副作用。心律失常是强心苷最严重的心脏毒性作用,应监测住院患者的心率和心律,如有明显变化,应停药并报告医生。告知门诊患者关于心律失常的危险性,教会患者自我监测脉搏频率和节律,如发现脉率和节律有明显改变应立即就医。

11. 同时应用利尿药或严重呕吐、腹泻引起的低钾血症常是强心苷导致心律失常最常见的原因,应经常监测血浆钾浓度。通过补钾或服用留钾利尿药或二者兼用可使钾浓度升高。指导患者了解低钾血症的早期表现,如肌无力、嗜睡、感觉异常、食欲缺乏等,一旦发生此类症状,即时报告医生,并限制运动。此外,低镁血症和高钙血症都是引起心脏毒性的危险因素,除应经常监测血浆镁、钙水平外,在用强心苷期间或停药 1 周内,忌用静脉推注钙盐。如必须补钙,须在严密监护下,将葡萄糖酸钙稀释后缓慢静脉滴注。

12. 食欲缺乏、恶心、呕吐、腹泻、疲倦及视物模糊或黄、绿视等常是更严重心脏毒性的先兆。教育患者认识这些毒性的早期表现,如果发生应立即报告医生。

13. 合并用药不当以及在较短时间内先后连续应用两种或两种以上的药物,易引起不良反应、加重毒性作用,或药物的有效作用被干扰。与强心苷可能发生不良反应的药物较多,应尽量避免同时使用。

14. 中效利尿药如氢氯噻嗪,适用于长期、慢性水肿不太严重的患者;高效利尿药如呋塞米,常用于急性、重度患者治疗。这两类药都有引起低钾血症的不良反应,如与强心苷合用可能增加强心苷引起心律失常的危险,应谨慎小心。

15. 弱利尿药如螺内酯(安体舒通)主要用于伴有低钾血症的心力衰竭患者,可减少强心苷对心脏的毒性。其主要不良反应为低钾血症。此类药不能与血管紧张素 I 转化酶移植剂合用,因后者也引起尿潴留,可进一步增加高钾血症的危险。

# 第十六节　抗心律失常药

心律失常是指心脏搏动的起源或冲动传导发生障碍而引起心跳的节律或频率出现异常。心律失常可分为快速型与缓慢型两类。后者一般采用异丙肾上腺素或阿托品进行治疗。快速型心律失常治疗药物有：①钠通道阻滞药，包括奎尼丁、普鲁卡因胺、利多卡因、苯妥英钠、美西律（慢心律）、妥卡尼（室安卡因）、莫雷西嗪（乙吗噻嗪）、恩卡尼等；②β肾上腺素受体拮抗药，包括普萘洛尔（心得安）等；③延长动作电位时程药，包括胺碘酮、溴苄胺等；④钙拮抗药，包括维拉帕米、地尔硫草等。

【失误防范要点】

1. 奎尼丁禁用于洋地黄中毒、二度或三度房室传导阻滞、病窦综合征、心源性休克、严重肝肾功能不全、血小板减少症、对奎尼丁类过敏者。

2. 应用奎尼丁先试服 0.2g，观察无过敏及特异性反应后，逐渐增加剂量，直至达到全剂量，每日总量不超过 2.4g，恢复窦性心律后，改为维持量。静脉注射时，应嘱咐患者仰卧位，以防引起低血压，同时监测心电图和血压。若血压下降，QRS 波增宽 25% 应停止用药。

3. 应严密观察奎尼丁过敏反应。定时检查心率、心律、血压和心电图，QRS 波群加宽 50% 为中毒标志，出现心动过缓和室性心动过速，提示奎尼丁引起心脏毒性。注意抢救奎尼丁晕厥。

4. 普鲁卡因胺禁用于红斑狼疮、病窦综合征、二度或三度房室传导阻滞（装有起搏器例外）、洋地黄中毒、重度低血钾、重症肌无力等。支气管哮喘、肝肾功能不全、低血压者慎用。

# 第十七节　抗凝、抗血小板、溶栓和止血药

在正常情况下，机体内血液凝固系统和抗凝系统包括纤维蛋白溶解系统维持动态平衡，使血液既能在血管内循环，又不会发生出血。血小板是一种多功能细胞，参与凝血过程，在止血和血栓形成中起重要作用。抗凝、抗血小板药用于血栓形成，溶栓药用于促进血栓溶解。这三类药都影响正常止血，必然会引起出血危险。而促凝药和抗纤维蛋白溶解药相反，可以发挥止血作用，用于出血性疾病。应用此类药物时应严格掌握适应证。

## 一、肝　素

抗凝血药肝素预防血栓形成且不引起出血，应作为首选抗凝药。适用于要求快速起效的各种情况如肺血栓、大的深部静脉血栓、弥散性血管内凝血、心外科手术、肾透析等。低剂量用于预防手术后静脉血栓形成和作为心肌梗死溶栓治疗辅助药物。

【失误防范要点】

1. 应用肝素治疗前应熟悉患者的基本情况，了解患者的血压、心率、全血细胞计数、血小板计数、血细胞比容以及用药史，识别高危患者。

2. 肝素禁用于严重血小板减少或不可控制的出血以及正在进行腰椎穿刺、局部麻醉、眼部手术、脑或脊髓手术的患者。

3. 肝素慎用于有高度出血危险的患者包括血友病、毛细血管渗透性增加、胃肠道溃疡或恶性高血压等。严重的肝肾功能不良患者应用时亦应谨慎。

4. 肝素制剂有多种不同浓度，给药时切记：肝素剂量以"单位"表示，而不用"毫克"表示。应仔细看清药瓶上的标签，以确保注射剂量正确无误。

5. 静注每 4～6 小时给药 1 次。静滴溶液输入前，应经另一医护人员再次核对剂量。输入过程中，每 30～60min 核对滴注速率。早期每 4 小时必须测定凝血时间（APTT）一次。定期检查针头插入处有无药液外漏。

6. 深部皮下注射时，应将药液注入到腹部脂肪层，但不应在脐中心 2cm 内。注射后轻压注射部位 1～2min，以防出血。每 2～3 天更换注射部位。

7. 不断评价疗效和安全性，密切观察患者的症状和体征变化，定期测定凝血时间。肝素治疗应使凝血时间升高 1.5～2 倍。

8. 严格控制肝素剂量，凝血时间不应超过对照值的 2 倍。避免与抗血小板药如阿司匹林合用。应经常检查血小板计数，若低于 100 000/mm$^3$，应考虑停药。

9. 指导患者学会观察肝素蓄积的各种表现，如有出血现象，立即报告医护人员，切记不要恐慌。

10. 一旦发生出血情况，立即停药。严重时缓慢静注硫酸鱼精蛋白对抗。硫酸鱼精蛋白可引起低血压，故注射前后须密切观察血压变化。

11. 在注射肝素全部剂量前，应先实验性地注射小剂量观察有无过敏反应发生，以减少严重反应的发生。

12. 减少药物之间不良的相互作用，如同时应用与肝素有相互作用的药物，要监测凝血时间。根据凝血时间值适当增加或减少肝素用量。告诫患者所服药物均需经医生同意，不能擅自增加或减少某种药物。

## 二、华 法 林

华法林与肝素相似，预防血栓形成但又不引起自发性出血。适用于预防静脉血栓形成及伴有肺血栓；预防人工心脏瓣膜患者发生血栓栓塞症；预防心房纤颤时血栓形成等。

【失误防范要点】

1. 华法林禁用于有维生素 K 缺乏、肝病、酒精中毒、血小板减少、不能控制的出血、妊娠、哺乳期的患者；禁用于对行腰椎穿刺、局部麻醉或眼、脑、脊髓外科手术的患者。

2. 慎用于胃肠道溃疡、严重高血压、血友病、毛细血管渗透性增加等有高度出血危险的患者。

3. 教育患者积极配合治疗，严格按医嘱剂量服药，对精神病、酒精中毒、老年人或某种原因不能配合的患者，应确定专人负责协助治疗。

4. 用药同时教育患者避免较长时间固定某一姿态；坐位时抬高双腿；避免穿紧身裤、林，以免限制下肢血流；适当参加运动，以减少静脉淤滞及血栓形成的危险。

5. 严密观察患者是否有出血的症状和体征，了解血细胞比容和细胞计数值，不断评价治疗效果和安全性,减少不良反应。

6. 指导患者了解出血的表现,一旦发现出血,立即报告医护人员,及时停药。劝告患者用柔软的牙刷以防牙龈出血;避免酗酒。如需做牙科操作或外科手术,需停药数日后才能进行相关的手术。

7. 维生素 K 能对抗华法林引起的出血。轻度出血,遵医嘱口服维生素 K 即可;严重出血注射维生素 K。如仍不能控制则需输血。应用华法林时,可建议患者随身备有维生素 K 以应急需,但须征得医生同意。

8. 华法林对胎儿存在危险性。劝告育龄妇女在用华法林治疗期间不要怀孕,一旦怀孕应考虑终止妊娠。华法林能进入乳汁,可伤害哺乳的婴儿。告诫用华法林治疗的母亲不要给婴儿哺乳。

9. 减少不良的药物相互作用。告知患者华法林与许多药物可能有不利的相互作用。避免服用未经医生许可的药物,也不可随意取消治疗方案中应服的药物。

# 三、阿 司 匹 林

抗血小板药阿司匹林(乙酰水杨酸)的抗血小板机制是由于抑制了花生四烯酸代谢途径中环氧化酶的活性。临床适应证为预防不稳定心绞痛患者发生急性心肌梗死;预防曾经患过心肌梗死的患者再次发生梗死;预防一过性缺血性发作和小卒中再次发作,减少病死率。

**【失误防范要点】**

1. 预防血栓形成的剂量一般推荐为 80～160mg/d 或 160～325mg/d。我国临床常用剂量为 50～100mg/d。

2. 常规剂量下最常见的不良反应是胃肠道反应。口服阿司匹林可直接刺激胃黏膜,引起上腹不适、恶心、呕吐等。高血浓度时也可直接刺激延髓催吐化学感受器,引起恶心、呕吐。

3. 较大剂量可致消化道出血和溃疡形成。大剂量长期服用应注意可能引起胃溃疡、穿孔及出血。

4. 大剂量(每日 5g 以上)或长期服用,可抑制凝血酶原形成,使凝血酶原时间延长。维生素 K 可以预防其引起的凝血障碍。

5. 少数患者可出现荨麻疹、血管神经性水肿、过敏性休克。某些哮喘患者服用该类药物后可诱发哮喘,患者常在服药后 20min 至 2h 内出现呼吸困难。故哮喘、鼻息肉及荨麻疹患者禁用阿司匹林及其复方制剂。

6. 剂量过大(每日 5g 以上)可出现头痛、眩晕、恶心、呕吐、耳鸣、听力下降、视力减退,甚至精神失常、酸碱平衡失调、过度呼吸等水杨酸中毒反应。严重中毒者应立即停药,静脉滴注碳酸氢钠液碱化尿液,促进其排泄。

7. 对肝肾功能不全患者必须使用时,须进行监护,如出现尿量减少、体重突然增加、血肌酐和尿素氮迅速升高时应立即停药。严重肝病患者应密切注意其出血倾向。

8. 患水痘及流感的儿童使用阿司匹林时,应密切观察,及时发现肝损害和脑组织病理改变的表现。

9. 如已择期手术或分娩前 1 周应停止使用阿司匹林类药。

## 四、链激酶

溶栓药链激酶主要用于治疗急性血栓栓塞症,对新形成的血栓溶栓效果好,但对形成已久并已机化的血栓则无溶解作用。适用于急性心肌梗死、深部静脉血栓形成、严重肺栓塞等。

【失误防范要点】

1. 链激酶禁用于活动性内出血、严重创伤、严重未控制的高血压、曾有血管意外及消化道出血史者。

2. 链激酶不良反应可见出血,常发生于短期的伤口、穿刺局部出现血肿、痰或呕吐物带血、尿镜检可见红细胞等。轻度出血不需停药,严重出血除停药外,可考虑输血。如仍不奏效,可静注氨甲苯酸对抗。

3. 在治疗和护理过程中,应尽量减少促使出血的因素。如减少对患者的干扰和搬动;避免皮下和肌内注射以免产生血肿;如必须做静脉注射时,注射后要有效压迫针眼处;如有明显出血证候,应即时停药,报告医生做适当处理。

4. 识别高危患者,严密观察用药后症状和体征。溶解链激酶时注意不得剧烈振摇;溶解后的链激酶在冰箱内保存不得超过 12h;禁与生物碱、抗生素、蛋白沉淀药等合用。

## 五、维生素 K

维生素 K 的止血作用是通过在肝脏参与凝血因子 Ⅱ、Ⅶ、Ⅸ、Ⅹ 的合成而发生的。如果维生素 K 缺乏,这些凝血因子只能停留在无活性的前体蛋白质阶段,肝脏不能合成这些具有凝血活性的因子,导致凝血障碍。同样,如果肝脏功能不好,维生素 K 也难以发挥作用,因此,对严重肝硬化或肝癌患者,维生素 K 的止血效果较差。维生素 K 有维生素 $K_1$、维生素 $K_2$、维生素 $K_3$ 和维生素 $K_4$ 4 种。维生素 $K_1$ 存在于多种食物中,维生素 $K_2$ 由人体肠道细菌合成,维生素 $K_3$ 和维生素 $K_4$ 为人工合成。临床常用于梗阻性黄疸和胆瘘患者、长期服用抗生素或水杨酸类药、口服抗凝药以及其他原因导致的凝血酶原过低引起的出血。

【失误防范要点】

1. 维生素 $K_1$ 和维生素 $K_2$ 为脂溶性,维生素 $K_3$ 和维生素 $K_4$ 为水溶性,口服维生素 $K_1$ 时应同时给予胆盐帮助吸收。维生素 K 代谢、排泄虽迅速,可在数小时后发挥作用,持续时间长达 24h,但紧急情况时仍应先输血。

2. 维生素 K 来源较广泛,肠道细菌又能合成并为人体所吸收,因此一般不易缺乏,但在胆汁缺乏、肠道菌群被抑制、新生儿和早产儿或大量服用对抗维生素 K 的药物等情况下,可能发生维生素 K 缺乏,引起消化道、泌尿道和鼻黏膜等出血。

3. 在各种维生素 K 中,维生素 $K_1$ 较常用,多经肌内注射给药,一般只在不能用其他途径给药的紧急情况下才经静脉给药。

4. 维生素 $K_1$ 对光敏感,需避光保存,静滴时也应避光,滴速不宜过快,以防发生严重过敏反应,且需严密监护。

5. 口服维生素 $K_4$ 可引起恶心、呕吐等胃肠反应,肌内注射或皮下注射可能发生局部疼痛或出血。维生素 $K_3$、维生素 $K_4$ 对新生儿和早产儿可引起溶血性贫血、高胆红素血症和核黄疸,因而禁用。

## 六、抗纤维蛋白溶解药

抗纤维蛋白溶解药氨甲苯酸(PAMBA,对羧基苄胺)和氨甲环酸(AMCHA,止血环酸)主要通过竞争性对抗纤溶酶原激活物对纤溶酶原的活化作用,也可抑制链激酶和尿激酶对纤溶酶原的激活,阻止纤溶酶原转变为纤溶酶,从而抑制纤维蛋白原及纤维蛋白溶解,达到止血效果。

【失误防范要点】

1. 抗纤维蛋白溶解药类药物只适用于纤维蛋白溶解活性增高的出血,如外科大手术出血和产后出血等,可减少手术渗血。对纤维蛋白溶解活性不增高的出血无效。

2. 抗纤维蛋白溶解药使用过量可能引起血栓,诱发心肌梗死,因此有血栓形成倾向或有血管栓塞病史者禁用或慎用。

3. 护士在静注或静滴氨甲苯酸、5%葡萄糖注射液或生理盐水混合液时速度要慢,以免发生血压下降、心律失常或心动过缓。

4. 氨甲环酸静注液以25%葡萄糖溶液稀释,静滴液以5%～10%葡萄糖溶液稀释。

# 第十八节　抗贫血药与血容量扩充药

循环血液中红细胞数或血红蛋白量低于正常值称为贫血。铁、维生素 $B_{12}$ 和叶酸是生成红细胞的必需营养物质。铁是血红蛋白组成成分,供需失衡可出现缺铁性贫血(小细胞低血色素贫血);维生素 $B_{12}$ 和叶酸是合成 DNA 所必需成分,缺乏均可引起巨幼红细胞贫血(大细胞性贫血)。此外,再生障碍性贫血,是因造血功能障碍所致,外周血液全血细胞减少,治疗以支持疗法及刺激骨髓造血功能为主。

大量失血或失血浆(如灼伤)可引起血容量降低,导致休克。应用血容量扩充药迅速补足以至扩充血容量是防治休克的基本疗法。在全血或血浆来源受限时,可应用人工合成的血容量扩充药。对血容量扩充药的基本要求是能维持血液胶体渗透压;排泄较慢,作用持久;无毒,无抗原性。临床最常用的为右旋糖酐。

【失误防范要点】

1. 用药前应明确贫血原因,包括饮食习惯、慢性失血、吸收障碍等。评估患者贫血程度,包括唇、指甲颜色、心率、呼吸以及红细胞计数、网织红细胞计数、血细胞比容,骨髓内含铁血黄素等实验室资料。以便对疗效作出及时判断。

2. 防止机体缺铁。人体内含铁约 4.5g,铁缺乏,首先是储存铁的减少,然后出现小细胞低色素性贫血。严重缺铁,因有关酶的功能异常,可发生行为、学习、记忆功能异常。口服铁剂或食物中铁,都以亚铁形式在十二指肠和空肠上段吸收。胃酸、维生素 C、果糖、半胱氨酸等有助于铁的还原,可促进吸收。

3. 胃酸缺乏时,食物中的高磷、高钙、鞣酸(浓茶)等使铁沉淀,有碍吸收。存在肉类食物中的血红素有利于铁吸收,蔬菜中铁吸收差。铁的吸收率约10%,成年人每天需补充铁1mg,

所以食物中含铁 10～15mg，就能满足需要。吸收进入肠黏膜的铁，可直接进入骨髓造血，并与肠黏膜去铁蛋白结合成铁蛋白的形式储存其中。吸收率高低与储存铁多少有关。铁的转运需转铁蛋白。排泄主要通过肠黏膜细胞脱落以及胆汁、尿液、汗液排出，每日约 1mg。

4. 注意识别高危患者，消化性溃疡、节段性肠炎、溃疡性结肠炎患者慎用口服铁剂。右旋糖酐铁注射前应询问过敏史。恶性贫血应用叶酸可使神经症状加重。未控制的高血压患者禁用红细胞生成素。

5. 铁剂、叶酸、维生素 $B_{12}$ 的治疗作用在于补充体内不足。缺什么，补什么，否则无效。因此用药前必须明确诊断。缺铁性贫血应用铁剂，恶性贫血应用维生素 $B_{12}$，巨幼红细胞贫血应用叶酸、维生素 $B_{12}$。治疗目的在于恢复正常血象。

6. 缺铁性贫血，口服铁剂 1 周即可使血液中网织红细胞增加，10～14d 达高峰。2～4 周，血红蛋白明显增加。但要使血红蛋白达到正常值，常需 1～3 个月。

7. 硫酸低铁口服给药，枸橼酸铁胺糖浆适合儿童口服，服用时应以吸管抽吸，以免牙齿氧化变黄；右旋糖酐铁深部肌内注射或静脉给药，仅限严重贫血又不能口服的患者应用；叶酸、维生素 $B_{12}$ 可口服或肌内注射。

8. 抗贫血药物虽然疗效出现较快，但要使贫血各项指标达到正常，并使体内铁剂达到正常含量常需给药数月，因此减轻不良反应，鼓励患者坚持用药十分重要。

9. 口服铁剂，可刺激胃肠道而引起恶心、腹痛、腹泻及便秘。小儿误服 1g 以上硫酸亚铁，可引起急性中毒，表现为坏死性胃肠炎、呕吐、腹痛、血性腹泻、休克、呼吸困难，甚至死亡。

10. 遵医嘱落实促进治疗效果的措施，消除造成贫血的原因。口服铁剂应与稀盐酸、维生素 C 同服，避免与抗酸药、四环素同服。鞣酸可使铁剂发生沉淀，应避免饮浓茶以及使用含鞣质较多的水果。

11. 为促进治疗效果，应增加含铁丰富的食物，如肝、蛋黄、瘦肉、鱼、麦胚等，以及含叶酸、维生素 B 丰富食物。

12. 铁剂治疗不良反应较多，主要为消化道刺激症状。不论口服及注射过量，均会出现严重毒性反应，必须不断评价疗效及安全性，正确计算剂量。儿童误服硫酸低铁 1g，可引起致死性毒性，抢救措施是以磷酸盐或碳酸盐洗胃，并注入特殊解毒剂去铁胺以结合残存铁剂。

13. 红细胞生成素可升高血压，应经常测定血压，必要时应用降压药，如血压不能控制应减量。对已有高血压者(肾性高血压)，用药前必须使血压降至正常。

14. 应用促进白细胞增生药期间每周检查血象 2 次，如白细胞计数超过 $5 \times 10^{10}$/L、中性粒细胞计数超过 $2 \times 10^9$/L，血小板计数超过 $5 \times 10^{11}$/L，应停药或减少剂量。

15. 促进白细胞增生药非格司亭(惠尔血)注射剂应皮下注射或静脉注射。遵医嘱于化疗结束后 24h 应用，制剂放置 2～8℃保存，不能冻结。

16. 沙格司亭(生白能)粉针剂应遵医嘱于化疗停止后 24h 应用，制剂放置 2～8℃保存，不能冻结。注射前以 1ml 无菌稀释液溶解，不可振荡。

17. 血容量扩充剂右旋糖酐静注后 10min 即在尿中出现，作用仅维持 3h。中分子、低分子右旋糖酐主要用于低血容量休克，包括急性失血、创伤和灼伤性休克。低分子右旋糖酐因能改善微循环，抗休克效果更好。低分子、小分子右旋糖酐，可用于血栓形成性疾病，如脑血栓形成、心肌梗死、血管闭塞性脉管炎、视网膜动静脉血栓形成及弥散性血管内凝血。

18. 少数患者应用右旋糖酐可出现过敏反应，如荨麻疹、瘙痒、甚至过敏性休克。故首次用药应严格观察 5～10min,发现症状立即停药,严重者要及时抢救。用量过大,可出现凝血障碍,一般每日用量不超过 1500ml。

# 第十九节 利 尿 药

利尿药广义指能增加尿量的药物;狭义指作用于肾脏,增加水和电解质排泄使尿量增加的药物。利尿药不仅用于心、肝、肾等疾病引起的水肿和腹水,也用于高血压、青光眼和尿崩症等非水肿疾病的治疗。

【失误防范要点】

1. 襻利尿药用于充血性心力衰竭伴发的肺水肿和其他利尿药效果不理想的心、肝和肾源性水肿,以及氯噻嗪和留钾利尿药不能控制的高血压。

2. 襻利尿药呋塞米和布美他尼(丁尿胺、丁苯氧酸)属磺胺类化合物,布美他尼的利尿作用为呋塞米的 40～60 倍。依他尼酸(利尿酸)的药理特性与呋塞米和布美他尼基本相似,但不良反应稍多。此类利尿药作用特点为起效快、作用强、维持时间短。其中 $Cl^-$ 排泄超过 $Na^+$,易发生碱血症。

3. 襻利尿药常见的不良反应为电解质紊乱,可因过度利尿引起,主要表现为低血容量、低血钾、低血钠和低血氯碱血症。如长期服用,加之膳食中镁不足,可发生低镁血症。

4. 襻利尿药口服给药如每日 1 次于 8:00 或每日 2 次于 8:00 和 14:00 为宜,以避免夜尿。依他尼酸(利尿酸)在饭后或饭时服用,可减少胃肠道症状。肌注可引起局部疼痛,宜深部注射。静注前应稀释,注射剂溶解后为无色透明溶液,24h 用完,不得与全血混合滴注,切忌加入酸性液中静滴。

5. 告诉患者服药后会增加尿量和排尿次数,以解除患者疑虑。为患者准备好便器,以减少多次往返卫生间的疲劳。

6. 依他尼酸(利尿酸)多引起耳毒性反应,表现为眩晕、耳鸣、听力减退,严重者发生耳聋。肾功能减低、与其他耳毒性药物如氨基糖苷类抗生素合用、静脉注射速度过快等均易发生耳毒性反应。其机制不明,可能与耳蜗管内基膜上皮和细胞受损,内淋巴 $Na^+$、$K^+$ 浓度升高或抑制耳蜗膜 $Cl^-$ 转运有关。

7. 襻利尿药可引起胃肠道反应,如恶心、呕吐、腹泻、上腹痛、胃肠道出血等;变态反应有皮疹、嗜酸性粒细胞增多等,偶见间质性肾炎,如发生应立即停药。依他尼酸与其他磺胺药有交叉变态反应。

8. 噻嗪类利尿药的利尿作用温和,多用于治疗各种原因引起的水肿。对心源性水肿有效;对肾性水肿的治疗效果与肾功能损害程度有关,损害轻者效果好,反之效果差;主治肾性尿崩症和加压素无效的中枢性尿崩症。

9. 噻嗪类利尿药常见电解质紊乱等不良反应,可因低钾血症和低镁血症所致;血糖升高可与升血糖药物的作用和剂量有关;可使血尿素氮升高,加重肾功能损害;可升高血中胆固醇、三酰甘油和低密度脂蛋白水平,但不影响高密度脂蛋白水平;刺激甲状旁腺,偶发高血钙和低磷血症。

10. 噻嗪类利尿药饭后服药可减轻胃肠道刺激,手术前 24h 应停药,因噻嗪类药能抑制肾上腺素的升压作用。告诉患者用药期间,不要服甘草制品,因其可诱发低血钾和卒中;鼓励患者多吃含钾饮食,补钾时要用液体制剂;如长期应用氢氯噻嗪,停药时宜逐渐减量等。

11. 噻嗪类利尿药忌用或慎用于肝硬化、肝性脑病前期、肾衰竭、心肌梗死、心律失常、糖尿病和痛风患者;孕妇和乳母慎用。与地高辛合用可增加其毒性,与肾上腺皮质激素合用易引起低血钾,与锂剂同服可增加锂剂中毒危险。

12. 留钾利尿药多与襻利尿药或噻嗪类利尿药合用,醛固酮增多患者尤应监测血压和血钾。注意识别高危者,严重肝肾功能不全、血钾偏高者禁用。氨苯蝶啶和阿米洛利(氨氯吡咪)忌用或慎用于孕妇、糖尿病患者。饭后服药为宜。

13. 告知患者在服用留钾利尿药过程中,少食含钾丰富的食物。如有性功能紊乱表现,提示为药物不良反应,停药后可自行消失,不必紧张,应坚持治疗。服用剂量大时,不要从事驾车或高空作业等。

14. 注意评价疗效和安全性,尤应观察高血钾的临床表现,早期患者易激动、恶心、腹泻、肠绞痛;晚期为心率减慢、心律失常、呼吸困难。注意心电图 T 波的改变。用药期间血钾维持在 3.5~5.0mmol/L。

15. 留钾利尿药螺内酯(安体舒通)利尿作用较弱,口服后起效较慢,但作用持久。少数患者可出现头痛、嗜睡、皮疹和性激素样作用。可引起妇女多毛症,月经周期紊乱,男性乳房发育等,停药后均可消失。长期应用后可发生高钾血症,应注意监测。

16. 氨苯蝶啶和阿米洛利不良反应较小,偶见嗜睡、恶心、呕吐、腹泻和皮疹,长期应用可出现高血钾,肾功能不良者更易发生。

17. 渗透性利尿药易经肾小球滤过而不易被肾小管再吸收,大多数药在体内不被代谢,具有脱水和利尿两种作用,又称脱水药。常用高渗葡萄糖和 20% 甘露醇等。凡有慢性充血性心力衰竭、脱水、尿少或活动性颅内出血等情况,应禁用或慎用渗透性利尿药。

18. 渗透性利尿药用于各种原因引起的脑水肿、急性肾衰竭、青光眼、烧伤及清除体内毒物时,使用中应准确记录患者的血压、脉搏、呼吸、出入量及血清 $K^-$、$Na^+$、$Cl^-$ 等。昏迷患者应行留置导尿以记录尿量。肾衰患者测肾功能指标。凡有慢性充血性心力衰竭、脱水、尿少或活动性颅内出血等情况者禁用或慎用。

19. 渗透性利尿药不可皮下或肌内注射,应静脉注射或静脉滴注。用药前应检查药液,如见结晶可用热水加温待结晶溶解后使用。注射要缓慢,不能外漏,以免引起局部刺激和水肿。一旦漏出血管外,可用 0.25% 普鲁卡因局部封闭或 50% 硫酸镁热敷。不可与其他药液混合静滴,以免产生结晶沉淀。

20. 渗透性利尿药用药期间应每小时监察 1 次血压、脉搏、呼吸和体温。注意观察尿量,必要时留置导尿管记录尿量,若尿量少于 30ml/h,应报告医生。有心脏疾病、老年及小儿患者要防止出现心功能不全;肾衰患者应检测各种肾功能指标;治疗脑水肿患者应随症状改善逐渐减量,切忌过早撤除,以免导致脑水肿复发。

21. 脱水药甘露醇不被胃肠道吸收,必须静脉给药。注射速度不宜过快,以免产生一过性头痛、恶心、呕吐、眩晕、胸痛、畏寒等;大剂量久用可引起肾小管损害及血尿;注射部位有轻度疼痛;偶见过敏性反应;可出现血栓性静脉炎。

# 第二十节　电解质和酸碱平衡调节药

预防和纠正电解质平衡失调的主要手段是适量补充不足的电解质和调整体液酸碱度。细胞内液和外液所含电解质有所不同,但两者间却维持着相应的动态平衡。临床常用药为氯化钠、氯化钾等。

【失误防范要点】

1. 氯化钠的钠离子是细胞外液的主要阳离子,是保持细胞外液渗透压和容量的主要成分,还以磷酸氢钠形式构成体液缓冲系统中主要缓冲碱。血液中氯化钠正常值为 $136\sim145mmol/L$。体内水和钠的变化通常是一致的。

2. 正常人每日需摄入氯化钠 $10\sim15g$,同时亦排出同等钠量。钠主要在胃肠道吸收,经肾排泄,仅小部分由汗液排出。丢钠过多,可发生低钠综合征,表现为全身虚弱、精神怠倦、表情淡漠、肌肉阵挛,重则昏迷以至死亡。

3. 长期厌食、手术禁食或上消化道出血患者需禁食时,可适量补充生理盐水或高渗氯化钠(3%～5%)溶液,否则可因摄入不足引起低钠综合征。

4. 频繁呕吐、严重腹泻和服利尿药后大量排尿患者,丢钠过多,应及时补充适量氯化钠。脱水或休克患者输入适量氯化钠溶液,以增加血容量起到扩容作用。

5. 给药前予以评估,了解患者需补液还是补盐,是预防还是纠正失钠、脱水或纠正酸碱平衡失调。同时应了解引起低钠或脱水的原发病情况。

6. 给药多采用静脉滴注法,输液前应检测血清钾、钠、氯水平和出入量。输入高渗氯化钠液时,滴速要缓慢,输入量每小时不超过 100ml。

7. 肺水肿、心力衰竭、高血压、肾炎、肝硬化腹水、颅内压增高以及接受肾上腺皮质激素治疗的患者应慎用或禁用氯化钠。

8. 不断评价疗效和安全性,检查脱水或低钠综合征的症状和体征以及引起脱水或低钠的原因是否消除。监测血清钾、钠、氯水平。如发现高氯性酸中毒、高钠症状或血清钠＞146mmol/L,应中断静脉滴注,并及时报告医生。

9. 酸中毒时如大量输入生理盐水,可引起高氯性酸中毒。在生理盐水中加以适量碳酸氢钠,可预防或纠正酸中毒。

10. 输入过量钠可导致高钠血症,表现为皮肤发红、水肿、体温上升、高血压或低血压、心动过速等,一旦发现应中止静脉滴注。

11. 临床常用含氯化钠制剂有 0.9%氯化钠注射液、葡萄糖氯化钠注射液、复方氯化钠溶液(林格液)、乳酸钠林格液等,用法及用量应根据临床需要遵医嘱而定。外用氯化钠溶液一般用于洗眼或冲洗伤口。

12. 氯化钾用于各种原因引起低钾血症,给药前应测定血钾浓度,血钾水平低于3.5mmol/L 方可遵医嘱用药。

13. 氯化钾禁用于肾功能严重减退、挤压综合征、术后未排尿的患者。脱水、休克或尿量少于 50ml/h,因钾排出较慢或减少,应慎用钾盐。钾过高时应忌用。

14. 氯化钾严禁静脉注射,且速度需缓慢,一般滴速为每小时不超过 1g,常用生理盐水或

5%葡萄糖溶液稀释。若输注过快,血钾浓度短时间内会显著上升,可抑制心肌,甚至引起心脏骤停。

15. 口服用为 10%氯化钾。静脉滴注用 15%氯化钾注射液每支 10ml,必须用生理盐水或 5%～10%葡萄糖溶液稀释成 0.2%～0.4%浓度,用量根据临床需要严格遵医嘱,并反复查对,确保准确无误。

16. 输液瓶中加入钾溶液时,应该摇动容器,保证钾均匀分布。口服钾剂时,最好用 10%水溶液稀释于饮料中,餐后服用,以减少刺激性。

17. 注意安全性,及时测定血钾浓度,严密观察低钾症状和体征是否恢复。补钾时,若患者尿少或无尿应报告医生。因为此时排钾减少或停止,再补钾易产生高钾血症。

18. 患者同时静脉滴注大剂量青霉素 G 钾盐时,应把青霉素所含钾盐列入补钾量中(100万 U 含钾 65mg,相当于 125mg 氯化钾)。

19. 碱化剂如乳酸钠和碳酸氢钠为治疗代谢性酸中毒的常用药,一般用 5%葡萄糖溶液稀释后缓慢静脉滴入。过量产生碱血症,可加重水钠滞留和缺钾等。

20. 酸化剂如氯化铵,用于重度碱血症,可口服或静脉滴注。静脉滴注时,需稀释成等渗溶液(约 0.8%)方可使用。过量可致高氯性酸血症,引起中枢神经兴奋或惊厥。肝、肾功能不全者忌用。

# 第二十一节 镇咳、祛痰及平喘药

咳嗽、咳痰、喘息是呼吸系统疾病的常见症状,如不加以控制,长期反复发作则可能发展为肺气肿和肺源性心脏病。因此,呼吸系统疾病除对因治疗外,对症治疗亦十分重要。镇咳药、祛痰药及平喘药是常用的对症治疗药物。呼吸系统疾病通常咳嗽、咳痰、喘息、炎症 4 大证候并存,通常镇咳药、祛痰药及抗感染药联合使用,应注意药物之间的相互作用,以便获得良好的治疗效果。

## 一、镇 咳 药

应用镇咳药是为了制止剧烈而频繁的咳嗽,以减轻患者的痛苦。镇咳药依据其作用部位,分为中枢性镇咳药和外周性镇咳药。应根据情况合理选用,以解除患者咳嗽的痛苦,利于排出积痰,保持呼吸道通畅。

【失误防范要点】

1. 用药前应了解患者咳嗽的性质及严重程度,咳出痰液的颜色及痰液的黏稠度,患者有无发热等炎症反应。

2. 可待因具有镇咳、镇痛作用,对咳嗽中枢有较高的选择性,镇咳作用强度约为吗啡的 1/4,治疗量不抑制呼吸,成瘾性也弱于吗啡。主要用于治疗剧烈的刺激性干咳,也用于中等强度的疼痛,作用持续 4～6h。过量易致中枢兴奋、烦躁不安等。久用可成瘾,应控制使用。对痰多的患者禁止单独应用可待因类中枢性镇咳药。使用中注意观察有无耐受性。

3. 喷托维林(咳必清)为人工合成的非成瘾性中枢性镇咳药。抑制咳嗽中枢的作用强度为可待因的 1/3,并有阿托品样作用和局部麻醉作用,能抑制呼吸道感受器及松弛支气管平滑肌,适用于上呼吸道感染引起的咳嗽。偶有轻度头痛、头晕、口干、便秘等不良反应。喷托维林可升高眼内压,故青光眼患者慎用。

4. 苯丙哌林(咳快好)能抑制咳嗽中枢,也能抑制肺及胸膜牵张感受器引起的肺-迷走神经反射,且有平滑肌解痉作用,是具有中枢性和外周性双重作用的强效镇咳药,镇咳作用强于可待因 2～4 倍。口服后 10～20min 生效,作用维持 4～7h。可用于各种原因引起的干咳。不良反应为轻度口干、头晕、胃部烧灼感和皮疹。

## 二、祛　痰　药

气道上的痰液刺激气管黏膜引起咳嗽,黏痰积聚于小气道内可使气道狭窄而致喘息。祛痰药能促进痰液排出,间接起到镇咳、平喘作用。

【失误防范要点】

1. 溴己新(必嗽平)直接作用于支气管腺体,可裂解黏痰中的黏多糖,降低痰液的黏稠度,使痰液变稀,易于咳出。孕妇、哺乳期妇女、胃炎、胃溃疡、肝及肾功能不良者慎用。偶见转氨酶升高。

2. 乙酰半胱氨酸可降低痰液黏稠度使其易于咳出。雾化吸入用于治疗黏痰阻塞气道致咳痰困难者紧急时气管滴入,可迅速使痰变稀,便于吸引排痰。乙酰半胱氨酸作用的最适 pH 为 7～9,在酸性环境中其作用明显减弱,宜以本品 20％溶液 5ml 与 5％碳酸氢钠溶液混合雾化吸入;气管滴入 5～10min 后,即可使痰液变稀,继而进行体位引流排痰或吸痰。

3. 乙酰半胱氨酸的特殊臭味可引起恶心、呕吐;对呼吸道有刺激性,可致支气管痉挛,雾化吸入应以玻璃或塑料制品作喷雾器,不宜与铁、铜、橡胶及氧化物接触。乙酰半胱氨酸可减弱青霉素、头孢菌素和四环素的抗菌活性,故不宜合用。支气管哮喘者禁用,以防诱发支气管痉挛。

4. 氯化铵可刺激胃黏膜,过量或长期服用可致酸血症。溃疡病、代谢性酸血症、严重肝及肾功能减退者禁用。

## 三、平　喘　药

喘息是支气管哮喘和喘息性支气管炎的主要症状。应用平喘药的主要目的在于消除气道基本炎症病变,预防哮喘的发作和复发,以及缓解气道阻塞症状。

【失误防范要点】

1. 用药前应了解患者哮喘发作次数、发作程度以及每次发作持续的时间。同时询问患者有无促使哮喘发作的诱因。

2. 心功能不全、高血压、心绞痛、甲状腺功能亢进症及糖尿病患者慎用 β 受体激动药,快速型心律失常者禁用。急性心肌梗死、低血压、休克患者禁用茶碱类。口腔白色念珠菌感染者禁用吸入性糖皮质激素,以防加重感染。

3. 平喘药种类多,给药剂量与方法各异,使用时应对症选择。给药途径常选用吸入法,也可口服,必要时皮下注射或静脉注射。

4. 向患者解释病情及治疗计划,耐心告诉患者正确的用药方法,指导患者配合治疗。依据患者具体情况实施个体化治疗方案,对哮喘反复发作者应坚持长期规律性用药,并注意避免各种诱发因素。

5. 使用气雾剂应按规范操作,取下保护盖后充分振摇混匀后,将接口端放入患者口唇,通过接口平静呼气;在吸气开始的同时,按压气雾剂顶部使之喷药,并缓慢深吸入,尽可能屏住呼吸 10s,然后再呼气。

6. 对色甘酸钠等生效慢的药物,应让患者了解起效时间,以防随意停药而诱发哮喘发作。告知患者不可超量用药。

7. 注意评估疗效和安全性,用药期间应注意观察患者的病情变化,定期测定 1s 最大呼气量(FEV1)或最大呼气流速(PEFR),以判断药物的疗效。

8. 应用 β 受体激动药或茶碱类药物时,应监测患者的心脏功能及血压变化。同时监测血药浓度。长期大量使用糖皮质激素的患者,可致肾上腺皮质功能亢进。突然停药,可引起肾上腺皮质功能不全。应详细观察并记录用药后出现的各种反应,以便发现药物潜在的作用及不良反应。

9. 指导患者配合治疗,向患者解释病情以及所用药物的疗效及使用注意事项,配合心理疗法,消除患者烦躁不安的情绪。患者用药期间应避免劳累、寒冷及接触某些刺激性物质。

10. 用药期间应注意观察患者呼吸道症状的改善程度,待症状完全控制后即可停药。同时应观察并记录药物的不良反应,如过敏、中枢神经系统反应、胃肠道反应、肝及肾功能情况。

# 第二十二节　作用于消化系统药

作用于消化系统的药物包括抗消化性溃疡药、助消化药、止吐药、泻药、止泻药和利胆药等。主要通过调节胃肠活动功能和影响消化液的分泌而发挥作用。

【失误防范要点】

1. 理想的抗酸药应是作用迅速而持久,不吸收,不产气,不引起腹泻或便秘,对黏膜起保护作用。一般注意餐后 1~3h 及睡前各服用 1 次,对消化性溃疡能起良好缓解作用。常用药物有氢氧化镁、氢氧化铝、碳酸钙等。临床应用抗酸药多为复方制剂,应视患者病情选择。

2. 奥美拉唑(洛赛克)用于胃、十二指肠溃疡,短期或长期应用患者耐受良好。不良反应主要为头痛、头晕、口干、恶心、腹胀、失眠。偶有皮疹、外周神经炎、男性乳房女性化。长期持续抑制胃酸分泌,可使胃内细菌过度孳长,亚硝酸类物质增加,似有引起胃嗜铬细胞增生及类癌的可能。

3. 硫糖铝(胃溃宁)用于消化性溃疡、慢性糜烂性胃炎、反流性食管炎。其在酸性环境下才能发挥作用,因此不能与抗酸药、抑制胃酸分泌药合用。可有便秘、口干;偶有胃肠不适、过敏反应。

4. 胶体碱式枸橼酸铋在胃液 pH 条件下与溃疡面蛋白结合,抗酸药可干扰其作用。奥美拉唑可延长地西泮、苯妥英的消除。

5. 氢氧化铝可干扰地高辛、华法林、双香豆素、奎尼丁、异烟肼、普萘洛尔、四环素的吸收,应尽量避免同时使用。

6. 严重肾功能不良患者禁用氢氧化铝及含镁、含锌等制剂。当怀疑有恶性病变时,禁用奥美拉唑。孕妇及儿童不用奥美拉唑。孕妇、过敏性结肠炎患者禁用前列腺素制剂。

7. 指导患者遵医嘱有规律地用药,告知患者消除疼痛并不表示溃疡已经愈合,一般用药4～8周,复发率与疗程长短呈负相关。

8. 止吐药预防效果优于治疗,应在呕吐发生前15～30min给药。严重呕吐时注射给药效果明显。对不同原因引起的呕吐应选用不同药物。

9. 不断评价疗效和安全性,观察疼痛的消失及辅助检查情况。甲氧氯普胺止吐药长期大量使用,可出现锥体外系症状及高泌乳素血症。

10. 腹痛、恶心、肠绞痛、阑尾炎、节段性肠炎、溃疡性结肠炎、肠梗阻及急性外科腹部手术患者禁用泻药。年老体弱、妊娠、月经期妇女不宜使用作用强烈的泻药。

11. 应根据不同情况选择不同类型泻药。如排除毒物应选硫酸镁、硫酸钠等盐类泻药;一般便秘以接触性泻药为宜;老年人、肛门手术、动脉瘤患者以润滑性泻药为佳。

12. 盐类泻药作用强烈,年老体弱、妊娠、月经期妇女禁用。液状石蜡长期应用,会造成维生素K、维生素A、维生素D缺乏。

13. 一般片剂抗酸药物宜咀嚼服用。抗溃疡药多口服给药。

# 第二十三节 抗过敏药

抗过敏药物包括抗组胺药物,如盐酸异丙嗪(非那根)、马来酸氯苯那敏(扑尔敏)、盐酸苯海拉明(苯那君)、赛庚啶等;过敏活性物质阻释剂,如色甘酸钠(外用),富马酸酮替芬等。本类药物对感冒和过敏性皮炎产生的喷嚏、鼻溢、眼鼻喉刺激有缓和作用;对组胺增多所致的支气管痉挛、荨麻疹、湿疹、皮炎、瘙痒、过敏性结肠炎有缓解作用;对乘车、船、飞机或其他运动时所发生的恶心、呕吐以及药物所引起的恶心、呕吐有防治作用。

【失误防范要点】

1. 患有急性哮喘、青光眼、高血压、胃溃疡等疾病者,由哮喘、吸烟引起的持续性或慢性咳嗽,由肺气肿引起的咳嗽或多痰者,应在医师指导下用药。

2. 抗组胺药可由乳汁分泌,哺乳期妇女不宜应用。肝功能缺陷、心律失常、6岁以下儿童、婴幼儿、老年人、妊娠期患者慎用。低血钾患者禁用。

3. 抗组胺类药最常见的不良反应是镇静作用,表现为白天嗜睡,多数患者能在数日内耐受。同时饮酒或服用其他中枢神经系统抑制药(如镇静催眠药、抗抑郁药),可使嗜睡情况加重。对高空作业者、驾驶员、精密机械操作者,工作前不得服用有中枢抑制作用的抗组胺药。

4. 抗过敏药物可抑制皮肤对组胺的反应,对拟进行皮试者(如青霉素、链霉素、血清制品等)时,应在停药48h后进行。注射上述药物的患者,不可预防性应用抗组胺药,以免掩盖轻微症状,而致更严重的过敏反应。

5. 若服药后感到皮疹加剧或喉头黏膜水肿、胸闷、呼吸困难或窒息时应及时停药。一般应用抗过敏药物3d后仍无疗效时应遵医嘱及时调整用药。

6. 指导患者了解给药程序。抗组胺类药主要为口服给药,一般不受饮食影响,可每日1次睡前给药,也可每日2次或4次服用。服药时间尽量在睡前,即可解除过敏症状,又能避免产生其他不良反应。

7. 误食或过量服用抗组胺药可引起急性中毒,表现为高热、心动过速、尿潴留、幻觉、共济失调、惊厥等。

8. 常用抗真菌药酮康唑、红霉素抑制多种药物的代谢,可引起抗组胺药血药浓度明显增高,故服用酮康唑或红霉素的患者、肝疾病患者严禁服用特非那定或阿司咪唑。

9. 苯海拉明不宜用于幽门十二指肠梗阻、消耗性溃疡所致幽门狭窄、膀胱颈狭窄、甲状腺功能亢进、心血管病、高血压、下呼吸道感染及哮喘患者;肾衰竭时,给药的间隔时间应延长;其镇吐作用可给某些疾病的诊断造成困难。

10. 大剂量长期应用西咪替丁(甲氰咪胍)可见内分泌紊乱,停药后可自然恢复。用西咪替丁偶见粒细胞减少、血小板减少及肝肾毒性。哺乳期慎用。

11. $H_2$ 受体拮抗药治疗溃疡病需要连续用药,至少 1 个疗程(4～8 周)。症状缓解后应继续以半量维持治疗 4～8 周,以防止复发。

12. 西咪替丁、雷尼替丁等药物对肝有一定毒性,需定期检查肝功能,并注意联合用药的调整。

13. 老年人、肾功能不全者大剂量应用西咪替丁可出现中枢神经系统症状,如精神错乱、幻觉等。

# 第二十四节　解　毒　药

解毒药根据其作用分为通用和特效解毒药。前者解毒谱广,专属性低,可用于多数毒物中毒,如药用炭、氧化镁、鞣酸等;后者专属性高,有特效作用,可针对性地选择应用。

【失误防范要点】

1. 给药前应仔细询问患者病史及接触史,识别高危患者。对肝肾功能不良、心脏病、高血压、营养不良及老年人应慎重使用。严重高血压、心力衰竭和肾衰竭患者禁用。

2. 用药期间密切观察病情变化,遵医嘱及时纠正水、电解质及酸碱紊乱,积极防治继发感染、休克及肾衰竭。

3. 有机磷中毒患者使用阿托品过程中,应及时准确记录用药时间、剂量及效果。注意观察并及时发现阿托品中毒症状;阿托品减量过程中防止中毒"反跳"现象。

4. 有机磷中毒患者使用氯解磷定、碘解磷定等胆碱酯酶复能药时,注意剂量不可过大,稀释后缓慢注射;不能与碱性溶液配伍。中毒已超过 3d 或慢性中毒者,体内胆碱酯酶已老化,则复能药难于使其复能。

5. 催眠药中毒患者使用纳洛酮时,静滴过程中速度不宜过快,以免产生惊厥。

# 第二十五节　维生素及营养药

## 一、维　生　素　类

维生素是人体生长和维持人体健康所必需的营养素,具有促进能量转换,调节生物代谢等作用。临床主要用于防治维生素缺乏症、补充特殊需要及某些疾病的辅助治疗。维生素不可不加限制地过量使用，以免给机体带来危害及造成药品的浪费。使用中应区分水溶性维生素和脂溶性维生素两大类。

**【失误防范要点】**

**(一)水溶性维生素**

1. 水溶性维生素包括维生素 C 和 B 族维生素(维生素 $B_1$、维生素 $B_2$、维生素 $B_6$、烟酸、烟酰胺等)宜饭后服用，并注意与其他药物的配伍禁忌。

2. 长期服用维生素 C(抗坏血酸)可引起不良反应。每日用量 $1\sim4g$ 可引起腹泻、皮疹、胃酸增多、胃液反流，并可见泌尿系结石、尿内草酸盐与尿酸盐排出增多、深静脉血栓形成、血管内溶血或凝血等，有时可导致白细胞吞噬能力降低；1 日用量超过 5g 时，可导致溶血，重者可致命。

3. 维生素 C 不与碱性药物(氨茶碱、碳酸氢钠、谷氨酸钠等)、维生素 $B_2$、维生素 $K_3$、三氯叔丁醇、铜、铁等离子(微量)的溶液配伍。

4. 维生素 C 不可突然停药，以免出现坏血病症状。制剂久置颜色变黄后不可再用。

5. 维生素 $B_1$ 注射时偶见过敏反应，个别甚至发生过敏性休克，故除急需补充的情况下，一般不宜采用注射。增大口服剂量时，并不增加吸收量。维生素 $B_1$ 不与碱性溶液、氧化剂、碘化物、碳酸盐、醋酸盐、硫酸亚铁、枸橼酸铁铵等配伍。

6. 维生素 $B_2$ 宜在进食时或食后立即服用。服后尿呈黄绿色。注意不与重金属、碱性药物、甲氧氯普胺配伍。

7. 维生素 $B_6$ 超剂量(常用量的 $250\sim1000$ 倍)使用可引起运动失调、手脚麻木等神经系统症状。长期大量服用有致畸作用。注意不与碱性药物、氧化剂、铁盐配伍。

8. 烟酸和烟酰胺统称维生素 $B_3$。烟酸一般反应表现为颜面潮红、热感，有时可引起恶心、呕吐、心悸等，停药后可恢复。偶见肝脏毒性，静注有过敏反应。妇女过量服用烟酰胺有致畸可能。肌注可引起疼痛。溃疡病、青光眼、痛风、高尿酸血症、肝病、糖尿病禁用烟酸；孕妇慎用烟酰胺。

**(二)脂溶性维生素**

1. 脂溶性维生素宜饭后服用，应注意提供合理饮食，以促进治疗效果。

2. 维生素 A 长期大量服用可引起维生素 A 毒性反应，其表现为呕吐、厌食、肝脾大、黄疸、皮炎、脱发、颅内压增高等。当成年人一次剂量超过 100 万 U，小儿超过 30 万 U，乳儿超过 5 万～10 万 U 可致急性中毒。小儿出现食欲缺乏、易激动、脑水肿、囟门突出等症状，即预示维生素 A 中毒。

3. 维生素 D 口服需有胆汁存在才易被吸收。长期大量服用或短期内摄入超量，可引起高血钙、消化系统症状、软骨组织钙化、肾衰竭、高血压等。

4. 维生素 E 可导致凝血时间延长，与抗凝药合用时可能导致出血。长期用药(6 个月以上)易引起血小板凝集和血栓形成。长期大剂量使用时，部分患者可引起头痛、眩晕、疲劳、视物模糊、胃肠道功能紊乱等。偶有低血糖、血栓性静脉炎等。

5. 对维生素 K 缺乏引起的低凝血酶原血症及缺铁性贫血等患者，慎用维生素 K。

6. 维生素 A 不宜与氧化剂和重金属配伍；维生素 E 不宜与氧化剂配伍。用药期间注意不断评价疗效和安全性。

7. 复方维生素注射液必须加入输液中使用,不得直接静脉推注或肌注。稀释后应加避光罩,输注速度不宜过快,500ml 输注不少于 1h。肾功能障碍者慎用。

## 二、钙剂、辅酶类

1. 氯化钙不宜皮下或肌内注射;静脉注射时若漏出血管外,可引起组织坏死。肾功能不全、低钙及呼吸性酸中毒的呼吸衰竭者禁用。小儿慎用。

2. 碳酸钙禁用于高钙血症、高钙尿症、正在服用洋地黄类药物、有肾结石病史者。

3. 钙尔奇 D 服用过量可引发高钙血症等,表现为高血钙、碱中毒及肾功能不全。心肾功能不全者慎用。血钙或尿钙浓度过高者、洋地黄化的患者禁用。

4. 三磷腺苷禁忌用于脑出血初期、病窦综合征或窦房结功能不全、房室传导阻滞、急性心肌梗死、严重慢性气管炎、哮喘等患者。慎用于冠心病、窦性心动过缓患者。用药过程中应严密监测心电图及血压。

## 三、肠内、肠外营养剂

1. 肠内营养混悬液严禁经静脉输注。肠道功能衰竭、完全性肠道梗阻、顽固性腹泻等需要肠道休息,故不宜使用;严重腹腔内感染的患者及 1 岁以内患儿禁用。严重糖代谢异常、严重肝肾功能不全的患者慎用。不可与其他药品相混合使用。

2. 肠内营养乳剂对肠梗阻、急性胰腺炎、严重消化不良或吸收不良、消化道出血、严重肝肾功能不全、对本品所含营养物质有先天性代谢障碍者禁用。注意所含药物成分(如维生素 $K_1$)的相互作用。

3. 水解蛋白禁与磺胺类药配伍。充血性心力衰竭、肝性脑病及酸血症患者禁用。如出现腹痛、抽搐时应停药。

4. 脂肪乳长期使用应注意脂肪排泄量及肝功能,每周应检测血象、血凝、血沉、血小板计数等。急性肝损害、严重代谢紊乱及脂肪代谢紊乱(脂质肾病、严重高脂血症)患者禁用。置于 4～8℃保存,温度过高或过低均可导致乳剂破坏。

5. 复方氨基酸禁用于严重肝肾功能不全、尿毒症及氨基酸代谢障碍患者。肾功能损害和洋地黄治疗的心脏病患者、早产婴儿慎用。大量输注时可能导致酸碱平衡失调,滴注过快可引起恶心、呕吐、发热、头痛、血栓性静脉炎等。本品内不得加入其他药物。

# 第二十六节 特 殊 药 品

特殊药品是指麻醉药品、毒性药品、精神药品和放射性药品的总称。国家对这四大类特殊药品实行特殊的管理办法,管理办法由国务院指定并颁发执行。放射性药品由核素室管理和使用。

【失误防范要点】

1. 麻醉药品 麻醉药品是指连续使用后易产生生理依赖性、能成瘾癖的药品。麻醉药包括阿片类、可卡因类、大麻类、合成麻醉药类及卫生部指定的其他易成瘾癖的药品、药用原材料及其制剂。经县以上医疗单位诊断确实需要使用麻醉药品镇痛的危重患者,可由县以上卫生行政部门指定的医疗单位凭医疗诊断书核户籍簿发《麻醉药品专用卡》,患者凭专用卡到指定医疗单位按规定开方配药。医疗单位需要加强麻醉药品的管理,禁止非法使用、储存、借用或转让,实行有专人负责、专柜加锁、专用账册、专用处方、专册登记的"五专管理"。

2. **毒性药品** 医疗用毒性药品简称毒性药品,系指毒性剧烈、治疗剂量与中毒剂量相近、使用不当会致人中毒或死亡的药品,又分为中药毒性药品和西药毒性药品两大类。毒性药品的年度生产、收购、供应和配制计划,由医药管理部门下达给指定的毒性药品生产、收购,供应单位、生产单位不得擅自改变生产计划自行销售。毒性药品的经营由各级医药管理部门指定的药品经营单位负责,配方用药由国营药店和医疗单位负责,其他任何单位或个人均不得从事毒性药品的收购、经营和配方业务。科研和教学单位所需的毒性药品必须持本单位的证明信,经所在单位地县以上卫生行政部门批准后,供应部门方能发售。

3. **精神药品** 精神药品是直接作用于中枢神经系统、使之兴奋或抑制、连续使用能产生依赖性的药品。依据精神药品使人体产生依赖性和危害人体健康的程度,分为第一类和第二类,各类精神药品的品种由卫生部会同国家医药管理局指定的经营单位同意调拨或者收购。第二类精神药品的制剂由县以上卫生行政部门会同同级医药管理部门指定的经营单位经营,其他任何经营单位及个人均不得经营。第一类精神药品只限供应县以上卫生行政部门指定的医疗单位使用,不得在医药部门零售。第二类精神药品可供各医疗单位使用,医药门市部应当凭盖有医疗单位公章的医生处方零售,处方应留存 2 年备查。医疗单位应建立精神药品收支账目,按季度盘点,做到账物相符。

# 第12章 注射技术

注射给药是将无菌药液经皮内、皮下、肌内、静脉注入体内,使达到全身疗效的方法。其药效迅速,可产生局部定位作用等优点,注射治疗是所有医疗过程中最常见的治疗方法之一。

## 第一节 注射原则

由于注射给药需穿刺皮肤,药液吸收过程短或没有吸收过程,注射剂一旦发生不良反应,其发生速度及严重程度往往大于口服药和其他剂型,因此在注射治疗过程中有许多安全性问题值得注意。

【失误防范要点】

1. **严格执行查对制度** 做好"三查七对",把好药液质量关,及时发现药液变色、沉淀、浑浊、过期、安瓿裂痕等现象。同时注射多种药物,应注意配伍禁忌。

2. **严格遵守无菌操作原则** 保持注射场所空气清洁;操作者在注射前必须洗手、戴口罩;按要求对注射部位消毒后方可注射。

3. **选择合适的注射器及针头** 根据药液的用量、黏稠度及刺激性的强弱选择合适的注射器及针头。注射器应完整无损、不漏气;针头型号合适、锐利、无钩、无锈、无弯曲;注射器与针头衔接必须紧密;一次性注射器的包装须密封,并在有效期内(表12-1)。

表 12-1 针头规格及主要用途

| 针头型号 | 主要用途 |
| --- | --- |
| 4—5 号 | 皮内注射、注射小剂量药液 |
| 5—6 号 | 皮下注射 |
| 6—7 号 | 肌内注射、静脉采血 |
| 6—9 号 | 静脉注射 |

4. **选择合适的注射部位** 注射部位皮肤应无炎症、硬结、瘢痕及皮肤病;避免损伤神经和血管。

5. **药物应现配现用** 注射粉剂或结晶型药物时,应在注射时现配现用;注射溶液、油剂、混悬液等剂型时,待注射时再抽取,以防药物效价降低或被污染。

6. **排尽空气** 注射前,应排尽注射器内的空气,以防空气进入血管形成空气栓塞;排气时应防止浪费药液。

7. 检查回血　进针后注射药物前,应抽动活塞,检查有无回血。皮下及肌内注射无回血方可注药,若有回血,应拔出针头,消毒皮肤并更换针头后重新进针;动脉、静脉注射必须见回血方可推药。

8. 应用无痛注射技术　分散患者注意力,减轻心理顾虑;选择合适体位,使肌肉松弛;做到"两快一慢",即进针和拔针要快、推药液要慢;刺激性强的药物应选择长针头、深注射;长期注射应更换注射部位。

# 第二节　注射药液抽吸

注射药液的抽取应严格按照无菌技术操作规程和查对制度要求进行。不正确抽吸药液可吸入玻璃屑、橡皮粒等微粒,微粒随药液经注射进入组织中无法吸收,作为异物刺激机体防御系统,引起巨噬细胞增殖,可导致硬结形成等不良后果。

【失误防范要点】

1. 从安瓿内吸取药液

(1)应遵守操作规程,严格执行无菌技术操作,防止微粒污染。

(2)查对药液后,将安瓿顶端药液弹至体部,消毒及打开安瓿。先用砂轮在安瓿颈部割出锯痕,消毒并拭去玻璃细屑后再折断安瓿,禁用他物敲打安瓿。若安瓿颈上方有蓝点标记,则不需砂轮划痕,消毒后直接折断安瓿。

(3)抽吸药液时,使注射器针头斜面向下置入安瓿内的液面下,针栓不可进入,移动活塞抽吸药液时,手部不得紧贴活塞,以免污染药液。

(4)鉴于玻璃屑、棉花纤维主要在安瓿颈口和瓶口沉积,注意抽吸药液时,禁用注射器针头直接在安瓿颈口处抽吸药液。

(5)抽吸完毕后,将针头垂直向上,轻拉活塞,排尽空气后,保持针头不被污染,可用原密封空药瓶或无菌护套保护针头,置于无菌盘内,待查对后注射。

2. 从密封瓶内抽吸药液

(1)查对后,除去铝盖中心部分,常规消毒瓶塞,待干。注射器内抽取适量空气,注入瓶内,以增加瓶内压力,避免吸药时形成负压而影响抽吸。

(2)注射器的刻度应面向操作者,针尖须在液面内,以免吸入空气,影响药量的准确性。

3. 结晶、粉剂或油剂药液抽吸

(1)结晶或粉剂注射剂需按要求先用无菌生理盐水、注射用水或专用溶媒溶化,待充分溶解后吸取;混悬液先摇匀再吸取;油剂应根据药物性能经加温或用两手对搓后再抽吸。

(2)抽取油剂和混悬液时,应选择相对较粗的针头;抽吸的速度可酌情稍快,以免药液凝固。

# 第三节　皮　内　注　射

皮内注射是将少量药液或生物制品注入表皮与真皮之间的方法。注射量一般为 0.1ml。

通常用于药物过敏试验、预防接种及局部麻醉的先驱步骤。皮内注射常引起疼痛、局部肿胀反应、注射失败、过敏性休克等。

【失误防范要点】

1. 药物过敏试验注射部位通常选择前臂掌侧下段，因该处皮肤较浅薄，易于进针，且毛囊、色素较淡，易于辨别皮试结果。预防接种常选择上臂三角肌下缘，如接种卡介苗、百日咳疫苗等。

2. 皮内注射前须仔细询问患者有无药物过敏史，尤其是青霉素等易引起过敏的药物。如有对所用药物过敏者，不宜做皮试，应及时报告医生，更换其他药物。有其他药物过敏史或变态反应疾病史者应慎重。

3. 严格执行查对制度和无菌操作规程，以 75％乙醇消毒皮肤，忌用碘类制剂消毒皮肤，以免影响对局部反应的观察。

4. 排除注射器内空气，准确掌握进针角度及注入的药量。避免进针角度过大，以防针头进入皮下；确保药量准确，以免影响结果或疗效。

5. 进针前绷紧前臂皮肤，针头斜面向上与皮肤呈 5°～10°刺入，待针头斜面完全进入皮内后，即放平注射器，一手拇指固定针栓，另一手推注药液 0.1ml，使局部形成一皮丘，随即拔针。

6. 注射毕拔针时，勿用棉签按压。嘱患者切勿按揉局部，勿覆盖注射部位，以免影响结果的观察。告知其不要离开病室，如有不适感觉，立即呼叫。

7. 如皮试结果不能确认，可做对照试验，另备消毒注射器和针头，在另一前臂下段同法注射生理盐水形成一皮丘，20min 后对照观察结果。

8. 配制的药物浓度不可过高，药物推注速度不可过快或推药速度不均匀，以免皮肤游离神经末梢受到药物刺激而引起局部的痛觉。

9. 避免因注射针头过粗、针尖钝或有倒钩、消毒剂随针头进入皮内、操作者手法不熟练等引起局部疼痛。注意选用口径较小、锋利无倒钩的针头进行注射；待皮肤消毒剂干燥后再行注射。

10. 对发生局部组织反应，注射部位出现红肿、疼痛、瘙痒、水疱、溃疡、破损及色素沉着者，进行对症处理，以防感染。对有局部瘙痒者嘱其勿抓挠；水疱、破溃等按外科换药处理。

11. 熟练操作技能，以避免因进针过深或过浅，导致针头注射部位不在表皮、真皮之间，或针头斜面未完全进入皮内；避免针头与注射器乳头连接欠紧密而导致推药时药液外漏；避免用力过猛导致针头贯穿皮肤。

12. 对婴幼儿、精神异常、躁动等不合作及无法正常沟通的患者，应充分约束和固定肢体。同时，对患者家属做好解释工作，取得配合。对无皮丘或皮丘过小等注射失败者，可重新选择部位进行注射。

13. 婴儿及新生儿皮肤的生理特点为表皮薄，真皮内血管丰富，毛细血管网稠密，故皮肤娇嫩，尤其是前臂掌侧下 1/3 处皮肤，表面呈红色，稍有刺激更为明显，行皮内过敏试验注射时受乙醇、针刺、试敏液等刺激，常于注射后皮肤红成一片形成假阳性反应，须注意观察并加以鉴别。可酌情选择前臂背侧下 1/3 处皮肤进行皮内注射。

14. 患者因心理、生理、物理、药物等因素引起的精神高度紧张，可导致肌肉强烈收缩，不能放松，致使注射时的疼痛加剧。若注射速度过快、注射在硬结上或瘢痕处等，可引起剧烈疼痛，甚至虚脱。

15. 对体质衰弱、饥饿和情绪高度紧张的患者,要热情、耐心,消除其紧张心理,使其接受并配合治疗。询问患者饮食情况,避免在饥饿状态下进行治疗。

16. 注射过程中,随时观察患者情况。如有不适,及时停止注射,迅速做出正确判断,区别是药物过敏还是虚脱,及时报告,妥善处理。

17. 备好 0.1%盐酸肾上腺素、尼可刹米、洛贝林注射液等急救药品及氧气、吸痰器等急救器材。皮试观察期间,嘱患者不可随意离开。一旦发生过敏性休克,立即进行抢救。

# 第四节 皮下注射

皮下注射是将少量药液或生物制剂注入皮下组织的方法。常用于不宜经口服给药,或要求较口服给药产生作用迅速而又较肌内或静脉注射吸收为慢的情况。临床上主要用于药物治疗、预防接种和局部麻醉药的注射等。

【失误防范要点】

1. 熟练掌握进针深度,注射时,针头斜面向上与皮肤呈 30°~40°快速刺入皮下,进针不宜过深,以免刺入肌层。

2. 根据患者的营养状况,把握进针深度,避免误入肌肉组织。如对体质消瘦、皮下脂肪少的患者,应捏起注射部位皮肤并适当减小进针角度。

3. 注射不足 1ml 药液时,应用 1ml 注射器抽吸药液,以保证药液剂量的准确性。为避免化学药物微粒出现,注射一种药物应使用一副注射器。

4. 避免注入皮下小静脉血管中。推药前要回抽,无回血方可注射。

5. 对组织刺激性强的药物不宜行皮下注射。注射药量不宜过多,少于 2ml 为宜。推药速度要缓慢,用力要均匀,以减少对局部的刺激。

6. 注射应避开瘢痕、压痛、结节等部位,以免药物吸收不良。长期皮下注射者应经常更换注射部位,以免局部产生硬结,影响药物吸收效果。

7. 同一部位反复长期注射,注射药量过多,药物浓度过高,注射部位过浅时,可因药物对局部组织产生物理、化学刺激,局部血液循环不良而导致药物吸收速度减慢,使药物在皮下组织停留时间过长,蓄积而成硬结。严重者可导致皮下纤维组织变性、增生形成肿块或出现脂肪萎缩。

8. 拔针后针眼少量出血者,予以重新按压注射部位。形成皮下血肿者,可根据血肿的大小采取相应的处理措施。皮下小血肿早期采用冷敷促进血液凝固,48h 后可应用热敷促进淤血的吸收和消散。

9. 注射后短时间内避免剧烈运动、按摩、热敷、日光浴、洗热水澡等。

10. 对使用胰岛素的患者应反复多次地进行有关糖尿病知识的宣教。注射胰岛素后,密切观察患者情况。如发生低血糖症状,立即检测血糖,同时给予糖水、馒头等易于吸收的糖类。严重者可静脉推注 50%葡萄糖注射液适量。

# 第五节 肌 内 注 射

肌内注射法是将少量无菌药液注入肌肉组织内的方法。主要用于药物或病情原因不宜口服给药;要求药物在短时间内发生疗效而又不适于或不必要采用静脉注射;药物刺激性较强或药量较大,不适于皮下注射者。其优点是肌肉血管丰富,吸收药物快;运动时,血管扩张,流速可增加数倍。

【失误防范要点】

1. 为使臀部肌肉松弛,可酌情选取不同体位。侧卧位:上腿伸直,下腿稍弯曲;俯卧位:足尖相对,足根分开;仰卧位:常用于危重患者及不能翻身的患者;坐位:便于操作,但坐位要稍高。

2. 若两种以上药物同时注射时,应注意配伍禁忌。配制药液浓度不宜过大,稠厚油类药物须加温融化后再抽药。注射青霉素等药液时应现用现配,以减少过敏反应。

3. 应熟练掌握肌内注射操作技术,增强无菌消毒观念,防止肌注时微粒污染。要准确选择合适的注射部位,以避免损伤神经。应避开瘢痕、硬结或压痛处。进针偏内侧易损伤神经、血管;偏外侧易刺到髂骨或造成断针。

4. 臀大肌注射定位法。①十字法:从臀裂顶点向左或右作一水平线,然后从髂嵴最高点作一垂直平分线,将一侧臀部划分为 4 个象限,其外上象限为注射部位,注意避开内角。②连线法:取髂前上棘和尾骨连线的外上 1/3 处为注射部位。臀大肌注射时应避免损伤坐骨神经。

5. 臀中肌、臀小肌处注射定位法。①以示指尖和中指尖分别置于髂前上棘和髂嵴下缘处,致髂嵴、示指、中指构成一个三角形区域,此区域即为注射部位。②髂前上棘外侧三横指处(以患者的手指宽度为标准)。该处血管、神经分布少,且脂肪组织较薄,使用广泛。

6. 股外侧肌注射定位。为大腿中段外侧,位于膝上 10cm,髋关节下 10cm 处,约 7.5cm 宽。此区大血管、神经干很少通过,范围较广,可供反复多次注射。

7. 上臂三角肌注射定位。取上臂外侧,自肩峰下 2～3 横指处,此处肌肉较臀部肌肉薄,只能作小剂量注射。三角肌九区划分是把三角肌的长度和宽度中线均分为三等分,使三角肌成为九个区,分别为三角肌上、中、下 1/3 部的前、中、后区。①三角肌上 1/3 部的前、中、后区为三角肌肌内注射的绝对安全区。②三角肌中 1/3 部的前、中、后区为相对安全区。③三角肌中、下 1/3 部的后区深面,因有桡神经通过,为三角肌注射的危险区。④三角肌下 1/3 部的前、中区因肌肉太薄不能做肌内注射。

8. 2 岁以下婴幼儿不宜采用臀大肌注射。因为婴幼儿在未能独立行走前,臀部肌肉发育不完善,臀大肌注射有损伤坐骨神经的危险,应选用臀中肌、臀小肌处注射。

9. 进针时,针梗切勿全部刺入,以防不合作者骚动,使针梗从根部衔接处折断。消瘦者及小儿使用针头型号宜小,刺入深度酌减。

10. 若发生针头折断,应嘱患者保持局部与肢体不动,用止血钳夹住断端取出。如全部埋入肌肉,即请外科医生处理。

11. 进针后若有回血,可拔出针头少许再试抽,无回血后方可推药;如仍有回血,须拔出针头另选部位注射。

12. 注射油剂药应格外注意持牢针栓,以防用力过大,针头与针筒脱开致药液外溢;混悬液进针前应摇匀药液,进针后持牢针栓,快速推药,以免药液沉淀,造成堵塞,或用力过猛使药液外溢。

13. 需长期肌内注射的患者,注射部位应交替更换,以避免或减少硬结的发生。推药时,速度要缓慢,用力要均匀,以减少局部刺激。长期多次注射引起局部硬结者,可采用热敷、理疗等措施。

14. 为使针头部位的药液全部进入肌肉组织内,并预防拔出针头时药液渗入皮下组织,可采用"留置气泡技术"(2000 年人民卫生出版社,全国高等院校教材《护理基础学》)。即用注射器抽取适量药物后,再吸进 0.2~0.3ml 空气。注射时,气泡在上,当全部药液注入后,再注入空气,从而降低组织受刺激的程度,减轻患者的不适。

15. 肌内注射常见并发症。

(1)疼痛:肌内注射引起疼痛有多种原因,如针头刺入皮肤的疼痛;推药时药物刺激皮肤的疼痛;一次性注射药物过多,药物刺激性过大,速度过快;注射部位不当,进针过深或过浅等。常表现为注射局部酸胀、麻木,肢体无力,下肢及坐骨神经疼痛,严重者可引起足下垂或跛行,甚至出现下肢瘫痪。

(2)神经性损伤:主要是药物直接刺激和局部高浓度药物毒性引起神经粘连和变形坏死。注射当时即出现神经支配区麻木、放射痛、肢体无力和活动范围减少。约 1 周后疼痛减轻。但留有固定麻木区伴肢体功能部分或完全丧失,发生于下肢者行走无力,易摔跤。局部红肿、疼痛,肘关节活动受限,手部有运动和感觉障碍。受累神经及神经损伤程度可根据受累神经支配区运动和感觉障碍程度,分为完全损伤、重度损伤、中度损伤和轻度损伤。

神经性损伤分度标准如下。①完全损伤:神经功能完全丧失。②重度损伤:部分肌力、感觉降至 1 级。③中度损伤:神经支配区部分肌力和感觉降至 2 级。④轻度损伤:神经支配区部分肌力和感觉降至 3 级。

(3)局部或全身感染:注射用具、药物被污染,注射部位消毒不严格等,可导致注射部位或全身发生感染。一般在注射后数小时局部出现红、肿、热和疼痛。局部压痛明显。若感染扩散,可导致全身败血症、脓毒血症。患者表现为高热、畏寒、谵妄等。

(4)针眼渗液:多因反复在同一部位注射药液,每次注射药量过多,局部血液循环差,组织对药液吸收缓慢等造成。表现为推注药液阻力较大,注射时有少量液体自针眼流出,拔针后液体流出明显。

(5)针头堵塞:多因注射器针头锐利、斜面大,抽吸瓶装药品时,极易被橡皮塞堵塞,瓶装颗粒可随着加入的药物进入液体造成微粒污染或栓塞。针头过细、药液黏稠、粉剂未充分溶解或药液为悬浊液等均可造成针头堵塞,如长效青霉素等。

16. 为防止并发症的发生,肌内注射的药物应慎重选择,尽量选用刺激小、等渗、pH 接近中性的药物,以免引起周围神经药物注射伤。

17. 注射时应全神贯注,注意注射部位的解剖关系,避开神经和血管。为儿童注射时,除要求进针点准确外,还应格外注意进针的方向和深度。

18. 在注射药物过程中若发现神经支配区麻木或放散痛,应考虑注入神经内的可能性,须立即改变进针方向或停止注射。

19. 对中度以下不完全神经损伤采用非手术疗法,行理疗、热敷,促进炎症消退和药物吸收,同时使用神经营养药物治疗,将有助于神经功能的恢复。对中度以上的完全性神经损伤,则尽早手术探查,及时做神经松解术。

20. 掌握注射剂量。每次注射量以 2～3ml 为限,不宜超过 5ml。

21. 使用注射器加药时,可改变进针角度,即由传统的 90°改为 45°,以减少针头斜面与瓶塞的接触面积,减轻阻力。

22. 注射刺激性药物时,可采用 Z 字形途径注射法预防药物渗漏至皮下组织或表皮,以减轻疼痛及组织受损。

23. 长效青霉素往往推注时不易成功,需进行多次重复注射,稀释后应充分摇匀;选择肌肉丰富的臀大肌,避开硬结;抽取药液时抽空针梗处的药液,使针梗中无静止状态的药液停留,快速进针推进药液。

# 第六节  静脉注射

静脉注射是用无菌注射器将一定量的药液直接注入静脉的方法。药物迅速进入血液到达全身,快速发生作用。临床用于补充能量及静脉营养治疗;注入造影剂做诊断性检查;急救时加压输液及输血;药物因浓度高、刺激性大、量多而不宜采取其他注射方法。

【失误防范要点】

1. 长期静脉注射者要保护血管,注意有计划地使用静脉,由远心端到近心端选择血管进行注射。

2. 注射时应选择粗直、弹性好、不易滑动的静脉;选择使用型号合适、无钩、无弯曲的锐利针头,避免盲目进针。穿刺后必须有通畅的回血后方可推药。

3. 推药过程中,要试抽回血,以检查针头是否仍在静脉内,若局部疼痛、肿胀、无回血时,提示针头脱出静脉,应立即拔出针头,按压局部,重新更换针头及穿刺部位。

4. 注射对组织有强烈刺激的药物,应另备一盛有无菌生理盐水的注射器和头皮针,穿刺成功后,先注入少量生理盐水,确认针头在血管内,再连接有药物的注射器进行注射,以防药液外溢于皮下而发生组织坏死。

5. 根据药物性质及病情,掌握推药速度。推药过程中注意观察患者及注射局部情况,随时听取患者主诉。

6. 注意掌握不同患者的静脉注射法。肥胖患者,静脉较深且固定,应摸准后再行穿刺;消瘦患者,静脉较滑,穿刺时需固定静脉的上下端;水肿患者,按静脉走行位置,用手指压迫局部,暂时驱散皮下水分,显露静脉后再穿刺;脱水患者,可局部热敷、按摩,使血管扩张显露后再穿刺。

7. 股静脉穿刺时,应熟记股静脉的解剖位置及其与毗邻组织的关系,以防操作时误伤重要的神经血管。穿刺中如误入股动脉,抽出的血液为鲜红色,应立即拔出针头,穿刺处以无菌纱布加压 5～10min,直至无出血为止。

8. 静脉穿刺进针角度的大小与进针穿刺深度要适宜。一般情况下,进针角度应为 15°～20°,角度过大或过小都易将血管壁穿破。

9. 要注意止血带的弹性、粗细及长短是否适当,如止血带弹性过低、过细,可造成回血不畅;止血带过粗,易压迫止血带下端血管,使管腔变小,针尖达不到血管内,易损伤血管壁,导致穿刺失败。

10. 出现血管破损后,立即拔针,局部按压止血。24h后给予热敷,加速淤血吸收。

11. 静脉条件差的患者要对症处理。对静脉硬化、失去弹性型静脉穿刺时应压迫静脉上下端,固定后于静脉上方呈 30°斜角进针,回抽针栓见回血后,轻轻松开止血带,勿用力过猛,以免弹力过大针头脱出造成失败;对血管脆性大的患者,应选择直而显露、最好是无肌肉附着的血管,必要时选择斜面小的针头进行穿刺;对塌陷的血管,扎止血带后在该血管处拍击数次,或予以热敷使之充盈后,采用挑起进针法;对水肿患者应先行按摩推压局部,使组织内的渗液暂时消退,待静脉显露清楚后再行穿刺。

12. 注意部分患者如老年、肥胖、烧伤、水肿、消瘦、血管硬化、末梢循环不良等患者,血管弹性差,肌肉组织松弛,血管不易固定,穿刺时注意避免针头已进入血管而未见回血,误认为穿刺失败,待针头退出时局部已青紫的现象。

13. 重视拔针后对血管的按压,应准确按压穿刺部位,防止按压压力和按压时间不够而形成血肿。一般按压时间为 3～5min,新生儿、血液病、有出血倾向者应延长按压时间,以不出现青紫为宜。

14. 避免长期注入浓度较高、刺激性较强的药物,操作过程中严格执行无菌技术操作规程,以防引起局部静脉受损及感染。

15. 静脉炎通常可见沿静脉走向出现条索状红线,局部组织发红、肿胀、灼热、疼痛,全身有畏寒、发热等。一旦发生静脉炎,应立即停止在此处静脉注射及输液,可将患肢抬高、制动;局部用 50%硫酸镁湿热敷,每日 2 次,每次 30min;或用超短波理疗等。

16. 注意避免药液外渗性损伤,通常由于穿刺不当致药液漏出血管外;患者躁动,针头固定不牢等致药液外渗;患者长时间休克,组织缺血、缺氧致毛细血管通透性增高,尤其在肢端末梢循环不良部位如手背、足背等处药液外渗;血管弹性差、血管过细、推药速度过快等原因。主要表现为注射部位出现局部肿胀疼痛,皮肤温度低。应尽早发现,及时处理,杜绝坏死性损伤的发生。

# 第七节　药物过敏试验

药物过敏反应是异常的免疫反应,临床上使用的某些药物,常可引起不同程度的过敏反应,表现为发热、皮疹、血管神经性水肿、血清病综合征等,严重者可导致造血系统抑制、肝功能损害甚至休克,危及生命。为了合理使用药物,充分发挥药效,阻止过敏反应的发生,在使用某些药物前,除详细询问用药史、过敏史、家族史外,还须做药物过敏试验。在做过敏试验的过程中,要求准确配制药液,严格掌握操作方法,认真观察反应,正确判断结果,并提前做好急救准备并熟知急救措施。

# 一、青霉素过敏试验

青霉素是一种半抗原,进入人体后与组织蛋白结合形成全抗原,抗原刺激机体产生相应的抗体,使机体处于致敏状态。当机体再次接受青霉素时,抗原和抗体结合,产生过敏反应。对于青霉素过敏者,任何给药途径(注射、口服、外用等)、任何剂量及任何制剂,均可发生过敏反应。当过敏体质的人遇有相应抗原进入机体后,即发生过敏反应。

【失误防范要点】

1. 青霉素过敏试验

(1)凡需用青霉素治疗的患者必须先做皮内试验,否则不予用药。做过敏试验前详细询问患者有无青霉素过敏史,有过敏史者不可做此试验。

(2)凡首次使用青霉素、停用青霉素在 72h 以上或正在使用过程中更换药物批号者,必须在皮试阴性后方可应用。长效青霉素在每次注射前都应做皮内过敏试验。

(3)青霉素水溶液极不稳定,放置后除引起效价降低外,还可分解产生各种致敏物质,因此使用青霉素必须现配现用。

(4)配制试验液或稀释青霉素的生理盐水应专用。皮试前备好 0.1% 盐酸肾上腺素、针刺毫针等,以便急救。

(5)按规定配制好青霉素皮试液,抽取 0.1ml(即 20U),做皮内注射,15～20min 后观察局部反应。

(6)应正确实施过敏试验,准确判断试验结果。能否准确判断试验结果,为医生提供治疗依据并及时用药,护士的观察起决定作用。

(7)患者皮试局部丘疹大小不变,边缘无红晕、无微粒及无伪足,可判断为"阴性"反应。

(8)丘疹大小不变,局部周围有轻度红晕,但无微粒和伪足出现,应视为"阴性"反应。红晕可与消毒及穿刺时刺激有关。

(9)丘疹大小虽无改变,但局部出现明显红晕,并以微粒为中心伸出伪足,部分患者可感到轻微瘙痒,多数患者无感觉,这种反应视为"阳性"反应,不可用药。

(10)丘疹明显增大,局部无红晕,未见微粒和伪足,此类患者大多曾经用过青霉素治疗,一经再次用药,往往出现延迟反应。延迟反应是不可忽视的"阳性"反应。

(11)丘疹增大,周围出现红晕,并有微粒和伪足存在,为典型的"阳性"反应,切勿给药。注射部位避免受衣、被等摩擦。

(12)试验结果可疑阳性者,可做生理盐水对照试验。如消毒区域出现红晕时,应考虑是否乙醇过敏,可在对侧前臂涂擦乙醇做对照实验。

(13)对几种不同的反应要严格区别,以利患者用药。患者空腹时不宜做过敏试验,以免将出现的恶心、呕吐、心悸、乏力等全身不适症状误认为青霉素过敏而影响给药。

(14)皮试过程中,患者不得离开病室,须严密观察反应。首次注射后应观察 30min 以上,以防延迟反应的发生。

(15)确为阳性者,在医嘱记录单的临时医嘱栏、护理记录单、床头卡、注射卡内注明"青霉素皮试＋"("＋"号用红笔),及时报告医师,并告知患者及其家属。

(16)青霉素皮肤试验溶液以每毫升含 500U 青霉素等渗盐水溶液为标准液,注入剂量为

0.1ml 含 50U。配制方法:如青霉素 1 瓶为 80 万 U,注入 4ml 等渗盐水,则 1ml 含 20 万 U;取上液 0.1ml,加等渗盐水至 1ml,则 1ml 含 2 万 U;取上液 0.1ml,加等渗盐水至 1ml,则 1ml 含 2000U;取上液 0.25ml,加等渗盐水至 1ml,则 1ml 含 500U,即成青霉素皮肤试验溶液。每次配制时均须将溶液混合均匀(表 12-2)。

**表 12-2　青霉素试验药液配制法(500U/ml 为例)**

| 青霉素 | 加生理盐水 | 青霉素含量 | 要求 |
| --- | --- | --- | --- |
| 40 万 U | 2ml→ | 20 万 U/ml | 溶解 |
| 取上液 0.1ml | 0.9ml→ | 2 万 U/ml | 摇匀 |
| 取上液 0.1ml | 0.9ml→ | 2 000U/ml | 摇匀 |
| 取上液 0.25ml | 0.75ml→ | 500U/ml | 摇匀 |

**2. 青霉素过敏反应的临床表现**

(1)过敏性休克一般在做青霉素皮内试验或注射药物后数秒或数分钟内闪电式发生,也有于 30min 后出现,极少数患者发生在连续用药的过程中。

①呼吸道阻塞症状:由于缺氧和窒息,患者主观感觉胸闷、喉头堵塞伴濒危感;客观表现为气急、发绀、口吐白沫等。

②循环衰竭症状:面色苍白、出冷汗、脉搏细弱、血压下降等。

③中枢神经系统症状:由于脑组织缺氧,患者表现烦躁不安、头晕、面部及四肢麻木、意识丧失、抽搐、大小便失禁等。

④皮肤过敏症状:瘙痒、荨麻疹及其他皮疹。

(2)血清病型反应一般于用药后 7～12d 发生,临床表现与血清病相似,有发热、关节肿痛、皮肤发痒、荨麻疹、全身淋巴结肿大、腹痛等。

(3)各器官或组织的过敏反应。

①皮肤过敏反应主要有皮疹(荨麻疹),严重者可发生剥脱性皮炎。

②呼吸道过敏反应可引起哮喘或促使原有的哮喘发作。

③消化系统过敏反应可引起过敏性紫癜,以腹痛和便血为主要症状。

上述症状可单独出现,也可同时存在,常以呼吸道症状或皮肤瘙痒最早出现,故必须注意倾听患者的主诉。

**3. 过敏性休克的急救措施**

(1)就地抢救。立即停药,使患者平卧,注意保暖,针刺人中。

(2)立即皮下注射 0.1% 盐酸肾上腺素 0.5～1ml,小儿酌减。如症状不缓解,可每隔 30min 皮下或静脉注射 0.5ml,直至脱离危险期。肾上腺素是抢救过敏性休克的首选药物,其具有收缩血管,增加外周阻力,兴奋心肌,增加心排血量及松弛支气管平滑肌的作用。

(3)纠正缺氧,改善呼吸。给予氧气吸入,当呼吸受抑制时,应立即进行口对口人工呼吸,并肌内注射尼克刹米或洛贝林等呼吸兴奋药。

(4)抗过敏、抗休克。根据医嘱立即给予地塞米松 5～10mg 静脉注射或氢化可的松 200mg 加入 5% 或 10% 葡萄糖溶液 500ml 静脉滴注。视病情遵医嘱给予升压药物,如多巴胺、间羟胺等。若患者心搏骤停,立即行胸外心脏按压。

(5)纠正酸中毒,遵医嘱应用抗组胺类药物。

（6）密切观察，详细记录。密切观察患者体温、脉搏、呼吸、血压、尿量及其他病情变化，做好病情动态观察及护理记录。患者未脱离危险期时，不宜搬动。

## 二、头孢菌素（先锋霉素）过敏试验

头孢菌素过敏反应的机制与青霉素相似，主要由于抗原与抗体的相互作用而引起。研究认为头孢菌素与青霉素化学结构不同，两者的抗原性质也就不同。所以有些患者尽管对青霉素是高敏的，却能耐受头孢菌素。但亦有人认为头孢菌素与青霉素具有共同的β-内酰胺环结构，当药物进入机体后可以和蛋白结合成为抗原而致敏，故两者可能存在部分交叉过敏。对青霉素过敏的患者中有 3%～4%对头孢菌素发生过敏，儿童少于 5%。

【失误防范要点】

1. 使用头孢菌素前应先做过敏试验。对青霉素皮试阳性或用过青霉素曾发生过敏的患者，以及对其他药物过敏和过敏体质者应慎用。

2. 皮试液一般浓度为 0.5mg/ml。皮试液稀释方法：取先锋霉素 1 号 0.5g，加生理盐水 10ml 溶解（浓度为 50mg/ml），抽出 0.1ml，加生理盐水至 10ml（0.5mg/ml）即得。每次用 0.05～0.1ml，皮内注射，观察方法和标准与青霉素皮试相同（表 12-3）。

表 12-3　先锋霉素（Ⅴ，Ⅵ）试验药液配制法（60μg/ml）

| 先锋霉素 | Ⅴ 或 Ⅵ | 加生理盐水 | 先锋霉素含量 | 要求 |
| --- | --- | --- | --- | --- |
| | 0.5g | 5ml | 0.1g/ml | 溶解 |
| 取上液 | 0.1ml | 0.9ml | 10mg/ml | 摇匀 |
| 取上液 | 0.1ml | 0.9ml | 1mg/ml | 摇匀 |
| 取上液 | 0.1ml | 0.9ml | 100μg/ml | 摇匀 |
| 取上液 | 0.6ml | 0.4ml | 60μg/ml | 摇匀 |

注：①试验液含量要求每毫升试验药液含先锋霉素 60μg；②过敏试验方法、试验结果判断、过敏反应的处理同青霉素过敏试验法

3. 皮试阴性者，用药后仍有发生过敏的可能，故在用药期间应密切观察。遇有过敏情况，应立即停药，报告医师并按青霉素过敏同法处理。

4. 先锋霉素类可致交叉过敏，凡使用某一种先锋霉素有过敏现象者，一般不可使用同类其他品种，如氨苄西林（表 12-4）。

表 12-4　氨苄西林试验药液配制法（0.5mg/ml）

| 氨苄西林 | 加生理盐水 | 氨苄西林含量 | 要求 |
| --- | --- | --- | --- |
| 0.5g | 2ml | 0.25g/ml | 溶解 |
| 取上液 0.1ml | 0.9ml | 25mg/ml | 摇匀 |
| 取上液 0.1ml | 0.9ml | 2.5mg/ml | 摇匀 |
| 取上液 0.2ml | 0.8ml | 0.5mg/ml | 摇匀 |

注：①试验液含量要求每毫升试验药液含氨苄西林 0.5mg；②过敏试验方法、试验结果判断、过敏反应的处理同青霉素过敏试验法

## 三、破伤风抗毒素过敏试验

破伤风抗毒素(TAT)是一种免疫血清,对人体是一种异性蛋白,具有抗原性,注射后容易出现过敏反应。因此,用药前需做过敏试验,并准确观察过敏试验结果。

【失误防范要点】

1. 既往曾用过破伤风抗毒素,停药超过 7d 者,如再次使用,须重新做皮内试验。

2. 取破伤风抗毒素试验液 0.1ml(15U),做皮内注射。注射后应观察 20min。

3. 破伤风抗毒素过敏试验阴性反应为:皮丘无改变或消失,局部无红肿或硬结,无痒感,患者无自觉症状。

4. 若皮丘无改变,周围有少许红晕,患者无自觉症状,此类型亦为阴性反应。红晕有可能与乙醇和穿刺时刺激有关,为慎重起见,可做对照实验。

5. 若皮丘稍增大,周围有硬结,直径<1.5cm,局部有明显红晕;或直径<4cm,并以皮丘为中心伸出伪足,部分患者可感到针眼处轻微瘙痒,多数患者无感觉。此类型为阴性反应(假阳性反应),可做对照实验或将原液稀释后注射。

6. 若皮丘明显增大,周围硬结直径>1.5cm;红晕显著,直径>4cm 并有伪足存在,主诉针眼处瘙痒异常,此为阳性反应。

7. 皮试后患者感到心悸、胸闷、恶心、面色苍白、浑身发痒,全身出现荨麻疹,严重者发生过敏性休克,此类患者一般为高敏体质,或是极度虚弱患者,需在严密观察下,严格按照脱敏疗法注射。

8. 对患者表现出的症状和体征要严格区分,以利患者用药。部分患者空腹做皮试时可能出现恶心、呕吐、心悸等不适症状,需与破伤风过敏试验阳性反应加以鉴别。

9. 对皮试结果有怀疑时可做对照试验。当确定为阴性后,将余液 0.9ml 做肌内注射。若过敏试验为阳性,需用脱敏注射法。

10. 破伤风抗毒素过敏试验阳性者需进行脱敏注射,脱敏方法为多次小剂量注射药物,每隔 20min 注射一次,每次注射后应密切观察患者有无异常反应。

11. 在脱敏注射中,若发现患者有全身反应,如气促、发绀、荨麻疹及过敏性休克时,应立即停止注射,并迅速处理。处理方法同青霉素过敏急救法。

12. 若反应轻微,待症状消退后,酌情将注射的次数增加,剂量减少,以达到顺利注入所需剂量的预防效果(表 12-5)。

**表 12-5　破伤风抗毒素脱敏注射法**

| 次数 | 抗毒血清(TAT) | 等渗盐水 | 注射法 |
| --- | --- | --- | --- |
| 1 | 0.1ml | 0.9ml | 肌内注射 |
| 2 | 0.2ml | 0.8ml | 肌内注射 |
| 3 | 0.3ml | 0.7ml | 肌内注射 |
| 4 | 余量 | 稀释至 1ml | 肌内注射 |

## 四、普鲁卡因过敏试验

普鲁卡因是人工合成最早,应用最久,且迄今仍为应用最广的局部麻醉药。主要用于浸润麻醉、下腹部需时不长的手术,亦可用于四肢的局部静脉麻醉,"封闭疗法"治疗某些损伤和炎症,纠正四肢血管舒缩功能障碍,治疗神经官能症等。临床用药后偶有发生过敏反应,严重者可出现过敏性休克。

【失误防范要点】

1. 凡首次应用普鲁卡因,或注射普鲁卡因青霉素过敏试验者均须做过敏试验。

2. 严重过敏反应的患者可发生过敏性休克,故用药前应询问患者有无过敏史,对过敏性体质的患者应慎之又慎。

3. 取 0.25%普鲁卡因液 0.1ml,做皮内注射,20min 后观察试验结果。

4. 试验结果判断及过敏反应的急救措施同青霉素。

5. 用药后发生过敏反应可表现为皮炎、鼻炎、结膜炎、虚脱、发绀和惊厥。个别患者发生肺水肿、哮喘甚至休克等过敏反应。

## 五、碘过敏试验

临床常用的碘造影剂主要为三碘苯甲酸造影剂,如双醋碘苯酸葡胺(泛影葡胺)、双醋碘苯酸钠(泛影钠)和碘肽葡胺。其不良反应主要是过敏反应。凡首次使用碘造影剂前要做过敏试验,结果阴性时方可进行造影检查。适用于各种检查需要使用碘造影者,如肾盂造影、胆囊造影、血管造影以及 CT、磁共振等检查。

【失误防范要点】

1. 凡首次用药者,应在碘造影前 1~2d 做过敏试验,结果为阴性时方可做碘造影检查。

2. 口服法,5%~10%碘化钾 5ml,每日 3 次共 3d,观察结果;皮内注射法,取碘造影剂 0.1ml 做皮内注射,20min 后观察结果;静脉注射法,取碘造影剂 1ml(3%泛影葡胺),缓缓行静脉注射,5~10min 后观察结果。

3. 静脉注射造影剂前,必须先做皮内试验,阴性者做静脉注射试验,静脉试验阴性者方可进行碘造影。

4. 少数患者过敏试验为阴性,但在注射碘造影剂时仍可发生过敏反应,故在造影时需备好急救药品。

## 六、细胞色素 C 过敏试验

细胞色素 C 是一种辅酶,在生物氧化过程中起着传递电子的作用,改善缺氧时的细胞呼吸,体内进行物质代谢必不可少。临床多用做能量合剂的配方,由于它是一种含铁的蛋白质,也可引起过敏反应。因此,在用药前需做过敏试验。

【失误防范要点】

1. 皮内试验液配制要求每毫升试验药液含细胞色素 C0.75mg。即取细胞色素 C 注射液

0.1ml 加生理盐水至 1ml,稀释至每毫升含细胞色素 C0.75mg。

2. 取细胞色素 C 试验药液 0.1ml(即 0.075mg)做皮内注射,20min 后观察试验结果。

3. 划痕试验时,用 75% 乙醇消毒前臂掌侧下段皮肤,取细胞色素 C 原液(1ml 含 7.5mg)1 滴于皮肤上,用无菌针头划痕(划破表皮),20min 后观察试验结果。

4. 过敏反应的急救措施同青霉素。

# 七、链霉素过敏试验

由于链霉素本身的毒性作用及所含杂质(链霉素胍和二链霉胺)具有释放组胺的作用,可引起中毒反应和过敏反应,因此使用时应做过敏试验。

【失误防范要点】

1. 皮内试验液为链霉素 0.1ml(即 250U),皮内注射,20min 后观察结果。

2. 过敏反应的临床表现同青霉素,但较少见。毒性反应有全身麻木、肌肉无力、抽搐、眩晕、耳鸣、耳聋等。

3. 过敏反应的急救措施同青霉素。

4. 患者如有抽搐,宜用 10% 葡萄糖酸钙溶液 10ml 静脉缓缓推注,小儿酌情减量;若有肌肉无力、呼吸困难,宜用新斯的明 0.5~1mg 皮下注射,必要时可给予 0.25mg 静脉注射。

5. 链霉素毒性反应较链霉素过敏反应更常见、更严重。出现中毒症状时,可静脉注射葡萄糖酸钙和氯化钙,因链霉素可与钙离子络合,使毒性症状减轻(表 12-6)。

表 12-6　链霉素试验药液配制法(2500U/ml)

| 链霉素 | 加生理盐水 | 链霉素含量 | 要求 |
| --- | --- | --- | --- |
| 100 万 U | 3.5ml | 25 万 U/ml | 溶解 |
| 取上液 0.1ml | 0.9ml | 2.5 万 U/ml | 摇匀 |
| 取上液 0.1ml | 0.9ml | 2500U/ml | 摇匀 |

注:①试验液含量要求每毫升试验药液含链霉素 2500U;②过敏试验方法、试验结果判断、过敏反应的处理同青霉素过敏试验法

# 八、结核菌素试验

结核菌素试验是测定受试者是否感染结核菌的一种方法。临床上一般用 1:2000 的 OT 稀释液 0.1ml 或 PPD 制品(每 0.1ml 含 5 个结核菌素单位),婴幼儿可用 1:2000 的 OT 稀释液,注入左前臂掌侧面中下 1/3 交界处皮内,使之形成直径 6~10mm 的皮丘,48~72h 观测反应结果(以局部硬结为准)。小儿受结核感染 4~8 周后,做结核菌素试验即呈阳性反应。适用于肺结核、肾结核等疑有结核感染者。

【失误防范要点】

1. 凡患有活动性结核病灶者,宜用低浓度皮试液开始或不做此试验,以免诱发严重的过敏反应或致病情加重。高热患者不宜做此试验。

2. 注射后局部不宜触摸、抓挠。如局部有炎症或淋巴结炎时,可给予热敷;局部皮肤坏死

时可涂 1‰ 甲紫或四环素可的松眼膏,无菌包扎,防止感染。

3. 吸取注射液前,须摇匀药液,但不可过度振荡;应注意有无沉淀或变色,如有异常,应停止使用。

4. 旧结核菌素稀释液宜在临用前配制,以免破坏。在冰箱内,旧结核菌素可保存 5 年,稀释的旧结核菌素可保存 6 周;使用单位自行稀释的菌液争取当天用完,保存时间不得超过 1 周。

5. 应将注射部位、方法、稀释度、剂量、时间、所用结核菌素的种类、生产单位、批号与反应情况,详细记入病程记录中。

6. 假阳性反应大多发生于注射后的早期 24～36h,其特点为有明显的发红,硬结边缘不整,可在 36h 后消失。

7. 曾感染结核又有下列情况者,结核菌素试验可呈阴性反应:感染后未满 6～8 周、应用大剂量免疫抑制药、变态反应已消失、病势严重者(如粒性结核)、急性热性传染病等。

# 第八节　疫 苗 接 种

预防接种是预防和控制传染病最为安全、经济、有效的手段之一,但计划内疫苗只能预防与免疫相应的传染病。我国现有疫苗分为一类、二类两种。其中一类疫苗是国家支付费用,称为 14 苗防 15 病:具体有乙肝疫苗、卡介苗、脊髓灰质炎疫苗、百白破疫苗、白破疫苗、麻疹疫苗、乙脑疫苗、流脑疫苗、甲肝疫苗、麻腮疫苗、麻风疫苗、出血热疫苗、炭疽疫苗和钩端螺旋体等疫苗。预防乙肝、结核病、脊髓灰质炎、百日咳、白喉、破伤风、麻疹、乙脑、流脑、甲肝、腮腺炎、风疹、出血热、炭疽和钩端螺旋体病等疾病。除此之外,各省市根据具体情况增加一些免费提供的疫苗种类。二类疫苗需要自费接种,如流感疫苗等。人体接种疫苗后,会产生相应抗体,这会在很大程度上抵抗相应疾病的侵袭,使人们在接触某种疾病传染源后不得病或病情较轻,利于人们健康的保障。一般来说,一些疫苗的不良反应人体是可以承受的,但有疫苗相应禁忌证者如果接种了该疫苗,则可能发生意外。每种疫苗所含抗原不同,禁忌证也会不同。

## 一、安 全 接 种

【失误防范要点】

1. 国家对一类疫苗和二类疫苗的划分,不只处于其在防病上的重要性考虑,还要考虑国家是否负担得起这笔庞大的费用。认为一类疫苗是必须接种的,二类疫苗可自愿选择的观点是错误的。无论一类疫苗还是二类疫苗,如果需要都是有必要接种的。若条件允许,建议在计划免疫的基础上自费选择更多种的疫苗。

2.《知情同意书》是保证接种安全最关键的一道关卡,与其他医疗行为一样,接种疫苗同样存在风险,也就是可能出现不良反应。接种者及其家属应仔细阅读《知情同意书》,了解接种疫苗的适应证、禁忌证和不良反应。

3. 接种疫苗前应如实告知医生接种者的身体状况,告知儿童的抚养状况,包括是否有过敏史等,以避免发生不幸。

4. 早产儿或正在发热等患者属于"暂时禁忌"使用疫苗,可以在疾病康复后补种。如果有免疫功能缺陷或严重过敏体质等特殊疾病,则属于"绝对禁忌",不可接种疫苗,若接种疫苗可能会发生异常反应,甚至危及生命。

5. 每种疫苗所含抗原不同,禁忌证也会不同。当机体出现某些特殊情况时不适合接种。

6. 过敏体质,有哮喘、荨麻疹、接种疫苗发生过敏者不宜接种(脊髓灰质炎三价混合疫苗除外)。凡对鸡蛋过敏者不宜接种麻疹疫苗、麻风腮三联疫苗、防感灵疫苗等。

7. 患有皮炎、银屑病、化脓性皮肤病者不宜接种,可等待病愈后再接种。

8. 体温超过 37.5℃,有腋下或淋巴结肿大者不宜接种。应查明病因治愈后再接种。

9. 现阶段患有严重心、肝、肾疾病或活动性肺结核者不宜接种,应待病情缓解后再进行接种。

10. 患有中枢神经系统疾病者,如大脑功能发育不全、癫痫、脑瘫、缺血缺氧性脑病、高热惊厥、脑炎后遗症、抽搐病史等不宜接种(乙肝疫苗、卡介苗除外)。

11. 重度营养不良、严重佝偻病、先天性免疫缺陷者应改善营养状况后再行接种。

12. 若小儿每天大便超过 4 次,须待恢复 2 周后方可服用脊髓灰质炎疫苗;近期注射过多价免疫球蛋白的小儿,6 周内不应接种麻疹疫苗。空腹、饥饿时不宜接种。

13. 患有哮喘、荨麻疹及中枢神经系统疾病如癫痫、脑瘫等只能接种特定的疫苗。肿瘤患者应用免疫抑制药时不宜接种。

14. 疫苗接种后 1～2d 洗澡时,须避免擦洗注射部位,以防细菌侵入针眼引起局部皮肤感染。

15. 大多数疫苗的不良反应是短暂的,如接种部位酸痛、红肿、轻微发热等,不需要治疗。

16. 如出现接种部位局部红肿较重,可给予热敷以消肿;若红肿引起局部皮肤炎症时,应进一步查明原因,及时诊治。

17. 注射预防针后免疫力的强弱与疫苗的质量有关,不能根据注射局部有无红肿来判断预防接种的效果。若注射疫苗后红肿过大或体温高于 39℃,则应及时报告医生处理。

18. 接种后如出现体温达 38.5℃ 及全身反应时,可按发热常规护理;若体温超过 38.5℃,应予以重视,不要盲目服用解热药,以免引起小儿脱水等其他并发症。

19. 为使疫苗安全,生产疫苗所使用的病毒或细菌都被灭活或减毒,没有一种疫苗的保护率是 100%,大多数常规使用的疫苗保护率在 85%～95%。由于个体差异,也并不是所有人都能免疫成功。

20. 疫苗虽已经过杀灭或减毒处理,但是仍保存着一定的毒性,且疫苗在制作过程中难免会混入一些杂质,尤其是异种蛋白质(细菌、病毒和毒素也含有或本身就是异种蛋白质),进入人体后可引起过敏反应,发生注射部位红肿,全身发热,甚至出现荨麻疹等。

21. 不同的疫苗,其免疫时间长短也不一同,有的疫苗一生只需要接种 1 次,有的则需要定期复种。如卡介苗一生只需要接种 1 次;口服脊髓灰质炎活疫苗出生后 2、3、4 个月必须连续 3 次口服,4 岁时还要加强 1 次;乙脑疫苗免疫期为 1 年,第 2 年起,每年加强 1 次。

## 二、乙肝、甲肝疫苗接种

乙型、甲型肝炎严重威胁着人类的健康,注射乙型、甲型肝炎疫苗可以有效地起到预防作用,保护机体的健康。但有时因注射方法不当或人们对免疫程序不了解而不能使机体产生抗体,达不到预防疾病的目的。

【失误防范要点】

1. 在接种乙肝疫苗之前,应先检查乙肝病毒表面抗原、表面抗体、e抗原、e抗体及核心抗体,即"乙肝两对半"。检测结果显示上述3系统均为阴性,且转氨酶正常者,方可接种。注射部位为上臂三角肌,肌内注射。

2. 凡没有感染过乙肝病毒,且自身抗体不足者都应接种乙肝疫苗。接种乙肝疫苗最佳时机为婴儿出生时,出生24h内上臂三角肌肌内注射1剂（5μg）,1月龄时注射第2剂,6月龄时注射第3剂。

3. 若产妇已感染乙肝,应遵医嘱注射高效乙肝免疫球蛋白,大三阳母亲所生婴儿注射剂量应加倍。

4. 乙肝疫苗对乙肝患者及乙肝病毒携带者无预防效果,注射乙肝疫苗后不会产生相应的保护性抗体。对由于以往感染乙肝病毒而现在已经获得有效的保护性抗体者（"乙肝两对半"检查表面抗体呈阳性）,更没有必要再接种疫苗。

5. 常用的乙肝疫苗为微白色混悬液体,易沉淀而分层,因此用前应摇匀后再注射。

6. 乙肝疫苗的主要成分是蛋白质,注射时用乙醇消毒皮肤待干后再注射,拔针时用干棉球压迫针眼。防止疫苗遇乙醇凝固变性后失活而失去作用。

7. 若安瓿有破裂或内有块状物时不得使用。这种情况下,提示疫苗中的蛋白质已变性,使用这种生物制品不仅起不到预防作用,对身体无益,反而会增加接种反应。

8. 乙肝疫苗剂量少,一般为0.5ml或1ml,注射时宜选用2ml的一次性注射器,婴幼儿可用1ml的注射器。若注射器过大,疫苗黏附于注射器上,造成剂量不足,使预防效果降低。

9. 注射乙肝疫苗属人工自动免疫,一个免疫程序为3针,即按照0、1、6月龄分3次接种乙肝疫苗。在注射第1、第2针后,即使化验检查表面抗体阳性,也应继续注射第3针,完成1个免疫程序。

10. 乙肝表面抗原维持时间长短取决于个体免疫差异、遗传因素以及病毒隐性感染等。接种疫苗后获得的免疫力不是终生的,一般可保持3～5年,因此受种者每隔3～5年要再次检查复种。

11. 对于乙肝疫苗自行注射者,应向其解释清楚,疫苗要保存在冰箱内,温度2～8℃,尽快接种。

12. 乙肝疫苗自1979年问世以来,经过大规模的应用和观察,至今尚未见关于注射后引起严重不良反应的报道,但有少数人出现接种部位红肿、硬结、疼痛、手臂酸重或发热、恶心、呕吐、乏力、皮疹等与一般疫苗接种大致相仿的轻微反应,多于1～3d不治自愈。

13. 甲肝疫苗病毒只表现一个血清型,目前尚未发现有病毒变异。因此,接种甲肝疫苗后血清抗体水平升高,人体安全性能好。甲肝疫苗一生只需接种一次即可,有效免疫期为20年。

14. 注射甲肝、乙肝疫苗前应主动询问病史,做体检,询问过敏史。患有发热、急性或慢性严重疾病及过敏体质者禁用。应备有盐酸肾上腺素,以防偶有过敏反应发生时使用。

# 三、流感疫苗接种

目前在我国使用的流感疫苗有 3 种：全病毒灭活疫苗、裂解疫苗和亚单位疫苗，国产和进口产品均有销售，后两种较常用。3 种疫苗的免疫原性和不良反应相差不大。

**【失误防范要点】**

1. 禁忌接种流感疫苗的人群：妊娠 3 个月以内的孕妇、急性发热性疾病患者、严重过敏体质者、对鸡蛋或疫苗中其他成分过敏者、吉兰-巴雷综合征患者、慢性病发作期、医生认为不适合接种者等。

2. 全病毒灭活疫苗对儿童不良反应较大，12 岁以下儿童不能使用全病毒灭活疫苗。

3. 流感疫苗只对由某种特定病毒引起的流行性感冒有预防作用，流感疫苗不能百分之百地预防各种普通感冒。

4. 流感疫苗最好在流感高发期到来之前接种，9～10 月份是接种的黄金时间。流感高发期一般从 12 月份开始，一直持续到下一年的 3～5 月份。

5. 即使注射了流感疫苗，也不能掉以轻心，要采取各种综合防治措施，抵御感冒的侵袭。

# 四、狂犬疫苗注射

狂犬疫苗是一种专门用来预防人患狂犬病的生物制品，是由特殊的生物组织培养出来经减毒等技术措施处理后制成。狂犬疫苗接种到体内可以刺激免疫系统进行有效的免疫应答，产生抗狂犬病抗体，中和狂犬病病毒颗粒，预防病毒在体内繁殖和引起感染，是预防狂犬病发病唯一有效的措施。

**【失误防范要点】**

1. 疫苗的质量直接关系到接种者的生命安全。人一旦被狗咬，应立即去医疗机构接种狂犬病疫苗。在 1 周内接种防治的效果最好，之后则危险性加大。

2. 狂犬病疫苗有效期一般为 6 个月，对保存条件要求很高，温差太高易导致疫苗失效。

3. 部分人可能会对狂犬病疫苗产生不良反应，告诉患者不要贪图便宜，注意防止假疫苗的危害，不在非正规的医疗机构购买及注射疫苗。

4. 目前狂犬病疫苗有两种剂型，即水针剂和粉针剂。狂犬病疫苗为无色澄明液体，轻轻振荡后，疫苗中产生不同程度的泡沫，这是因为疫苗中含有抗原蛋白。而假疫苗多为水样，轻轻振荡后，疫苗中不产生泡沫。造假者多是水针剂，一般用蒸馏水替代。

5. 蒸馏水或是生理盐水替代的假疫苗一般不至于引发严重不良反应，只是没有任何预防效果，若含有其他异种蛋白或有害成分，就有可能导致严重的不良反应，如过敏性休克、中枢神经感染及各种血液传播性疾病。

6. 接种了狂犬病疫苗并非绝对不患狂犬病，接种疫苗后未获得保护的原因是多方面的，可与个体因素有关，个别人接种疫苗后不产生免疫应答或低应答反应。

7. 狂犬病的潜伏期多为 30～60d。但部分患者从暴露到发病的时间较短，在狂犬病疫苗还未全程接种完即发病。这些患者即使接种高质量的狂犬病疫苗也难以得到保护。

8. 被犬咬伤后，应于 4h 内注射疫苗，越早越好。一般注射 5 支，即于伤后当天(0)、3、7、

14、30d 各注射 2ml。如果随意增减剂量或更改注射时间,就会违反血清抗体转化规律,影响免疫效果。

9. 成年人注射部位选择上臂三角肌内侧注射;小儿选择大腿前侧区肌内注射。

10. 注射疫苗后,若大量饮酒、喝浓茶、吃刺激性食物以及从事剧烈运动和过度劳累等,均可使免疫失败。

## 五、其他疫苗接种

除计划免疫要求接种的疫苗外,一些有效的疫苗可以根据情况及时接种。可在流行季节到来前接种疫苗,如流行性乙型脑炎是在夏、秋季蚊子活动猖獗时流行,在蚊子出现前 1～4 周注射乙脑疫苗,就可以达到预防目的;到疫区出差、旅游,在临行前 1～4 周可注射相应疫苗。

【失误防范要点】

1. 流脑疫苗　接种剂量为 0.5ml,于三角肌处皮下注射 1 次即可。乙脑疫苗免疫期仅 1 年,故应在每年流行期加注 1 次。乙脑的高发年龄虽是 15 岁以下的少年儿童,但成年人的发病率仍占相当的比例。从非流行区到流行区工作的人员应接种乙脑疫苗。

2. 白喉、破伤风类毒素疫苗　用于发生创伤机会较多的人群,由于成年人接种该疫苗容易引起过敏反应,接种剂量应用低剂量。少年和成年人不作为常规注射,如遇流行时期,或接触到病人时,应先用抗毒素行被动免疫后,再行类毒素全程免疫。注射前不必检查抗体。

3. 卡介苗　接种卡介苗的目的是使未受结核感染者接受 1 次低毒的结核分枝杆菌感染,使之产生人工自动免疫。主要接种对象为新生儿、婴幼儿、15 岁以下的儿童及青少年,以及结核菌素试验阴性者。

4. 麻疹疫苗、腮腺炎疫苗　麻疹疫苗成年人复种剂量为 0.5ml。仅儿童时期接种过 1 次是不够的。麻疹、风疹通常都是制成联合疫苗注射。麻疹疫苗、水痘疫苗、腮腺炎减毒活疫苗注射 1 次后,免疫期为 6～10 年。腮腺炎男性患者中约有 20% 并发睾丸炎,危害较大。

5. 风疹疫苗　成年人患风疹时症状较轻,有时可无自觉症状,但孕妇若感染了风疹病毒,不论症状轻重,都可引起流产或胎儿畸形。因此,育龄妇女在孕前应做风疹疫苗注射,接种 3 个月内避免妊娠。接种之前无需检查身体。

# 第13章 输液技术

静脉输液是利用液体静压的原理,将一定量的无菌溶液及药液直接滴入静脉的方法,是临床抢救和治疗患者的重要措施之一。护士必须熟练掌握有关静脉输液的知识和技能,正确评估患者的身心状况,及时发现和妥善处理输液过程中的各种护理问题,使患者获得安全有效的治疗。

## 第一节 输液配药技术

在临床输液配药及溶药过程中,药物之间的相互反应可产生沉淀、絮状物,形成结晶等现象。一旦产生,轻者可使药效降低,重者可使毒性增强,并增加对用药部位的刺激,产生疼痛、输液反应等。因此,在临床配药时需注意合理配药,避免浪费和减少不良反应。

【失误防范要点】

1. **合理使用注射器** 不应使用同一个注射器抽吸不同的药物,例如用抽吸过其他药物的注射器再抽吸盐酸氯丙嗪、异丙嗪,会立即出现白色絮状物;氯霉素和其他药物合同用1个注射器易出现结晶;抽吸过先锋霉素的注射器再用于抽吸清开灵,则立即出现沉淀反应。

2. **科学选用溶媒** 头孢类抗生素粉剂溶解后常有微粒或结晶生成,而注射用水溶解的头孢唑啉钠24h无结晶形成;先锋霉素、青霉素等在酸性溶液中可析出沉淀或水解失效,故溶媒应选用生理盐水或葡萄糖氯化钠溶液;红霉素选用5%葡萄糖溶液,以防止药物变性失效。

3. **注意温度适宜** 临床验证,当溶媒温度在18～25℃时溶解粉剂不易形成沉淀、结晶;而温度过高、时间过长易使药效降低及变性。如先锋霉素在冬季寒冷时易出现白色沉淀,而红霉素不易溶解,稍加温后则沉淀消失。

4. **掌握配药时间** 配药一般应现用现配,若配药时间过长,药物效价易降低及变质沉淀。例如青霉素水溶液极不稳定,在正常室温下放置24h效价降低50%以上,其水解产物青霉烯酸可引起过敏反应。有些药物加入了吸附剂,放置后易沉淀,注射时须充分摇匀,且不可久放。

5. **熟悉联合用药** 需用两种以上抗生素时,应分别单独输入,以免产生反应。如头孢类抗生素与氨基苷类混合静脉滴注时,可产生沉淀反应。另外,抗生素都有其适宜的pH,故在强碱或强酸溶液中可出现沉淀或浑浊,甚至水解和失效。如头孢类抗生素遇到维生素C注射液或碳酸氢钠注射液时,可使效价很快下降。

# 第二节　静脉输液法

静脉输液是利用液体静压的原理,将大量无菌溶液和药液直接滴入静脉的方法。

## 一、周围静脉输液法

【失误防范要点】

1. 严格执行无菌操作和查对制度,避免差错。

2. 检查药液瓶口有无松动,瓶身有无裂缝,将瓶体上下摇动,并在光亮处检查药液有无浑浊、沉淀、絮状物等。检查输液器包装有无破损,是否过期。

3. 加入药液时注意配伍禁忌,并在瓶签上注明床号、姓名、药名、剂量等。

4. 根据病情安排输液顺序,并根据治疗原则,按急、缓及药物半衰期等情况合理分配用药。

5. 彻底排除输液管内空气,防止发生空气栓塞。

6. 注意保护导管接头的无菌状态;以无菌棉球或棉片遮盖穿刺部位,以防污染。

7. 输液过程中加强巡视,保持输液通畅,防止液体滴尽、针头堵塞及滑出等异常情况发生。及时更换液体瓶,防止滴管下端进入空气而造成空气栓塞。

8. 根据情况调节输液速度。一般成年人每分钟 40～60 滴;小儿每分钟 20～40 滴;对患心、肺、肾疾病,老年人,婴幼儿以及输注高渗盐水,含钾或升压药液的患者,务必谨慎,速度宜慢;对严重脱水,心肺功能良好者速度可适当加快。

9. 开放式输液过程中添加溶液时,液体瓶不可紧贴输液瓶口,以免造成污染。注射器加药时,应取下针头,在距离输液瓶 1cm 处注入,并摇匀药液。

10. 密切观察有无输液反应,如有心悸、畏寒、连续咳嗽等情况,应立即减慢或停止输液,并报告医生,及时处理。

11. 长期输液者,注意保护和合理使用静脉,一般从远端小静脉开始穿刺。

12. 静脉输液拔针后需采用无菌棉球按压穿刺点,避免按压不当或按压时间不足而导致穿刺部位出血,进而引起局部淤血、血肿等。

13. 连续输液超过 24h 的患者,每天应更换输液导管。开放式输液,每 24h 应更换输液吊瓶。

## 二、头皮静脉输液法

头皮静脉输液法多用于小儿,因小儿头皮静脉血管极为丰富,分支多,互相沟通,交错成网且静脉表浅易见,不易滑动,便于固定。常用的有颞浅静脉、额静脉、耳后静脉及枕静脉。

【失误防范要点】

1. 操作者位于患儿头侧选择静脉;固定好患儿肢体及头部。

2. 注意与动脉相鉴别。静脉外观呈微蓝色,无波动,管壁薄,易被压瘪,不易滑动,较易固定,血液多呈向心方向流动;动脉外观呈正常皮肤或浅红色,有波动,管壁厚,不易被压瘪,血管易滑动,血液多呈离心方向流动。

3. 注意穿刺针沿静脉向心方向平行刺入;见回血后,缓缓推入少许生理盐水,以确定穿刺针是否在血管内。

4. 危重患儿在操作过程中应加强病情观察。输液过程中应加强巡视,及时发现异常情况。

5. 根据病情和年龄调节输液速度,一般不超过每分钟 20 滴。

## 三、颈外静脉输液法

颈外静脉属颈部最大的浅静脉,在下颌角后方垂直下降,越过胸锁乳突肌后缘,于锁骨上方穿过深筋膜,最后汇入锁骨下静脉,因其行径表浅,位置较恒定,易于穿刺。需长期输液而周围静脉不易穿刺的患者,接受静脉高营养治疗的患者,常选颈外静脉穿刺置管进行输液。

【失误防范要点】

1. 严格无菌技术操作,每日更换输液导管。静脉推药时,应按常规消毒导管接头。

2. 每日更换穿刺点敷料,常规消毒穿刺点,观察局部有无红肿。一般导管保留 4~7d。

3. 若颈外静脉导管插入过深,则较难通过锁骨下静脉与颈外静脉汇合角处,此时可牵拉颈外静脉使汇合角变直,若仍不能通过则应停止送入导管,并轻轻退出少许,在此固定输液,防止盲目插入而致导管在血管内打折。如导管质地较硬,可能会刺破血管发生意外。

4. 根据病情密切观察输液速度,不可随意打开调节器,以防液体输入失控。

5. 当暂停输液时可用 0.5%肝素 2ml 封管,防止血液凝集在管腔内。若已经发生凝血,应先用注射器抽出血块,再注入药液,若血块抽不出时,应边抽边拔管,切忌将凝血块推入血管内。

6. 局部若出现肿胀或漏液,提示导管可能已脱出静脉,应立即拔管。如出现不明原因发热时应考虑拔管,并剪下一段导管送检,做细菌培养及药敏试验。

7. 气管切开处严重感染者,不应行颈外静脉插管。

## 四、锁骨下静脉输液法

锁骨下静脉位于胸锁关节的后方与颈内静脉汇合成无名静脉,左右无名静脉汇合成上腔静脉入右心房。此静脉较为粗大,成年人的直径可达 2cm,虽然不很表浅,但常处于充盈状态,且周围有结缔组织固定,血管不易塌陷,较易穿刺。导管插入后可保留较长时间。此外,锁骨下静脉距离右心房较近,当输入大量高浓度溶液或刺激性较强的药物时,由于管腔较粗,血量较多,注入液体随即被稀释,对血管的刺激性较小。因而,对长期不能进食或丢失大量液体,需补充大量高热量、高营养液体及电解质的患者;各种原因所致大出血,需迅速输入大量液体,以纠正血容量不足和升高血压的患者;较长时间接受化疗,需注入刺激性较强抗癌药物的患者,以及需测定中心静脉压的患者,宜选用锁骨下静脉穿刺置管。

【失误防范要点】

1. 患者取头低肩高位,以便充分暴露穿刺部位。穿刺过程中应严格执行无菌技术操作。

2. 应试穿锁骨下静脉,以探测进针方向、角度与深度。

3. 准确掌握进针方向,避免过度向外偏移刺破胸膜而造成气胸。

4. 射管时推注水枪应迅速,使水枪内压力猛增,方可将管射出。

5. 射管时应压住水枪圆孔及导管末端,以免将导管全部射入体内。

6. 退针时勿来回转动针头,防止针头斜面割断导管。穿刺针未退出血管时,不能放松圆孔处压迫的手指,防止导管吸入。

7. 滴注过程中,导管内如有回血,应及时用 0.4% 枸橼酸钠生理盐水冲注,以免导管被血块堵塞。

8. 如输注不畅,可采用急速负压抽吸。不宜用力推注液体,以防将管内凝血冲入血管形成栓子。

9. 输注不畅通常与下列情况有关:导管弯曲受压或滑出血管外、头部体位不当、固定导管的缝线结扎过紧等。

## 五、静脉留置针法

静脉留置针又称套管针,可用于静脉输液、输血、动脉及静脉抽血等,尤其对长期输液、老年人或小儿、血管穿刺困难的患者。使用静脉留置针具有很大的优越性,如保护患者静脉,避免反复穿刺的痛苦,随时保持通畅的静脉通道,便于急救和给药等。

【失误防范要点】

1. 经静脉留置导管输入的药物,应在严格无菌技术操作下进行充分的溶解和稀释。

2. 注意留置针型号与静脉粗细比例适宜,选用粗细适宜、血流量丰富、无静脉瓣的血管进行穿刺;选用型号、直径等最适合患者病情及疗程所需的穿刺产品进行穿刺。

3. 当输入高渗溶液或含刺激成分的溶液时应选择血容量充足的静脉;穿刺针头应明显小于静脉管腔,过大的针头会闭塞管腔,妨碍血流,使溶液得不到稀释而刺激静脉壁。

4. 静脉穿刺应先在末梢血管远端进行,以便穿刺失败后仍可在近侧端穿刺,同时避免当高渗性溶液通过有损伤的静脉时引起刺激和疼痛。不可在同一部位反复穿刺,除特殊医嘱及病情需要,应尽量避免在下肢进行穿刺。

5. 不宜选择关节处、静脉变硬、静脉曲张、局部循环不良、手术同侧肢体、局部渗漏、感染及血肿发生的部位进行穿刺。

6. 穿刺局部皮肤消毒的直径 > 6cm,消毒棉签干湿适宜,熟练掌握穿刺技巧,避免穿刺时反复进退针,提高一次性穿刺成功率。

7. 保持穿刺局部无菌,覆盖透明敷料,保持敷料清洁干燥。敷料固定牢固,但不宜过紧,以免引起患者不适。仔细检查无菌贴膜有无松动及渗漏。

8. 每次穿刺前及输液后应检查穿刺部位及静脉走行部位有无红、肿、热、痛及静脉硬化,询问患者有无不适,如发现异常应及时拔除导管。

9. 延长输液时间会增加发生静脉炎的危险,持续输液 24h 以上,应随时观察输液部位血管状况,及时发现静脉炎。通常连续输液 72h 后应更换输液部位。

10. 准确配制封管液,按时封管,确保封管的有效性。

11. 安全封管时间应结合输注药物的种类、患者的自身条件及具体的操作情况灵活选择。

如药物刺激性小、患者一般情况好且严格执行了操作规程,可适当延长保留时间至 7～9d;而对输注局部刺激强的药物,则需严格控制留置时间,注意观察局部反应,尤其是化疗和脱水药物。

12. 静脉套管针留置时间目前我国尚无统一标准。美国静脉输液治疗学会的标准是,外周静脉留置时间为 72h。

13. 输液结束拔管时,动作应轻柔,压迫力度适中,注意保护穿刺部位。

14. 静脉套管针穿刺失败常见原因。

(1)穿刺技术不熟练,反复穿刺后置入静脉导管,若导管尖端受损,留置期间易形成堵塞。

(2)穿刺过度,刺破静脉后壁,可致置管失败或引起液体渗出及静脉炎。

(3)仅将针尖刺入静脉而外套管尚在静脉壁外,是常见送管失败的原因。

(4)穿刺角度过小,划伤静脉壁,致穿刺及留置期间疼痛明显并易引起液体渗出及静脉炎。

注:套管针留置期静脉炎分级标准(美国静脉输液护理学会)

一级:穿刺点疼痛,红和(或)肿,静脉无条索改变,不可触到硬结。

二级:穿刺点疼痛,红和(或)肿,静脉有条索改变,不可触到硬结。

三级:穿刺点疼痛,红和(或)肿,静脉有条索改变,可触到硬结。

# 六、外周静脉穿刺腔静脉置管术(PICC)

经外周静脉穿刺腔静脉置管术简称 PICC。是经肘前浅静脉穿刺置入,头端送达上腔静脉的下 1/3,靠近上腔静脉与右心房交界处,起到外周静脉穿刺、中央静脉治疗的效果,是目前危重患者抢救、血液透析、化疗、稳定状态输液、胃肠外营养、中心静脉压监测等全程治疗中最为有效的输注通路,其留置时间长,风险性低,广泛应用于临床。但由于 PICC 导管所经血管路径较长(常在 40cm 以上),加之贵要静脉和头静脉走向曲折,静脉瓣膜较多,故置管后易在 24～72h 发生机械性静脉炎等并发症。

【失误防范要点】

1. 严格掌握适应证和并发症,严格无菌技术操作。做好对患者的解释工作,使其配合。

2. 以下情况禁忌做此项操作:患者肘部静脉条件差;在预定置管途径有感染、静脉血栓形成史、放射治疗史、血管外科手术史;乳腺癌术后的患侧手臂;有发热及感染倾向;出凝血时间延长和有出血倾向;锁骨下静脉穿刺后的对侧静脉;患者顺应性差等。

3. 穿刺前应了解静脉走向及穿刺静脉的情况,避免在瘢痕处静脉或静脉瓣处穿刺。

4. 硅胶材质的 PICC 导管质地柔软,组织相容性好,能有效减少对血管壁的摩擦撞击,显著减少机械性静脉炎的发生。应首选硅胶材质 PICC 导管,以减少静脉炎给患者带来的痛苦和计划外拔管的风险,有效延长导管的安全留置时间。

5. 部分患者受经济条件、化疗周期短、离院后导管护理不方便等因素制约,选择使用聚氨酯材质 PICC 导管时,护士应多与患者沟通,告知其风险。同时充分评估患者的条件,尽可能采用管径细、穿刺鞘小的导管,以减轻对血管内膜的损伤。

6. 穿刺时应避免损伤血管内膜和外膜,以免发生机械性静脉炎或渗漏;避免穿刺过深而损伤神经;避免刺入动脉,尤其是 18 个月内的患儿。

7. 穿刺时进针角度约为 20°,在血管的上方直刺血管,速度不宜过快,防止将穿刺点表皮带入针尖内而导致阻塞;见回血后,降低角度再进针少许,压迫导管尖端上 1cm 处血管,退出针芯,并送入导管。

8. 注意退出针芯时,左手中指按压穿刺点上方血管(管鞘前约 1cm 处),防止针尖损伤血管。拔出导丝时防止空气进入导管。

9. 穿刺结束后,按压穿刺点时间为 15～20min,有出血倾向的患者加压止血时间要延长。经 X 线验证导管尖端位置准确后方可输液。

10. 嘱患者穿刺后 24h 内穿刺侧手臂勿用力;若穿刺点在肘窝附近时勿做曲肘运动。

11. 穿刺后 1 周内避免患肢过度曲伸,加强观察,如疑似发生静脉炎,应立即给予相应的护理措施,尽量减少导管引起的机械性静脉炎,避免计划外拔管。

12. 观察穿刺点有无渗血,置管次日常规换药,同时观察有无血肿及导管脱出或进入。每周换药 1～2 次。

13. 拔管时,揭去敷料后应严格消毒皮肤,待消毒液干燥后再行拔管。拔出导管应轻柔缓慢,用力要均匀,不可过猛,以免损伤血管或拉断导管。

14. 拔管时如遇阻力,先局部热敷 20～30min,使血管扩张。若阻力较大,遵医嘱以 0.5%～1% 利多卡因 3～5ml 静脉注射或 0.25% 利多卡因 5～10ml 行局部血管周围皮下注射,然后再拔出导管。

15. 拔管后局部止血,以无菌敷贴固定 24h 以上。

# 第三节　静脉留置针常见并发症及处理

1. **渗血及血肿**　原因多为选择血管或穿刺不当、穿刺部位活动过度或有出血倾向、服用阿司匹林等。处理:避免过度活动、加压止血、更换敷料及停用阿司匹林。

2. **液体渗漏**　原因多见穿刺不当、患者躁动、针头固定不牢、组织缺氧、末梢循环不良等。处理:普通的无刺激性药物的渗漏可热敷或抬高肢体。化学药物渗漏可抬高肢体,局部冰敷,必要时行普鲁卡因局部封闭。高渗药物渗漏可用 50% 硫酸镁湿热敷。

3. **刺激神经**　原因多为穿刺过深而刺激神经所致。处理:避免穿刺过深。

4. **心律失常**　原因与导管尖端刺激上腔静脉神经丛及患者的体位有关。处理:准确测量静脉的长度,如导管过长,可退出导管少许。

5. **空气栓塞**　原因为拔出导丝后未及时上肝素锁。处理:导丝拔出后注意抽回血。

6. **脱管**　原因为患者躁动、体位不当、固定不牢、血管异位等。处理:完全脱管者消毒按压即可。部分脱管者消毒后将打折处拉直,重新固定,以无菌纱布覆盖,待输液完毕后拔除。若导管异位入颈内静脉,可用 5～10ml 生理盐水冲管;若导管进入无名静脉,则应拔管。注意摆好体位再进行穿刺。

7. **导管插入困难**　原因多为选择的血管细小、血管的静脉瓣多。若选择头静脉穿刺,当导管进入上腔静脉时,易出现导管异位或送管困难。处理:选择粗直、静脉瓣少的血管进行穿刺,尽量不在头静脉处进行穿刺;在上臂扎上止血带后送管,可一边输液一边送管。

8. **拔导丝困难**　原因多为送管不顺利,导管打折所致;导管位于生理角度处。处理:注意穿刺时的体位,如遇阻力,停止操作 1～2min 轻轻拔管。若刺入动脉则立即拔管。

9. **机械性静脉炎**　与导管材料、穿刺技术有关,多由于导管对血管壁的摩擦、撞击作用造成血管壁的痉挛和血管内膜的损伤、激惹,使静脉壁发生炎性反应所致。多为导管的型号与血管的大小不适宜;穿刺侧肢体过度活动;选择的导管材料过硬。一般发生在1周之内,通常集中在2~3d,发生部位以穿刺点上方为主。处理:热敷,每次20min,4/d;抬高手臂;避免激烈运动。若3d后无好转或加重应拔管。

10. **血栓性静脉炎**　原因多为导管的型号与血管的大小不适宜,导管外周形成血栓;穿刺时损伤血管内膜,血管内膜形成血栓;封管不规范,导管尖端及导管内形成血栓。处理:热敷;遵医嘱给予尿激酶溶栓;必要时拔管。

11. **感染**　原因多为无菌技术操作不严格;换药不及时等。处理:遵医嘱应用抗生素;加强换药;做细菌培养;必要时拔管。为减少皮肤入口处的细菌侵入,降低导管感染率,应及时采用碘伏等持续灭菌,防止细菌经皮下隧道逆行入血。

12. **导管断裂**　原因多为送管时使用器械不当而损伤血管;换药方法不当。处理:用手指压迫导管远端处的血管,行静脉切开术,取出断裂之导管;注意不要用扎止血带的方法来防止导管漂移,以免阻断动脉血流。

13. **导管漂移**　原因多为患者活动过度,如严重呕吐、不当体位等。处理:拔管。

14. **导管堵塞**　通常与静脉输入高营养液体后导管冲洗不彻底、封管选择不当或封管方法不妥、患者凝血机制异常有关。处理:预防导管堵塞应针对原因进行,静脉输入高营养后彻底冲洗导管;导管勿扭曲,防止机械性堵塞;选择合适的封管液;掌握正确的封管方法。导管堵塞可用0.1%的肝素稀释液10ml抽吸,然后放松,借助负压,使肝素溶液与血栓充分接触,边抽边推,如此反复数次,见回血后抽3~5ml血,如仍不见回血,可将导管关闭30~60min,让血栓尽量浸泡在溶栓液中,再行抽吸。

15. **局部皮肤过敏**　产生过敏的原因与患者出汗多、胶布不透气及胶布粘胶物质对皮肤刺激有关。处理:应保持皮肤清洁干燥,每日观察皮肤情况。如出现胶布范围红,有渗液,应立即更换胶布,严重者更换穿刺部位,局部对症处理。

# 第四节　输液故障排除

## 一、液体不滴

1. **针头滑出血管外**　液体漏入皮下组织,局部肿胀、疼痛,应另选血管重新穿刺。

2. **针头斜面紧贴血管壁**　妨碍液体滴入,应调整针头位置或适当变换肢体位置,直到滴注通畅为止。

3. **压力过低**　由于输液瓶位置过低或患者肢体抬举过高所致,可抬高输液瓶位置或放低肢体位置。

4. **针头堵塞**　夹闭墨菲滴管下端输液管,同时挤压针头近端输液管,若感觉有阻力、无回血,则表示针头已堵塞,应更换针头重新穿刺。

5. **静脉痉挛**　用热毛巾或热水袋局部热敷,可以解除静脉痉挛。

## 二、墨菲滴管内液面过高

1. 滴管侧面若有调节孔,可先夹紧滴管上端输液管,开放调节孔,待溶液下降至露出液面,关闭调节孔,松开上端输液管。

2. 滴管侧面若无调节孔,可将输液瓶取下,倾斜液面,使输液管插入瓶内的针头露出液面,致瓶内空气进入输液管内,液体缓缓流下,直到滴管露出液面,再将输液瓶挂在输液架上。

## 三、墨菲滴管内液面过低

1. 滴管侧面若有调节孔,可先夹紧滴管上端输液管,开放调节孔,使液体流入滴管内至所需高度,关闭调节孔,松开下端输液管。

2. 滴管侧面若无调节孔,可夹紧滴管上端输液管,挤压滴管,迫使液体滴入墨菲滴管内至所需高度时,停止挤压,松开下端输液管。

3. 若墨菲滴管内液面自行下降,应检查滴管上端输液管和滴管有无漏气或裂隙,必要时更换输液器。

# 第五节 输液反应及处理

## 一、发 热 反 应

因输入致热物质(致热原、死菌、游离的菌体蛋白、药物成分不纯等)引起,多由于输液瓶及输液器清洁消毒不完善或被污染,输入药液制品不纯或被污染、消毒灭菌后保存不良及无菌操作不严所致。

主要表现:多发生于输液后数分钟至数小时。表现为发冷、寒战、发热。轻者发热,体温常在 38℃左右,停止输液后数小时内体温可恢复正常;严重者初起寒战,继之高热达 40℃以上,并伴有恶心、呕吐、头痛、脉速等症状。

【失误防范要点】

1. 严格无菌操作,输液前检查药液质量、输液用具的包装及灭菌有效期。

2. 一旦出现发热反应,立即减慢输液速度或停止输液,并通知医生。

3. 对寒战者给予保暖,高热者给予物理降温。同时观察生命体征,每 30 分钟测量体温 1 次,直至病情平稳。必要时遵医嘱给予抗过敏药物或激素治疗。

4. 保留剩余药液和输液器等用物,由医患双方当事人共同对现场实物进行封启,必要时送检验科做细菌培养。如短时间内不能送检,应妥善保管。

5. 做好记录,填写输液反应登记表,及时上报。

## 二、循环负荷过大

因输液速度过快,短时间内输入过多液体,使循环血容量急剧增加,心脏负荷过重所致。主要表现为患者突然出现呼吸急促、咳嗽、面色苍白、出冷汗,心前区有压迫感或疼痛、咯粉红色泡沫样痰,严重时粉红色泡沫样痰液可由口鼻涌出;肺部可闻及湿性啰音,心率快,心律失常。

【失误防范要点】

1. 控制输液速度不可过快,液量不可过多。对心功能不全、老年人、儿童尤需注意。

2. 如发现肺水肿症状时,应立即停止输液,迅速通知医师。若病情允许可让患者取端坐位,两腿下垂,以减少下肢静脉回流,减轻心脏负担。

3. 给予高流量氧气吸入,可使肺泡内压力增高,减少肺泡内毛细血管渗出液的产生。氧气经过20%~30%乙醇湿化后吸入,以减轻肺泡内泡沫表面的张力,使泡沫破裂消散,从而改善肺部气体交换,减轻缺氧症状。

4. 必要时进行四肢轮扎,用橡胶止血带或血压计袖带在四肢适当加压,以阻断静脉回流,但动脉血流仍可通过。每5~10min轮流放松一侧肢体上的止血带,可有效地减少回心血量。待症状缓解后,逐步解除止血带。

## 三、静　脉　炎

长期输入高浓度、刺激性较强的药物或静脉内长时间放置刺激性较强的留置管,引起局部静脉壁发生化学性反应;或在输液过程中,因无菌操作不严格引起局部静脉的感染。主要表现为沿静脉走向出现条索状红线,局部组织发红、肿胀、灼热、疼痛,有时伴有畏寒、发热等全身症状。

【失误防范要点】

1. 严格执行无菌技术操作,对血管壁有刺激的药物应充分稀释后应用,并防止药物漏出血管外。

2. 要注意保护静脉,有计划地更换注射部位。

3. 患肢抬高并制动,及时采取局部对症处理,如用50%硫酸镁或95%乙醇溶液行湿热敷、中药外敷等。

4. 密切观察局部反应,做好护理记录。

## 四、空气栓塞

空气栓塞多数由于输液时空气未排尽,输液管衔接处连接不紧有漏缝,加压输液时无人在旁看守等,使大量的空气进入血液循环所致。进入静脉的空气首先被带入右心房,然后进入右心室,如空气量少,则被右心室压入肺动脉并分散至小动脉内,最后经毛细血管吸收,因而损害较小;如空气量大,则空气在右心室内,阻塞肺动脉入口,使血液不能进入肺内,引起严重缺氧,可致立即死亡。主要表现为患者突然感到胸部异常不适或胸骨后疼痛,随即出现呼吸困难和严重发绀,心前区听诊可闻及响亮、持续的"水泡声"。

【失误防范要点】

1. 输液前排尽输液管内空气,穿刺前再次检查、确认输液管内有无空气。

2. 输液过程中加强巡视,及时发现故障,及时更换输液瓶。加压输液时应有专人守护。

3. 若空气进入血液循环应立即停止输液,并置患者于左侧卧位和头低足高位,此体位在吸气时可增加肺内压力,减少空气进入静脉,同时使肺动脉的位置处于右心室的下部,使气泡向上飘移到右心室,避开肺动脉入口。借助心脏跳动,空气被振荡成泡沫,可分次小量进入肺动脉内,最后逐渐被吸收。

4. 给予高流量氧气吸入,提高患者的血氧浓度,纠正严重缺氧状态。严密观察病情变化,直至平稳。

5. 输入液体应保持一定的温度,以避免较低温度的液体在静脉输液过程中产生气体。冬春季液体由温度较低的存放处转到温度较高的病房时,液体呈不断升温的过程,从 15℃升至 20℃时,每 500ml 所输液体中,空气溶解量将相差 1ml 之多。虽然在输液过程中产生的中、小气泡多数已在输液器墨非滴管上部被释放,但在其下部含有微小气泡的液体流经细长的下部软管时,会不断缓慢释放并合并生成微小气泡。

6. 少量的微气泡<0.02ml/(kg·min)进入人体,一般不会引起生理紊乱,微量气泡连续进入的致死量为 2ml/(kg·min)。应避免因输入少量的微气泡而造成患者恐慌不安,甚至引起护患纠纷等负面影响。

## 五、微粒污染反应

微粒污染液体所造成的人体危害不容忽视,输入含有大量不溶性微粒的液体时,这些微粒可沉积在心、肝、肺、脑、肾、肌肉、皮肤等部位毛细血管中,造成血管栓塞、梗死、出血、肉芽肿、肺纤维化、过敏反应、热源反应、静脉炎、癌反应等。在配液过程中,针头切割胶塞、空气中所含微粒、粉针剂药物本身所含杂质等,均是造成输液微粒污染的重要因素。

【失误防范要点】

1.《中国药典》2000 版规定,对 100ml 以上的注射液要进行微粒限量检查,每 1ml 中含直径≥10μm 的微粒不得超过 20 粒;含直径≥25μm 的微粒不得超过 2 粒。

2. 排除粉针剂药品中所含不溶性微粒的影响,除从药品生产源头上控制药物中不溶性微粒的产生外,配液时要充分溶解药物,以减少大分子结晶微粒。

3. 重视配液环境,尽可能采取在超净工作台上进行,或采用配液中心配制输液液体,以减少因空气中不溶性微粒带入液体而造成的污染。

4. 未设配制中心的医院,在配液前一定要对治疗室进行空气及地面、桌面的消毒;控制闲杂人员进入治疗室,减少不必要的走动,以减少空气中微粒的含量。

5. 治疗室的空气质量应达到Ⅲ类环境的要求,有效地滤除空气中的尘埃并吸附或杀灭空气中的微生物,使细菌总数≤500cfu/m³。注意所用消毒器的循环风量(m³/h)必须是房间体积的 8 倍以上(中华人民共和国卫生部:消毒技术规范 2002 版)。

6. 临床液体配制过程中尽量采用侧孔针注射器,以减少斜面针头切割胶塞产生的微粒污染液体。

7. 临床输液时应采用带有终端滤器的输液器进行输液,以有效阻挡微粒进入人体,减少对人体造成的危害。

# 第六节　输液器具应用

## 一、输　液　泵

输液泵是机械推动液体进入血管系统的一种电子机械装置,其作用于输液导管达到控制输液的目的,能保证输液量的准确性和输液速度的恒定性,在现代急救及危重患者治疗中不可缺少。适用于危重患者的抢救、心血管疾病患者治疗、特殊药物及用量极少的药物输入、儿科患者治疗等。当输液异常、导管中有气泡、输液完毕、导管受压堵塞时,输液泵会自动报警。一旦操作失误可造成严重事故。

### (一)普通输液泵

输液泵有多种类型,按照液体的输入模式可分为蠕动式输液泵和转轮式输液泵,使用最多的是蠕动式输液泵。根据液体输入量的调节方式可分为:通过滴数测定器对输液壶内滴数进行扫描的"滴数控制型"和仪器内部转轮调节流速的"流量控制型"两种。流量控制型输液泵需使用专业输液器。

【失误防范要点】

1. 使用输液泵前,应仔细阅读输液泵使用说明书,仔细检查仪器功能是否完好后方可使用。

2. 应妥善安置输液泵。输液泵一般重 3～4kg,若安装位置不妥,可影响输液泵的稳定性,以及发生倾倒等。

3. 液体注入量可因导管的口径和特性(弹性、硬度)的不同而异,应当使用仪器指定的专用输液器进行输液。

4. 应将滴数传感器装在输液壶内的滴管与液面之间的位置。连接输液管时,输液壶内充入 1/3 液体,即输液壶液面位于输液壶的 1/3 处。注意彻底排净输液泵管内的空气。

5. 流速传感器是通过感应输液壶内滴管的液滴与液面的接触过程来计算输液量的。液面过高或滴数传感器安装位置不当,可致滴数计算失误。

6. 将泵管嵌入输液泵时,不可过松或过紧。过紧可造成蠕动面积减少,致实际输入量减少;过松可造成蠕动面积增大,致实际输入量增多。

7. 启动输液泵时一定要预置好输液速度。应仔细核对输液卡设定所需流量。每次更换液体应重新设置输液程序。

8. 使用中一般不得打开输液泵门,如确实需要打开输液泵门(如排出气泡、更换导管或撤离输液泵等)时,务必先将输液泵管调节夹关闭,严防输液失控。

9. 应及时处理各种报警。气泡报警时应先关闭静脉通道,打开泵门,排尽气泡,放妥导管,关闭泵门,开放静脉通道,启动输液。阻塞报警常因回血、管道扭曲、过滤器堵塞、调节器未打开,去除阻塞原因即可。泵门未关报警时关闭泵门即可。电池殆尽报警时安装新电池即可。

10. 有时输液管中并无气泡存在,但输液泵却频发报警。这是因为气泡感应装置处存在污垢所致,用棉签蘸温水去除后会得以消除。

11. 输注较黏稠药液时(如脂肪乳、胶体等),有时会增加输液泵报警概率,应及时观察,准确判断并消除警报。

12. 加强巡视,注意观察穿刺部位,因输液泵没有液体外渗报警。不要过度依赖仪器,应注意经常以肉眼确认流速,以防差错。

13. 仪器故障、电力不足时,应及时改为手动调节输入模式。

14. 详细记录输液泵内药物、液体容量、速度和启动终止时间。

15. 为了保证仪器的正常使用,应定期对仪器进行检测和维护。

16. 输液泵长期不用时,应每周充电 1 次,以防潮湿。

**(二)微量输液泵**

微量输液泵比普通输液泵的流量精确度更高,用于需要持续微量注入时,其工作原理是经水平推进器按照一定的匀速推动注射筒的内芯,使药物注入体内。

【失误防范要点】

1. 使用前检查仪器功能是否完好,将输液泵装在输液架上或其他位置,高度与患者卧位的高度相同。

2. 用微量泵专用输液筒吸取所需药液,连接输液导管。输液筒装入输液泵时,应与水平推进器紧密相连。

3. 安装注射器时不要用力旋转夹子及用力滑动推进器,以防药液过多进入体内。

4. 核对输液卡设定所需流量,确认有无设定错误。微量泵的速率设置为 $0.1 \sim 99\mathrm{ml/h}$,一般不用于快速输注。泵环境温度应<45℃。

5. 更换药液时先夹闭静脉通道,暂停注射泵,取出注射器,更换完毕放妥注射器,复查输液程序,开放通道,再启动注射泵。

6. 若输液筒的内芯与水平推进器分离,并且注入器高于患者体位的高度时,可使液体自行输入,致短时间内注入的药物过量而造成重大事故。

7. 保证输液筒为水平状态,注意输液筒的尾端不要被夹住而致输入不畅。输液筒的刻度应朝上放置,以易于观察。

8. 在泵入血管活性药物和高浓度药液(胰岛素、钾等)时,要根据监测指标及时调整微量泵速度。

9. 需避光的药液(硝普钠等),应用避光注射器抽取药液,并连接避光延长管,或用避光纸覆盖注射器。如有条件可选用专用避光微量泵管。

10. 操作者应熟练掌握操作程序及报警处理方法,及时消除报警。报警常见原因为管道阻塞、药液殆尽等。

11. 不可过度依赖仪器,操作者要经常以肉眼确认流速,及时调整,防止差错。

# 二、肝 素 锁

肝素锁为盲端带有内螺旋结构的管腔,可与套管针、PICC 及中心静脉导管相连接,提供间歇性的静脉输液治疗,有利于保护患者静脉,提供有效的静脉治疗通道;减少患者反复穿刺的痛苦,使患者活动方便。当日输液完毕,将大部分输液管取下,并用肝素与生理盐水按比例配制的抗凝液,充满留置在患者血管内的导管,以维持导管通畅并随时可接通输液的方法,称之为肝素封管。

【失误防范要点】

1. 套管针导管置入静脉后,插入肝素锁并旋紧。套管针导管与肝素锁的连接应牢固。

2. 连接肝素锁前应常规消毒肝素锁盲端胶塞,将输液器的头皮针刺入肝素锁内进行输液治疗。

3. 输液完毕,应将输液针头与输液管分开,接于输液延长管,注入生理盐水,以使针头内的药物与肝素抗凝液分开。

4. 冲管用生理盐水的量应为导管及附加装置容量的 2 倍,肝素盐水的用量应以不影响患者的凝血功能为依据。

5. 封管时,用注射器抽取封管液,将注射器针尖刺入肝素锁内缓慢注入,然后边推余液边将针头逐渐退出,并不间断推注生理盐水,直到针头退出肝素锁,使导管内充满液体。

6. 肝素溶液的配制浓度为:末梢静脉通路最高 10U/ml;中心静脉通路最高 100U/ml。抗凝剂的用量:使用量=(导管容量 ml+附属品容量 ml)×2。

7. 一般封管液可用稀释肝素溶液,每毫升生理盐水含 10~100U 肝素,即 1 支肝素(1.25万 U)稀释于 125~1250ml 生理盐水中,用量 2~5ml,抗凝作用可持续 12h 以上。若抗凝液量不足,可致导管内回血、阻塞。

8. 采用生理盐水为封管液时,一般用量为 5~10ml,停止输液后每隔 6~8h 冲管 1 次。

9. 冲管时如果感到阻力大,回抽无血时,不能强行推注,以免因压力过大致导管破裂或血凝块脱落进入血液循环中。

10. 一般肝素的常用量为 250~500U/d,如此少量的使用也会合并血小板减少、血栓、出血等。在认真确认使用剂量的同时,应注意观察有无并发症发生。

11. 肝素封管的有效时间可为 8h、12h、24h 等,需根据患者的全身状态和输液成分来决定。应在仔细确认医嘱的基础上,准确把握封管的效果。

12. 再次输液时,应常规消毒肝素锁盲端胶塞,先推注生理盐水 5~10ml 冲管后,再连接液体。

13. 采血后如果不能将肝素锁内的残存血液全部清除,应更换肝素锁。

14. 盘转导管用透明贴膜密封和固定。为了固定和保护三通及导管,有时会使用绷带或弹力网套包扎,应注意勿使穿刺部位受压。

# 三、可来福接头

可来福接头是无针密闭输液的重要组件。所谓无针密闭输液,是指除用套管针经表皮对皮下血管进行一次穿刺外,配药、注药、输液、输血、抽血等一系列临床操作都不再需要使用头皮针穿刺肝素锁以连接输液通道,只采用无针输液接头使输液器、注射器直接同周遍静脉留置套管针及主静脉系列导管等进行连接,并凭借其独特的输液通道对患者进行临床治疗,将有针系统改为无针密闭输液系统。对需长时间静脉输液的患者,使用安全方便,并可预防伤害,避免感染。

【失误防范要点】

1. 操作过程中严格执行无菌技术操作,做好局部消毒处理,防止造成感染。

2. 输液患者外出检查时,如遇患者躁动等特殊情况,应将输液管和可来福接头分离,以避免空气进入,并防止血液从可来福接头中反流。

3. 可来福接头为一次性使用产品,连续使用时间一般为7~10d。

## 四、埋置式输液港

埋置式输液港是一种埋置于皮下的特制输液贮器。此贮器的输出导管可插入相应的血管、体腔或器官,输出导管有单腔、双腔甚至多腔。需要时用特制针头插入贮器内,进行注药、输液、抽血等。主要用于晚期肿瘤患者反复长期的静脉化疗和营养支持,可减少化疗药物对血管的刺激和损害。

【失误防范要点】

1. 置入输液港前,先检查输液港有无裂孔,是否被污染。用无菌注射器抽取100U/ml的肝素盐水,插入输液港,抽出空气后冲洗输液港。

2. 输液港可置于不影响人体正常活动的部位或易于穿刺的部位。输液港贮器一般埋植于骨骼外侧,肥胖患者首选锁骨下部位。所选部位应使患者感到方便、舒适。女患者应避开戴乳罩区域。

3. 输液港贮器和皮肤之间的脂肪层不易过厚,一般为5mm,肥胖患者尤应注意。如果脂肪层过厚,会增加触摸和穿刺输液港的难度。

4. 输出导管置入静脉系统后,导管的前端必须位于血流速度较快的部位。可在X线透视指导下,将导管前端置于上腔静脉的下端、右心房的入口处。

5. 测量从埋植输液港贮器的部位至右心房入口处的长度,用无菌剪刀将输出导管剪至合适的长度,不宜过短,以免患者活动时导管移位或拔出。

6. 置入导管时避免导管前端形成锯齿状或被堵塞。采用钝器解剖法分离皮下组织后,将输液港的贮器置于皮下5mm处,不宜过深或过浅。

7. 在X线透视下旋转输出导管至正常位置。关闭切口前,至少用3ml肝素盐水冲洗输液港,以确保输液港通畅。

8. 用不能被吸收的缝线将输液港贮器固定于筋膜上,缝线穿过筋膜和贮器底部的网眼,以防输液港移动。

9. 缝合完毕后,用适量的抗生素溶液冲洗切口,以防感染。每次使用后,均应用肝素盐水冲洗输液港。

## 五、自控镇痛泵(PCA)

通过使用镇痛泵为临床患者提供安全、有效、合理、简便的治疗方法。适用于麻醉科、肿瘤科、ICU等,将镇痛药、化疗药和相应的治疗药物,以按需或持续的模式进行给药治疗。

【失误防范要点】

1. 注意泵储药囊内和管路内的气体排出,由于泵的种类不同,排气的方法各异,使用前应仔细阅读所使用泵的说明书。

2. 注药后应检查接口和管路是否有渗漏。

3. 连接各种接口和注药时要注意无菌操作,防止药液污染。

4. 某些一次性 PCA 装置有 PCA 表压片,安放在控制键上时,镇痛泵以持续注药的方式给药;取下时为 PCA 方式给药,即按控制键才可注入固定量的药液。应高度重视两者的区别,防止出现药物过量。

5. 使用微电脑电子泵时,注意使用前更换电池,使用中保持管路的通畅和无气泡,及时防止药袋内的药液不足,确切连接好管路接口和控制键插头,尽量减少报警。

6. 使用过程中应注意检查泵的运行状况,防止因镇痛泵运行不稳定而造成使用问题。

7. 使用过程中应注意观察患者的变化,用于镇痛治疗时,注意评估镇痛效果和不良反应,防止呼吸抑制等严重并发症的发生。

8. 配制好药液的 PCA 泵使用前,应将所用药物的名称、浓度、给药量和配制的容量标记在泵上。

9. 使用一次性简易泵时,从灭菌包内取出 PCA 泵,检查管路接口无松动和破损后,用注射器抽取配制好的药液。

10. 球囊型的泵要取下针头,通过接口注药,注药后泵自动排除管路内的气体,待气体排出后,与留置针连接为 PCA 给药模式。

11. 弹簧型泵需用针头穿过硅胶帽注药,注药后将注药口置于高位,将泵储药囊内的气体抽出,用药液将管路内的气体排出与留置针连接。

12. 使用微电脑电子泵时,将配置的药液加入储药袋,连接管路与药袋,挤压药袋排尽其内的气体后,再打开储药盒放入储药袋并安装泵管于管槽内,并封闭储药盒;启动泵输入安全密码,选择给药方式,计算药物单位,药袋容量,设置给药方案,检查确认设置模式无误后按启动键。

13. 自控镇痛泵报警提示。

(1)按 SILENCE 键(消音键),识别报警状态,按 RESET 键(复位键)。

(2)校正报警状态,按 START 键(启动键)。报警状态如下:①HIF LOW(高流量),表示滴壶中液面太高,滴壶中液体移动过量。②LOWFLOW/KVV(低流量),表示流量检测器附贴在滴壶上,药瓶流空;滴壶中液面过低;上夹气口闭合;泵盒中有残余空气。③BATTLERY LOW 表示电池充电不足。④OCCLUDE 表示堵塞,应检查导管、夹子、过滤器和刺孔等部位。⑤MALFUNCT 表示故障,可转至 LOAD/OFF 位置,中断泵的使用。

(3)辅流量最大值为 300ml/h,辅流速必须大于主流速。

# 六、净化工作台

净化工作台又称层流操作台,通过空气过滤装置,可使局部工作环境达到高度洁净,满足医疗、制药等特殊要求。净化台由初效、中效、高效过滤器及风机、静压箱、风幕、工作台面等组成。送风方式包括水平层流和垂直层流两种。当启动净化台电源时,外界空气被抽入,经各级过滤器过滤,由风幕送出,其洁净度为 100 级。工作状态下,工作台面震动应≤2μm,操作区气流速度为 0.3~0.6m/s,噪声≤65dB。

**【失误防范要点】**

1. 新的净化台在使用前应先清洁，再做细菌培养。净化台应置于无菌配液间内，有紫外线消毒装置，门前设风淋室。外间设药品柜、储藏柜、药车、洗手池、衣架、鞋架等。

2. 每天配液前，必须清洁、消毒配液室，清洁净化台，用消毒液清洁消毒地面。接通电源，启动净化台 20min，紫外线照射 30～60min 后方可开始工作。

3. 所需操作物品放在风幕前或风幕下。待配液结束，清洁工作台，物归原处，关闭电源及配液室。

4. 配液人员进入配液间时，应更换衣、帽、口罩、鞋。配液时，减少出入配液室次数，非配液人员不得入内。

5. 做好净化台保养和质量控制。每 4 周做 1 次细菌培养；测风速，每两周 1 次，当＜0.25m/s，更换初效过滤器。

6. 当风速减慢或细菌培养阳性时，应更换过滤器。过滤器的更换时间应视配液环境而定。

7. 更换初效过滤器，一般为每 3 个月 1 次；更换中效过滤器，6 个月至 1 年 1 次。当送风阻力为最初的 2 倍时，应更换高效过滤器，一般 1～2 年更换 1 次。

# 第14章 输血技术

输血是将健康人的全血或血液的某些成分通过静脉或动脉输入患者体内的一种治疗方法。其临床意义是补充血容量,改善循环能力;增加血红蛋白,促进携氧功能;输入新鲜血补充抗体,增加机体抵抗力;增加蛋白质,纠正低蛋白血症;输入新鲜血补充凝血因子;兴奋骨髓及网状内皮系统,增强造血功能。输血分为输全血和输成分血两种方式。输全血是指输入血液的全部成分,其目的是维持人体循环血量,用于大量出血或重症烧伤的患者;输成分血是指仅输入必要成分的血,如红细胞、白细胞、血浆和血小板等。成分输血不产生抗体,对循环造成的负荷较少。

## 第一节 输血前准备

医院输血科(血库)是医院血制品的储存中心,也是输血前的关键部门,在血液标本处理、血型鉴定、血液筛查、血袋标签等管理上应做到一丝不苟,万无一失。护士应严格按规章制度领取血液,把好终末查对关,杜绝发生输血错误。

【失误防范要点】

1. 输血前不仅要鉴定 A、B、O 血型,还必须进行交叉配血试验,即把供血者的红细胞与受血者的血清进行配合试验,称交叉配血主侧;同时要将受血者的红细胞与供血者的血清进行配合试验,称为交叉配血次侧。只有主、次两侧均无凝集反应时才能输血。其中包括:①复查血型,避免原来血型检查错误;②发现亚型,如 A 型有 $A_1$ 和 $A_2$ 型;B 型有 $B_1$、$B_2$、$B_x$ 等型。

2. 输血申请单由经治医师填写、经上级医师或科主任审签后,提前 2d 送交输血科;用血量少于 50ml 或多于 800ml,或需输新鲜血液和血液成分时,除急诊抢救或手术中急需用血者外,应提前 3d 通知输血科。

3. 输血科应严格掌握献血员的健康标准,献血员年龄以 18—50 岁为宜。长期献血者每年应进行 1 次较全面的体格检查,每次采血前均应进行重点复查。1 次采血量一般为 200ml,最多不超过 400ml。两次献血时间相隔不得少于 3 个月。

4. 每次采血前后,均应整理室内卫生,并对采血室进行彻底消毒。采血时应严格执行无菌操作规程,定期进行空气细菌培养。采血室应备有常用急救药品器材,以便应急使用。

5. 采血后,应及时登记和填写储血卡片,经校对无误后,分别将血液按血型及采血日期存入冰箱。

6. 储血冰箱每月消毒 1 次。每日检查冰箱温度,同时观察血液质量。应严格按照不同保养液要求的期限保存血液,发现质量可疑时,及时报告,妥善处理。储存血液需报废时,应报医务部批准。

7. 配血及发血时必须严格查对。已发出的血液、血浆、血液成分等,临床科应及时应用,输血科(血库)不再收回。

8. 各科室必须由医护人员取血。取血时,临床科室医护人员和输血科(血库)工作人员应严格执行双查双签制度。输血时遇有疑问或异常情况,应立即停止输血,待查清无误后再作处理。

9. 按操作常规做好输血前的交叉配血,防止因交叉配血结果判断失误而导致溶血反应的发生。

10. 血袋标签上的鉴别条形码资料,应与输血申请单上的条形码一致,以免造成患者所需血液迟发或重复而发生输血错误。

11. 血样标本的标签及血袋的识别标签应粘贴牢固,避免因识别标签脱落而导致错误。

12. 配血标本须保留 24h,以备查对。遇有输血反应,应与临床科共同查明原因,总结经验,改进工作。

13. 临床科护士遵医嘱抽取血标本送往输血科(血库)做血型鉴定和交叉配血相容试验时,为防止差错,禁止同时为两个患者采集血标本。

14. 临床科护士根据医嘱,凭取血单取血。取血时与输血科(血库)工作人员共同做好"三查""八对"。"三查":查血液的有效期(采血日期)、血液质量和输血装置是否完好;"八对":对姓名、床号、住院号、血袋(瓶)号、血型、交叉配血相容试验结果、血液种类和剂量。确认无误后在交叉配血单上签全名。

15. 凡血液有下列情形之一者,均不可使用。即标签模糊不清;血袋破损漏血;血浆中有明显气泡、絮状物或粗大颗粒、颜色呈暗灰色或乳糜状;血细胞呈暗紫色,血液中有明显凝块,两者界线不清;血液保存时间过长,超过有效期等。

16. 血液取出后避免剧烈震荡,以免红细胞大量破坏而引起溶血。切勿将血液加温,以免血浆蛋白凝固变性而引起不良反应,可在室温下放置 15～20min 后再输入。

17. 输血前,须经两名护士再次逐项查对,确定无误后方可输血。输血过程中,严格执行无菌技术操作常规,加强巡视,及时发现及处理不良反应。

# 第二节 静脉输血法

静脉输血法是将血液通过静脉输入体内的方法。是战时急救和平时创伤及疾病治疗的重要手段之一。安全输血是患者治疗效果的保证。对急性肺水肿、肺栓塞、充血性心力衰竭、恶性高血压、真性红细胞增多症等,应禁忌输血。肾功能不全的患者输血应慎重。

**(一)间接静脉输血法**

间接静脉输血是将抽出的供血者的血液,按静脉输液法输给受血者的方法。通常采用密闭式输液法和开放式输液法。

【失误防范要点】

1. 操作者洗手,戴口罩,备齐用物,认真核对受血者和供血者姓名、血型、交叉配血结果,按密闭式输液法先输入少量生理盐水。

2. 血液必须经两人核对无误后方可使用。输入前由两名护士再次查对血型、血量、受血者姓名、床号、住院号，准确无误后签名，严防差错事故发生。

3. 操作者轻轻旋转血袋，将血液摇匀。储血袋封口打开后常规消毒开口处塑料管，将输血器针头从等渗盐水瓶中拔出，平行插入储血袋内，缓慢将血袋挂于输液架上。

4. 开始输入时速度宜慢，每分钟少于 20 滴，观察 15min 无不良反应，再根据病情需要调节滴速。一般成年人每分钟 40～60 滴，儿童酌减。

5. 血液制品内及输血通路不得随意加入其他药品和液体，如钙剂、酸性或碱性药物、高渗或低渗溶液等，以免改变血液 pH 和渗透压，使血液变质，产生溶血或凝血反应。

6. 向患者及其家属交代输血过程中的有关注意事项、常见输液反应的临床表现，出现不适时及时告诉医护人员。将呼叫器置于易取用位置。

7. 输血过程中加强巡视，注意听取患者的主诉，密切观察有无输血反应。如发生输血反应，应立即停止输血，给予相应的护理措施，立即报告医生。切记保留余血待查，分析原因。

8. 输入 2 个以上供血者的血液时，在两份血液之间输入 0.9％氯化钠溶液适量，以防止发生输血反应。

9. 如患者全血与成分血同时输注，应先输成分血后输全血，以保证成分血新鲜输入。

10. 待血液输完时，继续输入约 30ml 等渗盐水，使输液器内的血液全部输入体内。

11. 输血完毕后整理用物，医疗垃圾分类处理，空血袋按管理规定放于指定位置，保留 24h，以备出现意外情况时查对。观察患者无输血反应后再将空血袋送回输血科（血库）统一处理或放入有黄色标记的污物袋内集中焚烧处理。

### （二）直接静脉输血法

直接静脉输血是将供血者血液抽出后立即输给患者的方法。适用于无血库而患者又急需输血、婴幼儿的少量输血等。

【失误防范要点】

1. 了解患者的病情、治疗情况及既往输血史；了解供血者的血型、健康状况。向供血者和患者做好解释工作，以取得配合。

2. 洗手、戴口罩，备齐用物，认真核对供血者和患者的姓名、血型、交叉配血相容试验结果，确认无误。

3. 按常规将备好的注射器内吸入抗凝药，每 50ml 血液中加 3.8％枸橼酸钠等渗盐水 5ml，放入无菌盘内备用。严格无菌操作。

4. 穿刺输血前再次核对供血者和受血者姓名、血型及交叉配血相容试验结果。

5. 嘱供血者和患者分别卧于床上，露出一侧手臂。将血压计袖带缠于供血者上臂，充气至压力维持在 13.3kPa 左右。选择粗大静脉（一股选择肘正中静脉），戴无菌手套，常规消毒穿刺部位皮肤，从供血者静脉内抽取血液，直接行静脉注射输给受血者。

6. 操作时需 3 人协作，一人采血，一人传递，另一人输血，如此连续进行。在更换注射器时，不必拔出针头，但要放松袖带，并用手指压迫穿刺部位前端静脉，以减少出血。

7. 从供血者血管内抽血不可过急过快，并注意观察其面色、血压等变化，询问有无不适。推注速度不可过快，随时观察患者的病情变化。

8. 输血毕，拔出针头，用消毒纱布按压穿刺点至无出血为止。所用敷料按医疗垃圾处理，洗手,做好记录。

**（三）简易加压输血法**

抢救失血性休克患者时,往往需要快速输血来补充血容量。常用的一次性输血袋方便、安全、可靠,但难以达到快速输血的目的。可采用血压计袖带加压输血。

【失误防范要点】

1. 静脉穿刺成功后,按输血常规先输少量生理盐水后,再输入血液。

2. 血压计袖带应整齐地缠绕于输血袋上,并用止血钳夹住袖带,以防漏气。

3. 手捏气囊皮球进行充气,使血压计袖带不断膨胀,从而产生压力,使输液速度加快。

4. 在袖带充气过程中,用力要适宜,不可过大或过猛。

5. 加压输血过程中护士应守护患者,严密观察袖带压力和输血速度,必要时可以连通血压计,观察压力变化。

6. 注意防止输血器与针头脱落,以免浪费血液,同时防止空气进入体内造成空气栓塞。

7. 严密观察输血部位有无异常变化,保持输血通畅,防止血液漏出血管外。

# 第三节　成分输血

血液由不同血细胞和血浆组成,成分输血是将供者血液的不同成分进行分离,加工成各种血液制品,根据患者的病情需要,有针对性地输注机体需要的相关血液成分,达到一血多用的目的,减少输血反应,提高治疗效果。输血治疗已广泛进入使用血液成分的阶段,成分输血的比例是输血治疗现代化的标志。常用的血液成分制品有:浓缩红细胞、洗涤红细胞、白细胞浓缩悬液、血小板浓缩悬液、血浆及白蛋白液、抗血友病球蛋白浓缩液、纤维蛋白原等其他悬液制品。

【失误防范要点】

1. 输入全血、红细胞、血小板悬液前,均须做血型鉴定和交叉试验。输入血浆前,须做血型鉴定。

2. 成分血中单一成分少而浓度高,除红细胞制品以每袋 100ml 为一单位外,其余制品,如白细胞、血小板、凝血因子等每袋规格均以 25ml 为一单位。

3. 成分输血每次输入量为 200～300ml,即需要每袋 8～12U 的成分血,即一次给患者输入 8～12 位供血者的血液。

4. 有型成分血,如白细胞、血小板等,存活期短,为确保成分血的效果,以新鲜血为宜。成分血从采血开始计时,24h 内必须输入体内(红细胞除外)。

5. 同时输入两位献血员的红细胞时,两袋血液之间要用生理盐水冲管;输注不同类的成分血时,两袋血液之间也要用生理盐水冲管,并更换输血器。

6. 输成分血的全过程应在严密监护下进行,护士不得擅自离开患者,因每 25ml 一袋的血液,几分钟即可输完。

7. 由于一次输入多个供血者的成分血,故在输血前根据医嘱给予抗过敏药物,以减少过敏反应的发生。

8. 如患者需同时输全血和成分血时,则应先输成分血,后输全血,以保证成分血新鲜输入。

# 第四节 输血反应及处理

输血在治疗疾病的同时也可能发生危险及不同并发症。严格把握采血、储血和输血操作的各个环节,是预防输血并发症的关键措施。护士必须掌握各种输血并发症的临床表现及其应对措施。

## 一、发热反应

在输血或输血液成分期间,或输血后 1～2h 体温升高 10℃以上并有发热症状者为发热反应。发热反应一般先有寒战,继而体温上升至 38～41℃,持续 30min 至数小时不等,有些患者伴有头痛、恶心、呕吐、皮肤潮红等症状。根据病原不同,一般可分为热源性发热反应、免疫性发热反应和其他输液反应的早期症状。

【失误防范要点】

1. 发热反应与输入致热源有关,如血液、保养液、储血器或输血器等被致热源污染,故配血、输血过程中应加强预防措施,严格执行无菌操作原则,防止污染。

2. 多次输血后,受血者血液中产生抗白细胞和抗血小板抗体,再次输血时,白细胞或血小板引起抗原抗体反应,引起发热。故应了解患者既往输血治疗情况,并严密观察。

3. 反应轻者减慢滴速,症状可自行缓解;症状严重者立即停止输血,给予生理盐水静脉滴注,以维持静脉通路。保留余血、输血器送检。

4. 酌情对症处理,如患者畏寒、寒战时应保暖,给予热饮料、热水袋、加盖被等;有高热时,行物理降温。

5. 密切观察病情变化,监测生命体征。遵医嘱给予抗过敏药、解热药或肾上腺皮质激素。

6. 溶血性、细菌污染性输血反应的早期或轻症也可表现为发热,应注意鉴别。对怀疑细菌污染所致的发热,应先遵医嘱给予广谱抗生素。

## 二、溶血反应

溶血反应是指输入的红细胞或受血者的红细胞发生异常破坏而引起的一系列临床症状,是最严重的输血反应。溶血反应发生与多种因素有关。

【失误防范要点】

1. 溶血反应与输入异型血有关,即供血者与受血者 A、B、O 血型不合,造成血管内溶血。一般输入 10～15ml 即可产生症状。应加强预防,认真做好血型鉴定和交叉配血试验,严格执行查对制度和操作规程,杜绝差错。

2. 应确保输入血液的质量。如血液储存过久、保存温度不当、血液被剧烈震荡或被细菌污染、血液内加入高渗或低渗溶液、血液内加入影响 pH 的药物等因素,均可导致红细胞被破坏溶解,通常导致红细胞在输入前即被大量破坏。故应严格执行输血操作规程,避免各种不利因素。

3. 溶血反应与 Rh 系统不合有关，即 Rh 阴性者接受 Rh 阳性血液后，其血清中产生抗 Rh 阳性抗体，当再次接受 Rh 阳性血液时可发生溶血反应。一般在输血后 1～2h 发生，也可延迟至 6～7d 后出现症状。故输血过程中及输血后应加强巡视，注意观察，及时发现异常情况并及时予以处理。

4. 发生溶血反应立即停止输血，保留余血，通知医生紧急处理。采集患者血标本重做血型鉴定和交叉配血试验。

5. 安慰患者，以缓解其恐惧和焦虑。维持静脉输液通道，以备抢救时静脉给药。

6. 双侧腰部封闭，并用热水袋热敷双侧肾区，防止肾血管痉挛，保护肾。

7. 遵医嘱口服或静脉滴注碳酸氢钠，以碱化尿液，防止或减少血红蛋白结晶阻塞肾小管。

8. 观察生命体征和尿量，并准确记录。对少尿、无尿者，按急性肾衰竭护理。如出现休克症状，立即配合抗休克抢救。

9. 若有弥散性血管内凝血，遵医嘱给予肝素治疗。误输异型血量较大时可采用换血疗法。

10. 溶血反应评估。患者常在输血 10～20ml 时出现症状，死亡率高，其临床表现通常分为 3 个阶段。

(1)第 1 阶段：由于红细胞凝集成团，阻塞部分小血管，造成组织缺血缺氧，可引起头胀痛、四肢麻木、腰背部剧痛和胸闷等症状。

(2)第 2 阶段：由于凝集的红细胞溶解，大量血红蛋白散布到血浆中，可出现黄疸和血红蛋白尿，同时伴有寒战、高热、呼吸困难、脉搏细弱、血压下降等休克症状。

(3)第 3 阶段：由于大量血红蛋白从血浆中进入肾小管，遇酸性物质变成晶体，致使肾小管阻塞；另外，由于血红蛋白的分解产生使肾小管内皮缺血缺氧而坏死脱落，也可阻塞肾小管，患者出现少尿、无尿等急性肾衰竭症状，可迅速死亡。

# 三、过　敏　反　应

过敏反应大多发生在输血后期或即将结束时，反应程度轻重不一，症状出现越早，反应越严重。轻度表现为局限性或广泛性皮肤瘙痒或荨麻疹，常在数小时后消退；重度可发生过敏性休克。

【失误防范要点】

1. 过敏反应常因患者为过敏体质或输入血中含有致敏物质，以及患者曾多次输血，体内产生过敏性抗体，再次输血时，抗原和抗体相互作用而发生过敏反应。故对过敏体质的患者应严密观察，做好应急抢救准备。

2. 有过敏史的受血者，输血前 30min 遵医嘱口服或肌注异丙嗪 25mg。体内有 IgA 异常抗体的受血者，可输注洗涤过的红细胞悬液。

3. 出现过敏反应时，轻者减慢输血速度，加强观察；重者立即停止输血。维持静脉通路，保留余血待查。

4. 对皮肤局部表现不需特殊处理，如发生大片荨麻疹可遵医嘱给予抗组胺药物。严重过敏者，皮下注射 0.1% 盐酸肾上腺素 0.5～1ml，同时给予抗过敏药物或激素，如苯海拉明、异丙嗪或地塞米松等。

5. 密切观察病情变化,出现呼吸困难者,给予氧气吸入;喉头水肿影响通气功能者,必要时行气管插管或气管切开术;有循环衰竭时,立即抗休克治疗。

6. 提前预防,加强对供血者的管理,勿选用有过敏史献血员的血。献血员在采血前 4h 内禁食或不吃高蛋白和高脂肪食物,宜用少量清淡饮食或糖水。严防献血员在献血前饮用可致敏的药物或食物,避免输入血液中含致敏物质。

## 四、大量输血后反应

大量输血是指在 24h 内紧急输血量大于或相当于患者血液总量。常见反应有循环负荷过重(肺水肿)、出血倾向、枸橼酸钠中毒反应、低血钙、高血钾、酸碱失衡、体温过低、空气栓塞、氨中毒等。

【失误防范要点】

1. 严禁输血速度过快或在短时间内输入大量血液,使循环血容量急剧增加,心脏负荷过重而引起循环负荷过重(肺水肿)。

2. 避免短期内输入大量库血,以防出血倾向。因库血中血小板基本被破坏,凝血因子减少。如有出血倾向可表现为皮肤黏膜瘀点或瘀斑,穿刺部位可见大块淤血斑或伤口渗血。

3. 密切观察患者皮肤,及时发现出现倾向。如短时间内输入大量库血时,可间隔输入新鲜血或血小板悬液,以补充血小板和凝血因子。

4. 大量输入库血的同时输入了大量枸橼酸钠,如果患者肝功能不全,则枸橼酸钠不能完全氧化和排出,与血中游离钙结合而使血钙下降。表现为手足搐搦、出血倾向、血压下降、心率缓慢甚至心搏骤停。故应严密观察输血后反应。

5. 连续输注几个单位的库存血时,如无禁忌证,每输注库存血 1000ml 以上时,须遵医嘱静脉注射 10% 葡萄糖酸钙溶液或氯化钙 10ml,以补充钙离子,防止枸橼酸钠中毒。

## 五、细菌污染反应

细菌污染反应系输入血液被细菌污染,其反应程度因细菌污染的种类、输血量和受血者的抵抗力不同而不同,严重者可发生中毒性休克、DIC、急性肾衰竭等,病死率高。

【失误防范要点】

1. 加强对采血、储血、输血等每一个环节的规范管理,严守规章制度,严格无菌操作,防止血液被细菌污染。

2. 保养液、输血器等用物要严格灭菌,采血操作过程严格无菌。输血前检查血液质量,如库存期内血浆呈暗灰色或黄褐色,浑浊或絮状物沉淀增多,红细胞破坏,血液呈玫瑰色等,应疑有细菌污染的可能。

3. 输血过程中,一旦发现异常情况,应立即停止输液,通知医生。将剩余血与患者血标本送检,做血培养和药敏试验。

4. 细菌污染菌种未明确前遵医嘱应用广谱抗生素,采用联合抗生素静脉滴注,给予足够剂量。

## 六、空 气 栓 塞

在大量输血、加压输血与急症输血时不慎将空气输入,空气进入右心室,堵塞肺动脉,使血液不能进入肺内而发生空气栓塞。

【失误防范要点】

1. 积极预防空气栓塞的发生,严格执行操作规程,输血前排尽空气,输血过程中专人看护。

2. 加强观察,尤其行加压输血时,及时更换血袋或液体,各班做好交接。

3. 及时发现空气栓塞先兆。一般空气栓塞量在 30ml 以上,患者会立刻产生严重缺氧,伴胸部压迫感,继而出现严重发绀、气急、心前区闻及水轮样杂音。

4. 一旦发生空气栓塞,应立即停止输血,采取头低足高,左侧卧位。

## 七、疾 病 感 染

指经输血传染的疾病,由供血者带菌或带毒传给受血者。如病毒性肝炎、疟疾、艾滋病及梅毒等。

【失误防范要点】

1. 加强防治,对供血者应严格体检,优选供血者。凡有黄疸史、肝病、肝功能异常,或 3～5 年患过疟疾、查血抗体阳性者,均不能作献血员。

2. 严格把握采血、储血和输血的各个环节,积极采取相应防范措施,杜绝发生输血造成的传染疾病。

# 第 15 章　标本采集技术

标本采集技术是指采集人体小部分的血液、体液、排泄物、分泌物、呕吐物及组织进行检验的技术。标本的检验结果可反映机体正常的生理现象和病理改变，对患者有重要的意义。准确的检验结果，能为临床提供可靠的诊断、治疗和护理依据，而准确的检验结果首先取决于正确地采集标本。

## 第一节　血液标本采集

在病理情况下，人体血液系统疾病或组织器官病变均可直接或间接地引起血液发生变化。采集血液标本是进行临床诊断、观察病情变化及预防疾病的重要环节。根据采血的部位不同，采血方法分为静脉采血法、动脉采血法和末梢血管采血法。根据检验项目的不同，临床收集的血标本分为全血标本、血清标本和血培养标本。

### 一、静脉血标本采集法

全血标本用于测定血液中某种物质的含量，如血糖、尿素氮等；血清标本用于测定血清酶、脂类、电解质、肝功能等；血培养标本用于血液的细菌学检查，如伤寒沙门菌培养等。静脉血标本采集的常用部位是前臂浅静脉、桡静脉、尺静脉、头静脉、贵要静脉等。这些静脉具有较粗大、皮肤较薄易于穿刺、皮外可见静脉走行、容易暴露等特点。

【失误防范要点】

1. 护士在采集标本过程中，应有高度的责任心，严格执行无菌技术操作及查对制度，避免发生感染和差错。采血前认真核对床号、姓名、各种标本的准确采集量、一次性注射器的有效时间、容器是否符合要求、真空采血试管是否漏气等，确保无误后方可采集。

2. 理想的采血时间是早晨 7:00～8:00，一天中不同时间采血，血液中的一些成分会发生变化，如白细胞、血清钾等，特别是一些激素的分泌呈昼夜节律性，更应采取相对固定的时间采血。急诊标本最好在输液治疗前采血。培养标本应在抗生素治疗前采集。

3. 按照不同检验项目的要求，指导患者做好采血前准备。询问患者是否按照要求进行采血前准备，如是否空腹等。向患者解释静脉采血的目的和方法，取得患者配合。并协助患者取舒适体位。

4. 采集血标本前，应根据不同的检验目的选择标本容器，并注意确认选择的采血容器是否正确。根据检查项目计算采血量。

5. 采集标本时,患者的体位对检验结果无大的差异,但站立时血液中成分浓缩,蛋白质、酶类、钙、镁等结果偏高。

6. 采集血标本时多选用贵要静脉或正中静脉,婴幼儿可选用颈外静脉或股静脉;不应选择过细的静脉。

7. 严禁在输血、输液的针头或皮管处采集血标本;若患者正在静脉输液、输血中,严禁在同侧肢体采血,以免影响检验效果。

8. 采血标本的注射器、容器或试管应干燥;针头不能过细;血液注入容器时应取下针头,将血液沿容器管壁缓缓注入,勿将泡沫注入,并避免震荡,以免红细胞破裂溶血。

9. 抽全血标本需用抗凝试管,血液注入容器后立即轻轻旋转摇动试管数次,以使血液与抗凝药充分混匀。血气分析采血要注意密封,以避免二氧化碳散失,影响检查结果。

10. 在采血过程中,应避免导致溶血的各种因素。当静脉穿刺处消毒液未干即开始采血、注射器和针头连接不紧空气进入而产生泡沫、皮肤穿刺时为增加血流而挤压穿刺部位或从皮肤上直接吸血、抽血速度过快等因素均可造成溶血。

11. 扎止血带时间不超过 1min 为宜。不宜反复拍打手臂或握拳屈肘,不可反复穿刺,以免造成血钾值上升。采血时做到定位和进针准确,禁止针尖在静脉中反复进出,以免标本溶血及局部血肿。

12. 若同时抽取不同项目的静脉血标本,一般注入容器的顺序为:血培养瓶→抗凝管→干燥试管,动作应迅速准确。

13. 使用注射器采血时,应慢速抽吸注射器内栓,以免抽吸过快而致溶血。使用真空试管采血时,采血至需要血量时,松开止血带,拔除真空采集管,用无菌棉球压迫针眼并迅速拔出穿刺针。

14. 采集培养标本时,严防污染。严格执行无菌操作,抽血前应检查培养基是否符合要求,如血标本容器有无裂隙,瓶塞是否干燥等;培养液不宜太少。一般血培养采血 5ml,亚急性感染性心内膜炎患者,采血量可增至 10～15ml。

15. 培养标本注入密封瓶时,除去铝盖中心部,按操作规程严格消毒,更换针头后将抽出的血液注入瓶内,轻轻摇匀。注入试管或烧瓶时,应先将封口纱布松开,取出硅胶塞,迅速在酒精灯火焰上消毒瓶口后,将血液注入容器内,轻轻摇匀,再将硅胶塞至火焰上消毒后塞好,扎紧封瓶纱布。

16. 某些血液成分受饮食影响较大。血糖需在空腹采血;血脂化验采血前 24h 需禁食高脂肪饮食,12h 禁食空腹采血,且前 1d 晚禁止大量饮酒;儿茶酚胺实验前 48h 禁食茶、水果、咖啡,特别是茄子、香蕉等,抽血前静卧 1h;内生肌酐清除率需患者连续 2d 无肌酐饮食,蛋白质每天少于 40g,禁食肉类。护士抽血前要告诉患者明确的禁食时间及禁食内容,以避免饮食带来的误差。

17. 使用注射器采集血标本后,应将注射器活塞略向后抽拉,以免血液凝固使注射器粘连或针头阻塞。采集标本时使用的注射器和采血针头均应按照医疗垃圾处理。

18. 采集血标本时采血者被 HBsAg 阳性血液污染的针头刺伤,应立即以碘伏处理伤口;肌内注射高效价乙型肝炎免疫球蛋白,成年人 500U,免疫力可维持 21d;可联合应用乙型肝炎疫苗;定期进行乙型肝炎血清学检查,6 个月至 1 年复查 1 次。

## 二、动脉血标本采集法

采集动脉血标本通常用于血气分析,判断患者氧合情况;必要时,细菌培养也可采集动脉血标本,为治疗提供依据。采集动脉血标本通常选择桡动脉、肱动脉、足背动脉和股动脉。

**【失误防范要点】**

1. 血液病患者,由于凝血机制障碍,禁忌行动脉血标本采集。有出血倾向的患者,谨慎采集动脉血标本。

2. 告知患者若饮热水、洗澡、运动等,需休息 30min 后再采血,以免影响血气分析结果。

3. 根据检验项目选择标本容器。穿刺部位选择要准确,避免伤及静脉血管和神经。

4. 穿刺点消毒面积应较静脉穿刺范围大。严格执行无菌操作技术,预防感染。

5. 采集血气分析的注射器内不得有空气。先抽取少量(0.5ml)肝素,湿润注射器后排尽。或使用专用血气分析采血针。

6. 指导患者在抽取血气标本时机体尽量放松,平静呼吸,以免影响血气分析结果。

7. 操作者戴无菌手套或常规消毒一手的示指、中指,以固定欲穿刺动脉的上下端。注射器内不得进入空气。

8. 抽血毕,迅速拔出针头,立即将针尖斜面刺入橡皮塞或以专用凝胶针帽隔绝空气。将血气针轻轻转动,使血液与肝素充分混匀,立即送检,以免影响结果。

9. 拔出针头后,用棉球重压穿刺部位,同时以无菌纱布垂直按压穿刺部位 5~10min。观察穿刺点局部情况,确认无出血方可离开。

10. 告知患者正确按压穿刺点,穿刺部位应当压迫止血至不出血为止,禁止揉搓穿刺部位,以免穿刺局部出血或发生血肿;保持穿刺点清洁、干燥;穿刺部位禁止热敷,不要沾水,当日尽量不洗澡,以免引起局部感染;穿刺部位同侧肢体避免提重物或剧烈运动,以免引起局部肿胀、疼痛,如有异常情况应及时通知医护人员。

## 三、末梢血管采血法

末梢血管采血又称毛细血管采血,多用于血常规检查和糖尿病患者随时检测血糖浓度,以及生化和血气分析,仅需 1 滴或数滴血的检验项目均可采用此法。适用于儿童、严重烧伤、极度肥胖等不宜或不能进行静脉采血者。采血通常使用末梢血标本采集器。

**【失误防范要点】**

1. 末梢血标本采集器由末梢血安全采样针和微量标本采血管组成。操作者可根据采血量选择不同型号的采血针。

2. 末梢血标本采血多以中指尖端指腹为采血部位,新生儿、婴儿不可在手指采血,以防伤及指骨,多以足跟为采血部位。

3. 严格执行无菌技术操作规程,取 75% 乙醇棉球消毒穿刺部位。待消毒剂干后再行穿刺,以免影响检验结果。

4. 取下末梢血安全采样针前端的针头封套,暴露采血针内部的无菌针头时,应保持针头无菌,防止针头污染。

5. 按压穿刺点以下 2cm 处，并向指尖方向轻缓按摩指腹。根据试验要求采集足够血量。

6. 采血完毕后，以干棉球按压穿刺点，确保穿刺点处不再有血液流出。及时送检标本。

## 四、真空采血器使用法

真空采血器由无菌真空采血管、标准双向采血针头或蝶形双向采血针及配套持针器组成，是利用真空管中预先设置的真空负压，自动吸血进入试管的方法。与传统的注射器采血方式相比，真空采血器具有干净、安全、简捷、准确、经济等优点。

【失误防范要点】

1. 应保证无菌真空采血管在有效期内。一旦超过有效期，无菌真空采血管将被认为失效或不符合国内的使用标准。

2. 过期无菌真空采血管使用后常引发的问题：①真空丧失可引起抽血量不准和血/添加剂比例不准。②添加剂失活可引起微凝血块的产生。③液体添加剂湿度丧失可引起血/添加剂比例改变。④凝胶、硅粒子以及塞子的润滑性都会因过期而失效。

3. 使用过期无菌真空采血管导致检验结果不准确的原因：①血清/血浆中凝胶聚成团阻塞仪器。②干扰免疫血清学测试。③由于玻璃管上硅粒子减少而引起凝血的增加。④细胞悬挂在塞子和管壁上。

4. 无菌真空采血管由于有添加剂，其消毒方法多采用 γ 射线照射消毒。内毒素或热原很难被破坏，一般经体外 250℃ 加热 1h 才能被杀死。故无菌真空采血管无菌并不意味着无内毒素和热原。无菌真空采血管的无菌是指不含有细菌、病毒、真菌等活的微生物。

5. 根据医嘱选择标本容器：全血标本选择真空抗凝采血管；血清标本选择真空干燥采血管；培养标本选择无菌真空采血管。严格查对，避免差错。

6. 真空采血管的采血机制是通过负压抽血，这也成为血液逆流的问题来源，操作中应严防血液逆流而发生感染。

7. 抽血时严格执行抽血操作指南中的规定方法，即针刺入血管后，立即松开止血带。切不可扎着止血带安装或拆卸托架。

8. 结扎止血带松紧度要适宜，止血带压力过大及束缚时间超过 1min，可影响检验结果的准确性。

9. 注意在连接真空采血管的瞬间，勿使针头移位。一旦发生针头移位，可造成损伤血管或影响顺利采血至足量。

10. 血液开始流入采血管后，禁止再用力把采血管往托架里推。在拔出采血管之前，不要压迫或活动患者的手腕及血管。

11. 连续采血时，妥善固定持针器，以保证多管采集。先使用装有凝固剂的采血管采血。

12. 如采血管内有添加剂，应避免采血管底部高于采血针前端。

13. 不要在连接采血管的状态下松开止血带。采血完毕应先拔采血管后拔针。请患者将手松开，然后取下止血带。

14. 装有凝血药或抗凝血药的采血管，在采血完毕后，立即缓慢颠倒旋转采血管 5～6 次，以便充分混匀。

## 五、影响血液检查结果的因素

1. 凝血　由于血液中含有凝血因子,血液一经流出血管很快将发生凝固。因此,在血液处于非凝固状态下进行检验项目的血标本中必须加入抗凝。检验项目不同,则需加入抗凝药的种类和量也有所不同。采集标本前应按检验项目正确使用抗凝药。

2. 溶血　红细胞发生破坏,血红蛋白游离于血浆中的状态称为溶血。注意采血针不可过细,勿强力抽吸;与抗凝药混合时用力适宜,勿震摇过度;采血后及时送检,勿放置时间过长。最易受影响的是血液生化检查。

3. 药物　血液检验易受药物影响,应尽量选择药物在血中浓度最低时进行采血。不得不在输液过程中采血时,应避免在输液侧进行采血。

4. 饮食　最易受饮食影响的检验项目是血脂和血糖等。中性脂肪在餐后渐渐升高,一般在空腹时采血。血糖在餐后1h后升为最高值,应遵医嘱在空腹或餐后采血。酒后偏高的有尿素、尿素氮、中性脂肪等。运动后偏高的有肌酸酐、乳酸、AST(GOT)、ALT(GPT)等。

5. 其他　机体的激素水平在24h内呈动态变化,比较激素水平数据时应在同一时间采血。

## 六、血糖标本采集法

血糖标本采集的目的是监测患者血糖水平,评价代谢指标,为临床诊断和治疗提供依据。

### (一)血糖测试

采集过夜空腹血液,测定血液中血糖浓度的方法。

【失误防范要点】

1. 前1d晚餐后不再进食,于早晨6:00～7:00采血为宜,最迟不得超过上午9:00,否则起床活动后,体内的拮抗胰岛素激素如肾上腺素等分泌增加,肝糖原分解和糖异生增加,会使血糖升高,影响空腹血糖数值的真实性。

2. 采血前不要进行剧烈的体力活动,避免出现紧张、愤怒、疼痛、失眠等情况。

3. 使用血糖测定仪测血糖时,采血前应注意患者手的温度,如手凉可先搓手待皮肤温度恢复后再采血,否则血滴太少。以血滴自然流出为好,也可轻轻挤压整个手指两侧,使指尖有足够血液滴出。但要避免用力挤压手指顶端针刺处,以免组织液混入血标本,血液稀释,影响测定结果。

4. 部分门诊1型糖尿病患者复查空腹血糖,可因清晨未按时注射胰岛素而使血糖升高,甚至出现尿酮体阳性,可导致数天血糖全面升高,故多次注射胰岛素治疗的1型糖尿病患者应避免长时间等候检查空腹血糖。患者可在家中注射胰岛素前自我监测血糖,使用胰岛素泵与口服降糖药者例外。

5. 当血液中的葡萄糖含量低于或高于血糖仪的测定范围时,血糖仪可提示,如LO(表示测定的结果低于血糖仪测定范围的最低点)或HI(表示测定的结果高于血糖仪测定范围的最大值),此种情况下患者应立即做出相应的处理。

6. 使用快速血糖仪时,常因操作不当引起血糖测定不准确。①比色镜头被血污染,主要是血滴太多,此时血糖仪会显示"Clear(清洁)",提示应擦拭镜头。②血滴太少,试纸未能充分吸收血液,血糖测定值会偏低。③采血前准备工作未做好,开机插入试纸后采血时间过长,有时血糖仪会自动关机,须重新开始。④采血前操作者应先备好试纸,更换好采血笔,手指消毒之后再开机,减少血糖试纸的浪费。⑤患者以 75％乙醇消毒手指待干后再实施采血。⑥指导患者采血后用无菌棉球局部压迫止血 1～2min。

7. 健康体检时,应提示患者对糖尿病血糖的检查要分别检测空腹血糖和早餐后 2h 血糖两个标本,避免部分患者只检测空腹血糖,放弃早餐后 2h 血糖而贻误糖尿病诊治。早期轻型糖尿病患者空腹血糖指标正常,但早餐后 2h 血糖有明显升高。餐后 2h 血糖测定比空腹血糖测定更能反映血糖控制水平的好坏。

8. 空腹血糖正常值为 3.9～5.6mmol/L(静脉血);3.9～6.1mmol/L(末梢血)。餐后 2h 血糖正常值为<7.8mmol/L。

**(二)葡萄糖耐量试验**

葡萄糖耐量试验(OGTT)是抽取患者服糖前后不同时间点的血标本测定血糖。糖尿病的实验室诊断是以血糖水平为依据,但部分糖尿病患者餐后血糖水平高,而空腹血糖可在正常范围,所以空腹血糖正常亦不能排除糖尿病诊断。为此,世界卫生组织糖尿病专家组制定了口服75g 葡萄糖后 2h 的血糖测定来判断有无糖尿病的试验,即口服葡萄糖耐量试验。此项试验还可诊断糖尿病前期轻度高血糖即糖耐量受损的患者。若做 5h 葡萄糖耐量试验,还可诊断反应性低血糖。

【失误防范要点】

1. 世界卫生组织推荐成年人(包括孕妇)一次口服 75g 葡萄糖(指无水的葡萄糖粉,如葡萄糖粉中含有一定量的水分子,需口服 83g 的葡萄糖)溶于 200～300ml 水中的糖溶液。儿童服葡萄糖量可按每千克体重 1.75g 计算,总量不超过 75g。

2. 试验前详细向患者说明方法及注意事项。试验前 10～16h 禁食。试验前 8h 内,禁止吸烟、饮酒和咖啡,但口干时可以饮水。因血糖受许多生理条件的影响而波动,故试验时间最好在上午 7:00～9:00 进行。

3. 在抽取空腹血标本后,将溶于 250～300ml 水中的 75g 葡萄糖液在 3～5min 饮完,从饮入第一口葡萄糖液时开始计时,分别于服后 30min、60min、120min、180min 抽取静脉血测定血糖水平。

4. 若空腹血糖>15.0mmol/L 或 1 型糖尿病有酮症酸中毒倾向的患者,应以 100g(2 两)面粉馒头代替。同时可以收集每次尿液测尿糖,尿糖测定有助于肾糖阈的判定。

5. 长期卧床患者因不活动可使糖耐量受损;试验前剧烈活动可加速葡萄糖的利用;肾上腺素等升血糖物质的释放,可致血糖升高,故试验前患者应静坐或静卧至少 30min。禁止吸烟、饮酒、饮咖啡、饮茶。

6. 情绪激动可使交感神经过度兴奋,血中儿茶酚胺分泌量增多,导致血糖升高,故试验期间应避免精神刺激。

7. 试验前 3d 患者每日饮食中含糖类不少于 200～300g。患有感冒、肺炎等急性病者,应待痊愈后 2 周进行。

8. 有些药物可使葡萄糖耐量降低,故在试验前应停止使用。如烟酸、噻嗪类利尿药、水杨酸钠、普萘洛尔等应至少停用 3～4d;口服避孕药应停用 1 周。

9. 急性心肌梗死、脑血管意外、外科手术及烧伤等急性应激可使血糖升高,糖耐量减低,出现应激性高血糖。

10. 内分泌疾病,如肢端肥大症、肾上腺皮质功能亢进症及嗜铬细胞瘤疾病,可产生大量拮抗胰岛素激素,致使糖耐量异常,产生糖尿病症状。过度肥胖也可使糖耐量降低。

11. 对有餐前低血糖者,75g 葡萄糖耐量试验可延长至餐后 4～5h,此时常可见到患者在服糖后 1～2h 高血糖,而 4～5h 低血糖的变化,常见于早期糖尿病。

12. 已确诊的糖尿病患者一般不能做葡萄糖耐量试验,因为糖尿病患者胰岛素分泌缺陷,直接口服葡萄糖后可迅速引起血糖升高,对病情不利。少数糖尿病患者经过饮食、运动疗法后血糖恢复正常,可做口服葡萄糖耐量试验以判定糖尿病是否控制。

# 第二节 尿液标本采集

尿液是血液经肾小球滤过,肾小管和集合管的重吸收及排泌产生的终末代谢产物,尿液的组成和性状可反映机体的代谢状况,且受机体各系统功能状态的影响,尤其与泌尿系统直接相关。尿液的变化,不仅反映泌尿系统的疾病,而且对其他系统疾病的诊断、治疗和预后均有重要意义,机体任何系统的病变都会影响血液的改变,进而引起尿液的改变。采集尿标本可做物理、化学、细菌学及显微镜等检查。

【失误防范要点】

1. 向患者详细说明尿标本采集的目的及正确方法,以免影响化验结果。收集尿液标本的容器要清洁干燥。

2. 尿标本的留取时间、留取方法因尿液检查的目的不同而异。应注意区别尿常规检查、尿培养检查、尿细胞学检查标本的不同留取方法。

3. 中段尿留取排尿过程中的中间部分尿液,常用于尿常规检查。留取细菌培养尿标本时,为了防止外阴部细菌的混入,应在外阴部冲洗、消毒后进行中段尿留取。

4. 初段尿留取排尿过程中最初部分的尿液,因其冲洗尿道口、尿道前部的细菌和分泌物,常用于检查尿液中的淋球菌、衣原体等。

5. 分段尿留取是将排出尿液的前半和后半分别装入两个杯中,主要用于尿路的出血或炎症部位的确诊性检查。

6. 常规尿标本,通常检查尿液的色泽、透明度、比重、蛋白、细胞和管型。应用清洁容器随时留取新鲜尿液,并及时送检,以免某些化学成分或有形成分被破坏,如葡萄糖分解,管型破坏、红细胞溶解等,影响尿液检查结果。

7. 留取尿液做细菌培养时,应在使用抗生素之前或停药 1 周后采集。为避免尿液受外阴部细菌的污染,先嘱患者自己清洗外阴,然后由医护人员进行清洁消毒(可用 1∶1000 苯扎氯铵),用无菌试管留取中段尿送检。或者由医务人员在无菌操作下,直接取膀胱内的尿液送检。留置导尿管者,将导尿管关闭 6～8h,按导尿法留取标本。

8. 采集 12h 尿标本常用于阿一迪计数。留取 12h 尿一般从晚 21∶00 开始到次晨 7∶00 止。晚 21∶00 解 1 次小便弃去,收集此后的每次尿液,直至次晨 7∶00 解最后 1 次小便一并送检。24h 尿留取一般由早晨 7∶00 开始,至次晨 7∶00 止。常用于尿液中 17-羟类固醇、17-酮类固醇、肌酐、肌酸、尿糖定量、尿蛋白定量的测定。成人患者在 8h 内、儿童患者在 5h 内禁饮料，特别注意当天的中餐和晚餐所含的液体量不得超过 200ml。

9. 24h 尿检测必须收集 24h 的整体标本，因尿内的一些溶质（肌酐、总蛋白、尿素、激素及电解质）在一天的不同时间其排泄浓度不同。留取 24h 尿标本时，指导患者于晨 7：00 排空膀胱，弃去此次尿液后，开始收集以后 24h 内包括排出粪便时的所有尿标本，留尿至次日晨 7：00 排出最后一次尿，将 24h 全部尿液留于容器中送检。注意将盛尿容器置于阴凉处。

10. 凡需留取 12h 或 24h 尿液送检者，都必须在尿中投放防腐剂，以保存某些化学成分和抑制细菌生长。防腐剂应在第一次尿液倒入容器后投放并立即摇匀，特别是盐酸，切不可先将盐酸倒入容器后再解小便，以免盐酸暴溅，灼伤肌肤。一般每 100ml 尿液加防腐剂甲苯 2ml，甲苯系有机溶剂，可在尿液表面形成薄层，以防尿与空气接触，而影响尿中化学成分的稳定。

11. 尿糖测定留取餐前 30min 及餐后 2h 尿液 50ml 放于标本容器内。取尿糖试纸将蓝色部分放入尿液中浸透，1s 后取出，在 1min 内观察试纸颜色，并与标准版对照，即得到测定结果。

12. 尿糖试纸颜色与定性。浅蓝色（－），浅绿色（±），绿色（＋），浅黄色（＋＋），砖黄色（＋＋＋），黄褐色（＋＋＋＋）。凡达到（±）以上者为阳性，否则为阴性。

13. 女性患者应避免在经期进行尿液检查，以免标本混入阴道分泌物而影响检查结果的判断，必要时冲洗外阴后留取中段尿。做早孕诊断试验应留取晨尿。昏迷或尿潴留患者可通过导尿术留取尿标本。

14. 新生儿、婴儿收集标本前，先用 1：1000 苯扎氯铵洗净外阴，然后将标本瓶的瓶口紧贴尿道口，并予适当固定。

15. 注意尿标本的留取时间。晨尿即晚就寝前排空膀胱，晨起留取的第一次尿液，此时的尿液浓缩和酸化，各类细胞及管型都相对集中，成分较多，最能反映肾功能水平，入院患者多采用晨尿进行尿液检查；随时尿是任意时间留取的尿标本，尿液新鲜，细胞未被破坏，适于尿液的细胞学检查；餐后尿是餐后 2h 留取的尿标本，此时尿糖处于高水平期，常用于糖尿病筛选；定时尿是在制定的时间留取全部尿液，用于检查肾功能。

16. 尿标本留取后不可长时间放置，以免尿液成分变化而影响检验结果。如尿液 pH 变为碱性，是由于未及时送检的尿液中细菌繁殖致尿素分解，产生氨所致。同时，也可导致蛋白的假阳性。不能立即送检时应放入冰箱内保存，但淋病双球菌检查的标本不得放在 30℃ 以下的环境中。

17. 某些药物可导致尿液颜色发生变化，对于尿液颜色和性状的观察不能单纯依赖于肉眼，而应结合检验结果进行综合的分析和判断。

# 第三节　粪便标本采集

正常粪便由已消化的和消化不全的食物残渣、消化道分泌物、大量细菌和水分所组成。提取粪标本化验，了解消化道有无炎症、出血及寄生虫感染等，对临床诊断具有重要意义。

【失误防范要点】

1. 粪便标本要求新鲜且不可混入尿液、消毒剂及污水等，以免有形成分被破坏。

2. 一般检查留取少量粪便即可,应取带黏液及可疑部分的标本。可用棉签取约蚕豆大小粪便放入标本盒内,如为水样大便应盛于无渗漏容器中送检。如患者服驱虫药后或做血吸虫毛蚴孵化检查应留取全部粪便。

3. 制作粪便涂片或培养分离病原体检查时,如腹泻和寄生虫感染,标本最好选取其含黏液或脓血的部分。

4. 检查痢疾、阿米巴滋养体时,采集标本前应先用热水将便器加温,便后连同便器立即送检,因阿米巴原虫在低温下失去活力,不易查到。特别注意寒冷季节标本传送需保暖。

5. 检查蛲虫卵需用透明薄膜拭子于清晨排便前自肛门周围皱襞处拭取。

6. 取标本做大便隐血试验时,应嘱患者于检查前 3d 禁食肉类、肝类、各种动物血、蛋黄及大量叶绿素等食物和含铁剂药物,以免出现假阳性,3d 后按常规法留取标本送检。

7. 患者排便困难又必须检查时,可采用直肠采便法。可将棉签插入直肠 2.5cm,轻轻旋转棉签,使粪便附着于棉签上,或经肛门指诊获取粪便。

8. 灌肠后的粪便因过稀及混有油滴等,不适于作检查标本。

9. 留取粪便培养标本时应注意无菌操作。

10. 留取标本的容器应清洁干燥,注意标本容器密闭,及时送检。检查细菌时标本应采集于消毒容器内。

11. 标本留取后 1h 内完成检验,否则可因 pH 及消化酶等影响,导致有形成分的破坏分解。

# 第四节  痰液标本采集

痰液是气管、支气管和肺泡所产生的分泌物。正常痰液量少、清晰,病理情况下如肺部炎症、肿瘤时,痰量可增加,主要由分泌物和炎性渗出物组成,不透明并有性状改变。采集痰液标本的目的是观察痰液性质、颜色、气味和量,检查痰内细菌、虫卵或癌细胞等,因此,痰液检查对呼吸系统疾病的诊断和治疗具有重要意义。

【失误防范要点】

1. 向患者说明留取痰标本的意义、留取方法及采集时间,取得患者的理解与配合。指导或帮助患者正确留取痰标本。

2. 常规痰标本检查应以清晨第一口痰为宜。告知患者留取痰液前要先用清水漱口,然后深吸气,用力咳出气管深处第一口痰,留于清洁容器内送检。

3. 痰培养标本应于清晨采集,需用无菌容器留取并迅速送检。患者先用 1:5000 呋喃西林液或生理盐水漱口,再用清水漱口,避免口腔细菌夹入。嘱患者深吸气后从气管深处用力咳出痰液。无菌痰培养容器用时再打开,以防污染。连续 3d 清晨同法留痰送检。

4. 在采集过程中要注意根据检查项目选择正确的容器。做 24h 痰量和分层检查时,应嘱患者将痰吐在无色广口瓶内。起止时间一般为早晨 7:00 至次晨 7:00,不可将唾液、漱口水、鼻涕等混入,以免影响检查结果。必要时可加少许防腐剂。

5. 痰液咳出困难或不合作者,可采取体位引流或吸入的方法促进排痰。可连接吸痰器,戴无菌手套,按无菌技术操作给予吸痰,将痰液吸入无菌集痰器内,加盖送检。

6. 为人工辅助呼吸患者留取痰标本时,应戴无菌手套,将痰液收集器连接在负压吸引器上留取标本。

7. 昏迷患者可用吸痰管,外接大号注射器抽吸痰液。也可用吸引器吸取。留取痰标本后做口腔护理。

8. 做浓集结核杆菌检查时,需留 12~24h 痰液送检。留取 24h 痰液时,应注明起止时间。

9. 痰标本留取后盖好盖子,以防痰标本干燥,并立即送检。不能及时送检时应放在冰箱内保存。患者做痰培养及痰找瘤细胞时,应及时送检。

10. 减少正常菌群对痰液标本的污染。痰标本可选择抑制或杀伤污染菌的办法,以提高病原微生物分离的阳性率。

11. 护理人员应熟悉常用痰标本种类。常规痰标本:检查痰液中的细菌、虫卵或癌细胞;痰培养标本:检查痰液中的致病菌,为选择抗生素提供依据;24h 痰标本:检查 24h 痰量,并观察痰液的性状,协助诊断。

# 第五节 咽拭子标本采集

咽拭子标本采集的目的是取患者咽部及扁桃体分泌物做细菌培养。

【失误防范要点】

1. 了解患者的病情、口腔黏膜和咽部感染情况。向患者做好解释,以取得配合。

2. 留取标本动作应敏捷、轻柔,最好在使用抗菌药物治疗前采集标本。

3. 操作过程中,应注意瓶口消毒,保持容器无菌。

# 第六节 阴道分泌物标本采集

阴道分泌物标本采集用于检查及诊断阴道有无滴虫或真菌的一种方法。适用于滴虫性阴道炎、念珠菌性阴道炎等妇科疾病的诊断。

【失误防范要点】

1. 检查滴虫时取阴道分泌物于盛有生理盐水 1ml 的试管中送检。检查真菌时取阴道分泌物于盛有 10% 的氢氧化钠溶液 1ml 的试管中送检。

2. 取标本悬液置玻片上时,注意涂布均匀。在低倍镜下检查,如有浅蓝色的梨形原生物,活动自如,为滴虫;如发现芽胞与菌丝则为真菌。

3. 滴虫离体后很易死亡,标本采集后必须立即送检。

4. 滴虫不耐寒,标本应置于 20℃ 的生理盐水中。

5. 药物和油剂影响滴虫活动,取标本前 48h 内应避免阴道灌洗和用药,上窥阴器时用生理盐水代替润滑剂,并注意在妇科检查前取标本。

# 第16章 氧疗技术

用于纠正病理性缺氧，作为疾病辅助治疗手段的给氧称为氧疗。通过给氧，提高血氧含量及动脉血氧饱和度，纠正各种原因造成的缺氧状态，促进代谢，维持机体生命力。适用于通气不足、弥散障碍、通气/血流比例失衡、动静脉分流、血液携氧量减少、CO中毒、变性血红蛋白症等。评估缺氧症状，并结合血气分析的结果，可判断缺氧程度。按病情可分别采用鼻导管吸氧、面罩给氧、氧气帐、高压氧疗等方法。

## 第一节 氧气吸入法

氧气吸入法是吸入较空气中氧含量（约21%）更高浓度的氧气以解除人体暂时缺氧的方法。其目的是预防或治疗低氧血症，减轻呼吸肌和心肌的负担。

### 一、供氧装置

**（一）氧气筒及氧气表装置**

1. 氧气筒　为柱形无缝钢筒，筒内可耐高压达15.1MPa（150个大气压），即15kg/cm²，容纳氧约6000L。在筒的顶部，有一个总开关，可控制氧气的放出。使用时，将总开关向逆时针方向旋转1/4周，即可放出足够的氧气，不用时可顺时针方向将总开关旋紧。在氧气筒颈部的侧面，有一气门可与氧气表相连，是氧气自氧气筒内输出的途径。

2. 氧气表　由以下几部分组成。

（1）压力表：从表上的指针能测知筒内氧气的压力，以千克/平方厘米（kg/cm²）表示。如指针指在120刻度处，表示筒内压力为120kg/cm²（12.12MPa）。压力越大，则说明氧气储存量越多。

（2）减压器：是一种弹簧自动减压装置，将来自氧气筒内的压力减低至2~3kg/cm²（0.2~0.3MPa），使流量平稳，保证安全，便于使用。

（3）流量表：用以测量每分钟氧气流出量，表内装有浮标，当氧气通过流量表时，即将浮标吹起，从浮标上端平面所指的刻度，可以测知每分钟氧气的流出量（L/min），表下有流量开关，可控制流量大小。

（4）安全阀：当氧气流量过大，压力过高时，安全阀内部活塞即自行上推，使过多的氧气由四周小孔流出，以保证安全。

3. 氧气表的安装　使用该装置时,需将氧气表装在氧气筒上,以保证安全有效吸氧。

(1)将氧气筒固定放置,打开总开关,使小量氧气从气门流出,随即关好总开关,以此方法吹去气门处灰尘,避免灰尘吹入氧气表内。

(2)将氧气表的旋紧螺帽与氧气筒气门处的螺丝接头衔接,用手初步旋紧,然后将表稍向后倾,再用扳手旋紧,使氧气表直立,检查有无漏气。

(3)打开总开关前,先检查确认流量表开关是否关闭;旋开流量表开关,检查氧气流出是否通畅,有无漏气,确认全套装置无故障时,再关闭流量开关,推至病房备用。

**(二)氧气管道装置**

医院通过氧气管道装置实现管道化集中供氧。此装置设有专门的管道将氧气从中心供应站送至各病区、门诊、急诊等用氧单位。中心供应站有总开关进行控制,各用氧单位配有氧气表。使用时,将氧气表与墙壁上管道装置的氧气出口接通,旋开流量表开关,氧气便通过氧气表输出。

# 二、常用给氧方法

**(一)单侧鼻导管法**

单侧鼻导管法给氧是将一根细导管插入一侧鼻孔,达到鼻咽部给氧的方法。此方法节省氧气,但对鼻腔黏膜有刺激,长时间应用,患者感觉不适。

**(二)双侧鼻导管法**

双侧鼻导管法给氧是用特制双侧鼻导管插入双鼻孔吸氧的方法。使用时将双侧鼻导管连接橡胶管,按上法调节好氧流量,擦净患者鼻腔,将导管插入双鼻孔内深约 1cm,用松紧带固定。此法对患者无刺激,适宜长期使用。

**(三)鼻塞法**

鼻塞法给氧是用塑料材质制成的球状物(鼻塞)塞于鼻孔,以代替鼻导管的吸氧。使用时,将鼻塞连接橡胶管,调节氧流量同鼻导管法;擦净鼻腔,将鼻塞塞于一侧鼻孔内。鼻塞大小以恰能塞住鼻孔为宜,勿深入鼻腔。此方法使用方便,对鼻腔刺激小,易被患者接受,适用于低流量持续吸氧,但鼻腔分泌物多时,容易脱落。

**(四)漏斗法**

漏斗给氧法是用漏斗代替导管与橡胶管连接,调节好氧流量后置漏斗于患者口鼻上方1～3cm 处,设法固定,以防移动。此法较简单,对鼻黏膜无刺激,但耗氧量较大,多用于婴幼儿或气管切开术后的患者。

**(五)面罩法**

面罩给氧法是置氧气面罩于患者口鼻部,用松紧带固定,再将氧气导管连接于面罩的氧气进孔上,调节氧流量至 6～8L/min。此法可提高吸入氧浓度,但面罩无效腔大,耗氧多,患者饮水、进食、说话均不方便,对面部皮肤也有刺激。

**(六)氧气帐法**

氧气帐给氧法是用特制的氧气帐或透明塑料薄膜制成帐篷,其大小为病床的一半,下面塞于床褥下,将帐幕封严。使用时患者头及胸部密闭在帐幕内,氧气经过湿化瓶由橡胶导管通入帐内,并有特制的仪器控制帐内的温、湿度。氧气流量为 10～12L/min,帐内浓度可达 60%～

70%。此法价格贵，不易普及，一般用于儿科抢救。

### (七)氧气枕法

氧气枕法是用氧气枕代替氧气装置，多在患者运送途中使用。氧气枕的一角有橡皮管，上有调节夹以调节流量。使用时将枕内灌满氧气，橡胶管连接湿化瓶、鼻导管或鼻塞，调节流量即可给氧。常用于运送途中及家中患者使用。

【失误防范要点】

1. 严格遵守操作规程，注意用氧安全，切实做好"四防"，即防震、防火、防热、防油。氧气筒内的氧气是以 150 个大气压(15.15MPa)灌入，筒内压力很高，因此在搬运时避免倾倒撞击，防止爆炸。氧气可助燃，氧气筒应放在阴凉处，距火炉 >5m，距暖气 >1m，氧气筒周围严禁烟火和易燃品，以防引起燃烧。氧气表及螺旋口处勿涂油，亦不可用带油的手拧螺旋，以免引起燃烧的危险。

2. 使用氧气时应先调节流量后通气；停止用氧时应先取下给氧导管，后关闭氧气开关；调节氧流量时应先将鼻导管或移动面罩与氧气装置接头断开，流量调节适宜再连接，以防高压氧冲入呼吸道损伤黏膜。正确旋转开关方向，以免大量气体突然冲入呼吸道而损伤肺组织。

3. 告知患者有关安全用氧的知识，不可自行摘除鼻塞(鼻导管)或调节氧流量；如有鼻咽部干燥不适或胸闷憋气时，及时告诉医护人员；当饮水、进食时应暂停吸氧。

4. 湿化瓶内可用蒸馏水、1：5000 呋喃西林等液体。急性肺水肿患者吸氧时，湿化瓶内应盛 20%～30% 乙醇，以降低肺泡沫的表面张力。

5. 用氧过程中，注意观察患者脉搏、血压、精神状态、皮肤颜色、呼吸方式等。观察缺氧情况有无改善，氧气装置有无漏气，流量表指示与流量是否正确。同时可测定动脉血气分析以判断氧疗效果，根据缺氧程度及时调整用氧浓度。

6. 患者进食时，应暂停给氧，以免呛咳而发生呼吸道意外。急性肺损伤患者，通常给予 6L/min 的氧流量比较适宜，既可达到有效的氧疗，又不使痰液过度黏稠。

7. 持续用氧时，应经常检查鼻导管是否通畅，每 8～12 小时更换鼻导管 1 次，双侧鼻孔交替插管，以减少对鼻黏膜的刺激与压迫。及时清除鼻腔分泌物，防止导管阻塞而影响疗效。

8. 氧气筒内氧气切勿用尽，当压力表上指针降至 5kg/cm²(493.3kPa)时，即不可再用，以防外界空气及杂质进入筒内，避免再次充气时引起爆炸。

9. 定期消毒氧气湿化瓶和橡胶导管，防止细菌滋生繁殖，引发呼吸道感染。持续给氧时，每日更换湿化瓶内蒸馏水。

10. 氧气帐法给氧时，每 4 小时用氧气分析仪测定 1 次帐内氧浓度。每次打开帐幕后，应将氧流速加大至 12～14L/min，持续 3min，以恢复帐内原有氧浓度。

11. 新生儿暖箱内给氧时，可直接将流量 4～6L/min 的氧气输入暖箱内以达到氧疗的目的。

12. 准确记录患者的缺氧程度、用氧浓度、用氧起止时间及用氧后病情改善情况。

13. 对未用或已用空的氧气筒，应分别悬挂"满"或"空"的标志，以便及时更换氧气筒及使用时鉴别。

14. 各班交接班时，应检查氧气装置是否完好，氧气量是否符合要求，如有缺损、漏气等异常情况应及时处理，以免影响急救和治疗。

### 三、氧气的浓度及用量

医疗用量的规格有两种,即99%的氧或5%二氧化碳与纯氧混合的气体,使用时根据条件和需要选择。

空气中氧的含量为20.93%。为达到治疗效果,吸入氧气的浓度必须高于空气中氧的浓度。吸氧浓度换算公式:吸入氧浓度(%)=21+4×氧流量(L/min)。

氧的用量依病情而定,给氧浓度取决于缺氧程度,用鼻导管或鼻塞方法给氧时,成年人轻度缺氧者,一般1~2L/min;中度缺氧者2~4L/min;重度缺氧者4~6L/min;小儿1~2L/min。对于缺氧伴有二氧化碳潴留的患者,应采取控制性氧疗法,即吸入氧的浓度控制在24%~28%,氧流量<1~2L/min,以达到既改善缺氧,同时又可避免二氧化碳潴留加重的效果。对重度缺氧,不伴有二氧化碳潴留的患者,吸入氧浓度不需加以控制,通常达35%以上。高浓度吸氧时,常用间断给氧,如持续给氧的时间超过12~24h,则浓度以不超过60%为宜,以防发生氧中毒。

## 第二节 高压氧疗法

高压氧疗法是将患者置于加压舱内,使人体在一个大气压(110.0kPa)以上的高压环境中,吸入纯氧或氧与二氧化碳的混合气体,以提高血氧张力,增加血氧含量,增加组织的氧含量和氧储量;提高血氧弥散和增加组织内氧的有效弥散距离;促进血管收缩;抑制厌氧菌生长繁殖;增强放疗和化疗的疗效;促使气体溶解。用于治疗脑血管疾病、突发性耳聋、颅脑损伤后以及一氧化碳中毒等所致的严重脑缺氧性疾病等,有着其他治疗方法不可替代的效果。

【失误防范要点】

1. 绝对禁忌证。多发性肋骨骨折、严重而广泛胸壁挫伤及开放性胸壁创伤而未经处理者、张力性气胸未经处理者、严重肺气肿、急性上呼吸道感染尚未得到控制、活动性肺结核、肺结核有空洞形成或仍有咯血者、上颌磨齿或尖齿等拔出早期、化脓性中耳炎、非充血性青光眼、视网膜脱离、内出血或出血性疾病尚未得到控制、未行治疗的癌肿患者。

2. 相对禁忌证。急性鼻窦炎、癫痫、高热体温尚未控制者、血压在21.3/13.3kPa(166/102mmHg)以上者、精神失常、妇女月经期与妊娠期(尤其在6个月内)、氧过敏试验阳性、肺大疱及肺囊肿、咽鼓管阻塞、鼓膜内陷、全身极度衰竭、已进入临床死亡者。

3. 高压氧治疗前应指导患者了解舱内供氧装置及通讯联络方法,如何正确使用面罩,怎样做调压动作等。严禁携带火柴、打火机、乙醇、电动玩具等易燃、易爆品进入舱内。不宜穿戴尼龙、腈纶、膨体纱、毛织品等易产生静电火花的衣服入舱。手表、钢笔、保温杯等也不宜带入舱内,以免损坏。

4. 生活不能自理的患者,治疗前应为其擦洗会阴及皮肤,以减少不良气味带入舱内。患者进舱前排净大、小便。进舱前不宜吃得过饱,不宜吃易产气的食物和饮料,以免减压时胃肠道内气体膨胀,导致胃肠蠕动加快,使患者出现便意及腹胀。进舱前2h不宜饮水过多,可准备少量水果、泡泡糖、1%麻黄碱等。有引流瓶的患者,入舱前应倒掉引流瓶内的引流物。月经期间可暂停高压氧治疗。

5. 加压前患者身上所带各种引流管均需夹闭，防止压缩空气进入引流腔内，减压后再行开放。如有带气囊的气管插管，减压前需将气囊夹开放，减压后再行注气；加压时，适当加注生理盐水，保持密闭作用。

6. 加压开始时，协助患者做调压动作。对昏迷患者可抬举或移动患者下颌骨；对清醒的患者，指导其咀嚼、吞咽和捏鼻鼓气，以调节对压力升高反应最为敏感的耳咽管的咽口端和耳鼓室，减轻耳痛。

7. 密切观察患者意识、瞳孔、呼吸、心率、血压的变化。保持呼吸道通畅。舱压达 0.6MPa 以上时，可使用舱内吸引器清理呼吸道。注意使用时调节阀门将瓶内负压调节在不超过 26.7kPa(200mmHg)左右，负压过大会损伤呼吸道黏膜，负压过小吸引力弱。

8. 因密闭输液瓶内压力低于瓶外，静脉滴注速度会变慢，应注意调快速度；同时墨菲滴管内气体体积变小，液面上升，应提前将液面调低。

9. 由于舱内压力大于安瓿内压力，开启安瓿时玻璃碎片有被注入血管和肌肉的危险。10ml 以上的安瓿可在舱外开启，将液体吸入注射器中再从递物舱传入舱内。10ml 以下的安瓿，先用砂轮在颈部划好痕迹，然后用无菌纱布包裹后打开。注射前仔细查看药液内有无玻璃碎块。

10. 操作者协助患者戴好面罩，面罩应与面颊部保持严密接触，防止氧气泄入舱内或空气漏入面罩，以免降低氧浓度而增加氮气的吸入量，进而降低高压氧的治疗效果。

11. 指导患者正确呼吸，呼吸频率不宜过快，保持常压下的呼吸速度即可，以减少呼吸肌疲劳。对使用呼吸气囊供氧装置的患者，严禁拍击或挤压气囊，以免通过气囊造成肺内压明显升高而致严重的肺气压伤。

12. 在吸氧过程中，供氧压力以 0.4～0.5MPa 为宜。注意观察氧压表压力，当氧压大于 0.6MPa 时，患者可出现胸部闷胀；若瞬间氧压过高，可导致肺泡破裂。氧压＜0.3MPa 时，患者除感到吸氧费力外，也可出现胸闷症状。有时甚至因用力呼吸而出现头晕、恶心、胸痛、腹痛及全身乏力。

13. 治疗过程中注意观察患者是否有氧中毒发生。如患者出现烦躁不安、出冷汗、颜面及口唇肌肉抽搐，或刺激性咳嗽等早期氧中毒表现，应迅速摘除面罩，改吸空气。一般去除面罩，症状即可缓解。

14. 在舱内高压下抢救危重患者时，必须保持患者的呼吸道通畅，静脉输液宜用开放式吊瓶，如用密闭式输液瓶，则在加压前将一长针头插入至液平面以上。若加压输液注意调节液体滴速和适当调高墨菲滴管内液面，防止气体进入静脉。

15. 加压过程中，密切观察患者呼吸、循环及神经系统的变化。指导患者正常呼吸，不能屏气，以免造成严重的肺气压伤。一旦发生肺气压伤，应立即与控制台联系停止减压，并将压力重新迅速升高，直到症状消失。

16. 减压初期，中耳腔内的气体因膨胀而压迫鼓膜，耳部可有胀感，应指导患者继续做咀嚼、吞咽和捏鼻鼓气等调压动作。减压时提醒患者注意保暖，减少活动。开放所有引流管。

17. 减压时气体体积增大，液面降低，应及时将液面调高，防止气体进入循环系统。对气管插管或气管切开者，应及时抽出等量生理盐水，以免气囊膨胀压迫气管黏膜。减压时，病情易发生变化，应谨慎观察。

18. 在高压氧治疗的全过程中，工作人员不得离开岗位，对讲机必须始终保持开通，以便舱内外随时进行通讯联络，并通过观察窗或电视监视系统随时观察舱内患者的情况。抢救危重患者时，舱外必须有2人以上值班。

19. 经常保持舱内清洁卫生，每次使用后，进行空气消毒，定期用清洁液擦洗舱内用具。手术前后或抢救危重患者后应及时清洗消毒。治疗厌氧菌等特殊感染的患者后，应按有关消毒常规进行舱内消毒。

20. 减压出舱后，如有不适，应及时与医生联系。治疗后应注意休息，可饮热饮料或行热水浴，以协助氮气的继续排出。摄入高糖、高蛋白、高维生素、低脂肪、易消化流食。

21. 氧舱起火处理程序。迅速关闭舱内供气、供氧阀门和电源总开关；打开排气阀和应急排气阀，拉起安全阀手柄快速减压；打开舱门，救出患者，进行应急处理；打开灭火器，将余火熄灭；通知医院相关科室进行抢救；立即如实报告上级有关部门；保护现场，查明事故原因。

22. 高压氧常见不良反应有氧中毒、减压病、减压性骨坏死、氮麻醉、气压伤等。

# 第17章 吸痰技术

吸痰是利用负压吸引的原理,用导管经口、鼻或人工气道,将呼吸道内的分泌物清除的方法。适用于危重、年老、昏迷、麻醉后等咳嗽无力、咳嗽反射迟钝或会厌功能不全,导致痰液不能咳出或呕吐物误入气管而出现呼吸困难的患者。为防止患者发生吸入性肺炎、呼吸困难、发绀甚至窒息,必须及时吸出呼吸道的分泌物,保持呼吸道通畅。在患者窒息的紧急情况下,如溺水、吸入羊水等,更应立即采用吸痰法。

## 第一节 经口鼻吸痰法

【失误防范要点】

1. 吸痰操作前检查吸引器效能是否良好,确保负压吸引装置各管道连接正确、紧密、通畅,保证有效的负压,一般成年人 $10.64 \sim 15.96$ kPa;婴儿应控制在 $7.98 \sim 10.96$ kPa。

2. 备好不同型号的无菌吸痰管、无菌手套及冲洗吸痰导管的无菌生理盐水。

3. 吸痰对患者是一种痛苦的刺激,护士应向患者及其家属说明吸痰的重要性和必要性,以及拒绝吸痰可能导致的严重后果。指导清醒患者配合的方法,以减少吸痰所带来的不适。

4. 听诊双肺呼吸音,以判断痰液的位置。在病情允许的情况下,协助患者轴式翻身,并自下而上进行轻重适宜的背部叩击。根据听诊及 X 线胸片情况着重叩击炎症较重的一侧,从周边肺野向中心集中,以便痰液松动,易于吸出。

5. 吸痰前给予高流量、高浓度氧气吸入以增加机体的氧贮备。未行机械通气的患者吸痰前给予高流量吸氧 3min($5 \sim 10$L)。

6. 选择适宜的吸痰管。吸痰管过细,会导致插入次数增加和吸痰不尽;吸痰管过粗则阻碍气体交换和加重缺氧。对痰液黏稠者可酌情选用较大口径的吸痰管。

7. 将患者头偏向一侧,并略向后仰。昏迷患者可用压舌板将口启开,有义齿者协助取下。自口腔吸痰困难者,可由鼻腔进行。

8. 吸痰操作过程中严格执行无菌操作,在确保吸痰用物及操作无菌的状态下,及时并有效地进行吸痰,方可达到保持呼吸道通畅,保证患者的供氧,防止并发症的发生及促进疾病转归的目的。

9. 插管动作应轻柔、敏捷。插管前应阻断吸痰管的负压,待吸痰管插入气管一定深度时开放负压,边旋转、边上提、边吸引,在最初的 $3 \sim 4$cm 或感觉痰液较多之处缓慢移动,随后较迅速地退出。

10. 一次吸痰时间不超过 15s,连续吸痰不超过 3min。防止固定一处或上下提插吸引而损伤呼吸道黏膜。

11. 每次插管前先吸水冲洗,以检查导管是否通畅;退出吸痰管后须吸水冲洗管腔内痰液,以免堵塞。冲洗液应采用灭菌蒸馏水或生理盐水为宜。

12. 吸痰过程中要注意观察患者的生命体征及面色、口唇颜色的变化情况,若有缺氧的症状,如发绀、心率减慢等表现时,应立即停止吸痰,休息后再吸。必要时,给予高流量、高浓度吸氧,并报告医生及时处理。

13. 有气管切开者先吸气管切开处,再吸口腔,最后吸鼻腔。每次吸痰均应更换吸痰管。注意观察患者痰液的性状、颜色及吸出量。

14. 婴幼儿吸痰时,吸痰管要细,动作要轻柔,负压不可过大,以免损伤呼吸道黏膜。

15. 吸痰完毕,应再次给予高流量(5～10L/min)、高浓度(80%～100%)吸氧 2～3min。并再次听诊双肺呼吸音以评价吸痰效果。

16. 吸痰后及时记录痰液的性状、颜色及量。必要时,记录吸痰过程中的异常情况及特殊处置。

17. 储液瓶内吸出液不得超过瓶内 1/2,吸出液及时倾倒,以免液体吸入机器而致损坏。

18. 储液瓶每周消毒 1 次,连接管每周更换 1 次。必要时,随时消毒及更换。治疗盘内吸痰用物每日更换 1 次。

19. 气管内所滴注的药液、注药用的注射器、冲管用的生理盐水,每 24 小时更换 1 次。吸引装置及管道表面每日用消毒液擦拭。

# 第二节　人工气道内吸痰法

危重患者气管插管及经口咽通气管内吸痰能有效地保持呼吸道通畅,便于清除气道分泌物或异物,增加肺泡有效通气量,减少气道阻力及死腔,提高呼吸道气体交换率,便于应用机械通气或加压给氧,并利用气道雾化、湿化及气道内给氧等。

【失误防范要点】

1. 吸痰前应了解患者的病情及意识状态,了解呼吸机参数设置情况。对清醒患者应进行解释,以取得配合。

2. 吸痰前后应提高吸氧浓度,给予高流量(5～10L/min)、高浓度(80%～100%)吸氧 2～3min,以防止吸痰造成的低氧血症。

3. 吸痰前检查气管插管距门齿的距离是否有变动,听诊双肺呼吸音是否对称,如有异常应及时报告医生进行处置。

4. 连接负压吸引器或中心负压吸引装置后,注意调节压力,成年人一般为 150～200mmHg。

5. 注意患者头部不可过度后仰,以免气管插管头端抵至气管壁而引起气管插管堵塞,影响吸痰效果及气体交换。

6. 严格无菌操作,从外包装内取出吸痰管、沿气管导管送入吸痰管及吸引过程应戴无菌手套操作。注意保持呼吸机接头不被污染,戴无菌手套持续吸痰的手不被污染。

7. 吸痰管最大外径不能超过气管导管内径的 1/2～2/3。插入吸痰管时不可给予负压,以免损伤患者气道。

8. 注意吸痰管插入是否顺利,遇到阻力时应分析原因,不可粗暴盲插。将吸痰管送入气管插管深部拔出时再给负压。动作应轻柔,操作准确、快速,每次吸痰时间不超过 15s,连续吸痰不得超过 3 次,吸痰间隔予以纯氧吸入。

9. 痰液黏稠时应稀释痰液,将呼吸机与气管套管连接处打开,用无针注射器直接向气管内导管注入无菌生理盐水 2～4ml,或遵医嘱给予药物。使用普通注射器时,应拔除针头,在患者吸气时缓慢注入 3～5min,待患者行 5～10 次通气后吸出。痰液特别黏稠不易吸出时可同法注入 2% 碳酸氢钠溶液 2～3ml 后再行吸引。忌用高渗或低渗溶液。

10. 吸引用物应分别备用并注明吸引气管插管、口鼻腔之用,不可混用。如需再次吸痰应重新更换吸痰管。

11. 吸引过鼻腔的吸痰管不可再行气管插管内吸引,若需要吸引则另换吸痰管。对经气管插管内吸痰不易刺激出咳嗽反射的患者,可先进行鼻腔吸引,刺激患者咳嗽后另换吸痰管经气管插管内吸引,以减少吸引次数并易于吸净痰液。

12. 吸痰过程中应密切观察患者的病情变化,如有心率、血压、呼吸、血氧饱和度的明显改变时,应停止吸痰,立即连接呼吸机通气并给予纯氧吸入。

13. 吸痰过于频繁可导致不必要的气管黏膜损伤,加重低氧血症和急性左侧心力衰竭;吸痰不及时又可造成呼吸道不畅,通气量降低、窒息,甚至心律失常。

14. 气管插管的患者气体交换不经过鼻咽部的湿化,故气道较干燥,每日应定时行雾化吸入 2～4 次,以湿化气道,防止痰液结痂。对于行机械通气的患者应保持湿化蒸发器的温度为 32～35℃,以达到有效的湿化作用,便于痰液吸出。

15. 吸痰结束后,立即连接呼吸机通气,给予患者纯氧吸入 2min,待血氧饱和度升至正常水平后再将氧浓度调至原来水平。鼓励患者自主咳嗽。

16. 储液瓶内液体及时倾倒并消毒,治疗盘内吸痰用物每日更换消毒,吸引装置及连接管等按常规消毒及更换。

# 第三节　顺位排痰法

顺位排痰是根据肺部病变的部位,安置患者于相应肺段支气管引流的体位,使支气管内的痰液借重力作用经大气管而咳出的方法。用于肺脓肿及支气管扩张症等患者。

【失误防范要点】

1. 患者体位安排妥当后,可嘱其做深呼吸和咳嗽,并协助拍背,以促使痰液流出。

2. 每晨早饭前及晚间睡眠前施行一次顺位排痰,每次 10～15min。

3. 如痰液黏稠不易排出,可用蒸汽吸入,每日 2～3 次。遵医嘱给予祛痰药,使痰液稀薄,便于排出。

4. 体质十分虚弱、严重心肺功能不全或大咯血者慎用。

# 第18章 洗胃技术

## 第一节 常用洗胃法

洗胃法是将大量溶液饮入或通过胃管灌入胃内再吸出的方法。目的为了抢救中毒患者，清除胃内容物，减轻毒物吸收，利用不同灌洗液中和解毒；洗去胃扩张、幽门梗阻者的胃内潴留物，减轻症状，解除患者痛苦；为手术、胃镜检查等做准备。

洗胃方法选择如下。

1. 口服催吐法　适用于清醒尚能合作的患者。方法是先让患者快速口服大量洗胃液，然后可用压舌板压迫舌根部或刺激咽喉部引起呕吐，使患者吐出胃内液体。如此反复进行，直至呕吐液与洗胃液的颜色、澄清度相同为止。应快速备好洗胃用物，如量杯、水温计、压舌板、盛水容器等。通常准备 10 000～20 000ml 洗胃溶液，温度为 25～38℃。必要时记录呕吐物的颜色、气味及患者主诉，并及时送检标本。

2. 漏斗洗胃法　是将漏斗胃管经鼻腔或口腔插入患者胃内，将漏斗放置低于胃部的位置，挤压橡皮球，抽尽胃内容物。继而抬高漏斗距口腔 30～50cm，徐徐倒入洗胃液 300～500ml（小儿酌减），当漏斗内尚有少量溶液时，速将漏斗倒转并低于胃部水平以下，利用虹吸作用引出胃内液体。如液体不能顺利流出，可将胃管中段的皮球加压吸引。胃内溶液流完后，再抬高漏斗。如此反复灌洗，直至洗出液与灌洗液相同为止。

3. 注射器洗胃法　注洗器洗胃法是将胃管经鼻腔插入胃内，用注洗器接胃管吸尽胃内容物后，注入洗胃液约 200ml，再抽出弃去，如此反复冲洗，直至洗净为止。适用于幽门梗阻和胃手术前的洗胃。常用 50ml 注洗器、胃管、液状石蜡等。

4. 自动洗胃机洗胃法　是利用洗胃机的电磁泵作用为动力源，通过自控电路的控制，使电磁阀自动转换，分别完成向胃内冲洗药液和由胃内吸出内容物的洗胃过程。洗胃机洗胃术能迅速而有效地清除毒物，并且节省人力，准确计算洗胃的液量和避免患者的呕吐物污染衣物，防止毒物再吸收。

【失误防范要点】

1. 洗胃的适应证。非腐蚀性毒物中毒的患者，如有机磷、催眠药、重金属类与生物碱等；食物中毒的患者；胃肠道手术前患者。

2. 洗胃的禁忌证。吞服强酸、强碱等腐蚀性毒物患者，切忌洗胃，以免造成胃穿孔。近期上消化道出血、食道狭窄或梗阻、肝硬化伴食管静脉曲张、主动脉瘤、消化道溃疡、癌症等患者，不宜洗胃,以免诱发食管或胃穿孔及主动脉破裂出血等。

3. 如服毒患者拒绝救治时可给予必要的约束,并向神志清楚的患者及其家属做好解释,以取得合作。

4. 意识清醒的患者取坐位或半坐卧位,如患者不能坐起或中毒较重者取左侧卧位,昏迷者取去枕平卧位,头转向一侧。有活动义齿应先取出。

5. 洗胃液温度要适宜,不宜过热或过冷,一般为 36~37℃。洗胃液温度过高易使胃黏膜血管扩张,加速毒物吸收;过低可导致寒战、发冷,刺激胃蠕动,促进毒物推向肠腔被吸收。

6. 胃管前端应涂以液状石蜡润滑后,经鼻或口腔缓缓插入,当胃管插入 10~15cm 时,嘱患者做吞咽动作,并随之将胃管插入至 45~55cm(约自前额发际至剑突水平的长度)。神志不清者可用开口器撑开上下牙列,徐徐送入胃管。胃管插入后左侧卧位。

7. 洗胃宜选用特制较粗的洗胃管,以免细小洗胃管被胃内容物堵塞。插管动作要轻柔,以免刺激、损伤黏膜。插管中如遇阻力或咳嗽,应稍待片刻再行插入,切勿损伤患者食管及误入气管。

8. 对有肺气肿、肺大疱患者,插管时应尽量让其平静呼吸,避免用力憋气导致肺泡破裂而诱发气胸。如有抽搐、痉挛,应待抽搐、痉挛停止后,再用细胃管小心洗胃。

9. 急性中毒的昏迷患者,插入胃管后应侧卧,以免液体自胃反流而吸入气管。务必在证实胃管确实插入胃内后方能进行灌洗。昏迷者保持呼吸道通畅,防止窒息。

10. 洗胃时应先吸出胃内容物再灌入洗胃液,一般每次灌入量 300~500ml。过多可将毒物趋入肠腔,过少毒物洗出速度慢。反复灌洗,直到洗出液清亮、无色、无味为止。洗胃液总量根据情况而定,一般为 10 000~30 000ml。

11. 观察洗胃是否通畅,避免灌入量过多造成急性胃扩张。若一次灌入量过多,有导致液体从鼻腔内涌出而引起窒息的危险;可导致急性胃扩张,使胃内压升高,增加毒物吸收;可引起迷走神经兴奋,导致反射性心脏骤停。心肺疾病患者,更应慎重。

12. 当中毒物性质不明时,应抽出胃内容物送检,洗胃液可选用温开水或等渗盐水,待毒物性质确定后,再采用对抗剂洗胃。

13. 洗胃过程中,应多次变换体位,以免遗留盲区。同时密切观察病情变化,如有阻碍、疼痛、血性液体流出或出现休克等现象,应立即停止洗胃,并查明原因。随时观察患者呼吸、血压、脉搏的变化,并做好详细记录。

14. 幽门梗阻、胃内潴留患者洗胃,须记录胃内滞留量(如洗胃液 2 000ml,洗出液为 2 500ml,则胃内潴留量为 500ml)。一般应在晚餐后 4~6h 洗胃,并向患者说明。

15. 服毒患者洗胃后,可酌情注入 50%硫酸镁 30~50ml 或 25%硫酸钠 30~60ml 导泻。巴比妥类、阿片类、颠茄类药物中毒,磷化锌中毒,河豚中毒等禁用硫酸镁导泻。当毒物已引起严重腹泻时可不必再用导泻。

16. 对病情危重者,在洗胃同时应建立静脉通道,以便随时用药,确保抢救成功。对呼吸、循环严重衰竭者,要边洗胃边抢救。对心跳、呼吸骤停者应先抢救,待复苏后再行洗胃。

17. 有些毒物经胃肠吸收后又从胃黏膜排出,需要重复多次洗胃。如敌敌畏,首次洗胃后应留置胃管,每隔 3~4h 再以 500~3 000ml 液体洗胃,保留 24~48h,至血液中检测不到敌敌畏,治疗有效或症状减轻为止。

18. 用自动洗胃机洗胃时,使用前必须接妥地线,以防触电。并检查机器各管道衔接是否正确、牢固,运转是否正常。打开控制开关向胃内注入洗胃液的同时观察正压表(一般压力不超过40kPa),并观察洗胃液的出入量。如有水流不畅,进、出液量相差较大,可交替按"手冲"和"手吸"两键;并进行调整。

19. 洗胃过程中应准确记录灌洗液名称、液量与洗出液总量,保持进出量平衡。记录胃内潴留量,以供静脉补液参考。注意观察洗出液的颜色、气味及性质。

20. 清洗完毕拔出洗胃管时,应将洗胃管反折后迅速拔出,以防管内液体误入气管。协助患者漱口及清洁面部,并平卧休息。

21. 若洗胃后发现入多出少、体重明显增加者,在严密观察病情的同时,遵医嘱预防性使用利尿、脱水、强心药等。

22. 洗胃操作完毕,应按要求整理用物并消毒备用。及时清理洗胃机,将药管、胃管和污水管同时放入清水中,手按"清洗"键,机器自动清洗各部管腔,待清洗完毕,将胃管、药管和污水管同时提出水面,当机器内的水完全排净后,按"停机"键,关机。

23. 幼儿不可用洗胃机洗胃,因洗胃机压力太大。可用注射器抽吸洗胃,以免损伤胃黏膜。

24. 洗胃前后测体重,严格记录出入量,尽量做到出入平衡。

# 第二节　常用洗胃溶液

凡经口中毒患者,只要胃内毒物尚未排空,即可根据进入患者体内的毒物性质选择洗胃液清除毒物。一般在摄入4～6h效果最好,但饱腹、中毒量大或减慢胃排空的毒物超过6h仍应洗胃。

【失误防范要点】

1. 温开水　常用于毒物不明的急性中毒、美曲膦酯(敌百虫)中毒。避免使用热性溶液,以防止血管扩张,促进毒物吸收。

2. 1:5 000～1:10 000高锰酸钾溶液　具有强氧化作用,可使许多生物碱类和有机毒物破坏而失去毒性。常用于巴比妥、阿片类、士的宁、砷化物及氰化物中毒。高锰酸钾有很强的刺激性,故浓度不宜过高,溶液中不能有未溶解的颗粒,以防损伤组织。农药1605、1059、3911、4049、乐果等中毒时禁用,因可被氧化为毒性更大的氧磷类。

3. 3%～5%鞣酸溶液(或浓茶)　有收敛性,与许多有机物(如生物碱)和重金属盐产生鞣酸沉淀,减少吸收,本品略呈酸性,可中和碱性药。用于洋地黄、士的宁、铅及锌等金属中毒。鞣酸对肝有毒性,应慎用,其生成的鞣酸盐不稳定,能再次溶解或被水解,故洗胃后不可使其留在胃中。

4. 1%～5%碳酸氢钠溶液　呈弱碱性,可起中和沉淀作用。常用于有机磷、汞、铁及生物碱中毒。可用于体表酸腐蚀中毒时冲洗。硫酸亚铁盐中毒时,生成不溶性$FeCO_3$沉淀。强酸经口中毒者禁用,因能产生$CO_2$而致胃扩张,甚至穿孔;美曲膦酯中毒者禁用,以免产生敌敌畏,增加毒性。

5. 0.2%～0.5%药用炭混悬液　为强烈吸附剂,不受酸碱环境影响。毒物被吸收之后即失去毒性,适用于大多数毒物中毒。本品无毒性;用量约为估计毒量的5倍为宜;氰化物中毒禁用；洗胃后可服用蛋白水、牛奶。

6. 25%氢氧化镁或氢氧化镁混悬液　呈弱碱性，中和酸以后不产生 $CO_2$，不引起胃扩张，主要用于酸性物中毒，如硫酸。但应注意虽然毒性低，其吸收后的镁盐对中枢神经有抑制作用。

7. 15%~30%乳酸钙或葡萄糖酸钙溶液　适用于氟化物或草酸盐中毒，生成氟化钙、草酸钙沉淀。

8. 8%淀粉溶液(80g 混悬于 1000ml 水中)　无毒性，方便易得，适用于碘中毒，淀粉与碘结合后解毒。洗出液为蓝色，持续洗胃至洗出液不再呈蓝色为止。

9. 奶和蛋清　无毒性，方便易得。适用于 $As^{3+}$、$Hg^{2+}$、$Cu^{2+}$ 等金属盐中毒，可使金属离子沉淀，对黏膜有润滑保护作用。

10. 氢氧化铁溶液　每隔 10min 给予 10ml 硫酸铁 100 份加水 300 份；氧化镁 20 份加水 300 份，用时等量混合，灌洗直至发生呕吐为止。用于砷中毒(形成不溶性亚砷酸铁)。

11. 0.2%~0.5%硫酸铜溶液　用于磷中毒(形成不溶性磷化铜)。

12. 0.3%过氧化氢溶液　用于有机物(如阿片、士的宁等)、氰化物、磷及高锰酸钾中毒。对黏膜有刺激作用；产生气体可致胃胀。

13. 0.9%氯化钠溶液　用于硝酸银(与银离子结合形成不溶性氯化银)、砷化物、DDT、六氯环己烷(六六六)中毒。

14. 1%碘化钠(钾)溶液　用于铊中毒，形成不溶性碘化铊。用碘剂洗胃后，应再用清水洗胃，防止碘剂在胃内停留。

15. 0.8%醋酸铵或稀氨水　用于甲醛中毒，可与甲醛形成毒性较低的六甲烯四铵。

16. 植物油　用于酚类、来苏、石炭酸、煤馏油中毒。洗胃至无酚味为止，可留少量洁净植物油在胃内；洗胃后可多次口服牛奶或蛋白水。

# 第19章 消毒隔离技术

## 第一节 常用消毒灭菌法

### 一、热力消毒灭菌法

热力消毒灭菌是利用热力使微生物的蛋白质凝固变性及酶失活,直接损伤细胞壁和细胞膜,从而达到消毒灭菌的目的。通常分为干热法和湿热法,干热法含普通干热、远红外干热和碘钨灯热源干热;湿热法包括煮沸法、流通蒸汽法和压力蒸汽法。

**(一)干热消毒灭菌法**

干热是由热源通过空气传导、辐射对物体进行加热,是在有氧而无水条件下作用于微生物。干热包括焚烧、烧灼和干烤等方法。

【失误防范要点】

1. 采用干热灭菌箱时,污染物品必须先清洗干净、晾干并包装好。

2. 物品包装不宜过大,放置时留有空间,装入量只能占2/3容积。

3. 玻璃器皿切勿与箱壁接触,以防损坏。温度不超过170℃。

4. 灭菌过程中不可开箱加入物品,以防玻璃器皿遇冷碎裂。

5. 有机物灭菌中超过120℃时若打开烤箱则易发生燃烧。

6. 油脂类物品灭菌应在160℃进行,以防物品炭化。

7. 灭菌结束时,需待灭菌箱内温度降至40～50℃方可开启柜门,以防爆炸。

8. 碘钨灯高温灭菌法由于其作用时间短,温度高,故只适合金属物品灭菌,但带孔的器械及手术刀片类锋利器械不适合此法。

9. 采用燃烧灭菌法时,应注意远离氧气、乙醇、汽油等易燃易爆物品。在燃烧过程中不能添加乙醇,以免引起烧伤或火灾。贵重器械和锐利刀剪禁用此法灭菌,以免器械损坏或锋刃变钝。

**(二)煮沸消毒灭菌法**

医院所用煮沸消毒是指在专业的煮沸消毒容器内,将水加热至100℃进行消毒灭菌的方法。在此温度下,能有效杀灭包括细菌芽胞在内的各种微生物。

【失误防范要点】

1. 物品在煮沸消毒前应刷洗干净。

2. 消毒物品不可露出水面,空腔导管须先在腔内灌水,注射器针筒与针芯必须分开,器械的轴节及容器盖须打开。

3. 碗盆类物品不要叠放;玻璃类物品用纱布包裹;橡胶类物品待水沸后放入,3～5min取出。

4. 较小的物品用纱布包好以免撞击或散落。放置物品不宜过多。

5. 消毒物品应从冷水或温水时放入。待水沸腾达到100℃时开始计时。中途放入物品应重新计时。

### (三)压力蒸汽灭菌法

压力蒸汽灭菌设备根据其冷空气排除方法不同分为下排气式压力蒸汽灭菌器和预真空(含脉动真空)式压力蒸汽灭菌及正压排气灭菌器等不同类型。下排气法又称重力置换排气法,其原理是利用蒸汽比空气轻,通过向灭菌器内输送蒸汽,由上层逐渐将冷空气挤压至下层排气口排出。预真空压力蒸汽灭菌器是通过在灭菌前先将灭菌器柜室内冷空气抽去而达到灭菌目的。压力蒸汽灭菌可杀灭包括芽胞在内的所有微生物,是灭菌效果最好、应用最广的灭菌方法。在103.4kPa(1.05kg/cm$^2$)蒸汽压下,温度达到121.3℃,维持15～20min。适用于普通培养基、生理盐水、手术器械、玻璃容器及注射器、敷料等物品的灭菌。

【失误防范要点】

1. 物品消毒前须清洗并干燥。凡需压力蒸汽灭菌的医疗用品必须先行清洗处理,以利消除污染,除去脏物及热源。污染严重的物品应先消毒达到安全无害,再进行清洗。清洁后的物品要进行晾干或烘干。

2. 冷空气排除要彻底。压力蒸汽灭菌器内存在冷空气不仅影响蒸汽的穿透性,亦影响升温。即使蒸汽压力达到要求,温度也难以达到预定值。在没有冷空气存在的条件下,饱和蒸汽温度与压力具有定值关系。若冷空气只排出50%,1.03kg/cm$^2$时,温度只能升到112℃,敷料包内温度则更低。为了保证冷空气的彻底排出,要求灭菌器密封性能好,排气管道通畅,排气时间充足。

3. 物品包装要正确。压力蒸汽灭菌包应大小适宜,一般以30cm×30cm×40cm为宜;预真空压力蒸汽灭菌器内灭菌包最大为30cm×30cm×50cm。灭菌物品的包装材料基本要求是应具有良好的透气性,并可防止各种微生物的进入。可使用双层细棉布或专用包装纸,有些物品也可用带有上、下孔的容器盛装。容器和灭菌包均不宜过大,不得用普通铝制盒作为灭菌包装容器。

4. 灭菌包要摆放合理。灭菌器内冷空气能否顺利排出和蒸汽顺利穿透与灭菌包的摆放有密切关系,特别是下排气式灭菌器内蒸汽由上层往下层挤压冷空气,再由底部排出,若在此过程中受到阻碍就会造成通气不畅。故灭菌包应在柜内竖立分层放置,包与包之间留有一定空隙。最好将灭菌包放在铁丝筐内,金属类物品包应放在下层。金属盆、盘、碗等应处于竖立的位置;玻璃瓶、导管等应将开口向下或侧放;储槽、带孔的金属盒应将侧孔打开,并使侧孔处于上下位置。

5. 防止敷料包引起超热蒸汽。压力蒸汽在一定压力下,其温度比较恒定。若温度超过相应压力下温度值的2℃即为超热蒸汽。例如饱和蒸汽在1.1kg/cm$^2$压力下其温度应为121℃,当温度超过123℃时即为超热蒸汽。超热蒸汽同干热空气一样不能冷凝,不能释放潜伏热,穿透力差,灭菌效果也差。为了防止超热蒸汽,在敷料包放入灭菌柜内后,应关好柜门,通过蒸汽预热夹层时棉织品不能过于干燥。

6. 防止蒸汽不饱和。正常的饱和蒸汽含湿量不超过 10%，含空气不超过 5%。若蒸汽中含水雾过高或掺入冷空气使蒸汽达不到饱和，则影响灭菌效果。防止蒸汽不饱和尚无理想简便方法。应注意避免输送蒸汽的管道破裂而混入冷空气；避免输送蒸汽的管道过长（超过100m）或保温层破损造成管内壁低温，以致将蒸汽冷凝成水雾而影响蒸汽质量。

7. 特殊物品区别处理。乳胶手套应分开包装，可用棉布隔开，在灭菌器内竖放。橡胶手套、橡胶导管要去污、去热源并清洁干净，单独包装灭菌。滑石粉、油纱条等油脂类不应同其他物品一起灭菌，因为常规压力蒸汽灭菌对其无效，需在干热 160℃灭菌 2h、压力蒸汽 121℃60min 和 132℃30min 条件下进行灭菌。

8. 预真空压力蒸汽灭菌器在工作期间应确保蒸汽压力≥3kg/cm²，水压力≥1.5kg/cm²，否则影响正常运转。

9. 正确使用快速灭菌器。小型台式快速灭菌器分为下排气式和预真空式，必须满足各自灭菌维持时间；严格区分有孔器械与无孔器械、裸露灭菌与包裹灭菌所需的不同时间。使用快速预真空灭菌器需做 B-D 试验。

10. 注意导热性不同的影响。适用于脉动真空压力蒸汽灭菌的物品多为耐高温、耐高湿的医用器械和棉织物。压力蒸汽灭菌所需介质为饱和蒸汽，内部会释放大量潜伏热，这部分热能在一定压力条件下与被灭菌物品进行充分热交换。当蒸汽与这些物品接触时由于传热性、穿透性及导热性不同，吸收潜伏热的速度也不同。如金属器械传导热性能较好，但穿透性差；纺织品类物品穿透性好，但导热性差，因此要求灭菌时敷料包放在器械包之上，以便互相弥补不足。

11. 布类物品应放在金属类物品上，否则蒸汽遇冷凝聚成水珠，使包布受潮。阻碍蒸汽进入包裹中央，严重影响灭菌效果。按国家卫生部《消毒技术规范》标准要求，灭菌处理后的物品，取出的灭菌包应包布干燥，手感干燥；如灭菌包水分含量＞3%（手感潮湿），即视为湿包，不能作为无菌物品使用。

12. 严格执行操作规程。注意关好柜门，检查安全阀后再通蒸汽。打开或关闭蒸汽控制阀动作要轻，防止损坏。应经常清洗阻气器上水垢，防止排气不畅。灭菌结束时，降压不要过快，未降到零位时不得打开柜门，以防危险。操作人员要进行岗前培训，持证上岗。定期检修设备，按规定进行效果监测。

13. 定期检查灭菌效果。经高压蒸汽灭菌的无菌包、无菌容器有效期以 1 周为宜。高压蒸汽灭菌效果的监测方法主要采用工艺监测、化学指示监测、生物指示剂监测等。

14. 工艺监测，又称程序监测。此法作为常规监测方法，每次灭菌均应进行。其根据安装在灭菌器上的量值（压力表、温度表、计时表）、图表、指示针、报警器等，指示灭菌设备工作正常与否。此法能迅速指出灭菌器的故障，但不能确定待灭菌物品是否达到灭菌要求。

15. 化学指示监测是利用化学指示剂在一定温度与作用时间条件下受热变色或变形的特点，以判断是否达到灭菌所需参数。常用自制测温管法和 3M 压力灭菌指示胶带法。其中自制测温管法是将某些化学药物的晶体密封于小玻璃管内（长 2cm，内径 1～2mm）制成。常用试剂有苯甲酸（熔点 121～123℃）等。灭菌时，当湿度上升至药物的熔点，管内的晶体即熔化，之后虽冷却继而再凝固，但其外形仍可与未熔化的晶体有区别。其只能指示温度，不能指示热持续时间是否已达标，因此是最低标准。主要用于各类物品包的中心情况监测。使用化学指示剂监测灭菌效果时应注意以下问题。

（1）各种化学指示器材切不可混用，使用前应仔细阅读使用说明，专卡专用，不能互相代替，每日、每次、每包消毒均应监测。

（2）放在器械包内的指示卡色块不可直接接触玻璃或金属表面，或将指示卡色块向内对折，以防遇冷凝水受潮。

（3）灭菌后的敷料包和手术包打开使用时首先观察化学指示卡变色情况，以判定结果，凡指示卡变色未达到标准者均视为该包灭菌不合格。

（4）化学指示剂不可盲目使用，密封玻璃管形式的化学指示剂接触不到蒸汽，仅靠化合物融解作为判断指标，不能全面反映压力蒸汽灭菌效果，因此不用于压力蒸汽灭菌效果监测。

16. 生物指示剂监测法是利用耐热的非致病性细菌芽胞作指示菌，以测定热力灭菌的效果。生物指示剂有芽胞悬液、芽胞菌片以及菌片与培养基混装的指示管。检测时应使用标准试验包，每个包中心部位置生物指示剂 2 个，放在灭菌柜室的 5 个点，即上、中层的中央各一个点，下层的前、中、后各一个点。灭菌后，取出生物指示剂，接种于溴甲酚紫葡萄糖蛋白胨水培养基中，置 55～60℃温箱中培养 48h 至 7d，观察最终结果。若培养后颜色未变，澄清透明，说明芽胞已被杀灭，达到了灭菌要求。若变为黄色浑浊，说明芽胞未被杀灭，灭菌失败。

17. 使用生物指示剂监测灭菌效果时应注意以下问题：①按国家标准和消毒技术规范的规定进行监测，生物监测做到按期、按规定的样本量进行并设阳性对照。②所用监测器材应具有国家级有效的批准文号，以保证其质量符合相关标准。③每次监测结果都应记录在案以备核查。④所有监测器材都应在有效期内使用。

## 二、紫外线消毒灭菌法

紫外线属于电磁辐射中的一种，为一种不可见光。根据紫外线的波长，将其分为 3 个波段，即 A 波段（波长为 400.0～315.0nm），B 波段（波长为 315.0～280.0nm）和 C 波段（波长为 280.0～100.0nm）。在消毒领域内主要使用 C 波段 200～280nm 波长，而杀菌力强的波段为 250～280nm，紫外线杀菌灯所采用的波长为 253.7nm。紫外线可以杀灭各种微生物，包括细菌繁殖体、细菌芽胞、结核杆菌、真菌、病毒、立克次体和支原体等，凡被上述微生物污染的表面、水和空气均可采用紫外线消毒。

【失误防范要点】

1. 采用紫外线灯管消毒法时，注意保护眼睛和皮肤。照射时勿直视紫外线光源，卧床患者可遮盖双眼或肢体，以免引起眼炎或皮炎。

2. 电源电压可直接影响紫外线灯辐射强度，当电压由 220V 降到 200V 时，紫外线辐射强度可降低 20%。故电压降低时，应适当延长照射时间，以保证消毒效果。

3. 紫外线灯辐射强度随照射距离延长而降低，30W 紫外线灯照射距离＞1m，对表面消毒达不到预期效果。照射距离越近消毒效果越好。

4. 紫外线照射环境相对湿度＞60%或灰尘太多均会影响其杀菌效果。空气中相对湿度过高时，由于部分紫外线辐射被水雾颗粒吸收，从而降低杀菌效果。一般说来，空气中颗粒越少越有利于紫外线消毒，这是因为空气中粒子特别是灰尘颗粒可吸收反射紫外线，降低紫外线能量密度。

5. 紫外线对温度的适应范围比较大,在 5～37℃无明显影响。常温下紫外线辐射强度比较稳定,温度升高紫外线辐射强度会稍有升高,但对杀菌能力影响不大。一般认为,紫外线消毒适宜温度为 20～40℃。

6. 蛋白胨性有机物如血液、分泌物、排泄物污染均可影响紫外线杀菌效果。这些有机物既可保护微生物免受照射,亦可吸收大量紫外线,所以用紫外线照射有明显污垢的物品达不到理想的消毒效果。

7. 紫外线是一种低能量电磁辐射,其穿透力较差;同时紫外线作为一种光,对不同材料具有不同的穿透、吸收、反射等反应。紫外线除对石英玻璃具有良好的穿透性之外,对其他物质包括普通玻璃都不能穿透或穿透很少。

8. 紫外线辐射能力低,穿透力弱,仅能杀灭直接照射到的微生物,因此消毒时必须使消毒部位充分暴露于紫外线之下。

9. 采用紫外线消毒纸张、针织物等粗糙表面时应适当延长照射时间。空气和水中的悬浮粒子可影响消毒效果,消毒时应加大照射剂量。

10. 采用室内悬吊式紫外线消毒灯固定照射时,安装数量为平均每立方米不少于 1.5W（30μW 紫外线灯,在垂直 1m 处辐射强度高于 $70\mu W/cm^2$）。如 $60cm^2$ 房间需要安装 30W 紫外线灯 3 支,并且要求分布均匀,吊装高度距离地面 1.8～2.2m,使得人的呼吸带处于有效照射范围。

11. 在室内无人条件下,可采取悬吊式或移动式直接照射法。在室内有人状况下,可采取间接照射、屏幕式照射或风筒式照射等方法。一般从开灯计时,连续照射不少于 30min,可使静态空气达到消毒要求。

12. 对水和其他液体的消毒可采用水内照射或水外照射。采用水内照射法时,紫外光源应装有能透紫外线的玻璃保护罩,无论采取何种方法,水层厚度均应<2cm,根据紫外光源的强度确定水流速度。

13. 移动式紫外线消毒车可对室内某一区域空气进行集中照射,主要是利用其机动性,可不受固定位置限制。但在有人活动的情况下,很难维持标准环境。

14. 采用封闭式紫外线消毒器,如紫外线循环风消毒器,可用于人在室内条件下的空气消毒,利用室内空气不断经过消毒器循环照射,达到净化空气的目的。紫外线循环风消毒装置应安装在室内,使该室内空气循环风量每小时达到室内容积的 8 倍,即每小时 8 次;装置内必须用高强度紫外线杀菌灯,对照射面上辐射强度应>$5\,000\mu W/cm^2$。满足上述条件,在额定室内空间内,启动循环风消毒器,在无人条件下循环作用 1h,可以使室内空气中细菌总数保持 $500cfu/m^3$ 以下,达到Ⅲ类环境要求;但对室内空气中尘埃颗粒没有净化作用。

15. 在医院烧伤病房、产房、婴儿室 ICU、CCU、供应室、手术室、换药室等场所吊装的紫外线灯或移动式紫外线消毒车,在使用强度下对室内光滑的墙壁和地面都有一定的消毒效果,但一般达不到卫生学要求。可在紫外线灯上加合格的反光罩或采用高强度紫外线灯,才能对在距离紫外线灯下 1m 左右处的工作台面提高消毒效果。

16. 紫外线对表面消毒具有一定效果,特别是对光滑的表面消毒效果更好,可对设备平坦表面采用高强度紫外线消毒器进行近距离照射消毒。便携式紫外线消毒器可以在距离表面 3cm 以内进行移动照射,在每处停留照射 5s 对表面细菌杀灭率可达到 99.99%。

17. 特殊器械消毒如紫外线口镜消毒器,有效灭活乙型肝炎病毒需照射 30min;紫外线票据消毒器消毒各种纸币、化验单等医疗文件,在传送过程中经紫外线照射 8s,可杀灭自然菌 99.9%。

18. 紫外线灯具随使用时间延长辐射强度不断衰减,其杀菌效果亦会受到诸多因素的影响,因此应经常测定紫外线消毒强度,一旦降至要求的强度以下时,应及时更换紫外线消毒灯管。紫外线消毒效果监测通常采用生物学方法、物理学方法和化学方法。

19. 物理法监测消毒效果时,若紫外光源辐射的波长为 253.7nm 紫外线强度,可用中心波长为 254nm 的紫外线照度计测定,一般的紫外线灯在距灯 1m 处测定,特殊紫外线在推荐使用的距离处测定。测定条件为:电压 220V,温度 20℃,湿度<60%,所用紫外线测强仪必须经过标定,以开灯 5min 后的稳定强度为所测紫外线消毒灯的辐射强度。

20. 在没有紫外线强度计的情况下,可用化学指示卡测定,作为紫外线灯辐射强度的参考值。但所用指示卡必须是经卫生部批准生产,产品批号明确,且在有效使用期内的产品。

21. 无论采取何种方法,要求消毒后空气中的自然菌减少 90% 以上,若用人工染菌法评价消毒效果,则要求对试验微生物的杀灭率达到 99.9% 以上。

22. 采用日光暴晒法时,应将物品放在直射日光下暴晒,多用于床垫、毛毯、衣服、书籍等物品的消毒,应定时翻动,使物体各面均受日光照射。

## 三、微波消毒灭菌法

微波是一种波长为 1mm～1m(介于红外线与无线电波之间)、频率在 300～3 000MHz 的电磁波。微波对不同性质的材料具有不同反应,对金属材料几乎全部反射,不吸收亦不穿透;对玻璃、陶瓷、塑料几乎全部穿透较少吸收;对生物体、水及含水材料具有良好的吸收性能,并能产生生热能转换。微波的这些特性在消毒灭菌方面具有重要作用。微波是最快速消毒方法之一。少量急用器材,用微波灭菌器可在 5min 内达到灭菌要求,并可在手术台边进行灭菌。

微波可杀灭各种微生物,微波照射 1min 可以杀灭玻璃安瓿注射液中的各种细菌繁殖体。微波照射 5min 之内可完全灭活乙型肝炎病毒、艾滋病病毒及其他病毒。专用微波灭菌器经过 5～15min 照射,可将金属表面及其他物体表面的细菌芽胞全部杀灭。类炭疽杆菌芽胞、炭疽杆菌芽胞、蜡状杆菌芽胞、噬热脂肪杆菌芽胞等对微波抗力较强。

【失误防范要点】

1. 在其他条件固定不变的情况下,微波杀菌作用随输出功率加大或照射时间延长而显著增强,特别是在低功率区更为明显。输出功率由 90W 增加到 320W,其杀菌速度可提高 20 倍。输出功率不变而延长时间或时间不变增加输出功率都可以提高杀菌速度,增强杀菌效果。

2. 负载量的变化可影响杀菌效果。负载是指置于微波场中的有损耗介质,通常指消毒物品。以水负载为例,其他条件不变,微波灭菌器内随水量增加微波杀菌速度明显减慢,水量由 200g 增加到 1 000g,杀菌速度降低 1 倍以上。

3. 微波灭菌物品的包装材料应选用无阻碍地透过微波和防止微生物的透入,并能防止热量扩散。研究证明,棉布消毒包表层污染的细菌要比其中心部位污染菌难以杀灭,杀菌速度相差 4 倍。若用不透气的塑料膜把棉布消毒包再进行密封包装,完全消除内层和表层的差别,可达到内外消毒效果一致。这种现象可能是因为密封隔热包装可防止热扩散,充分发挥热效应作用,明显改善敷料包内外灭菌的均匀性。

4. 灭菌物品含湿率对消毒效果影响明显。吸收微波是微波杀菌的必要条件,水是微波最好的吸收材料。含湿率影响具有 3 层意义:①不含水分的材料难以用微波灭菌,经过脱水处理的细菌芽胞,微波照射很难将其杀灭;处于干燥状态的大肠埃希菌比液体中的细菌芽胞对微波的抵抗力强。②含湿率可因微波输出功率大小和照射时间长短而不同。微波快速灭菌器在650W 功率下照射时间<10min,以 200g 吸湿载体其含湿率可为 30%～50%。③在其他条件不变情况下,含湿量过大亦即负载量过大,使得能量分布密度降低,从而使微波杀菌效果降低。

5. 微波灭菌器由于设计制造上的原因,存在能量死角,在灭菌时表现出加热不均匀,存在所谓“冷点”。提示在“冷点”处的微生物可能存活。

6. 微波消毒试机必须先在微波腔内放入吸收负载水或其他含湿物品,不得空载试机,亦不能将金属物品裸露放入微波场中,以免损坏磁控管;灭菌器械必须先进行清洗并擦干;灭菌器所设定的参数不可随便改变;若不用增效液可用蒸馏水代替,但作用时间需延长方可达到灭菌要求;所灭菌的物品潮湿,不适合保存时,应随时灭菌随时使用,必要时需进一步干燥保存。

## 四、低温等离子体灭菌法

等离子体是某些中性气体分子在强电磁作用下产生连续不断的电离而形成的,其产生过程是复杂的物理和电化学过程。等离子体是近年出现的一种新的物理灭菌技术,具有很强的杀菌作用,能杀灭各种微生物,其突出特点是作用快速、杀菌效果可靠、作用温度低、清洁而无残留毒性。主要用于怕热医疗器材的消毒灭菌。

【失误防范要点】

1. 低温等离子体灭菌温度要求保持在 50～55℃,温度有助于等离子体活性。

2. 负压值控制在适宜范围内,以利于等离子体气体穿透,确保灭菌包内物品消毒效果。

3. 各种有机物都可能阻挡等离子体与物品的接触,所有灭菌器械必须清洁。

4. 等离子体灭菌环境必须干燥,否则会中断灭菌过程。

5. 灭菌物品必须用专门包装材料和容器包装,目前尚不能用普通包装材料。

6. 灭菌操作必须按要求进行,如打开机器门板时,应从出口板上方拿取卡匣,然后再放入收集盒内。卡匣阻塞会导致真空压力低,以致不能注射过氧化氢,造成灭菌程序中断。

7. 避免器械潮湿,灭菌腔内有水汽会导致灭菌程序中断。包内器械带有水分主要是烘干不彻底,一般用手触摸器械包底部有湿冷感觉。所有待灭菌器械均应先用干布擦拭,再用烘干机烘干管腔及缝隙内水分。

8. 避免注射过氧化氢压力过低。部分自配器械盒孔隙小或存在吸收过氧化氢的材料,不利于过氧化氢扩散,造成注射压力过低,使得自动控制程序运行中断。必须采用不吸收过氧化氢的材料包装,不可使用纸类灭菌袋或棉布类灭菌袋;纸类、海绵、棉布、木头、油类粉剂等含吸收过氧化氢物质,均不适合等离子体灭菌处理。

9. 物品装量超载、未将器械混合放置、灭菌袋透明面未朝向一方向等,均可导致抽真空失败。故灭菌物品必须平放在架子上,不要粘贴盒子;灭菌物品不能只放金属类器械,应有混合材质为宜。

10. 不按规定装载灭菌物品,会产生噼噼声响,在运行 30～40min 时程序会中断。故灭菌袋的透明面应面对同一方向,物品之间应留有空隙。

11. 等离子体中的某些成分如 7 射线、13 粒子、紫外线等可能对人体造成损害,但等离子体灭菌装置采用绝缘传输系统,灭菌腔门的内衬及垫圈材料均可吸收各种光子射线,无外露现象。操作者应严格执行操作规程,以避免造成危害。

12. 灭菌物品必须清洁干燥,带有水分湿汽的物品易造成灭菌失败。能吸收水分和气体的物品不可用等离子体进行灭菌,因其可吸收进入灭菌腔内的气体或药物,影响等离子体质量,如亚麻制品、棉纤维制品、手术缝线、纸张等。

13. 带有<1mm 细孔的长管道或死角器械消毒效果难以保证,因等离子体穿透不到管腔内从而影响消毒效果;器械长度>400mm 则灭菌腔容积受限;各种液体均不能用此类灭菌器处理。

14. 使用等离子体灭菌时可在灭菌包内放入化学指示剂和生物指示剂进行消毒效果监测。

# 五、干热灭菌箱消毒法

干热灭菌箱根据其热源可分为普通电热干烤箱、远红外线电热干烤箱和碘钨灯热源高温灭菌箱 3 种类型。远红外线比普通干热加热速度快,但在相同温度下,同普通电热干烤箱所需灭菌时间相同,达到的消毒效果亦相同。碘钨灯热源高温灭菌箱是近年来新研制成功的快速高温消毒设备,其加热速度快至数十秒内可使温度升到 200℃以上,对裸露器械灭菌时间可在 2min 内完成。干热灭菌适合于不怕高温物品的灭菌,如玻璃器材、陶瓷制品、金属器材及矿物油和粉剂等。

【失误防范要点】

1. 干热灭菌由于热传导方式和物品吸收的问题,所需灭菌温度高、作用时间长,大多在 160℃,2h 以上。

2. 干热灭菌所需时间包括升温时间、维持(杀菌)时间、冷却时间。以下器材一般总灭菌时间分别为:玻璃和金属器材 160℃,2~4h;170℃,1~2h;180℃,0.5~1h。油纱条、液状石蜡、滑石粉等 160℃,1h。碘钨灯热源灭菌器灭菌温度可高达 270℃。对少量裸露金属和玻璃器械可在 2min 达到灭菌,适合于手术抢救应急性金属器械灭菌。

3. 干热灭菌包装要求是包装大小不超过 10cm×10cm×20cm;物品包放置要在包与包之间留有 0.5cm 以上的空隙,不要接触到灭菌腔壁;粉剂和油脂类厚度不超过 0.7cm,凡士林油纱条厚度不超过 1~3cm。

4. 干热灭菌要求待消毒的污染物品必须清洗干净、晾干、包装好。玻璃器皿切勿与箱壁、箱底接触,以防损坏。物品包装不宜过大,放置时留有空间,装入量只能占 2/3 容积。

5. 灭菌过程中不要打开干烤箱,防止玻璃器皿遇冷碎裂。灭菌结束时,注意灭菌箱内温度降至 50℃以下方可打开。

6. 对油脂类物品灭菌应在 160℃进行,以防其炭化。

7. 碘钨灯高温灭菌法由于其作用时间短,温度高,所以只适合金属物品灭菌,但带孔的器械及手术刀片类锋利器械不适合。

# 六、化学消毒灭菌法

化学消毒灭菌法是利用化学消毒剂抑制微生物繁殖或杀灭微生物的方法。能杀灭繁殖体型微生物的化学药物称为消毒剂;可以达到灭菌作用的化学药物,称为灭菌剂。凡不适用于热力消毒灭菌法的物品,都可以选用化学消毒灭菌法。符合理想化学消毒剂的条件为杀菌谱广;有效浓度低;作用速度快;性质稳定;作用时间长;易溶于水;可在低温下使用;不易受有机物、酸、碱及其他物理、化学因素的影响;无刺激性、腐蚀性、不引起过敏反应;无色、无味、无臭,且使用后易于除去残留药物;毒性低,不易燃烧、爆炸,使用无危险性;用法简便,价格低廉。常用方法有浸泡法、擦拭法、喷雾法、熏蒸法、环氧乙烷气体密闭消毒灭菌法等。

【失误防范要点】

1. 化学消毒剂的消毒效果受多种因素影响,使用时除根据被消毒物品所污染的微生物和有机物的种类及数量外,还应考虑所用消毒剂的种类、浓度、用量、作用温度和时间等。

2. 操作者应熟悉及掌握消毒剂的使用原则,根据物品的性能及不同微生物的特性,选择合适的消毒剂。

3. 应按不同消毒物品和消毒液的种类,严格掌握消毒剂的有效浓度、消毒时间及使用方法。使用新鲜配制的消毒液,并存放在无菌容器中,按使用期限定期更换。易挥发的消毒液要加盖,定期检测,保持有效浓度。

4. 化学药液浸泡或熏蒸消毒法,适用于不耐高温的物品,常用于锐利器械(如刀、剪刀、缝针等)、内镜、塑料导管等物品的消毒灭菌。

5. 使用浸泡法消毒时,被消毒物品必须先清洗,去除脓、血或油污等,擦干后再浸泡。消毒物品应浸没在消毒溶液中,注意打开物品的轴节或套盖,管腔内注满消毒液,确定消毒溶液浓度与浸泡时间。

6. 经过浸泡消毒的器械,使用前必须用无菌生理盐水冲洗后再使用;气体消毒后的物品,应待气体散发后再使用,以免消毒剂刺激人体组织。

7. 浸泡消毒中途添加物品,需重新计时。凡对金属有腐蚀作用的药液,均不能用于器械浸泡消毒。

8. 采用化学消毒液擦拭被污染物体表面或进行皮肤消毒时,应选用易溶于水、穿透性强、无显著刺激性的消毒剂。

9. 化学消毒剂喷雾法多用于墙壁、地面等消毒。喷雾剂应均匀地喷洒在空气中和物体表面。

10. 熏蒸法是利用消毒药品所产生的气体进行消毒的方法。如病室的空气消毒。在消毒间或密闭的容器内,可采用熏蒸法对被污染的物品进行消毒灭菌。临床常用甲醛和环氧乙烷气体进行熏蒸消毒。

11. 处理直接接触损伤皮肤黏膜或经皮肤黏膜进入组织器官的物品,应选用高效消毒剂;处理不进入组织器官或仅接触未破损的皮肤黏膜的物品,应选用中效消毒剂。

# 第二节　常用化学消毒剂

常用化学消毒剂按其杀灭微生物的效能可分为高效、中效和低效消毒剂3类。高效消毒剂能杀灭包括细菌芽胞和真菌孢子在内的各种微生物，又称灭菌剂。如含氯或含碘消毒剂、过氧乙酸、过氧化氢、臭氧、甲醛、戊二醛和环氧乙烷等；中效消毒剂可杀灭细菌芽胞以外的各种微生物，如乙醇和煤酚皂溶液等；低效消毒剂只能杀灭一般细菌繁殖体、部分真菌和亲脂性病毒，不能杀灭结核杆菌、亲水性病毒和细菌芽胞，如洗必泰和苯扎氯铵等。

## 一、过氧乙酸

过氧乙酸属于高效消毒剂，对各种微生物均有很强的杀灭作用，对一般细菌繁殖体和病毒只需数秒钟即可杀灭，数十分钟即可杀灭细菌芽胞；在水溶液、蒸发气体和气溶胶状态都有良好的杀菌效果，可用于浸泡、刷洗、擦拭、喷雾和蒸发熏蒸等形式的消毒和灭菌，适宜对各种耐腐蚀的物品进行消毒处理。

【失误防范要点】

1. 过氧乙酸使用浓度对于保证消毒效果非常重要，配制必须以其实际有效含量为准，在不知实际含量情况下，要先用规定测试方法或专用消毒剂浓度试纸进行测定。

2. 过氧乙酸浓度增加则杀菌效果增强，但浓度越高，刺激性和腐蚀性也越大。过氧乙酸使用浓度在医院消毒中通常分为3档：2 000mg/L，3 000～5 000mg/L，5 000mg/L以上，使用中应酌情选用。

3. 临床消毒用过氧乙酸浓度为质量与体积关系，浓度按国家标准规定应以"g/L 或 mg/L"表示。

4. 过氧乙酸易受有机物的影响，物品上的血迹、脓痰迹等排泄物都会大量消耗过氧乙酸，故污染严重的物品消毒应提高使用浓度或延长作用时间。

5. 过氧乙酸使用过程中应避免接触碱性物质和还原性物质，这些物质可对抗中和过氧乙酸。

6. 过氧乙酸气体熏蒸消毒受温度影响较小，但在10℃以上使用液体浸泡消毒时影响不明显，而10℃以下特别是零度以下，使用浓度应提高1倍以上。

7. 使用过氧乙酸消毒时应防止物品损坏。过氧乙酸不得用于精密仪器和锋利的器械消毒，擦拭消毒后立即用水擦洗干净。带色彩的纺织品类物品亦不可用过氧乙酸浸泡，因其具有漂白褪色作用。用于皮肤消毒时，浓度不宜超过 2 000mg/L，否则对皮肤有刺激性，严重者可造成损伤。

8. 过氧乙酸对金属及其他物品有腐蚀性，对碳钢、铜和铝均有重度腐蚀，盛放容器尽量使用非金属材料。对不锈钢、橡胶制品无腐蚀。

9. 过氧乙酸对大理石和水磨石等材料的地面有明显损坏作用，切忌用其水溶液擦拭地面。对于防酸地面或普通瓷砖地面可使用 2 000mg/L 过氧乙酸擦拭消毒。

10. 过氧乙酸对皮肤黏膜有刺激性，应采取防护措施，配药时勿将浓溶液沾染到皮肤上，以防造成皮肤损伤。

11. 过氧乙酸性质不稳定,配制时要保证有效浓度,随时使用随时配制,不可过期使用。在不知确切浓度的情况下,使用前应测试浓度。

12. 使用过氧乙酸喷雾或熏蒸消毒时,操作者应先做好个人防护,如戴防护眼镜和手套等。使用中若不慎溅入皮肤或眼睛,应立即用清水冲洗,必要时请医生处理。

13. 过氧乙酸原料及成品均应存放在阴凉通风处。

**附 A:过氧乙酸消毒应用方法**

1. 污染医疗用品消毒

(1)耐腐蚀物品消毒:视污染程度使用不同浓度进行处理。无明显污迹的物品用 2 000mg/L 浓度的过氧乙酸水溶液浸泡 10～30min 即可达到消毒;污染严重,如有血迹、脓迹、痰迹等排泄物污染的物品用 5 000mg/L 以上的过氧乙酸浸泡 30～60min。

(2)体温计、压舌板等诊疗用具的消毒:此类物品可用 2 000mg/L 浓度过氧乙酸浸泡 30min 以上或擦拭消毒。

(3)透析器的消毒:将患者用后的透析器先用反渗水将管道内污染物和血迹冲洗干净,注入 3 000～5 000mg/L 浓度的过氧乙酸,必须将血室和液室灌满、将气泡排尽;待到 24h 后,用反渗水将管道内过氧乙酸冲洗干净,再灌满过氧乙酸直到使用之前,再用无菌水冲洗干净,最后用反渗水冲洗,即可达到消毒要求,亦可去除热源。

(4)内镜消毒:自动内镜清洗、消毒机及专用固体过氧乙酸使用操作程序是对使用后的内镜经手工或超声仔细清洗处理后放入内冲洗式清洗、消毒机装载盘内;放置常规使用的固体过氧乙酸及其活化成分;启动清洗消毒机,其运行程序为溶解活化消毒剂约含过氧乙酸 1000mg/L 与过氧化氢 7000mg/L 混合物共 15L;进行消毒剂内外冲洗循环消毒 10min;经机内过滤除菌及紫外线消毒的无菌水冲洗 5min,清除残余消毒剂;在无菌空气中干燥处理 3min。

(5)餐具消毒:医院营养食堂可用过氧乙酸消毒餐具和炊具,消毒效果可靠,无残留毒性。清洗后的餐具可用 500mg/L 浸泡 5～10min;未清洗的餐具等可用 2 000mg/L 浸泡 10min,清水冲洗干净即可。

(6)便器马桶消毒:被传染性病原体污染的卫生用具可用过氧乙酸进行终末消毒。冲洗干净的便盆可浸泡于 2 500mg/L 过氧乙酸水溶液中 30min;便池可用 5 000mg/L 浓度的溶液擦洗消毒。

2. 室内空气消毒　过氧乙酸雾化气溶胶消毒是所有化学消毒剂气溶胶中最有效的药物,它具有高效、速效、无残留毒性等消毒气溶胶所必备的优点。

(1)气溶胶喷雾消毒法:用于喷雾消毒的喷雾器所喷出的粒子粒谱直径 90% 应在 50$\mu$m 以下。室内空气—物体表面联合消毒可使用 5 000mg/L 过氧乙酸水溶液,按 10～20ml/m³ 用量进行喷雾,密闭作用 60min 即可满足终末消毒的要求。室内空气预防性消毒可用 1 000mg/L 过氧乙酸水溶液按 10～20ml/m³ 用量进行喷雾,作用 30min 即可。

(2)气体熏蒸消毒法:在没有喷雾器的情况下,可用过氧乙酸直接加热汽化熏蒸。方法是将过氧乙酸原液与水等比例混合置于搪瓷盆内,直接放于电炉上加热蒸发,每次蒸发到剩余数十毫升时关闭电源。用于室内物体表面消毒时,按 1.0g/m³ 计算用量,待药物蒸发完毕计时,熏蒸 60min 即可。若仅用于室内空气消毒则按 0.25g/m³ 计算用量,熏蒸作用 30min 即可。

空间过氧乙酸用量计算:设所需量为 X,则 X＝每立方米用量(g)×空间体积(m³)/药物浓度。例如现有一间 100m³ 的病室需用过氧乙酸熏蒸消毒,按每立方米 0.5g 计算,需取 20％过氧乙酸多少毫升?

按下式计算:取 20％过氧乙酸(ml)＝0.5×100/20％＝50/0.2＝250ml;取 20％过氧乙酸 250ml(比重忽略),加入 1～2 倍的水混合置于搪瓷盆内于电炉上加热蒸发,关闭门窗。隔玻璃窗观察,见溶液剩余数十毫升时关闭电源。作用到规定时间打开门窗通风即可。

3. 救护车消毒　救护车在运送不同患者过程中所受到的污染直接威胁医护人员和患者,应采取严格的综合消毒措施。

(1)空间-表面联合消毒:救护车运送结核、出血热等呼吸道传染病患者时,应对车内空间和表面同时进行消毒处理。采用过氧乙酸气溶胶喷雾法为佳。用 5 000mg/L 过氧乙酸水溶液,按 20ml/m³ 用液量,对空间和车内表面进行喷雾,先空间后表面。空间必须形成浓雾,表面喷湿而不流水,密闭作用 30～60min 即可。

(2)表面消毒:运送消化道传染患者(霍乱、伤寒、痢疾等)的车辆必须对车内及车内设备表面进行消毒处理。表面消毒亦可用喷洒或擦拭消毒方法。用新配制的 2 000mg/L 过氧乙酸水溶液进行不遗漏的擦拭或喷洒,直接喷雾表面至喷湿为止。

4. 过氧乙酸的使用方法及浓度配制　见表 19-1、表 19-2、表 19-3。

表 19-1　过氧乙酸对常用物品的消毒方法

| 消毒对象 | 使用浓度(mg/L) | 使用方法 | 作用时间(min) |
| --- | --- | --- | --- |
| 物体表面 | 2 000 | 擦拭 | 1～3 |
| 医疗器材 | 5 000 | 浸泡 | 30～60 |
| 体温计 | 2 000 | 浸泡 | 30 |
| 皮肤消毒 | 2 000 | 擦拭 | 1～3 |
| 卫生用具 | 5 000 | 浸泡 | 30～60 |

表 19-2　过氧乙酸使用液配制

| 原药浓度(％) | 欲配浓度 0.5％ | | 欲配浓度 1.0％ | |
| --- | --- | --- | --- | --- |
| | 取药量(ml) | 加水量(ml) | 取药量(ml) | 加水量(ml) |
| 20 | 25 | 975 | 50 | 950 |
| 18 | 28 | 972 | 56 | 944 |
| 16 | 31 | 969 | 62 | 938 |
| 14 | 36 | 964 | 71 | 929 |
| 12 | 42 | 958 | 83 | 916 |
| 10 | 50 | 950 | 100 | 900 |

注:表中为配制 1000ml 所取量

表 19-3 过氧乙酸溶液对微生物的杀灭浓度与时间

| 杀灭对象 | 过氧乙酸浓度(mg/L) | 杀灭时间(h) |
|---|---|---|
| 大肠埃希菌 | 5~50 | 1~15 |
| 痢疾杆菌 | 20 | 2 |
| 铜绿假单胞菌 | 10~50 | 1~15 |
| 金黄色葡萄球菌 | 5~50 | 1~60 |
| 结核杆菌 | 3500 | 5 |
| 类结核杆菌 | 3500 | 5~60 |
| 白色念珠菌 | 100~200 | 1~2 |
| 毛发癣菌 | 100~200 | 1~3 |

注:表中试验结果均为常温下

# 二、过氧化氢

过氧化氢是一种较强氧化剂,属于高效消毒剂。其特点是杀菌作用快、杀菌能力强、杀菌谱广;刺激性小、腐蚀性低、容易气化、不残留有毒物质等。可有效杀灭各种细菌繁殖体、真菌、结核杆菌、细菌芽胞和各种病毒。是环氧乙烷、甲醛等有毒气体消毒剂的良好替代品。

【失误防范要点】

1. 过氧化氢水溶液不适宜在碱性条件下作用,当 pH＝7 时,细菌效果明显下降。酸性条件可增强过氧化氢的杀菌效果且可使稳定性增强。

2. 过氧化氢 30g/L 以下对皮肤无刺激性,15g/L 浓度对黏膜无刺激性。高浓度由于其氧化性对皮肤有损伤;气体或气溶胶对呼吸道及眼睛有刺激性,空气中最高允许浓度为1.4mg/L。

3. 过氧化氢经水稀释后即不稳定,光、热和金属离子均可加速其分解。高浓度(40％以上)过氧化氢遇热分解加速,具有爆炸性,在储存运输过程中须防热和防震。

# 三、臭　氧

臭氧为淡蓝色气体,具有特殊的鱼腥臭味,广泛存在于自然界中,当空气中达到一定浓度时,具有杀灭微生物的作用。臭氧杀菌作用快速、广谱,属于高效消毒剂。其气体或水溶液都有很强的杀灭微生物的作用,其杀灭微生物的速度比有效率快数百倍。

【失误防范要点】

1. 臭氧在水中杀灭微生物的速度很快可达到高峰,但随后即使延长时间其杀菌作用的增强也很有限。

2. 空气中相对湿度直接影响空气中臭氧的稳定性,故湿度对杀菌效果影响明显。

3. 臭氧气体熏蒸消毒受温度影响较小,但臭氧水溶液杀菌效果则明显受温度的影响。随着温度升高,臭氧杀灭作用略有降低。

4. 水中的有机物可加速臭氧分解,消耗部分臭氧,故对杀菌作用有明显影响。在清洁水中的微生物易被臭氧杀灭,而污水中臭氧需要较长时间才能发挥作用。

5. 臭氧的毒性起点浓度为 $0.3×10^{-6}$,而正常人对空气中臭氧嗅觉感应浓度为$(0.02\sim0.04)×10^{-6}$。$(0.5\sim1.0)×10^{-6}$臭氧接触 1.5h,可出现口干、咳嗽;长时间接触高浓度臭氧可出现强烈的呼吸道症状。臭氧气体对人体可造成伤害,对呼吸道黏膜有明显刺激性,特别是对肺组织损伤严重。我国规定大气中臭氧最高允许浓度为 $0.2mg/m^3$(相当于 $0.1×10^{-6}$)。

6. 臭氧对物品具有氧化作用。对橡胶类制品腐蚀性较大,对金属亦具有腐蚀性。试验证明,经过 $9×10^{-6}$ 的臭氧每天作用 6h,连续 45d,可使铜片变脆;对不锈钢和塑料影响不大。

7. 采用臭氧灭菌灯消毒法时,应关闭门窗,人员离开现场,消毒结束后 $20\sim30min$ 方可进入。

## 四、碘及碘制剂

临床常用的碘消毒制剂有碘酊、碘水溶液和碘甘油。碘酊和碘水溶液属于广谱、高效消毒剂,可有效杀灭各种微生物。虽然近年来部分应用被碘伏所代替,但严格的手术部位消毒仍以碘酊为最佳。

【失误防范要点】

1. 酸碱度在一定范围内对碘的杀菌效果有影响。偏酸性有利于杀菌作用增强,而碱性条件下则可使杀菌效果下降。

2. 残留血液、脓性分泌物等有机物可消耗大量有机碘,因而可影响碘的杀菌效果,故使用碘消毒的物品和皮肤黏膜应先进行清洁,但对高浓度碘影响不明显。

3. 碘在室温下容易升华,碘酊和碘水溶液都不稳定,应在有效期内使用。碘溶液在室温下放置颜色会逐渐地变淡,这种现象即浓度下降的标志。

4. 碘酊用于黏膜消毒刺激性较强,只有低浓度碘水溶液($500\sim1\,000mg/L$)可用于口腔及其他部位的黏膜消毒,但亦有一定刺激性。

5. 碘在体内过量会引起中毒,一次口服 2g 以上的碘可引起中毒死亡。碘可以升华在空气中聚集,浓度$>3mg/m^3$即可引起不适。

6. 游离碘对皮肤黏膜有明显的刺激性,用碘酊消毒皮肤要及时用乙醇脱碘,否则可引起皮肤"碘烧伤",轻则脱皮,重则产生水疱。碘酊不可用于面部或黏膜消毒,碘可使面部产生色素沉着。

## 五、碘伏消毒剂

碘伏是碘与表面活性剂(载体)及增溶剂(碘化钾)形成的不定型的络合物,其实质上是一种含碘表面活性剂。其克服了碘和碘酊难溶于水、不稳定、对皮肤黏膜刺激性大、着色不易褪色、需要乙醇脱碘等缺点,保留了碘酊的良好杀菌性能。碘伏在医院消毒中广泛应用,不仅扩展了碘的使用范围,亦减少了低效消毒剂在临床的使用,并且在保证消毒效果的基础上使医护人员和患者的皮肤得到保护。碘伏为中效消毒剂,但其杀菌谱比其他中效消毒剂广谱,可有效杀灭细菌繁殖体、真菌、结核分枝杆菌、病毒、螺旋体、衣原体及滴虫等。

【失误防范要点】

1. 碘伏属于快速消毒剂,但对细菌芽胞的杀灭速度比较慢,需要较长时间。

2. 碘伏基本物理性状是棕红色、透亮、无沉淀、不分层的均匀体系。其杀菌效果受酸碱度的影响,偏酸性条件有助于杀菌效果的提高。碘伏正常 pH 在 2～5,pH＞7 将影响灭菌效果。

3. 碘伏杀菌作用受有机物的影响,皮肤上的污垢和脓血等的污染可影响消毒效果,故使用碘伏消毒时必须做好消毒前清洁,以确保消毒效果。

4. 碘制剂的杀菌效果与游离碘浓度直接相关,碘伏的游离碘释放与载体的性质、浓度及溶液 pH 等因素有关,故应确保游离碘浓度。另外,随着碘伏溶液的稀释,游离碘的释放比例增加,所以使用碘伏消毒并非浓度越高越好,高于 5g/L 有效碘杀菌效果将不再成比例增加。

5. 碘伏用于外科手和手术部位皮肤、黏膜消毒为 5 000mg/L 有效碘浓度;血管及其他穿刺部位消毒 5 000mg/L 有效碘浓度;一般注射部位皮肤消毒为 2 500～5 000mg/L 有效碘浓度;黏膜冲洗消毒为 250～500mg/L 有效碘浓度。

6. 聚维酮亚急性毒性试验表现出对动物有轻微毒性反应,故提示聚维酮碘消毒药不可长期大剂量使用和直接进入胃肠道。

## 六、含氯消毒剂

含氯消毒剂是指在水中能产生具有杀菌活性的次氯酸的一类化学消毒剂。包括有机含氯消毒剂如二氯异氰尿酸钠及其他氯胺类消毒剂;无机含氯洗涤剂如含氯石灰、次氯酸钠及二氧化氯等。

【失误防范要点】

1. 二氯异氰尿酸钠(优氯净)主要缺点是水溶液不稳定,有刺激性气味,对金属有腐蚀性,对纺织品有损坏作用。

2. 次氯酸钠属于氧化性消毒剂,对棉布和纸张有漂白作用,对金属有腐蚀作用,对醋酸纤维膜透析器有一定损坏作用。对真菌的杀灭效果受 pH 影响明显。

3. 二氧化氯是一种不稳定气体,其纯品在常温下是一种具有强烈刺激性和易爆性的有毒气体,遇到电火花、阳光直射、60℃以上高温时均易发生爆炸。pH 不仅影响二氧化氯的杀菌效果,也影响其稳定性。

4. 含氯清洗消毒剂是集消毒与清洁作用于一体的卫生药品制剂。代表性商品为"84"消毒液。在保证消毒效果的前提下,能有效祛除污垢,可选用促进消毒作用的品种用于消毒。含氯清洗灭菌复方制品具有漂白作用,对碳钢、铜和铝制品有腐蚀性;对不锈钢、橡胶乳胶制品及其他高分子材料基本无损害。

## 七、甲　　醛

甲醛用于消毒和灭菌具有悠久的历史,突出优点是杀菌效果可靠、使用方便、对物品损坏轻;致命弱点是其浓烈的刺激性气体不易去除,穿透力差。

【失误防范要点】

1. 甲醛气体自然蒸发很难达到消毒所要求的浓度;雾化气溶胶甲醛很快随雾滴滴落到物

体表面。空气中甲醛浓度只能维持极短时间,而甲醛杀菌作用比较慢,最好使用制式甲醛加热发生器。

2. 化学反应能以最快的速度将甲醛释放到空气中,但维持空气中甲醛浓度具有一定困难。最常用的是高锰酸钾与甲醛反应,常用反应比例为2份甲醛对1份高锰酸钾。

3. 由于常温下甲醛气体不具备穿透作用或穿透作用较弱,对于有孔和有管道的物品、叠放的物品以及包装的物品,甲醛都穿透不到物品内部或物品包内,故甲醛熏蒸柜难以达到灭菌要求。

4. 低温甲醛灭菌器使用按说明书规定执行操作。注意合理包装,所用灭菌包装材料应能被甲醛蒸汽穿透,可用纸与棉布包装,不宜用聚乙烯膜、玻璃纸。

5. 甲醛具有明显的刺激性气味,并且易聚合而不易驱除。经低温蒸汽甲醛灭菌处理的物品必须彻底驱除残留甲醛,达到安全标准。

6. 使用甲醛熏蒸消毒时注意明火,因甲醛气体具有可燃性。甲醛气体的穿透力较差,消毒的物品必须充分暴露,否则难以达到消毒要求。

7. 甲醛气体消毒的环境中应保持相对湿度不低于70%。熏蒸消毒的物品若为多孔性,则应适当增加甲醛用量。

# 八、戊 二 醛

戊二醛为高效消毒剂,具有广谱、高效、快速杀灭微生物的作用,可有效杀灭各种细菌繁殖体、结核杆菌、真菌、细菌芽胞、病毒等。在使用浓度下,具有低毒、低腐蚀性、受有机物影响小、稳定性好等的特点,是当代医疗器械灭菌用化学消毒剂的首选品种。在继甲醛和环氧乙烷之后,被誉为化学低温消毒剂发展史上第3个里程碑,已被收入国家最新药典,并列为法定消毒剂。

【失误防范要点】

1. 戊二醛的杀菌作用受诸多因素的影响,因此,创造良好的使用条件是确保戊二醛杀菌效果的关键。

2. 临床实验证明,用5g/L碱性戊二醛浸泡口腔科器械480min,10g/L浓度浸泡7min,20g/L浓度浸泡5min均不能使器械上HBsAg转阴。故无论哪种戊二醛制剂,其使用浓度均不得低于20g/L。

3. 戊二醛pH由7增加至8.5杀灭芽胞效果明显增强,但pH超过8.5时其杀灭芽胞效果逐渐下降直至消失。酸性戊二醛对病毒灭活效果比碱性戊二醛强。pH 3.2的10g/L戊二醛灭活HBsAg只需15min,pH增加到7则需要30min。所以,pH对戊二醛影响规律是pH 5以下灭活病毒作用强,杀芽胞作用弱,稳定性好;pH 7以上,作用规律相反且稳定性差。

4. 戊二醛有蛋白凝固作用,在消毒处理含血液污染材料时由于蛋白凝固,不仅阻碍消毒剂穿透而影响消毒效果,还会阻塞纤细的管道(如纤维内镜管道直径只有0.5mm),应特别注意灭菌前的清洗。

5. 戊二醛随温度升高杀菌作用亦增强,但在常温即15～30℃影响不明显。温度低于15℃,杀菌效果下降,高于30℃杀菌作用明显增强。温度对戊二醛的稳定性亦有重要影响,热可加速戊二醛分解挥发,戊二醛储存温度应在室温25℃以下阴凉处。

6. 碱在一定范围内能明显增强戊二醛杀菌作用,除此之外,某些表面活性剂,如非离子表面活性剂聚氧乙烯脂肪醇醚,阳离子表面活性剂长链季铵盐等亦可使戊二醛活化而增强杀菌效果。

7. 戊二醛正确使用方法是将器械清洗干净,晾干后完全浸泡于戊二醛溶液内,作用至规定时间后取出,用无菌蒸馏水冲洗至少 3 遍方可使用。

8. 戊二醛用于一般污染物品浸泡 30min 可达到消毒要求;对特殊微生物污染物品需要适当延长时间;贵重仪器受到污染可用戊二醛做擦拭消毒后,再用无菌蒸馏水擦拭干净即可。

9. 戊二醛在使用时必须加入 5g/L 亚硝酸钠作为防腐剂,但一经加入防腐剂后,连续使用不超过 2 周,保存期限不超过 28d。一般情况下,用于保存的无菌器械可以连续使用 2 周;用于干净的无菌器械灭菌因其周转快(每天周转最少 1 次)可使用 1 周;用于污染物品消毒,如含有机物的器械或内镜消毒,每周更换 2 次以上。

10. 戊二醛使用期限需要在正确使用条件下才能得到保证。实际使用中由于器械不干净、带入水分等因素可使期限缩短。监测发现,在第 1 周内即可检出细菌,21d 浓度下降,且浓度下降率与浸泡器械件数有关。

11. 消毒灭菌后的物品必须用无菌蒸馏水冲洗干净,以便清除残留物质。切忌用生理盐水或其他含盐成分的水冲洗,以免产生腐蚀。

12. 灭菌处理前必须彻底清洗器械,干燥后再浸泡于戊二醛溶液内。保证足够的浓度和时间,使用浓度不得低于 20g/L,消毒作用时间不少于 20min,灭菌不少于 10h。

13. 稀释配制戊二醛时须用蒸馏水,碱化之后再放入防锈剂。戊二醛消毒液内不能混入生理盐水及其他杂质。盛放戊二醛的容器要干净。

14. 通常戊二醛加入防腐剂之后即属于无腐蚀消毒剂,但临床亦经常出现器械被腐蚀问题,为了避免腐蚀,加入防腐剂之后再加亚硝酸钠,但酸性戊二醛不宜加亚硝酸钠。

15. 医疗器械镀铬层质量不好或镀铬层破损容易受到腐蚀,特别是手术刀片、缝合针、细的探针、眼科剪刀和镊子等,使用时应多加注意。

16. 防止过期使用。商品戊二醛高浓度比较稳定;20％浓度在室温下储存不少于 2 年;未经碱化和加防腐剂的 20g/L 戊二醛可储存 1 年;碱化和加入防腐剂的 20g/L 戊二醛连续使用不超过 2 周,一般情况下用于保存无菌器械可用 2 周。消毒或灭菌器械反复取放次数较多时,使用时限应根据具体情况而定。戊二醛应该在监测条件下使用。

17. 戊二醛属于中等毒性物质,有刺激性和过敏性,易通过吸入或皮肤接触而产生危害。经常接触此类化学品会引起眼结膜灼伤、上呼吸道炎症、喉头水肿和痉挛、化学性气管炎或肺炎、皮肤损害等。长期接触可致中枢神经系统损害,表现为头痛、记忆力衰退以及肺的纤维化。

18. 使用戊二醛时应做好防护工作。尽量选择对空气污染小的化学消毒剂;科学地选择消毒剂使用浓度;遵守医院对剧毒、有害物质的保管规定;使用中的化学消毒剂容器加盖等。

19. 对使用消毒剂集中的特殊部门如手术室、供应室、内镜室的建筑应达到一定速度的通风排气要求;应经常进行空气采样,以检测化学品在空气中的浓度。

20. 戊二醛遇明火、高热可燃,具强刺激性。对环境有危害,对水体可造成污染。

## 九、酚类消毒剂

酚类化合物为中效消毒剂,主要有苯酚及其数十种衍生物。由于新型消毒剂不断出现,加之酚类消毒剂本身固有的缺点和污染环境等问题,应用已越来越少。

**【失误防范要点】**

1. 苯酚具有一定的毒性和不良气味,使用时应注意。苯酚对黏膜有明显刺激性,故不可直接用于黏膜消毒。苯酚对橡胶制品有损害。

2. 煤酚皂溶液又称来苏水,其应用范围与苯酚相同,可用 30～50g/L 煤酚皂溶液稀释液浸泡污染物品和擦拭物体表面及地面。由于其污染环境问题,现已不常用。

## 十、乙　　醇

乙醇又名酒精,是一种广泛用于临床的消毒剂。乙醇杀菌效果好、作用快速,除对一些涂面有溶解作用之外,对其他物品基本无损害。

**【失误防范要点】**

1. 乙醇属于中等效果的消毒剂,可快速、有效地杀灭多种微生物,但不能杀灭芽胞,对某些抗力较强的亲水性病毒灭活效果亦有争议。

2. 乙醇使用浓度的最佳为 70％～85％,低于 60％ 则时间效果会受到影响,高于 90％ 会迅速凝固表层蛋白质使形成固化层,影响乙醇穿透,使深部微生物得到保护。皮肤消毒多用 75％乙醇擦拭或外科洗手时以 70％乙醇浸泡。

3. 使用乙醇消毒前,必须做好清洁处理,清除表面蛋白性有机物,以免形成表层保护,影响消毒效果。一般不宜用于消毒被血、脓、粪便污染的表面。

4. 用乙醇消毒光学仪器时,应注意不要接触树胶和光学部件,乙醇对橡胶、树胶制品有损坏作用并影响光学部件性质。涂有醇溶性涂料的物品表面,不宜使用乙醇处理,以免溶解涂料。

5. 乙醇应置有盖容器内保存,并及时更换,以免有效成分挥发而影响消毒效果。

6. 患者使用过的口表和肛表必须洗净擦干后再浸入乙醇消毒,浸泡至少 10min 以上再用。血压计、听诊器等亦可用乙醇擦拭消毒。

7. 乙醇用于消毒情况下对人无毒,但个别人对乙醇过敏,接触后可引起皮疹、红斑。

## 十一、环 氧 乙 烷

环氧乙烷为广谱杀菌剂,对各种繁殖体、芽胞、真菌、病毒等微生物均有杀菌作用,穿透力强,使用方便,特别对不能耐受高温湿热灭菌法的贵重医疗器械(呼吸器、雾化器、血压计、听诊器等)、化纤织物、书报、票证等,均无损耗和腐蚀等不良反应。

**【失误防范要点】**

1. 环氧乙烷是一种化学性质活跃的环氧化合物,易燃烧、爆炸,使用和存放的环境应远离火源,亦不可放在日光下暴晒,以防液体受热急骤气化,膨胀增压,引起爆炸,使用中必须注意安全。

2. 切记使用环氧乙烷时不可有明火,禁止吸烟,操作环境应具备良好的阴凉通风。严禁放入电冰箱内,以免因瓶口漏气、气体溢出等引起冰箱爆炸。

3. 使用环氧乙烷消毒时,应注意环境的温度与相对湿度。在低温季节,如用温水加热环氧乙烷钢瓶时,必须先打开钢瓶开关,水温不可超过 70℃。

4. 投放环氧乙烷时操作不可过猛,应均匀充药;使用玻璃瓶给药时,将安瓿用布包好后轻轻敲碎,不可猛击。

5. 每次消毒必须鉴定灭菌效果,可将毒性小、抗力强的枯草杆菌芽胞悬液接种于普通琼脂试管斜面上,随同消毒的物品一起置于消毒容器中,并做内外对照培养,结果阴性时,方能使用。

6. 环氧乙烷灭菌柜或塑料袋切记要关闭扎紧,不能漏气。检测有无漏气可用含 1‰酚酞的饱和硫代硫酸钠溶液浸湿试纸条贴于可能漏气处,若有漏气则试纸条即由白色变为红色。

7. 灭菌结束时打开灭菌门之前应先关闭电灯、打开门窗;打开塑料袋时应顺风将残气排至户外。医疗器械灭菌后必须按照规定的要求驱散残留气体达到安全标准方可使用。

8. 环氧乙烷有一定的吸附作用,因此消毒后的物品应放置在通风环境中,待气体散发后再使用,一般需要 3～7d。

9. 在环氧乙烷消毒操作过程当中,如有头晕、头痛等中毒症状出现,应离开现场,至通风良好处休息。

10. 环氧乙烷灭菌不适用于食品、液体物质或明显含水物品、油纱条等油脂类物质、滑石粉等粉剂物质。因其毒性易被水吸收以及不能穿透等。

## 十二、高锰酸钾

又称灰锰氧或过锰酸钾,为一种黑紫色、带有金属光泽的菱形结晶或颗粒状固体,无特殊气味。固体成品性能稳定,可长期储存在棕色玻璃瓶内。属于强氧化剂,主要靠其氧化性对微生物起到氧化作用而杀灭微生物,不仅能有效杀灭各种细菌繁殖体、真菌和结核杆菌,亦可灭活乙型肝炎病毒和杀灭细菌芽胞,但杀灭芽胞速度较慢。高锰酸钾在常温下 100mg/L,作用 10～30min;1 000mg/L,作用 5～10min 可完全杀灭各种细菌繁殖体,也可灭活大多数肠道病毒和破坏肉毒杆菌毒素。常用于皮肤及黏膜、物体表面、水果蔬菜消毒;20mg/L 浓度的水溶液用于洗胃解毒,也可用于其他腔道的冲洗。

【失误防范要点】

1. 应避光保存在棕色瓶内;避免同还原物质接触。

2. 水溶液易被空气分解,现用现配,使用当天配制当天用完为宜。

3. 使用后消毒液弃去后及时将容器冲洗干净,否则难以去除。

4. 有机物污染严重或有明显污迹的物品不适宜用高锰酸钾消毒。

## 十三、生物消毒剂

生物消毒剂是指具有体外杀菌作用的生物制品。主要包括天然植物提取物、煎煮物、生物酶类如溶菌酶、脂肪酶、蛋白酶等；微生物制品如噬菌体、杆菌肽等生物活性物质。生物消毒剂包括植物消毒剂、生物酶消毒剂和微生物消毒剂。其特点是：杀菌作用可靠，但杀菌谱有限；性能比较温和，无刺激气味，不刺激皮肤；低毒性，不污染环境；无易燃易爆性，使用和储存运输安全。

【失误防范要点】

1. 植物消毒剂因其制剂比较粗糙，目前尚难以做成商品，只能现制现用或用榨取汁做进一步处理。生物消毒剂亦尚处于研究阶段，虽然其作为抗菌药已有产品上市，但将其用于消毒实践还有较长距离。

2. 外科手术和注射部位消毒慎用生物消毒剂。目前尚未见获得国家批准用于外科皮肤消毒的生物消毒剂，此类消毒剂组成成分尚未达到分子水平，其粗制品杀菌能力有限。

3. 植物消毒剂亦存在有毒物质，故必须提供充分的毒理学研究数据，方可用于临床。

4. 必须注意对生物消毒剂的质量监测，特别是染菌量的监测。部分此类消毒剂因其抗菌谱有限，故比较适宜细菌生长。

# 十四、光触媒净化技术

光触媒技术也称纳米光催化技术，起源于 20 世纪 70 年代中期，其原理是利用锐肽矿二氧化钛经纳米技术处理作为光触媒，在紫外光作用下产生光氧化还原能力，使微生物和化学污染物彻底分解成二氧化碳和水，以达到对环境污染微生物和化学污染物的净化作用。光触媒产品主要用于室内空气洁净和物体及环境表面洁净，对环境完全无害。

【失误防范要点】

1. 光触媒的效应取决于光源性能，光触媒反应能量来源于紫外线，不含紫外线的光源对光触媒无效。光触媒必须与空气净化系统组合才能发挥更好的作用。

2. 在室温范围内，温度升高可使光触媒作用增强，因温度加速空气循环使得碰撞机会增加，其反应速度加快。

3. 对光触媒杀灭微生物的作用不可估计太高，与化学洗涤剂相比其杀灭微生物的作用很弱，最多相当于低效消毒剂的作用。

4. 对消毒而言，光触媒在发挥作用良好的情况下，对环境只是清洁作用，目前现有的产品尚难达到卫生消毒水平。

附 B：常用化学消毒剂及使用方法（表 19-4）

表 19-4    常用化学消毒剂及使用方法

| 消毒剂名称 | 消毒效力 | 杀菌作用原理 | 使用范围 | 注意事项 |
|---|---|---|---|---|
| 乙醇 | 中效 | 使菌体蛋白凝固变性，但对肝炎病毒及芽胞无效 | ①以 70%～75% 溶液作为消毒剂，多用于消毒皮肤；②95% 溶液可用于燃烧灭菌 | ①易挥发，需加盖保存并定期调整其浓度，低于 70% 浓度则消毒作用差；②有刺激性，不宜用于黏膜及创面的消毒 |

（续　表）

| 消毒剂名称 | 消毒效力 | 杀菌作用原理 | 使用范围 | 注意事项 |
|---|---|---|---|---|
| 碘酊 | 高效 | 使细菌蛋白氧化变性，能杀灭大部分细菌、真菌芽胞和原虫 | ①2%溶液用于皮肤消毒。擦后待干，再用75%乙醇脱碘；②2.5%溶液用于脐带断端的消毒，擦后20s，再用75%乙醇脱碘 | ①对皮肤有较强的刺激性，不能用于黏膜消毒；②皮肤过敏者禁用；③对金属有腐蚀性，不可用于金属器械的消毒 |
| 碘伏 | 中效 | 是碘与表面活性剂的不定型结合物，破坏细胞膜的通透性屏障，使蛋白质漏出后与细菌酶蛋白起碘化反应使之失活；能杀灭细菌、病毒等 | ①0.5%～1%有效碘溶液用于外科手术及注射部位皮肤消毒，涂擦2次；②0.1%有效碘溶液用于体温计消毒；③0.05%有效碘溶液用于黏膜、烧伤、创伤涂擦或冲洗 | ①碘伏稀释后稳定性差，宜现配现用；②避光密闭保存；③皮肤消毒后留有色素，可用水清洗 |
| 戊二醛 | 高效 | 与菌体蛋白质反应，使之灭活；能杀灭细菌、真菌、病毒和芽胞 | 2%戊二醛溶液加入0.3%碳酸氢钠，成为2%碱性戊二醛，用于浸泡器械、内镜等；消毒需10～30min，灭菌需7～10h | ①浸泡金属类物品时，加入0.5%亚硝酸钠防腐；②灭菌后的物品，使用前用无菌蒸馏水冲洗；③内镜连续使用需间隔消毒10min，每天使用前后各消毒30min，消毒后用冷开水冲洗；④每周过滤1次，每2～3周更换消毒剂1次 |
| 过氧乙酸 | 高效 | 能产生新生态氧，将菌体蛋白质氧化，使细菌死亡；能杀灭细菌、真菌、芽胞、病毒 | ①0.2%溶液用于手的消毒浸泡1～2min；②0.2%～0.5%溶液用于物体表面的擦拭或浸泡10min；③0.5%溶液用于餐具消毒、浸泡30～60min；④1%～2%溶液用于室内空气消毒，8ml/m³，加热熏蒸，密闭门窗30～120min | ①浓溶液有刺激性及腐蚀性，配制时要戴口罩和橡胶手套；②对金属有腐蚀性；③存于阴凉避光处，防高温引起爆炸；④易氧化分解而降低杀菌力，故需现配现用 |

| 消毒剂名称 | 消毒效力 | 杀菌作用原理 | 使用范围 | 注意事项 |
|---|---|---|---|---|
| 环氧乙烷 | 高效 | 与菌体蛋白结合，使酶代谢受阻而导致死亡。能杀灭细菌、真菌、病毒、立克次体和芽胞 | ①精密仪器、化纤、器械的消毒灭菌剂量为800～1 200mg，温度为（54±2）℃，相对湿度为60%±10%，时间为2.5～4h；②少量物品可装入丁基橡胶袋中消毒，大量物品可放入环氧乙烷灭菌柜内，可自动调节温度、相对湿度和投药量进行消毒灭菌 | ①易燃易爆且有一定毒性，必须熟悉使用方法，严格遵守安全操作程序；②放置阴凉通风，无火源及电源开关处，严禁放入电冰箱；③储存湿度不可超过40℃，以防爆炸；④灭菌后的物品应清除环氧乙烷残留量后方可使用；⑤每次消毒时，应进行效果检测及评价 |
| 甲醛溶液（37%～40%福尔马林） | 高效 | 菌体蛋白变性酶活性消失。能杀灭细菌、真菌、芽胞和病毒 | 物品消毒氧化法，备甲醛溶液消毒柜，取甲醛溶液40～60ml/m³，加入高锰酸钾20～40g/m³，柜内熏蒸，密封6～12h | ①熏蒸穿透力弱，衣物最好挂起消毒；②温、湿度对消毒效果有明显影响，要求室温在18℃以上，相对湿度在70%～90%；③对人体有一定毒性和刺激性，使用时注意防护 |
| 含氯消毒剂（常用的有漂白粉、漂白粉精、氯胺T、二氯异氰脲酸钠等） | 中高效 | 在水溶液中放出有效氯，破坏细菌酶的活性而致死亡。能杀灭各种致病菌、病毒、芽胞 | ①0.5%漂白粉溶液、0.5%～1%的氯胺溶液用于餐具、便具等的消毒，浸泡30min；②1%～3%漂白粉溶液、0.5%～3%的氯胺溶液喷洒或擦试地面、墙壁及物品表面；③排泄物消毒：干粉5份加漂白粉1份搅拌，放置2h，尿液100ml加入漂白粉1g放置1h | ①消毒剂应保存在密闭容器内，置于阴凉、干燥通风处，减少有效氯的丧失；②配制的溶液性质不稳定，应现用现配；③有腐蚀及漂白作用，不宜用于金属制品、有色衣服及油漆家具的消毒；④3d更换1次消毒液 |
| 苯扎溴铵（新洁尔灭） | 低效 | 是阳离子表面活性剂，能吸附带阴电的细菌，破坏细菌的细胞膜，最终导致菌体自溶死亡，又可使菌体蛋白变性而沉淀 | ①0.01%～0.05%溶液用于黏膜消毒；②0.1%～0.2%溶液用于皮肤消毒；③0.1%～0.2%溶液用于消毒金属器械，浸泡15～30min（加入0.5%亚硝酸钠防锈） | ①对肥皂、碘、高锰酸钾等阴离子表面活性剂有拮抗作用；②有吸附作用，会降低药效，故溶液内不可投入纱布、棉花等物品；③对铝制品有破坏作用，故不能用铝制品盛装 |

（续　表）

| 消毒剂名称 | 消毒效力 | 杀菌作用原理 | 使用范围 | 注意事项 |
|---|---|---|---|---|
| 双氯苯双胍乙烷（洗必泰） | 低效 | 具有广谱抑菌杀菌作用 | ①0.02%溶液用于手的消毒，浸泡3min；②0.05%溶液用于创面消毒；③0.1%溶液用于物体表面的消毒 | 同苯扎溴铵（新洁尔灭）①、② |

注：高效，杀灭一切微生物，包括芽胞；中效，杀灭细菌繁殖体、结核杆菌、病毒，不能杀灭芽胞；低效，杀灭细菌繁殖体、部分真菌和亲脂性病毒，不能杀灭结核杆菌、亲水性病毒等

**附 C：医院消毒灭菌监测标准（表 19-5）**

表 19-5　各类环境空气、物体表面、医护人员手的细菌菌落总数卫生标准

| 环境类别 | 范围 | 空气（cfu/m³） | 物体表面（cfu/m³） | 医护人员的手（cfu/m³） |
|---|---|---|---|---|
| Ⅰ类 | 层流洁净手术室、层流洁净病房 | ≤10 | ≤5 | ≤5 |
| Ⅱ类 | 普通手术室、产房、婴儿室、早产婴儿室、普通保护性隔离室、供应室无菌区、烧伤病房、重症监护病房 | ≤200 | ≤5 | ≤5 |
| Ⅲ类 | 耳科病房、妇产科检查室、注射室、换药室、治疗室、供应室清洁区、急症室、化验室、各类普通病房和房间 | ≤500 | ≤10 | ≤10 |
| Ⅳ类 | 传染病科及病房 | ≤15 | ≤15 | |

（摘自中华人民共和国国家标准 GB15982—1995）

**附 D：医疗用品卫生标准**

1. 进入人体无菌组织、器官或接触破损皮肤、黏膜的医疗器械必须无菌。

2. 接触黏膜的医疗用品细菌菌落数应≤20cuf/100cm²，致病性微生物不得检出。

3. 接触皮肤的医疗用品，细菌菌落总数应≤200cuf/100cm²，致病性微生物不得检出。

**附 E：使用中消毒剂与无菌器械保存液卫生标准**

1. 使用中消毒剂，细菌菌落总数应≤100cfu/ml，致病性微生物不得检出。

2. 无菌器械保存液必须无菌。

**附 F：压力蒸汽灭菌效果检测方法与标准**

1. **检测方法**　将嗜热脂肪杆菌芽胞菌片放入灭菌小纸袋内，置于标准试验包中心部位。灭菌柜室内上、中层和排气口处各放置一个标准试验包。手提压力蒸汽灭菌器用通气贮物盒代替标准试验包。经一个灭菌周期后，在无菌条件下，取出标准试验包的指示菌片，投入溴甲酚紫葡萄糖蛋白胨水培养基中，56℃培养48h，观察培养基颜色变化。标准包内含3件平纹手术衣，4块小手术巾，2块中手术巾，1块大手术巾，20块10cm×10cm、8层纱布敷料包裹成25cm×30cm×30cm大小的包。

2. **化学指示**　在物品外用化学指示胶带，可作为物品是否经过灭菌处理的标志。在物品

包中心部位用化学指示剂,可作为物品是否灭菌的参考标志。

3. 结果判定及评价　　同次检测中,标准试验包或通气贮物盒内,每个标示菌片接种的溴甲酚紫蛋白胨水培养基全部不变色,判定为灭菌合格。指示菌片之一接种的溴甲酚紫蛋白胨水培养基由紫色变为黄色,判定为灭菌不合格。

化学指示剂的颜色变为与灭菌合格标准色相同时,或溶化时作为灭菌合格的参考标准。

(摘自中华人民共和国国家标准 GB15981—1995)

# 第三节　无菌技术

## 一、无菌技术操作原则

无菌操作原则是医疗护理操作中防止发生感染和交叉感染的一项重要的基本技术操作管理内容和质量控制指标,是根据科学原则制定的,每个医护人员必须严格遵守无菌操作原则,以保证患者的安全。

【失误防范要点】

1. 保持环境清洁。进行无菌操作前 30min 通风,停止清扫地面等工作,避免不必要的人群流动,以降低空气中的尘埃。治疗室应每日空气消毒 1 次。

2. 进行无菌操作时,工作人员应修剪指甲,洗手,衣帽穿戴整洁,口罩须遮住口鼻。必要时穿无菌衣,戴无菌手套。

3. 无菌物和非无菌物应分别放置。无菌物品必须存放在无菌包或无菌容器内,使用时不可暴露在空气中过久。非一次性无菌物品一经使用后,必须再经无菌处理后方可使用。从无菌容器内取出的物品即使未用,也不可放回无菌容器内。

4. 无菌包外应注明物品名称、消毒灭菌日期,放于固定位置。无菌包在未污染的情况下,可保存 7~14d,过期或包布受潮均应重新灭菌。

5. 取无菌物品时,必须用无菌钳或镊夹取,手臂须保持在腰部水平以下,注意不可跨越无菌区域。未经消毒用物,不可触及无菌物品或跨越无菌区。

6. 进行无菌操作时,不可面对无菌区讲话、咳嗽及打喷嚏。如器械、用物被污染或疑有污染,即不可使用,应予以更换或重新灭菌。

7. 一套无菌物品,仅供一个患者使用,以免发生交叉感染。

## 二、无菌操作基本方法

### (一)无菌持物钳(镊)使用法

1. 无菌持物钳用于取用和传递无菌物品时,必须保持无菌持物钳的无菌状态。使用前须检查核对灭菌日期及灭菌效果。

2. 使用无菌持物钳取放无菌物品时,无菌持物钳不可触及容器口缘及液面以上的容器内壁,以免无菌持物钳被污染。

3. 取较远处物品时,应将持物钳和容器一起移至物品旁使用,防止无菌持物钳在空气中暴露过久而污染。

4. 不可使用无菌持物钳夹取油纱布,以防油脂粘于钳端而影响消毒效果。无菌持物钳不可直接用于换药或消毒皮肤,以防持物钳被污染。

5. 使用浸泡消毒的无菌持物钳时,其尖端应向下倾斜,以免消毒液流至上方非无菌处,取物时倒流污染其尖端。无菌持物钳的位置不可低于腰部。

6. 无菌持物钳及其放置容器按要求定期清洁、灭菌。打开包后的干持物钳应 4h 更换 1 次;必须浸泡消毒时应及时更换消毒液;使用频率较高时应随时消毒灭菌。

**(二)无菌容器使用法**

1. 无菌容器用于盛放无菌物品,并保持其处于无菌状态。使用前须检查核对灭菌日期及灭菌效果。

2. 打开无菌容器盖时,应将菌容器盖的无菌面(内面)朝上,置于稳妥处,手不可触及容器盖内面和容器口边缘。

3. 操作过程中,手臂不可跨越无菌容器上方,确保容器内无菌物品不被污染。

4. 从无菌容器中取物时,无菌持物钳不可触碰容器口的边缘。容器盖随时盖严,保持密闭,避免容器内无菌物品在空气中暴露过久。

5. 无菌容器应每周灭菌 1~2 次。一旦污染应随时更换。

**(三)取用无菌溶液法**

1. 取用无菌溶液时保持无菌溶液的无菌状态。

2. 取无菌溶液时,应擦去瓶壁上的灰尘,核对药名、浓度、剂量、失效期,检查瓶盖是否松动、瓶身有无裂缝,溶液有无沉淀、变色、浑浊等。

3. 启开瓶盖时,用拇指、示指、中指或双手拇指于瓶签侧翻起橡胶瓶塞并松动,常规消毒瓶口及瓶塞。

4. 倒溶液时,手握标签面,先倒少量溶液冲洗瓶口于弯盘内,再由所冲洗的瓶口处,倒出所需液量于已备好的容器内。勿将瓶签沾湿,瓶口不可接触容器。

5. 倒出所需液体后立即盖上瓶塞,并消毒瓶塞边缘,注明开瓶日期及时间。手不可触及瓶口及瓶塞的塞入部分,防止瓶塞被污染。

6. 已倒出的液体不可再倒回瓶内,以免瓶内无菌溶液被污染。

7. 任何物品不得伸入无菌溶液瓶内蘸取溶液或直接接触瓶口倒取溶液。

8. 已开启的无菌溶液瓶内的溶液,只能保存 24h。

**(四)无菌包打开法**

1. 在规定时间内,使无菌包内的无菌物品保持无菌。

2. 打开无菌包前,检查无菌包灭菌日期、灭菌效果及外包布情况。

3. 遵循无菌原则打开无菌包,手只能接触包布四角的外面,不可触及包布内面,不可跨越无菌面。

4. 如果是用双层布包裹的无菌包,则内层须用无菌持物钳打开。无菌包一经打开,即使未用,24h 后也必须重新灭菌。

5. 无菌包内物品被污染、包布受潮或无菌包消毒过期,须重新灭菌。

**(五)铺无菌盘法**

1. 将无菌治疗巾铺在清洁干燥的治疗盘内,形成一无菌区,放置无菌物品,以供治疗使用。

2. 放置无菌盘的区域必须清洁干燥,无菌巾避免污染、潮湿。操作中手、衣物或非无菌物品不可触及与跨越无菌区。

3. 打开无菌包后用无菌钳夹取无菌巾放于治疗盘内,双手捏住无菌巾上层两角的外面,轻轻抖开,双折铺于治疗盘内,上层向远端呈扇形折叠,开口边向外,治疗巾内面构成无菌区。上下层无菌巾的开口边缘应向上折叠盖严。

4. 注明铺无菌盘开始使用的时间,有效时限不超过 4h。

**(六)戴无菌手套法**

1. 遵循无菌操作原则戴无菌手套,以保护患者或操作者免受感染。

2. 戴无菌手套前,检查核对无菌手套灭菌日期、灭菌效果、手套号码及包布情况。

3. 选择宽敞的位置打开无菌手套袋,放置妥当位置,取滑石粉均匀地涂搽双手后戴手套。操作中避免滑石粉洒落于无菌区内。

4. 未戴手套的手不可触及手套的外面,已戴手套的手不可触及未戴手套的手及另一手套的内面(非无菌面)。

5. 将手套翻边扣套在工作服衣袖外面。已戴手套的双手位置保持在腰部水平以上。

6. 戴手套后如发现手套有破损或污染时,应立即更换。

7. 脱手套时,一手捏住另一手套腕部外面,翻转脱下;再以脱下手套的手插入另一只手套内,将其向下翻转脱下。脱手套时不可强拉边缘或手指部分。

8. 手套上如有污迹应先在消毒液中洗净后,再脱下浸泡。

# 第四节　隔离与防护

隔离是以距离或屏障等手段,切断传染病传播途径,以达到预防和控制传染病流行的有效方法。通过隔离与防护措施,将传染源传播者(传染患者或带菌者)和高度易感人群安置在指定地方,暂时避免和周围人群接触,对前者采取传染源隔离,防止传染病病原体向外传播;对后者采取保护性隔离,保护高度易感人群免受感染。现有的隔离手段有区域隔离、类目隔离(A系统隔离)、疾病隔离(B系统隔离)、标准预防。常用的隔离衣、裤、鞋、手套、帽子、护目镜、避污纸、利器盒、污物袋等,都是采取屏障隔离的原理。

## 一、隔　　离

**【失误防范要点】**

1. 做好区域隔离。医院是各种感染疾病和传染病集中的场所,应具备必要的区域隔离措施。应合理划分办公区、普通医疗区、传染病隔离区和生活区等,区分清洁区域、半污染区域和污染区域。各区域人流、物流、水流须分隔管理,呼吸道传染病还应注意气流的流向问题。垃圾站、污水站应远离生活区,有单独的出入口。发热患者、疑似传染患者、传染患者和普通患者分开就诊,不同传染病分区就诊收治,设有专门的警戒线和专人警戒,防止交叉感染。

2. 合理布局传染病门诊或发热门诊。划分清洁区、半污染区、污染区。各区之间以封闭式隔断分隔,并参照规定的颜色标示。人流、物流合理,无交叉,工作人员和患者有各自专用通道;医务人员学习室、休息室、更衣室、清洁通道设在清洁区;医师办公室、护士工作站、治疗室设在半污染区;污染区内设独立的接诊分诊处、诊室、备用诊室、检查室、检验室、放射检查室、药房、挂号处、收费处、卫生间等;污染区设有一定数量的隔离留观室,疑似患者一人一间,有独立的卫生间和排风系统;各区要求通风良好,并建立由清洁区→半污染区→污染区的气流走向。

3. 合理布局烈性呼吸道传染病隔离病区。

(1)清洁区、半污染区、污染区要用封闭式隔断划分。清洁区一般包括医师、护士值班室、学习室(休息室)、男、女更衣室、库房、药房、杂用间的清洁端,用蓝色线划分。半污染区主要有医师办公室、护士办公室、治疗室、消毒间,用黄色线划分。污染区包括传染病房、病房卫生间、病房走廊及污染区附属间、污染楼梯或电梯,用红色线划分。

(2)在清洁区与半污染区、半污染区与污染区之间建立缓冲带。缓冲带面向两个区域的门要左右错开,不能同时打开,避免气流的对流。缓冲带要安装紫外线杀菌装置,杀菌灯可侧向或反向安装。在此区域放置污染防护用品、容器和待消毒用品;医务人员在此脱去污染的防护服。隔离病区设有内走廊、外走廊或阳台两条线。内走廊为医务人员诊疗活动的区域;病房、外走廊或凉台为患者活动区域;隔离病房的一切用品都属污染物。

(3)设立清洁通道和污染通道,物品的流向为清洁区→半污染区→污染区,不允许逆流。工作人员专用的清洁通道直接通向隔离病区的清洁区。患者专用的污染通道或电梯,直接通到隔离病区的污染区,主要用于运送半污染区和污染区的污染物品和医疗废物。各种临床标本应有传递通道。建立由清洁区→半污染区→污染区的正压气流,污染空气经高效过滤后外排。

(4)隔离病房应建有供氧和吸引的壁式通道、电话和对讲等通讯系统、独立的监护病房和独立的污水处理系统。

4. 做好类目隔离(A 系统隔离)。类目隔离也称疾病分离预防隔离技术,是基于不同传播途径的疾病或传染病所采取的不同隔离预防措施,起源于 20 世纪 60 年代。美国将类目隔离分为 7 类:严密隔离、呼吸道隔离、接触隔离、消化道隔离、结核病隔离、血液/体液隔离、引流物分泌物预防隔离。分别采取黄色、蓝色、橙色、棕色、灰色、红色和绿色隔离标志。之后又发展为按疾病预防隔离(B 系统隔离)、普遍预防、身体物质隔离。由于隔离方法多种多样,容易混淆,1996 年,美国医院感染控制顾问委员会(HICPAC)对隔离系统进行了修订。将疾病分类隔离系统(A 系统)由 7 类改为 3 类,即接触隔离、飞沫隔离、空气隔离;将普遍预防和身体物质隔离综合形成标准预防。

5. 做好标准预防。标准预防的含义是:凡是血液、体液、分泌物、排泄物均视为具有传染性(不论是否有明显的血迹污染或是否接触非完整的皮肤与黏膜),接触上述人员和物质者,必须采取必要的防护措施。防护用品被上述物质严重污染后应立即更换。其中特别强调防护用品的使用、洗手和手消毒(手卫生)及正确掌握各级防护标准。如接触血液、体液、分泌物和排泄物要戴手套;接触不同患者时要换手套,脱手套后要洗手;进行任何有血液或体液溅出的操作时,要加穿不透水的隔离衣和鞋套,戴口罩、护目镜或防护面罩;预防针刺伤或锐器伤;正确处置医疗废物;保持环境清洁。医务人员手部皮肤发生破损时,在进行可能接触患者血液、体液等诊疗、护理、卫生操作时,要戴双层手套。

6. 标准预防措施是指提供医疗服务时,假设所有患者都可能具有传染性的一种观念。这种观念必须应用于每个患者,无论其诊断如何以及是否真的有传染性。另外,标准预防是本着对患者、医务人员和访视者共同负责所提供的高水平的预防,强调双向预防的原则,既要防止疾病从患者传至医务人员,又要防止疾病从医务人员传给患者;既要防止经血液传播性疾病的传播,又要防止非经血液传播性疾病的传播。

7. 当前国际上所共同采取的医院感染控制措施是:标准预防＋额外预防(基于传播途径)。标准预防用于所有时间内所有患者,额外预防用于传播途径的预防(空气、飞沫和接触传播)。SARS 是烈性呼吸道传染病,主要采取了标准预防、严密隔离、呼吸道隔离和接触隔离。

## 二、防　护

根据传染病的流行情况和致病性决定采取防护的等级和措施。美国一般划分为一般防护、加强防护和严密防护。我国在 SARS 流行期间,对烈性呼吸道传染病的防护分为一级、二级、三级。两者有一定的相似性。

1. 一级防护(一般防护)　适用于医院中从事诊疗活动的所有医、药、护、技及后勤人员。遵循以下要求。

(1)严格遵守标准预防的原则和消毒隔离制度。

(2)工作时穿医院统一配发的普通工作服(隔离裤视工作需要而定)、工作鞋、戴工作帽,戴12 层以上普通棉纱口罩。

(3)接触患者分泌物、血液、体液及污染较重的物品时要戴乳胶手套,必要时可戴护目镜。

(4)严格执行洗手与手消毒制度。

2. 二级防护(加强防护)　适用于烈性呼吸道传染病流行期间的发热门诊、隔离留观室,SARS 隔离病房医务人员及接触患者标本,处理其分泌物、排泄物、污衣污物等污染物品和转运患者的医务人员及司机。在一级防护的基础上,遵循以下要求。

(1)着装要求:在一级防护基础上,可根据危险程度使用隔离衣、隔离裤、防护服、防护镜(罩)、外科手术口罩、高效过滤口罩、手套、隔离鞋、鞋套等。

(2)严格采取呼吸道隔离、接触隔离和标准预防。

(3)严格按区域划分正确穿戴和脱摘防护用品。进入清洁区可穿上下分体工作服;进入半污染区穿连体防护服,戴 12 层以上棉纱口罩或高效过滤口罩,戴乳胶手套,穿隔离鞋袜;进入污染区要加穿隔离衣、戴工作帽、戴有鼻夹的高效过滤口罩、护目镜,再戴一层乳胶手套、高腰鞋套。

(4)注意鼻腔、口腔黏膜和眼睛的防护。

（5）设有监督员，督查工作人员正确穿戴防护用品。

3. **三级防护（严密防护）**　适用于为烈性呼吸道传染病患者实施吸痰、气管切开、气管插管、手术和尸体料理等危险性较大操作的工作人员。在二级防护的基础上，做到以下要求。

（1）戴全面型呼吸防护器或正压过滤式护面具，或戴仿生物面具。

（2）外穿防水防护服或防水围裙。

（3）诊疗操作后，应按流程立即脱去污染防护服，认真进行洗手、手消毒、消毒鼻腔、漱口、淋浴等。

4. **防护着装流程**　以二级防护为例，着装流程如下。

（1）进入清洁区穿上下分体的薄布工作服或洗手衣。

（2）进入半污染区前，在清洁区指定地点穿好连体防护服，戴棉纱口罩（12 层以上）和内层乳胶手套、穿隔离鞋。

（3）进入污染区前，在半污染区指定地点加穿隔离衣（棉布或无纺布），戴外层乳胶手套、工作帽、高效过滤口罩、护目镜、穿高腰鞋套。

（4）医务人员进行气管插管、抢救和手术等危险性大的操作，要戴防护头罩、穿防水防护服。

（5）返回半污染区前，在缓冲区指定位置消毒双手后，从上至下依次脱去护目镜、帽子、高效过滤口罩、隔离衣、鞋套、外层手套，放入指定容器内，消毒双手后进入半污染区。

（6）返回清洁区前，在缓冲区右手位置消毒双手后，从上至下依次脱去连体防护服、棉纱口罩、内层手套、隔离鞋；换拖鞋，进行手、鼻腔消毒，用强氧化离子水或低浓度臭氧水或其他漱口液漱口，然后进入清洁区更衣室，淋浴后换洁净衣服返回清洁区。

手术室、供应室、产房、ICU、内镜室、口腔门诊、血液透析室、传染病科、病理科、检验科、实验室、医疗垃圾站（收集、运输、储存点）人员按专科和部门特殊要求进行防护。使用热力灭菌器、化学消毒剂、紫外线灯照射时应注意皮肤、黏膜等的防护，以免造成烧伤、灼伤。

5. **防护用品**　使用的所有防护用品必须是经国家相关部门检验合格，符合国家医用标准的产品。一次性用品不得重复使用。

（1）口罩：各种类型的口罩可单独使用，也可组合使用，以供屏蔽保护。戴口罩以防护口、鼻吸入气溶胶。口罩应盖住口鼻部。用过的口罩应及时处理。脱口罩后应立即洗手。①口罩可用 N-95、N-99、FFP2 标准口罩、高效过滤口罩和 12 层以上普通棉纱口罩；②口罩可分为长方形或密闭形，配有鼻夹，具有良好的表面抗湿性和过滤效率（气流阻力在空气流量为 85L/min，吸气阻力不超过 35mmH$_2$O，过滤效率不小于 95％），对皮肤无刺激性；③N-95 口罩或高效过滤口罩，可持续应用 6～8h。12 层以上棉纱口罩 2h 更换 1 次。被血液、体液污染或潮湿后要立即更换。

（2）防护服：穿用连体或上下分体防护服，视需要和方便而定。①应符合国家医用防护服技术标准；②不论连体或分体结构，结合部要严密，袖口、脚踝口应封闭良好，有良好的防水性、抗静电性和过滤效率，无皮肤刺激性；③防护服每班更换，被血液、体液污染或溅湿后要立即更换；④进行手术、气管切开等应穿着防水防护服。

（3）手套：①一般选用一次性乳胶手套和橡胶手套；②被血液、体液污染后及时更换；③原则上一用一换。无明显污染操作，可用消毒剂消毒手套后连续使用。接触疑似患者应一用一换。

(4)隔离衣:①用棉布或一次性无纺布制作;②接触疑似患者必须一人一换;③为确诊患者进行无明显污染的诊疗常规操作,隔离衣可连续使用,但被血液、体液污染或溅湿后要立即更换;④实施有创通气操作和手术、尸检等危险性大的操作应及时更换;⑤对大面积烧伤与大创面伤口换药时,要穿无菌隔离衣;⑥污物处理、运送尸体、尸体解剖人员的隔离衣一用一换,必要时穿着防水隔离衣;⑦隔离衣被传染性的血液、分泌物、渗出物、排泄物、飞溅的水和大量传染性材料污染时不得使用。大多数情况下可使用洁净的隔离服即可。

(5)防护镜或面罩:①使用弹性佩戴法;②保持透亮度好,视野宽阔,有较好的防溅性能和封闭性能;③严重污染时及时更换。

(6)鞋套:①具有耐磨性和防水性;②如破损或湿透要及时更换。

6. 锐器损伤的防护

(1)医务人员在工作中要注意防止发生锐器损伤。

(2)用过的锐器应直接放在耐刺防渗的专用收集盒内。

(3)一旦被锐器损伤,要立即在伤口旁轻轻挤压,尽可能挤出损伤处的血液,用肥皂液和流动水冲洗、消毒、包扎,并上报医院感染控制科。必要时上报医院相关领导。

(4)对被刺伤的工作人员要进行登记和医学追踪观察。对被刺伤严重者要给予预防用药和适当处理。

7. 医务人员准入原则　对烈性呼吸道传染病、进入隔离区的医务人员要建立准入制。

(1)选调身体素质和心理素质好、业务能力较强的医务人员到隔离一线工作。

(2)近期患病、体弱、妊娠期、哺乳期、心肺疾病、糖尿病、甲状腺功能亢进症及免疫力低下的慢性病患者、50 岁以上人员不安排进入隔离区工作。

(3)实习生、进修生不安排进入隔离区工作。

(4)具有治疗护理经验的医护人员经短期轮休后,可重返隔离病房工作。

8. 合理安排工作

(1)合理安排工作时间,避免劳累过度。在隔离病区工作的人员,连续工作要<6h;为危重患者进行特护、抢救、吸痰、气管切开等工作时,适当缩短工作时间。

(2)月经期应减轻工作强度,尽量避免直接接触患者和严重污染的物品。

(3)进行尸体料理后,应立即进行消毒和清洗后离开工作区休息。

(4)合理安排工作流程,减少在不同区域之间的往返次数,集中安排治疗操作,减少与患者近距离面对面接触的时间。

(5)建立轮休制度,在隔离病区工作 1 个月,集中休息观察 2 周。

9. 预防用药

(1)医务人员在进入烈性呼吸道传染病隔离区工作前,可适当进行预防用药或接种有关疫苗。

(2)医务人员在无防护或防护不到位的情况下密切接触患者或疑似患者后,应及时应用抗病毒或抗菌药物。

10. 一线工作人员隔离住宿管理　烈性呼吸道传染病的传播主要是近距离的呼吸道飞沫和气溶胶传播,发病有明显的人群聚集性和一定的潜伏期。为防止一线工作人员将病毒传播给其他人员以及工作人员之间传播,凡一线工作人员都应当实行隔离住宿管理。

(1)住宿安排不得过密,每个房间不超过 4 人。工作人员要遵守隔离规定,不到隔离区以外的地方,不互串房间。

(2)不组织室内集体活动,提倡户外活动。饮食送到房间,如需集中打饭,要尽量分散,戴口罩。

(3)每日 2 次测试体温并登记,如有发热者,立即报告,必要时做血常规和 X 线胸片检查,及早隔离观察,同寝室人员要进行医学观察。

(4)房间要通风良好,每日空气、地面、物品表面和卫生间要定时消毒,保持宿舍内的清洁卫生。

(5)做好服务保障,加强营养配餐,合理休息与活动,关心工作人员的心理状态,必要时进行心理疏导。

(6)轮休人员按以上要求进行管理,轮休结束前,进行体检。

**11. 医院其他工作人员的防护与监测**

(1)呼吸道传染病高发季节,医院工作人员要特别重视医学防护,掌握各级防护标准,正确运用防护方法。

(2)严格监测体温,每日 2 次,并实行发热零报告制度。

(3)工作人员出现发热症状的,必须到发热门诊进行诊治和排查,做血常规和 X 线胸片检查,禁止私自在普通门诊、病区及家里进行治疗。

(4)增强体质,注意休息,提高机体抗病能力。

# 第五节 隔离操作技术

隔离技术操作的目的是保护工作人员和患者,避免病原微生物相互传播,减少感染和交叉感染的发生。

## 一、口罩的使用

口罩为遮住口鼻的特殊用品。用于保护患者和工作人员,避免互相传染以及防止飞沫污染无菌区、无菌物品和清洁食物等。

【失误防范要点】

1. 戴口罩时应遮住口鼻,口罩上缘应距下眼睑 1cm 处,口罩下缘应包住下颌,口罩四周要遮掩严密,尽可能减少面部与口罩之间的空隙。

2. 不可用污染的手接触口罩。口罩暂时不戴时应将贴脸部的一面折叠于内侧放置,避免将口罩随意放置于工作服兜内,更不能将内侧朝外放置或挂在胸前。

3. 口罩其棉纱厚度应在 16 层以上,以确保防护作用。一般情况下,棉纱口罩使用 4～8h 应更换 1 次。

4. 佩戴口罩应注意区分场所和掌握佩戴时间,连续佩戴的时间不可过长。长时间戴口罩时,口罩内附着的人体呼出的蛋白质和水分等物质可滋生细菌,对人体有害。

5. 每次接触隔离的传染患者或污染严重者应立即更换。使用中如有污染或潮湿应立即更换。

6. 需重复使用口罩时,每次更换后用消毒洗涤剂清洗。传染科病房使用的口罩应每天集中消毒后再清洗及灭菌。

7. 提倡使用一次性口罩,每 4 小时更换 1 次,用毕弃入污物桶内。一次性口罩不得重复使用。

# 二、洗　手

正常人手上的细菌,绝大部分是非致病菌,这类细菌又称常住菌,对人体无害。另一部分细菌属于"过路菌",是在与环境接触过程中污染,可有条件致病菌,如沙门菌、金黄色葡萄球菌、大肠埃希菌、微球菌等。这些细菌从特定患者身上污染后再接触其他患者,即可引起患者间交叉感染,此时,医护人员的手,就成为疾病传播的媒介。如不经洗手即接着护理另一患者,尤其是呼吸道护理,则极有可能造成病原菌在患者中传播。医务人员手的卫生消毒在预防院内交叉感染中是非常关键的环节,洗手是最简便、最经济有效的防范措施之一。

【失误防范要点】

1. 医务人员应从思想上认识到自觉洗手和正确洗手是有效控制医院感染的重要环节,并认真掌握和贯彻执行。

2. 护士洗手应达到消除暂住菌和常住菌的水平。洗手设备最好是感应式开关流动水,应用液体肥皂,装于下口瓶中,以利随时排放。

3. 洗手时,身体勿靠近水池,以免隔离衣污染水池边缘或溅湿工作服。刷洗范围应超过被污染的部位,洗手后应避免双手再直接接触污染水龙头。

4. 洗手液、一次性擦手纸等应容易拿取。诊疗车、就诊桌等处应放置速干洗手液。如用肥皂盒,应保持其清洁、干燥、无污染。

5. 流水冲洗时,腕部应低于肘部,使污水流向指尖,避免污湿工作服。肥皂要接触手部,肥皂洗手效果与搓手时间和洗手遍数成正比。

6. 医务人员在接触每一位患者、进行诊疗护理操作前后和下班前均应选择正确、科学、简便的六步洗手法认真洗手,杜绝漏洗指背、指尖、拇指的现象。

7. 洗手后最好用一次性纸巾擦拭或电动烘干机烘干。如无条件,可每人一块小毛巾,每天洗涤消毒。避免用白大衣、公用毛巾擦手,以防增加再污染的机会。

8. 除特殊情况,不提倡用消毒液洗手,目前常用的消毒液经过长期使用后,已发现越来越多的耐药菌株,而提高消毒液浓度又带来毒性上升,刺激性增大,皮肤损害增多等负效应。

# 三、穿脱隔离衣

穿脱隔离衣以保护工作人员和患者,防止交叉感染。

【失误防范要点】

1. 隔离衣长短应合适,需全部遮盖工作服,有破损则不可使用。

2. 穿隔离衣前应洗手,戴好口罩、帽子。穿脱时领口为相对清洁区,注意保持清洁,避免污染衣领及清洁面。

3. 脱隔离衣时应使清洁面朝外,衣领及衣边卷至中央,弃衣后消毒双手。

4. 隔离衣每日更换,如有潮湿或污染,应立即更换。

5. 进入传染病区、接触免疫功能低下者和易感者(如严重烧伤、化疗后致白细胞减少、脏器移植后大剂量激素做排异治疗及早产儿等),接触不同病种时均需更换。

## 四、避污纸、污物袋使用

避污纸即为清洁纸片。用避污纸衬垫进行简单操作,保持双手或物品不被污染,以省略消毒手续。用污物袋随时盛放污物,以减少周围环境污染。

【失误防范要点】

1. 取避污纸时,不可掀页撕取,以保持一面为清洁面。

2. 避污纸用后随即丢入污物桶,集中焚烧处理。

3. 凡被污染而无需回收的物品,应集中于不透水的污物袋内,封口或扎紧袋口。

4. 污物袋上应有"污染"标志,送指定地点焚烧处理。

# 第 20 章　医院感染控制

医院感染又称医院内获得性感染,其十分确切的概念仍在探讨。现一般广义定义为任何人员在医院活动期间遭受病原体侵袭而引起的任何诊断明确的感染或疾病,均成为医院感染。狭义定义为凡患者在入院时既不存在,也不处于潜伏期,而在医院内发生的感染,包括在医院内获得,出院后发病的感染。

医院感染可按获得病原体的来源、感染微生物的致病特点和感染部位进行分类。按获得病原体的来源不同,可分为外源性感染(交叉感染)、内源性感染(自身感染)和母婴感染;按感染致病微生物致病特点和人体对其抗力,可分为致病微生物、一般致病微生物、条件致病微生物、机会致病微生物和多重耐药细菌的感染。按医院感染发生的部位,我国《医院感染诊断标准》将其划分为 12 类,即呼吸系统医院感染、心血管系统医院感染、血液系统医院感染、消化系统和腹部医院感染、中枢神经系统医院感染、泌尿系统医院感染、手术部位医院感染、皮肤和软组织医院感染、骨及关节医院感染、生殖道医院感染、口腔医院感染和其他部位医院感染。

## 第一节　医院感染诊断

医院感染诊断主要依靠临床资料、实验室结果及其他检查和临床医生的判断。

1. 患者入院时已存在或处于潜伏期的感染或传染病,为获得性感染或传染病。

2. 对于有明确潜伏期的感染性疾病,自入院第 1 天算起,超过平均潜伏期后发生的感染即为医院感染;潜伏期不明确者,一般认为入院 48h 后发生的感染可初步判定为医院感染。

3. 患者出院后发生的感染,认定与上次住院有直接关系者(包括潜伏期),亦为医院感染。

4. 在原有医院感染的基础上出现新的不同部位的感染,或在原有感染部位已知病原体的基础上,又培养出新的病原体,均为医院感染。

5. 若由损伤产生的炎症反应或理化因素刺激导致的炎症分泌物中检出 $10^5$/ml(g)细菌或脓细胞 10/ml(g)或其他生物性病原体,可判为医院感染。

6. 新生儿在经产道时发生的感染亦为医院感染。

7. 下列情况不应看作是医院感染。①在皮肤黏膜开放性伤口或分泌物中只有细菌的定植,而没有临床症状和体征者。②由损伤产生的炎症反应或非生物性或物理性的刺激产生的炎症等。③婴儿经胎盘而导致的感染,如单纯疱疹病毒、弓形虫、水痘病毒或巨细胞病毒感染等,在出生后 48h 内出现感染指征等。

8. 免疫力低下的患者发生医院感染,临床表现不典型,体温及脉搏变化不能作为其医院感染的诊断指标。

9. 我国国家卫生部制定的《医院感染管理规范》明确规定 100 张病床以下、100～500 张病床、500 张病床以上的医院感染发病率应分别低于 7％、8％和 10％。

10. "三甲"医院检查要求的五项达标率为：全院医院感染发病率≤10％，漏报率≤20％，全院监控率 100％，消毒灭菌合格率 100％，无菌手术切口感染率≤0.5％。

# 第二节　医院感染促发因素及传播方式

## 一、常见的医院感染

1. **肺部感染**　肺部感染常发生在一些慢性病患者，一般为严重影响防御机制的疾病，如癌症、白血病、慢性阻塞性肺炎，或行气管切开术、安置气管导管等患者。判断肺部感染主要依据临床表现和影像检查，其发生率在医院感染中所占比例高。肺部感染对危重患者、免疫抑制状态及免疫力衰弱等患者的威胁性大，病死率高。

2. **尿路感染**　患者在入院时没有尿路感染的症状，而在其住院期间 24h 后出现发热、排尿困难等症状，尿培养有细菌生长。虽无症状，但尿标本中的白细胞在每毫升 10 个以上，细菌多于每毫升 105 个，均可判为尿路感染。尿路感染的发生与导尿管的使用有关。

3. **伤口感染**　伤口感染包括外科手术及外伤性事件中的伤口感染，判断伤口感染主要看伤口及附近组织有无炎性反应或出现脓液，更确切的判断是细菌培养。

4. **病毒性肝炎**　病毒性肝炎在健康人群中可以传染，在患者中更易传染。病毒性肝炎主要分为甲型、乙型、丙型、丁型及戊型 5 种。甲型肝炎和戊型肝炎的传染源是患者和无症状感染者，经消化道传染。患者排出带有病毒的粪便，未经消毒处理，污染了水源或食物，人们误食了未煮沸的水或未煮熟的食物而被传染，即粪—口传染。乙型肝炎、丙型肝炎及丁型肝炎的传染源是患者和病毒携带者，病毒存在于血液及各种体液中，传染性血液可透过皮肤、黏膜的微小损害而感染，还可通过母婴垂直传播，或通过输注血液制品，密切性接触而传染。

5. **皮肤及其他部位感染**　患者在住院期间发生皮肤或皮下组织化脓、各种皮炎、压疮感染、菌血症、静脉导管及针头穿刺部位感染、子宫内膜感染、腹内感染等。

6. **其他**　住院患者中凡有气管插管、多次手术或延长手术时间、留置导尿、化疗、放疗、应用免疫抑制药以及老年患者，均应视为预防医院感染的重点对象。

## 二、医院感染促发因素

1. **主观因素**
(1)医院工作人员对医院感染及其危害性认识不足。
(2)医务人员不能严格执行消毒隔离制度和无菌技术操作常规。
(3)医院规章制度不健全，门急诊预检、分诊等制度不完善，住院部缺乏入院卫生处置制度，致使感染源传播。

（4）缺乏对消毒灭菌效果的监测，消毒灭菌设备简陋或失效，建筑设施不符合卫生学要求，不能有效地控制医院感染的发生。

2. **客观因素**

（1）侵入性诊治手段增加。因使用医疗器械而发生感染的情况增多。如内镜、泌尿系导管、动静脉导管、气管切开、气管插管、吸入装置、脏器移植、牙钻、采血针、吸血管、监控仪器探头等侵入性诊治手段，不仅可把外界的微生物导入体内，而且损伤了机体的防御屏障，致使病原体容易侵入机体。

（2）使用激素或免疫抑制药。接受化疗、放疗后，致使患者自身免疫功能下降而成为易感者。治疗过程中应用多种抗生素或集中使用大量抗生素，使患者体内正常菌群失调，耐药菌株增加，致使病程延长，感染机会增多，易感患者增加。

（3）慢性病滞留医院时间延长。随着医疗技术的进步，过去某些不治之症可治愈或延长生存时间，故住院患者中慢性疾病、恶性疾病、老年患者所占比例增加，而这些患者对感染的抵抗力很低。

（4）环境污染严重。由于医院内传染源多，故环境的污染严重。其中，污染最严重的是感染患者的病房；卫生间亦是严重污染部位，抽水马桶每抽 1 次水都可能激起大量微生物气溶胶；病区中的公共用品，如水池、浴盆、便器、手推车、拖布、抹布等，也常被污染。

（5）病区内活动的人员未进行必要的限制。对探视和陪护人员放松合理和必要的限制，以致由探视人员或陪护者将病原菌带入医院的可能性增加。

## 三、医院感染传播方式

1. **接触传播**  包括间接和直接两种方式，前者指通过污染的手或物品间接接触，后者指不经过外界因素而直接接触传播。

2. **空气传播**  室内空气由于受各种患者污染影响，常含有通过空气传播的致病和非致病性微生物。

3. **共同媒介**  医院内水、食物、输液（血）制品、药品、医疗器械和设备等，一旦受到病原微生物的污染，常可引起传播。

4. **虫媒传播**  由于节肢动物叮咬吸血或机械携带病原体引起的传播。

# 第三节　医院感染控制

## 一、外源性感染控制

外源性医院感染也称交叉感染，是指患者遭受医院内非本人自身存在的各种病原体侵袭而发生的感染。这种感染包括从患者到患者、从患者到医院职工和从医院职工到患者的直接感染，或通过物品对人体的间接感染。病原体来自患者身体以外的地方，如其他患者、外环境等。因此，所谓医院内的环境感染（如通过空气的感染），亦应属于外源性感染。

**【失误防范要点】**

1. 加强病房管理,保持室内洁净和空气新鲜。尤其对实施呼吸治疗患者的病房,应达到国家卫生部规定的卫生学标准。室内不准采用气溶胶空气湿润剂;护理人员进行晨间护理,应采用湿扫;更换被单时,不能在走廊和病房清点,以避免被单上的皮屑等脏物在空气中扩散。

2. 医务人员在进行呼吸道治疗和护理时,要严格按照无菌技术操作规范和消毒隔离要求进行。尤其强调雾化液体必须在无菌条件下(洁净操作台)配制;除特殊情况,气管切开必须在手术室进行。

3. 在给每个患者治疗前后、接触呼吸道分泌物后,以及更换治疗部位的操作前后应洗手,必要时戴手套和进行手消毒。医院应在相关部门设置足够的采用非接触式的洗手装置。

4. 做好呼吸治疗装置使用后的消毒、清洁和灭菌。如呼吸机、麻醉设备、吸氧装置、吸痰设备、纤维支气管镜、雾化器、气管插管、氧气面罩等仪器和用品的污染常易造成肺部感染;呼吸机湿化器的温度<40℃,更换时间>24h,以及管道消毒灭菌方法不当,均可导致铜绿假单胞菌感染和流行。

5. 氧气湿化器和湿化瓶内必须盛装无菌蒸馏水,连同配备的导管每 24 小时应消毒更换,凡接触患者黏膜的呼吸治疗装置在使用前应进行灭菌,并要求达到高水平消毒。待消毒及灭菌的呼吸治疗装置或用品应彻底的清洗干净,去掉血迹、组织、食物残渣及分泌物。如已标明"污染"或来自某些隔离患者处的用物,应在清洗前消毒,再行清洗灭菌。

6. 做好呼吸道感染患者及病原携带者的隔离。有呼吸道感染的工作人员和患者家属,不应直接接触及护理易感患者;若预测有流感流行,则应对所有工作人员和易感患者采取有效措施进行预防,包括使用流感疫苗和抗病毒药。对能传播或有潜在传染性的感染患者应执行呼吸道隔离;有特殊感染的患者进行严密隔离;免疫力低下的患者可酌情进行保护性隔离。

## 二、内源性感染控制

内源性感染也称自身感染或不可预防性感染。引起这类感染的微生物来自患者体内或体表的正常菌群或条件致病菌。近年来,随着医院感染控制工作的加强,外源性感染减少,而内源性感染增多。

**【失误防范要点】**

1. 做好防止误吸和上呼吸道部位的护理,防止胃内容物的反流和口咽部位细菌进入下呼吸道。上呼吸道细菌种类数量很多,包括引起肺炎的致病菌。加之临床使用抗生素后,口咽部菌群发生变化,革兰阴性杆菌定植比例明显上升,经分子生物学流行病学监测证明,肺炎患者下呼吸道分泌物中分离出的菌株与感染前定植于患者口咽部或胃内的菌株具有同源性。因此,要加强患者口腔护理,促进呼吸道分泌物的排出(体位引流、叩击背部、深呼吸、刺激咳嗽等)。

2. 加强呼吸道感染的微生物学监测,对呼吸道感染、呼吸机治疗、长期卧床、神志不清及危重患者,应注意采集气管内分泌物、吸出物进行微生物诊断及药敏试验,及时观察呼吸道感染的发生和掌握治疗效果。

3. 在进行鼻饲、胃肠减压、插管洗胃、吸痰、气管内滴药时,要防止异物(包括误吸)进入呼吸道。注意清除气管插管患者声门下及气囊间隙的积液,并尽早拔管。行胸、腹部手术的患者,避免使用镇静药。鼓励患者戒烟或控制吸烟。

4. 严格执行"抗菌药物使用原则",合理使用抗菌药物治疗。不合理的预防性用药、广谱甚至超广谱抗生素的使用、长期应用抗菌药物等,均可导致口咽部菌群失调、二重感染(真菌感染),给呼吸道感染的治疗带来困难。

5. 加强营养,鼓励患者进食和采取必要的治疗手段(如静脉高营养),加强患者的营养辅助以增加免疫力,提高患者自身的抗感染能力。

## 三、手术部位感染控制

手术部位包括的范围很广,通常有清洁、清洁—污染和污染手术,即Ⅰ类、Ⅱ类、Ⅲ类手术。感染伤口,指含有残留坏死组织的陈旧性创伤伤口及存在临床感染或内脏穿孔的伤口。通常引起术后感染的细菌,在术前就存在于手术部位。我国将其归于污染伤口一类。1992年,美国CDC重新修订的外科切口分3种类别:浅层切口、深层切口、器官(或腔隙)手术部位,已被美国大多数医院和一些国家所采纳。

手术部位的感染以细菌为主,可来自环境、共同媒介物(医疗用品、器械)、医务人员(手、鼻咽部和身体的定植致病菌),也可来自患者自身。手术部位的感染涉及到术前、术中和术后的环节,因此,医院感染应从这3个方面进行控制。

【失误防范要点】

1. 手术前感染控制

(1)尽可能缩短患者术前住院日。有研究发现,随着术前住院日的延长,术后感染在增加。主要是与住院期间耐药菌株的定植和严重的基础疾病有关。因此,能在门诊进行的检查不住院检查,能治愈或减轻的疾病,在住院前进行治疗或纠正,尤其要预先治疗和控制可引起感染的潜在性疾病。

(2)除急诊手术,应评估患者的营养状况,改善和治疗营养不良情况。对免疫力低下的患者应采取支持疗法等。

(3)按规定做好手术患者的皮肤清洁。手术部位皮肤的清洁,现提倡将手术切口部位的粗毛剪去,不剃去一般的细汗毛。临床研究证明,将手术切口部位的粗毛剪去,再采用皮肤消毒剂充分发挥作用,并不增加手术切口的感染。而剃毛可损伤表皮,增加较深层皮肤细菌的定植,皮肤消毒剂对其不能发挥作用,而成为感染的潜在因素。手术部位皮肤准备的范围,应涵盖手术区。

(4)严格实施围术期合理的预防用药。手术前预防性使用抗感染药物,能有效降低术后感染,但必须是短期有针对性地选择用药。否则,反而会成为手术后感染的危险因素。通常Ⅰ类切口手术除心脏等较大手术外,术前一般不用抗菌药物。其他类手术一般术前0.5~1h给药;手术超过6h以上,中间加用1次抗生素。选药要依据手术部位常见病原菌、致病菌和耐药情况而定。

(5)对免疫力低下的患者,有必要进行肠道清洁,以去除污染。进行胃肠道手术的患者,应按要求进行胃肠道准备,以减少该部位的细菌数量。

(6)做好手术室的环境消毒和监测。在两次手术之间应清洁手术室;如无感染手术室,应将感染手术放在当日手术最后进行,术后应进行严格的终末消毒。注意控制手术室内的人员数量。

（7）保证手术仪器、器械、敷料等各类用物的消毒和灭菌。

（8）手术人员按规定做好术前准备。包括更衣、刷手、戴无菌手套。要注意患有疖肿、湿疹、感冒及鼻咽、肠道中有危险性细菌（耐药葡萄球菌、化脓性链球菌）的人员，在未治愈前不得进入手术室。

**2. 手术中感染控制**

（1）手术医师、护士应熟练掌握手术技巧，正确掌握相关医疗仪器的使用，彻底清创，减少组织损伤避免切口中有异物，这是外科手术的基本原则，也是防止术后感染的基本原则，研究证明，应用电刀切割和电凝止血较普通手术刀，对组织损伤大，可致大块组织坏死，不利于切口愈合，其引起感染率可增加 2 倍。

（2）应尽量缩短手术时间，手术时间与医院感染呈正相关。手术局部长时间的暴露，污染细菌的数量增加、组织出血损伤多、机体免疫力有下降等因素，使医院感染概率增加。

（3）提倡自体输血，限制异体输血，以避免机体免疫功能的降低。

（4）术中严格无菌操作。无菌手套一旦刺破，应立即更换新的手套；骨开放手术或移植矫形术，应戴两副无菌手套；处理感染或污染的部位后，应更换无菌手套。

**3. 手术后感染控制**

（1）加强换药室的消毒和管理。对可传播感染的伤口或皮肤感染的患者不应在普通换药室换药，应进行相应的隔离。

（2）在进行伤口治疗及护理前后、处理不同伤口之间，应严格进行手消毒。操作者必须戴无菌手套或使用非接触技术，才能直接接触开放或新的伤口。

（3）当伤口有感染征兆时，应及时进行细菌学培养。感染的伤口应及早进行病原学检测，并根据药敏试验结果指导抗感染药物的合理使用。

（4）对特殊感染的伤口，应进行隔离。对具有传染性或感染性疾病的工作人员，如患单纯疱疹、链球菌及金黄色葡萄球菌感染者，不得接触患者伤口。

# 四、泌尿系统感染控制

泌尿系统感染是最常见的医院感染之一。大量研究证明，尿路治疗（导尿、插管、冲洗、器械操作、手术等）与感染发生密切相关。有调查显示，在接受导尿或尿路器械操作的患者中，20%～60%的患者有尿路感染。其中 80%与导尿有关，20%与尿路器械操作有关。反复多次导尿患者约有 50%发生菌尿症。密闭式留置尿管在 14d 以内，感染率可控制在 20%以下；>14d，感染率可急剧上升至 100%。泌尿系感染由于生理解剖的关系，女性约占 2/3。其病原菌主要为尿道和直肠的携带菌，内源性感染多见。由于操作不当、消毒灭菌不严格、患者密集及医护人员手而造成的外源性感染也不少见。引起尿道感染的细菌多为大肠埃希菌和金黄色葡萄球菌；在尿道定植的细菌还有腐生葡萄球菌、肠杆菌属；尿管中生长的优势菌为腐生葡萄球菌、大肠埃希菌、肠杆菌属、革兰阴性双球菌及白色念珠菌，偶见洋葱假单胞菌。

【失误防范要点】

1. 进行尿路诊疗及护理应遵循尿路疾病诊疗原则，必须由取得注册资格并经过正规训练的医护人员进行操作。

2. 只有当患者病情必需时(尿路堵塞、神经源性膀胱功能障碍、尿潴留、全身麻醉、急性泌尿系手术、危重患者准确测量尿量时)才可进行尿路置管等治疗,患者病情许可时应尽早拔出尿管,缩短留置尿管时间。除非需要防止或解除梗阻,应避免膀胱冲洗。诊疗工作中注意避免尿道损伤。

3. 加强尿管和尿袋管理,应选择大小合适、质地柔软的导尿管。使用中避免导管扭转或打折,保持尿液流动通畅。留置尿管应固定稳妥,防止滑脱及牵拉尿道。尿袋应保持在膀胱部位之下,不可接触地面。尿袋一般每隔 8h 或尿量超过尿袋 2/3 时,予以排放。密闭式留置尿管原则上不需短期更换,除非有无法用药物控制的泌尿道感染、阻塞、污染、破裂和沉淀物堆积。

4. 严格执行无菌技术操作,应加强洗手和手消毒,保证所用器具灭菌合格。留置尿管应采用一次性密闭性集尿管并避免打开,排放尿液,勿使容器接触尿袋口,消毒后立即关闭。当无菌密闭引流系统污染或破坏时,应及时更换。应以无菌方式采集尿标本并注意维持尿道口、会阴部的清洁和干燥。膀胱冲洗时,应使用大容量的无菌冲洗球、注射器,剩余液体应废弃。

5. 对严重和特殊泌尿系感染的患者应实行接触性隔离,保护尿道插管,必要时安排在隔离室。

6. 对尿路感染的患者,应根据药敏结果指导用药。对无尿路刺激症状的插管患者,不必使用抗感染药物。

7. 不提倡常规的细菌学监测,但对无症状的菌尿患者要加强观察,必要时可做细菌学检测。对长期留置尿管的患者,要定期进行中段尿定量培养检测尿细菌,一般每周 2 次。

## 五、血管内治疗感染控制

血管内治疗包括输液、输血、静脉高营养、动静脉导管、血管造口、血液透析、心肺旁路管等。血管内治疗属高度危险类操作,其带来的临床后果迅速而凶险。随着此类操作的不断增加,所造成医院感染的数量也在增加,对其造成感染的特殊性和严重性不可麻痹疏忽。

血管内治疗引起的医源性感染常导致菌血症、败血症、脓毒血症、热原反应,严重可致感染性休克、DIC 而死亡。其临床发病一般为散发,但如输入污染药品或液体,常可造成流行的趋势,必须及时进行追踪调查,销毁感染源,才可终止流行。

输液后感染多由细菌、真菌所致。革兰阴性菌比革兰阳性菌多见。如克雷伯菌、军团肠杆菌、阴沟杆菌、假单胞菌、沙雷菌。真菌有白色念珠菌、青霉菌、木霉菌等。导管和插管后引起感染的常见菌有表皮葡萄球菌、肠球菌、金黄色葡萄球菌、大肠埃希菌、肠杆菌等。输血后感染的有疟疾、肝炎、AIDS 等。微生物可以来自人体体表皮肤上的正常菌群,也可来自污染的药品、生物制品、血液、血制品、静脉高营养、医疗仪器及用品等。通常为耐药菌或多重耐药菌。

【失误防范要点】

1. 血管内治疗工作属高度危险类操作,医护人员应高度重视,认真执行《医疗护理技术操作常规》,积极预防医院感染的发生。

2. 只有取得注册资格并经过正规训练的医护人员才可进行血管内诊疗操作。有条件的医院可建立专业血管内治疗队伍。

3. 血管内治疗只应用于有确定的治疗及诊断指征的患者,并尽量缩短诊治时间和减少诊疗次数。

4. 血管内治疗要采用一次性合格的灭菌医疗用品(输液器、输血器、注射器、插管、导管、转换器、透析器等)。如需反复使用的该类用品,必须经合格的清洗、高水平消毒和灭菌,并标明有效时间。

5. 进行血管内治疗,必须严格执行无菌操作技术。①治疗前认真洗手。在动静脉插管、静脉切开、动静脉造口术等操作前,应按外科手术要求进行洗手、戴无菌手套、铺无菌孔巾。②注射或插管部位,应用消毒剂进行严格的皮肤消毒(1%～2%碘酊、75%乙醇脱碘)。消毒剂与皮肤接触要充分并不得少于30s。③钢针或插管应安全妥善地固定于注射或插管部位,防止滑脱并用无菌敷料覆盖(最好选用透明材料,便于观察)。插管或留置针头的时间应记录在醒目的位置。④加药时应先行做好消毒。

6. 血管内治疗操作要熟练轻巧,努力做到一次成功。穿刺导管应选择口径相宜、质地柔软光洁的专用导管。钢针用于短期周边的血管注射。穿刺部位,成年人宜选择上肢动、静脉(必要时,锁骨下静脉或颈静脉),避免选择下肢部位。如已在下肢静脉插管,一旦找到更适合的部位,应立即更换。穿刺入口应尽量远离创面。

7. 做好血管内注射和管路的管理。①血管内注射或插管的部位,应每天检查和观察有无感染的情况(可不揭开敷料,轻轻触摸穿刺部位等)。如患者存在不能解释的发热或穿刺局部疼痛、压痛,应去除敷料进行检查。②保留的周围静脉插管,应每日查看,行局部皮肤消毒并更换导管外敷料。③输液、输血的静脉系统(包括插管)应保持封闭。所有药物应经注射口注入;不得从静脉插管系统抽取血样;避免用注入或冲洗插管的方法来改善流速。④注意血管内管路的更换。如需留置的周围静脉输液管(包括用肝素封闭插管)应24h更换1次。静脉高营养的输液导管应24～48h更换1次;给予输血、血制品或脂肪乳后,导管应立即更换。除进行压力监测外,经锁骨下或颈静脉穿刺的中心静脉插管,不需常规更换。

8. 血管内治疗药液配制的管理:①为避免药液污染,应现用现配。配制的药液强调4～6h输完,脂肪乳可在12h输完。药液应在4℃以下冷藏保存。凡启封的无菌药液,超过24h应废弃。②配制静脉或高营养液体,应在超净工作台内进行,无条件的也要在洁净的治疗室配制。③配液和使用前,对所用的输液器(管)、药品、液体都要严格检查是否存在浑浊、破损、裂缝和颗粒样物质,包装是否严密,并检查有效期。若发现有问题,则不能使用。④配好的药液,要有标签注明添加药品及剂量、配液时间和日期、有效时限、输液者姓名及床号。

9. 中心静脉注射(插管)和动脉导管注射应予特殊管理,严格按照护理技术操作常规进行。

10. 重视对血管内治疗感染的防治与处理。①对长期置管者,可根据患者局部和全身症状,定期或不定期对穿刺点周围皮肤和血液进行细菌培养、监测,以预防感染的发生。②如发现局部出现化脓性、血栓性静脉炎、蜂窝织炎或高度怀疑与输注治疗相关的菌血症时,应先消毒皮肤,立即拔出针头或插管,并对全部输注系统(钢针、插管、导管、输液器或输血器、注射器、转换器、液体、血液、血制品、药品等)逐一进行微生物、热原检测,查找感染源。③若为输注系统在制造过程中造成的污染,应立即上报医务部或当地卫生机关,并与有关厂家联系,采取有效措施,终止传播。④若患者局部或全身出现感染,按《医疗护理技术操作常规》有关规定,积极进行抗感染治疗。⑤对特殊感染患者,要施行接触隔离或单独房间隔离。

## 六、消化系统感染控制

消化系统医院感染在医院中多以散发为主,当食物中毒时可呈暴发形式。在新的医院感染诊断标准中,将腹部感染也列为消化系统的医院感染。多见于感染性腹泻、抗生素相关性腹泻等。

感染性腹泻一般指急性胃肠炎。感染的病原体可以是细菌,也可以是病毒、真菌和寄生虫。新生儿室柯萨奇病毒感染性腹泻的流行,严重可致新生儿死亡;鼠伤寒沙门菌在儿科的流行常导致整个病房的关闭;致病性大肠埃希菌常致老年患者感染性腹泻。最常见的病原体有志贺菌、沙门菌、弯曲杆菌、霍乱弧菌、副溶血弧菌、致病性大肠埃希菌、金黄色葡萄球菌、耶尔森菌和芽胞杆菌等。常见病毒有轮状病毒、诺沃克病毒、柯萨奇病毒、新型肠道病毒等。肝炎病毒也可引起医院感染,其腹泻临床表现不典型。真菌以白色念珠菌为主,也有曲霉菌。寄生虫有阿米巴原虫、蓝氏贾第鞭毛虫、隐孢子虫等。感染性腹泻以外源性感染为主,主要是携带病原体或发病的患者,以接触传播为主。

抗生素相关性腹泻主要与抗生素不合理应用导致菌群紊乱有关。艰难梭菌过度生长而致肠炎,表现为假膜性肠炎和腹泻,严重者可引起中毒性巨结肠、肠穿孔、肠出血和继发性败血症。

【失误防范要点】

1. 加强"预防病从口入"教育　即加强对住院患者及陪护人员进行预防肠道传染病的教育。尤其要注意饮食卫生,切断粪口传播和接触传播。严格执行《中华人民共和国食品卫生法》,制定饮食操作及餐、饮具消毒的标准制度,保证食品在加工制作、储存、运送、发放过程中不遭受污染。定期对营养室工作人员及配膳人员进行健康检查,取得市级认可的健康证,方可参加工作。凡患痢疾、伤寒、病毒性肝炎等消化道传染病(包括病原携带者)、活动性肺结核、化脓性或渗出性皮肤病以及其他有碍食品卫生疾病的,不得参加接触直接入口食品的工作。营养室工作人员必须经过卫生培训,掌握食品及餐、饮用具的消毒、保鲜、保洁等相关知识。

2. 加强病房的卫生管理　明确划分清洁区、污染区,做好厕所、拖把、抹布、餐具、药杯、便器及环境消毒,切断传播途径。医务人员对消化系统的医院感染要有足够的认识,做到早发现、早隔离、早治疗。

3. 做好患者的转送和隔离　对患有消化道传染病或严重感染的患者,符合转送传染病院的,要及早转送。不转送的要施行消化道隔离,必要时设单独隔离室。其分泌物、排泄物必须经无害化处理后方可排放。其食具、药杯、便器等要专用、定期消毒,防止交叉感染。

4. 严格执行消毒隔离制度　加强洗手,患者用物专用,尽量采用一次性用品,防止病原微生物的扩散。加强消化道介入性检查治疗(内镜、插管等)的消毒灭菌隔离工作。切断胃肠道病原微生物和耐药菌株的传播。

5. 注意保护易感人群　尤其是老年人、新生儿、幼儿和危重患者。在治疗原发病基础上,提高其免疫力,避免接触传染源。

6. 合理应用抗生素　注意肠道菌群的监测,防止和治疗菌群失调症。

7. 其他　如发生胃肠道感染的暴发,要立即进行流行病学调查。进行微生物学检测,详细查找感染源,并采取有效措施,终止流行。对患者可进行分组隔离及必要的治疗,直至病原体培养阴性。

# 七、交叉感染控制

医院是患者集中的地方,细菌、病毒易于传播,不仅在患者之间,而且在医务人员和患者之间,都可以发生交叉感染。感染的主要途径是:①讲话、咳嗽、打喷嚏时,经空气、飞沫、尘埃传播;②通过水和食物传播,如吃了腐败不洁的食物,喝生水,食具不卫生,炊事人员带有病原体,配餐人员和医护人员的手污染了食物,都可能使患者发生感染;③接触感染,患者之间相互接触被污染的衣服、被褥、食具和便器等生活用品,易引起肠道传染病;④由诊疗器械造成的感染,如穿刺、导尿、注射、采血时由器械将病原体带入患者体内,导致化脓性感染和乙型肝炎、性病等发生。

**【失误防范要点】**

**(一)患者自我控制**

1. 教育患者积极配合治疗,加强营养,增强抵抗力,早日治愈出院,减少感染机会。

2. 教育患者要讲究卫生,在病情允许的情况下勤洗澡、更衣、理发、剪指甲,保持周身皮肤及衣着清洁。

3. 病室内要保持清洁卫生,勤扫地、勤拖地,病室用物及地面可酌情以**消毒液擦拭消毒**。经常开窗,通风,保持空气新鲜,不随地吐痰,减少呼吸道疾病感染的机会。

4. 餐具、水杯、面盆、便器等物品要专人专用,勤倒勤洗,经常用消毒液进行消毒处理。大、小便不要污染池外,便后和饭前要洗手,避免消化道传染病发生。

5. 遵守院规,不串病房,个人以外的一切物品都可视为污染的不洁之物,尽量不要去触摸、拿取及使用,如无法避免时,接触后要用肥皂认真洗手。

6. 少吃医院外小摊点的食物;有条件的病房,吃饭到饭厅,尽量不在病室内进餐,不在病室内吸烟。

7. 不要随意滥用药物,在医生允许及指导下慎用抗生素。

**(二)探视及陪护人员控制**

1. 尽量减少家属陪护,传染病患者不允许陪护。如病情确需陪护者,应严格遵守陪护制度。帮助患者做任何事情后,都要认真洗手。患者在医院穿的衣服、用的物品在未彻底清洗之前,不要带回家。

2. 探视传染病患者时,要穿消毒隔离衣和隔离鞋,戴口罩,探视完毕,用消毒水洗手。

3. 不要带儿童到医院探视患者,以免因抵抗力低而引起感染。必要时戴口罩及更衣,并限制其在病房内到处活动。

4. 探视人员最好不坐患者的病床,不摸医院的物品,离开病房后要认真洗手。

5. 探视及陪护人员不要在病室内吃东西和吸烟。帮助患者处理大小便等排泄物及污物后,要认真洗手,必要时用消毒液进行手消毒。

**(三)医院感染种类及防范**

1. 外源性感染的感染链由感染源、传播途径和易感人群 3 个环节组成。3 个环节同时存在并有机会连接,感染就可能发生。采取措施阻断某一环节,感染就能得以预防控制。

2. 内源性感染的 3 个环节是感染源(自身菌群)、易感途径和易感生态环境。其防治原则是:积极治疗基础病,去除削弱人体免疫功能的因素,保护生理屏障,切断易位部位,保持微生态平衡,改善易感生态环境。

3. 母婴感染是指在分娩过程中,胎儿经胎盘或产道所发生的感染。如母亲为柯萨奇病毒、艾滋病病毒、乙型肝炎病毒感染者或携带者,可使胎儿发生同类感染。

4. 严密隔离,以防止高度传染性及致病性的感染,如经空气和接触传播。采取关门、戴手套、穿隔离衣、戴口罩、小心利器、洗手、污染物处理等措施。

5. 接触隔离,以防止通过接触传播的感染。采取感染同一病原体的患者住在同一房间、戴手套、洗手、穿隔离衣、污染物处理等措施。

6. 肠道隔离,通常采取洗手、关门、污染物处理,如接触患者排泄物时戴手套、穿隔离衣等方法。

7. 注意血液、体液隔离,以防止直接或间接接触感染性血液或体液,如戴手套、穿隔离衣、洗手、防止针头刺伤、污染物处理等。

8. 呼吸道隔离,以防止通过空气、飞沫传播的感染。可采取关门、戴口罩、洗手、污染物处理等措施。

# 第四节　物品回收及消毒处理

加强消毒物品的环节质量管理,是确保无菌物品质量的关键,也是不断提高工作质量和工作效率的重要保障。作为医院消毒供应室的护理人员,必须具有严肃认真的工作态度,严格的无菌观念,认真执行各项操作规程,严格做好质量检测,确保无菌物品的质量达标。

【失误防范要点】

1. 回收物品应分类处理。为防止各项工序中的交叉污染,回收物品应先进行初步消毒后再清洗。对特殊污染的物品应做好标记,在固定的容器中进行处理,消毒后再清洗。对传染科回收的物品应先进行高压消毒,然后浸泡消毒,最后清洗。消毒所用的消毒液须按规定时间更换,每月对消毒液要进行随机检测,并做好详细记录。

2. 一次性物品应无害化处理。消毒供应室负责物品回收的工作人员必须有高度的责任感,每天按时、按规定路线到临床科室回收临床科室使用后的一次性物品。严禁随意丢弃和自行处理一次性输液器、注射器及针头等,应先在临床科室进行初步消毒后,再由消毒供应室下收人员按数回收,集中毁形处理,并记录回收的数量,经核准后双方签字存档。

3. 严格查收各类待消毒物品。待消毒物品的包装应按规定标准要求,布类包装检查是否清洁、干燥,有无破损,物品包的体积是否符合要求;有筛孔的待消毒容器,外观应完整、清洁、干燥,无异味;待消毒的各类器械容器应完好无破损。

4. 严格执行各项操作规程,按照消毒技术规范要求,待消毒物品的装载应器械包在下,敷料包在上,包与包之间须留有空隙,勿紧贴消毒锅壁,以利蒸汽穿透。严格掌握灭菌时间、压力及温度。灭菌过程中,应密切观察各仪表的情况,并将监测数据,灭菌时温度、压力、时间及灭菌后原始资料留样归档保存。

5. 严格监控高压灭菌质量。检测灭菌后的物品是否符合灭菌质量要求,每天消毒灭菌前,应进行 B.D 试验检测,在消毒灭菌的各类物品包内应放入化学指示卡,消毒灭菌包外贴

3M 化学指示胶带;对浸泡消毒液浓度进行有效含量测定;每月对灭菌器进行生物监测,以确保灭菌器的灭菌效能。

6. 做好无菌物品的管理。加强无菌室管理,要求无菌室工作人员应有高度的责任心和无菌观念,严格控制人员进出。每日认真做好查对工作,不允许有无号、错号、日期不清及过期物品发出。各类物品在进入无菌室时,应认真查对,检查布包是否干燥、清洁、完好,有筛孔的容器是否关好,监测 3 M 指示胶带是否达标。无菌室每日紫外线照射 2 次并登记存档。

7. 做好无菌物品的储存与发放。保证无菌物品在储存与发放过程中不再被污染。无菌物品必须专柜存放,保证其在无菌室储存期的质量,按灭菌日期先后顺序储存、发放。从无菌室发出后未经使用的无菌物品严禁返回,必须重新进行灭菌处理。发放无菌物品的过程中,要严格执行无菌技术操作原则。

# 第五节　医院废弃物处理

医疗废弃物是指诊断、治疗和卫生处理过程中所产生的废弃物。医疗废弃物可分一般性废弃物、感染性废弃物、特殊性废弃物 3 大类。一般性废弃物为医务人员和患者的普通生活垃圾;感染性废弃物主要是病变人体组织,实验动物组织,患者血液、体液、分泌物及排泄物,废弃药物,废弃敷料,废弃一次性医疗用品(注射器、输液器、采血袋、导尿管、试管、塑料杯、口腔科治疗盒及其他卫生用品如棉球、棉签、妇女卫生巾等),废弃试验器材,检验诊断性废弃物,废弃培养物,废弃的抹布和拖布等。特殊废弃物指含有放射性物质的废弃物。医院所产生的废弃物不仅对医院内人员有造成感染的危险,也会污染环境,造成社会疾病流行。

## 一、分 类 方 法

世界卫生组织(WHO)1998 年将医疗废弃物分为普通废弃物、感染性废弃物、病理性废弃物(人体病变组织)、损伤性废弃物(可造成人体损伤的污染锋利性物品)、有害化学性废弃物、药物性废弃物、放射性废弃物、爆炸性废弃物(易破压力容器)等 8 类。但多数国家都将其定义为医院及其他卫生单位诊断、治疗、医疗操作过程中产生的废弃物以及人体和动物免疫的终产物。我国规定将其分为病理性废物、感染性废物、损伤性废物、化学性废物、药物性废物、放射性废物等 5 类。

1. 感染性废弃物　被血液、体液、排泄物污染的物品,如棉签、引流棉条、纱布、敷料、一次性卫生医疗用品及被血液等污染的其他物品;传染患者产生的废弃物;微生物培养液、标本、菌种保存液等;各种废弃的医学标本;废弃的血液及其制品;使用后的一次性医疗用品。

2. 病理性废弃物　手术及其他诊疗中产生的人体组织、器官等;医学实验动物组织及动物尸体;病理切片后废弃的人体组织和病理蜡块等。

3. 损伤性废弃物　医用针头、缝合针;各类医用锐器,如解剖刀、手术刀、备皮刀、手术锯等;玻璃片、玻璃试管、玻璃瓶等。

4. 药物性废弃物　废弃的抗生素及非处方药;废弃的细胞毒性药物、遗传毒性药物;废弃的疫苗和血液等。

5. 化学性废弃物　医学影像室和实验室废弃的试剂,废弃的过氧乙酸、戊二醛等具有强腐蚀性和毒性的化学消毒剂,废弃的汞及含汞物品。

我国环境保护部门将医疗废弃物分为临床废物和药物废物两大类。在临床废物中特别指出包括手术残余物、生物培养、动物实验残余物、化验检查残余物、传染性废物、医院废水污泥等。

# 二、管 理 规 定

我国医疗废弃物管理依据国务院颁布《中华人民共和国固体废弃物污染环境防治法》《医疗废弃物管理条例》和国家卫生部颁布《医疗卫生机构医疗废弃物管理办法》等法律法规,由国家环境保护管理部门和医疗卫生行政部门对全国医疗废弃物实施管理。

1. 医疗废弃物禁止令

(1)禁止任何单位和个人转让、买卖废弃物。

(2)禁止在运送过程中丢弃医疗废弃物。

(3)禁止在非储存地点倾倒堆放废弃物或将废弃物混入生活垃圾。

(4)禁止邮寄废弃物。

(5)禁止航空运输医疗废弃物。

(6)禁止水运医疗废弃物,非运不可者必须经市级以上政府批准并做好保护措施。

(7)禁止将医疗废弃物与人同乘同一运输工具。

(8)禁止在饮用水源保护区的水上运输废弃物。

2. 医疗废弃物收集及运送

(1)分类收集,按类别将废弃物置于符合标准包装、有警示标志的包装物或容器内。

(2)安全收集,检查包装物确实无破损、渗漏和其他缺陷;各类废弃物不得混装;少量药物性废弃物可放入感染性废弃物内。

(3)麻醉、精神、放射性及毒性药品废弃物依照相关法律、法规处理。

(4)批量化学废弃物和化学消毒剂应交给专门机构处理;批量的汞、体温计、血压计等废弃物报废时,交给专门机构处理。

(5)含病原微生物的培养液、标本、菌种、毒种保存液等高度危险废弃物应先就地消毒后,按感染性废弃物处理。具有传染性的排泄物,应严格消毒后再排放。

(6)对医疗废弃物按类别置于防渗漏和防穿透的专用包装物或密闭的容器内,安全存放。

(7)包装后的废弃物容器应当密封。包装内的感染性、病理性、损伤性废弃物不得取出。

(8)医疗废弃物专用包装应有明显的警示标志和警示说明。

(9)含致病菌的培养液、标本、菌种等高度危险废弃物应当就地消毒后再行处置。

(10)医疗废弃物暂存设施应远离医疗区、工作区和生活区,有防鼠、防蝇、防蟑螂、防盗和防儿童接触的安全措施,防止扩散。

(11)暂时储存设施不得露天存放,暂存时间不得超过2d。

(12)医疗废弃物须安全运送,按规定的时间和路线,由受过专门训练的人员负责运送,将其送到指定地点。不得运送不符合包装要求的废弃物。

(13)应使用防渗漏和防遗撒的专用运送工具,运送工具用后在指定地点及时消毒和清洁。

3. 医疗废弃物分类标志　医疗性废弃物收集容器颜色标志:红色为收集感染性废弃物,黑色为收集病理性废弃物,蓝色为收集损伤性废弃物,紫色为收集药物性废弃物,黄色为收集化学性废弃物。一般性废弃物集中统一随时随地放入专用污物袋内,按普通居民生活垃圾送到封闭式垃圾站集中处理。

# 第21章 重症救护技术

在危重患者的抢救及监护过程中,护士的作用十分重要,除具有娴熟的基础护理技能外,还必须具有专科护理知识和技术,熟练掌握各种急救护理技术,掌握各种监护设备的使用方法,准确迅速地判断病情变化,及时施行各种治疗措施,为危重患者提供高质量的护理,挽救患者的生命。

## 第一节 人工呼吸

人工呼吸是通过人工的方法维持有效肺通气。适用于呼吸中枢衰竭、呼吸肌麻痹、呼吸道梗阻、颅内疾病、中暑、溺水、电击、外伤等所致的呼吸停止。人工呼吸可分为徒手人工呼吸和使用机械呼吸器两种,前者为口对口呼吸法,后者常使用简易呼吸器、自动呼吸机等。

### 一、口对口(鼻)人工呼吸

口对口(鼻)人工呼吸即借助术者用力呼气的力量,将空气吹入患者肺泡内,使其肺膨胀,维持肺泡通气,供给机体氧气并排出二氧化碳。适用于自主呼吸丧失或微弱,不能进行有效气体交换患者的现场心肺复苏。

【失误防范要点】

1. 行人工呼吸前须充分开放气道,清除呼吸道分泌物,避免舌后坠及分泌物阻塞气道,以便人工呼吸的顺利进行。开放气道后患者若无自主呼吸,应立即行人工呼吸。

2. 口对口(鼻)人工呼吸适用于昏迷患者因呼吸道不通畅而发生的窒息、呼吸心搏骤停时的心肺复苏。

3. 患者卧位要正确,通常采用平卧位,不可俯卧或侧卧。牙关紧闭不能张口或口腔有严重损伤时,可改用口对鼻人工呼吸。婴幼儿口鼻开口均较小,且位置靠近,可行口对口鼻呼吸。

4. 操作者手指不可压迫颈前部及颌下软组织,避免气管受压。

5. 开放气道时,操作者行仰额抬颈时动作要轻柔,避免用力过猛而损伤颈椎。严重颈椎骨折的患者气道开放时应慎重,避免颈髓受压加重病情。

6. 实施口对口人工呼吸时,在患者气道开放的前提下,操作者一手置于患者前额,用示、拇指捏紧其鼻翼,深吸一口气,迅速用力吹气。吹气时注意口与口接触紧密。

7. 实施口对鼻人工呼吸时,在患者气道开放的前提下,操作者一手捏紧患者上下口唇使之不漏气,深吸一口气,将口对准患者鼻腔,迅速用力吹气。

8. 进行人工呼吸吹气时,操作者须用眼睛余光观察患者胸廓,视其隆起时为止。每吹气一次均抬头换气,并松开捏住鼻翼或口唇的手,使患者胸廓自然回落,排出体内的二氧化碳。

9. 若患者同时伴有心脏骤停,应连续吹气 2 次,以使萎陷的肺充分扩张,然后行胸外按压。以后的吹气应与心脏按压配合。

10. 行心肺复苏时,单人或双人抢救法心脏按压与人工呼吸之比均为 15:2,即每按压胸部 15 次,吹气 2 次,如此反复进行。

11. 成人每次吹气时间为 1.5～2s,每次吹气量为 800～1000ml,每分钟吹气 12～16 次。当吹气量＞1200ml 时,气压大于食道内压,气体进入胃内易引起胃胀气、扩张,影响复苏效果。儿童每次吹气量应在 800ml 左右,以胸廓上抬为准。

12. 吹气时若胸廓不隆起,可能为气道不通畅所致,应检查原因并及时排除。吹气不可过猛过大,以免肺泡损伤。吹气时应轻轻压迫环状软骨,避免舌根后坠,减少和防止肺扩张。

13. 口对口人工呼吸是暂时性紧急措施,应尽快争取气管内插管,进行机械通气。若患者已有表浅自主呼吸,人工呼吸应与自主呼吸同步进行。

## 二、面罩加压人工呼吸

面罩加压人工呼吸即借助机械力量,将空气或氧气经气道压入肺内,以改善通气功能,促进患者自主呼吸的恢复。适用于自主呼吸丧失或微弱,不能进行有效气体交换患者的现场心肺复苏。

【失误防范要点】

1. 牙关紧闭、口鼻腔严重外伤患者不宜做面罩加压人工呼吸。

2. 面罩、氧气与呼吸器应紧密连接后,打开氧气及流量表开关;面罩应紧贴于患者口鼻部使之不漏气,挤压呼吸囊,使氧气通过进气活瓣进入肺腔,然后放松呼吸囊,使肺内二氧化碳通过呼气活瓣排出体外。每次进气量 500～1000ml,16～20/min。

3. 行胸外心脏按压时应暂停挤压呼吸囊,因按压时胸膜腔内压升高,氧气不易进入肺内。

4. 挤压呼吸囊时用力要均匀,避免用力过猛使气体进入肺和胃内,引起肺泡破裂、腹胀和呕吐。

5. 心脏停搏时与胸外心脏按压按比例同步进行。

## 三、气管插管术

气管插管是将特制的气管导管,经口腔或鼻腔插入气管内,借以保持呼吸道通畅,以利于清除呼吸道分泌物,保证有效的通气,为给氧、人工正压呼吸及气管内给药等提供条件,是抢救呼吸道阻塞和呼吸停止的重要方法之一。适用于各种原因所致的呼吸衰竭、气管内麻醉、加压给氧、各种原因引起的通气障碍、心搏及呼吸骤停的复苏抢救等。

**【失误防范要点】**

1. 急性咽喉炎、喉头水肿、声门水肿或声门下狭窄、喉头及气管黏膜下水肿、主动脉瘤压迫气管、咽喉部烧伤、肿瘤或异物残留、下呼吸道分泌物潴留等所致呼吸困难的患者,不宜实施气管插管。

2. 对清醒患者,应向患者及家属说明插管的必要性及可能发生的意外,以消除患者心理负担并给予配合。告知的同时请患者家属签字。

3. 插管前,检查气管插管用具是否齐备及适用、气囊是否漏气、咽喉镜电池是否充足等。

4. 患者取仰卧位,肩背部垫枕,使头后仰,保持口、咽、气管在一直线上。

5. 气管插管时患者若呈嗜睡或浅昏迷状态,或咽喉反应灵敏等,行气管插管前应先给予咽喉部表面麻醉。患者若有义齿,应在插管前取下。

6. 经鼻腔气管插管时,首先检查患者鼻腔有无鼻中隔偏曲及鼻息肉等。严重颈椎骨折患者插管时,应注意轻轻搬动头颈部,避免颈椎损伤。

7. 插管动作要轻柔,操作迅速准确,勿使缺氧时间过长,以免引起反射性心搏及呼吸骤停。

8. 喉镜的着力点应始终放在喉镜片的顶端,并采用上提喉镜的方法。挑起会厌时,切忌以门齿作为支点,以避免门齿损伤脱落。

9. 暴露声门是插管成功的关键,声门显露困难时,可请助手按压喉结部位,可能有助于声门显露,或利用导管管芯将导管弯成"L"形,用导管前端挑起会厌,施行盲探插管。必要时,可施行经鼻腔插管、逆行导管引导插管或纤维支气管镜引导插管。

10. 如经鼻插管困难,可在导管达到咽喉时,以咽喉镜显露声门,在明视下将导管插入气管内,导管插入气管内长度为成年人 5cm,小儿 2～3cm。插管不宜过深,避免插入一侧支气管内。

11. 气管导管选择应根据患者的年龄、性别、身材选用不同型号的气管导管。口腔插管男性一般为 F36～40 号,女性为 F32～36 号;经鼻腔插管相对小 2～3 号;儿童导管号数为年龄加 18。

12. 插管后吸痰时,必须严格无菌操作,吸痰持续时间一次不能超过 30s,必要时于吸氧后再吸引。经导管吸入气体必须注意湿化,防止气道内分泌物稠厚结痂,影响呼吸道通畅。

13. 导管留置时间一般不宜不超过 72h,避免压迫时间过久引起气管黏膜水肿、溃疡及坏死。导管留置期间每 2～3 小时放气 1 次。72h 后病情不见改善者,应做好气管切开术的准备并配合医生实施。

**附 A:气管插管固定技术操作**

1. 评估患者的生命体征,对患者做好解释,取得配合。此项操作最好由 2 名护士合作完成,防止脱管的发生。

2. 固定插管前后,必须检查气管插管深度和外露长度,避免气管插管的移位。操作前准备好记号笔、尺子、2 条固定导管专用胶布(约长 30cm,宽 2cm)、吸痰管、3M 贴膜 2 个(6cm×7cm)、牙垫(经口插管)、气囊压力监测表、宽 10cm 胶布 1 条(经口插管固定)。

3. 更换气管插管固定胶布前,必须监测气囊,保证压力,以防止口腔分泌物流入下呼吸道加重肺部感染。

4. 更换气管插管固定胶布前,记录气管插管与门齿咬龈处的刻度并用记号笔在咬龈刻度上做标记,同时测量气管插管外露部分距门齿处的长度,将牙垫放置在插管的一侧并嘱患者咬住,对于无牙咬殆的患者,防止气管插管左右偏移,在插管的两侧放置牙垫。

5. 用气囊压力监测表监测气管插管气囊的压力($25cmH_2O$ 左右),并吸净气管内及口腔内的分泌物。

6. 采用蝶形胶布交叉固定好气管插管及牙垫。固定稳妥后,用尺子测量气管插管外露部分的长度,做好记录。再次用气囊压力表测量气管插管的气囊压力,一般为 $25cmH_2O$ 左右。观察两侧胸部起伏是否对称,听诊双肺呼吸音是否一致。

7. 操作中注意观察患者的意识状况,对躁动者应适当约束或应用镇静药,防止患者自行拔管。

8. 注意观察患者的体位,需要更换体位时,注意调节好呼吸机管路,防止牵拉气管插管而造成管路的脱出。

# 第二节　机械通气

呼吸机是借助机械动力建立肺泡与气道通口(即肺泡与大气压)的压力和逆差,使肺泡充气和排气。其对无呼吸患者进行强迫通气,对通气障碍患者进行辅助呼吸。人工呼吸机应用技术,直接关系到患者抢救的有效性,因此,要求护士必须熟悉各类常用人工呼吸机的性能、操作规程和注意事项,能在危急情况下对患者及时、准确、熟练地应用,提高救治的成功率。

## 一、人工呼吸机应用技术

临床常用的人工呼吸机有以下几种。①定容型呼吸器:是将潮气量压入肺内,使肺泡扩张形成吸气,利用肺弹性回缩形成呼气。适用于气道阻力大、肺顺应性差、无自主呼吸或自主呼吸微弱需长期机械换气的患者。②定压型呼吸器:是将预定压的气流压入患者呼吸道,使预定压转为零压或负压,转为呼气。适用于气道阻力小、肺顺应性好、有无自主呼吸均可。③混合型呼吸器:以间歇正压方式提供通气,兼顾定容和定压两机特点。

【失误防范要点】

1. 适应证。严重通气不良、严重换气障碍、神经肌肉麻痹、心脏手术后、颅内压增高、窒息、心肺复苏、新生儿破伤风使用大剂量镇静药需呼吸支持时、任何原因的呼吸停止或将要停止状态。

2. 禁忌证。呼吸机应用没有绝对禁忌证,通常肺大疱、气胸、低血容量性休克、心肌梗死等疾病应用时应减少通气压力而增加频率。气胸及纵隔气肿未经处理、巨大肺大疱、肺出血、急性心肌梗死伴心功能不全、出血性休克未纠正的患者不宜应用呼吸机。

3. 病室环境应保持安静,空气流通,温度和湿度适宜。使用呼吸机之前做好解释工作,使患者及其家属认识使用呼吸机的目的和意义;对神志清醒的患者,争取其情绪稳定,主动配合。

4. 做好呼吸机使用准备,按机器使用说明书连接好呼吸机各部零件,认真检查各部件性能及运转情况是否良好,雾化罐装入一定量雾化液。接好电源线、地线后,打开气源(氧气筒或空气压缩机),确认无异常及呼吸参数适当后,方能与患者人工气道连接。

5. 呼吸机使用指征

(1)机械通气的生理效应：即①改善通气；②改善换气；③减少呼吸功耗。机械通气可用于改善病理生理状态。

(2)通气泵衰竭：呼吸中枢冲动发放减少和传导障碍；胸廓的机械功能障碍；呼吸肌疲劳。

(3)换气功能障碍：功能残气量减少；V/Q 比例失调；肺血分流增加；弥散障碍。

(4)需强化气道管理者：保持气道通畅，防止窒息；使用某些有呼吸抑制的药物时。

(5)判断是否行机械通气可参考以下条件：①呼吸衰竭一般治疗方法无效者。②呼吸频率＞35～40/min 或＜6～8/min。③呼吸节律异常或自主呼吸微弱或消失。④呼吸衰竭伴有严重意识障碍。⑤严重肺水肿。⑥$PaO_2$＜50mmHg，尤其是吸氧后仍＜50mmHg。⑦$PaCO_2$进行性升高，pH 动态下降。喉镜的着力点应始终放在喉镜片的顶端，并采用上提喉镜的方法。

6. 呼吸机与自主呼吸的协调。呼吸急促，躁动不安，不能合作的患者，可先使用简易呼吸器作为过渡，逐渐适应。少数患者用简易呼吸器仍不能合拍时，可先用药物(地西泮、吗啡等)抑制自主呼吸，然后使用呼吸机。

7. 呼吸机与患者的联接。

(1)面罩：适用于神志清醒、能合作并间断使用呼吸器的患者。

(2)气管内插管：适用于神志不清的患者，应用时间不超过 48～72h。

(3)气管套管：需较长期加压人工呼吸治疗的患者，应做气管切开，放置气管套管。

8. 调节呼吸机工作参数。潮气量、压力、流量、时间(含呼吸频率、吸呼比)。呼吸机参数调整至关重要，关系到患者的舒适度、能否顺利脱机、是否会导致对抗和依赖等。

(1)潮气量：潮气输出量应大于人的生理潮气量，生理潮气量为 6～10ml/kg，而呼吸机的潮气输出量可达 10～15ml/kg，通常是生理潮气量的 1～2 倍。还要根据胸部起伏、听诊两肺进气情况、参考压力、血气分析等进一步调节。

(2)吸呼频率：接近生理呼吸频率。新生儿 40～50/min，婴儿 30～40/min，年长儿 20～30/min，成年人 16～20/min。潮气量×呼吸频率＝每分通气量。

(3)吸呼比：一般 1：(1.5～2)。阻塞性通气障碍可调至 1：3 或更长的呼气时间，限制性通气障碍可调至 1：1。

(4)压力：一般指气道峰压(PIP)，当肺部顺应性正常时，吸气压力峰值一般为 10～20cmH_2O。肺部病变轻度为 20～25cmH_2O；中度为 25～30cmH_2O；重度为 30cmH_2O 以上；RDS、肺出血时可达 60cmH_2O 以上。但一般在 30cmH_2O 以下，新生儿较上述压力低 5cmH_2O。

(5)PEEP 使用：IPPV 的患儿一般 PEEP 2～3cmH_2O，当严重换气障碍时(RDS、肺水肿、肺出血)需增加 PEEP，一般在 4～10cmH_2O，病情严重者可达 15～20cmH_2O 或以上。当吸氧浓度超过 60%($FiO_2$＞0.6)时，如动脉血氧分压仍低于 80mmHg，应以增加 PEEP 为主，直到动脉血氧分压超过 80mmHg。PEEP 每增加或减少 1～2cmH_2O，都会对血氧产生很大影响，这种影响数分钟内即可出现，减少 PEEP 应逐渐进行，并注意监测血氧变化。PEEP 数值可从压力表指针呼气末的位置读出。

(6)流速：至少需每分钟通气量的 2 倍，一般 4～10L/min。

9. 根据血气分析进一步调节。首先应检查呼吸道是否通畅，气管导管的位置是否妥当，两肺进气是否良好、呼吸机是否正常送气、有无漏气。

（1）PaO₂ 过低时：①提高吸氧浓度；②增加 PEEP 值；③如通气不足可增加每分钟通气量，延长吸气时间，吸气末停留等。

（2）PaO₂ 过高时：①降低吸氧浓度；②逐渐降低 PEEP 值。

（3）PaCO₂ 过高时：①增加呼吸频率；②增加潮气量。定容型可直接调节，定压型加大预调压力，定时型增加流量及提高压力限制。

（4）PaCO₂ 过低时：①减慢呼吸频率。可同时延长呼气和吸气时间，但应以延长呼气时间为主，否则将起相反作用。②减小潮气量。定容型可直接调节，定压型可降低预调压力，定时型可减少流量、降低压力限制。

10. 湿化。加温湿化以增强效果，湿化罐中水温 50～70℃ 为宜；标准管长 1.25m，出口处气体温度 30～35℃，湿度 98%～99%。湿化液只能用蒸馏水。雾化器温度低时，刺激性大，患者较难接受。经气管内直接滴注，特别是气道有痰痂阻塞时，滴注后应反复拍背、吸痰，以解除通气不良。成年人每 20～40min 滴入 0.45%～0.9% 生理盐水 2ml，或以每分钟 4～6 滴的速度滴入，总量＞200ml/d。儿童每 20～30min 滴入 3～10 滴，以气道分泌物稀薄、能顺利吸引、无痰痂为宜。

11. 吸氧浓度（FiO₂）。一般呼吸机氧浓度设定为 30%～60%，可酌情调整。既要纠正低氧血症，又要防止氧中毒。目标：以最低的吸氧浓度使动脉血 PaO₂＞60mmHg（8.0kPa）。如给氧后发绀不能缓解可加用 PEEP。

12. 设定报警范围。气道压力上下限报警（一般为设定值上下 30%）、气源压力报警、其他报警。

13. 意外问题。呼吸机旁应备有复苏器或其他简易人工气囊，备好气囊和气管导管之间的接头。注意防止脱管、堵管、呼吸机故障、气源和电源故障。

14. 常见合并症。压力损伤、循环障碍、呼吸道感染、肺不张、喉及气管损伤。

15. 观察及监护。

（1）呼吸机运转过程中注意观察输入气体压力的变化。压力增高常表示气道阻塞或肺顺应性减低；压力减低多为进气量不足或漏气，需及时纠正及处理。

（2）注意观察进入气量的变化。定压型呼吸器的潮气量无数字显示，临床上可根据胸廓的起伏、进气声长短来间接判断。原则上应以血气分析为依据，及时调整气量大小。

（3）注意观察呼吸是否合拍。连机后注意观察患者两侧胸壁运动是否对称、呼吸音是否一致等。机器与患者呼吸一致，提示呼吸机工作正常。如不合拍，应查明原因，通常与痰液阻塞、通气不足有关，应保持气道通畅。若是自主呼吸较强以致不能合拍，可短期过度通气或遵医嘱注射地西泮 10～20mg 或吗啡 5～10mg 以抑制过强自主呼吸。

（4）观察心率、血压、神志改变。如心率、血压平稳、神志清醒、躁动减轻，提示呼吸器使用正常；反之，则应检查有无通气不足或过度通气。

（5）监测血气。使用呼吸机或改变呼吸机条件后 30min 应复查血气分析，根据其结果调整呼吸机参数。无论何种呼吸器，在控制呼吸期间均应定期复查血气，以判断呼吸器通气是否正常，治疗是否有效。

（6）保持呼吸道通畅，及时给患者翻身、叩背、吸痰。吸痰时间不宜过长，一般不超过 15s。为防止吸痰时引起的通气不足，可在吸痰前后适当加大通气量。较长时间使用呼吸机的患者，可加用深呼吸通气，防止肺不张的发生。

(7)观察并预防机械通气并发症的发生,如肺部感染、肺不张、肺与纵隔的气压伤,通气不足和通气过度、氧中毒、循环障碍等。及时纠正与人工气道有关的并发症,如导管阻塞或脱出、气囊滑脱或破裂、气管黏膜受压引起的缺血、坏死等。

(8)密切观察原发病、自主呼吸恢复情况。通气量合适时,吸气时胸廓隆起,呼吸音清晰,生命体征平稳;通气量不足时皮肤潮红、出汗、浅静脉充盈消失;通气过度时患者可出现昏迷、抽搐等碱中毒症状。

(9)保持呼吸道通畅,鼓励并协助患者咳嗽、深呼吸、翻身、拍背,促进痰液排出,预防医源性感染。呼吸器的湿化器应每日清洁、消毒;呼吸器接口、螺旋管等用后应浸泡消毒;病室空气紫外线灯照射 1~2/d;地面及家具物品每日用擦拭法消毒 2 次。加强患者营养,做好生活护理。

16. 气道压力高限报警原因。

(1)气管、支气管痉挛。常见于哮喘、过敏、缺氧、湿化不足或湿化温度过高,湿度过大,气道受物理刺激(如吸痰、更换气管套管等),因患者颈部屈曲、伸展、转动所致的气管插管移动变化亦很常见。处理方法为遵医嘱解痉、应用支气管扩张药等药物,针对病因,对症处理,及时排除诱因。

(2)气道内黏液潴留。长时间未吸痰,气道内分泌物黏稠不易吸出或吸痰管插入深度不足,吸痰不充分。处理方法为充分湿化,及时正确吸引,加强翻身,叩背,行体位引流;应用祛痰药,配合理疗等。

(3)气管套管的位置不当。气管切开患者的气管套管受牵拉后从气管内滑出,重新插入时未恢复原位,而是顶在气管壁上或套管扭转致使气道压力明显升高,插入吸引导管困难,当用手控呼吸器时,阻力很大,听诊两肺呼吸音减弱或消失。处理方法为校正套管位置,及时调整套管于正确位置。

(4)患者刺激性咳嗽或肺部出现并发症,如肺炎、肺水肿、肺不张、张力性气胸等。处理方法为查明原因,对症处理,如遵医嘱给予镇痛、镇咳、镇静药物;合理调整通气机的有关参数,如吸氧浓度、PEEP 等。并发气胸者,应行胸腔水封瓶闭式引流,及时引流出胸腔内的气体等。

(5)气道压力高的报警限设置过低。处理方法为合理设置报警上限,吸气压力的低压报警通常设定为 $0.5 \sim 1.0 kPa(5 \sim 10 cmH_2O)$,低于患者的平均气道压力,如果气道压力下降,低于该值,呼吸机则报警。常见原因为患者与呼吸机的连接管道脱落或漏气。

17. 呼吸机撤离。

(1)撤离指征:凡患者自主呼吸恢复有力并稳定,神志清楚,咳嗽反射恢复,呼吸衰竭的病因基本控制,血气分析正常或接近正常时,可考虑撤除呼吸机。

(2)撤离步骤:逐渐降低吸氧浓度,PEEP 逐渐降至 $3 \sim 4 cmH_2O$,将 IPPV 改为 IMV(或 SIMV)或压力支持,逐渐减少 IMV 或支持压力,最后过渡到 CPAP 或完全撤离呼吸机,整个过程需严密观察呼吸、血气分析情况。如停用期间出现呼吸困难、发绀,应及时使用呼吸机。

(3)拔管指征:患者自主呼吸正常,咳嗽有力,吞咽功能良好,血气分析结果基本正常,无喉梗阻,可考虑拔管。气管插管可一次拔出,气管切开者可经过换细管、半堵管、全堵管顺序,逐渐拔出。

18. 健康指导。

(1)使用呼吸机前向患者及其家属解释使用呼吸机的原因并说明适应证。当患者呼吸突然停止或通气量严重下降,出现缺氧和二氧化碳潴留,甚至不足以维持生命的基本需要时,即需进行人工呼吸。

(2)在紧急情况下,最及时而有效的方法是人工呼吸。最方便易行的是口对口人工呼吸,但不易持久。故对较长时间的人工呼吸需借助于呼吸机进行。

(3)呼吸机能根据临床治疗的需要,使气体有节律而又自动地进入和排出肺部,以改善通气功能,纠正缺氧状态,消除二氧化碳的积蓄,还能在维持呼吸的同时,按医嘱或需要进行雾化治疗,以维持生命和促进呼吸功能的恢复。

(4)呼吸机适应于由各种原因所造成的呼吸停止或呼吸衰竭患者,但对尚未采取闭式引流治疗的气胸患者和尚未排除下呼吸道阻塞的患者不能应用。

(5)使用呼吸机过程中向患者说明呼吸机工作时,会因规律地进行气体呼吸而发出声音,不必惊慌。

(6)呼吸机进行辅助呼吸时,会影响语言交流,对于有交流能力的患者,指导其使用非语言方式表达需求。

(7)对于意识清醒患者,做好解释,告诉患者医务人员会守护在床旁及时发现异常情况并予以处理,使其打消担心呼吸机会突然停止而无法呼吸的顾虑。

(8)当病情稳定,痰液减少,呼吸及咳嗽功能明显恢复时,可先试行撤机 1~2d;经医护人员严密观察无呼吸困难和缺氧等征象时,再完全撤离呼吸机并观察 2~4d。

## 二、简易人工呼吸器应用技术

简易人工呼吸器的应用是危重患者常用抢救技术之一,及时、准确地实施人工呼吸器,直接关系到患者抢救的有效性。适用于低氧血症、呼吸衰竭患者给予辅助呼吸或控制呼吸,改善通气和换气功能,提供足够氧气。

【失误防范要点】

1. 简易呼吸器属于抢救设备,平时应定时检查记录,保证其处于备用状态。呼吸器的氧气储气阀及氧气储气袋必须与外接氧气组合,如未接氧气时应将两项组件取下。

2. 操作者必须熟练掌握人工呼吸器的性能和操作方法,熟悉简易人工呼吸器的连接和使用,并掌握应用简易人工呼吸器的指征。

3. 护士应熟悉患者病情,操作前通过望胸廓起伏、听呼吸音、感觉气流通过等评估,了解患者的意识和呼吸状态,如有无自主呼吸及呼吸类型。

4. 做好应用简易人工呼吸器的物品准备,如呼吸囊、呼吸活瓣、大小合适的面罩、固定带及衔接管、纱布、吸引器、吸痰管、一次性手套等。

5. 履行告知义务,向清醒患者及家属做好必要的解释工作,使其理解应用呼吸器的目的和意义,稳定情绪,主动配合。

6. 患者取仰卧位,解开衣扣及腰带,面部朝向操作者,操作时应先以导管吸尽患者口鼻分泌物、呕吐物及其他异物,擦净口鼻后面部朝上,开放气道(举颏、抬颈、拉颌)。

7. 连接简易人工呼吸器后,安装氧气表,调节流量为 8~10L/min 后,再将氧气管接于呼吸囊的入口处。

8. 操作者应立于患者头顶侧,移枕至患者肩背下,手托起患者下颌,尽量使头部后仰,必要时可用口咽导管疏通气道。

9. 将面罩置于患者口鼻部时,操作者一手握住呼吸活瓣处,以衔接管与气管插管相接并固定牢固,使面罩与口鼻紧贴不漏气;另一手托住患者下颌,使其头部维持后仰位。

10. 挤压气囊时,一手挤压呼吸囊,继而放松,挤压与放松时间比为1：2;送气量为每次500～1000ml,速率为每分钟12～16次,应有规律地反复挤压呼吸囊。

11. 及时观察记录患者的反应、救治效果及呼吸机使用时间。密切观察人工呼吸时胸部起伏状况、自主呼吸恢复情况和生命体征变化。

12. 使用简易人工呼吸器期间,应维持患者呼吸道通畅,若进入气体阻力增大,应首先检查气道是否通畅。

13. 辅助加压呼吸时必须与患者自主呼吸同步,即当胸廓上抬时挤压气囊送气,当胸廓回缩时手自然放松。

14. 加压握力适当,不可过大或过小。挤压呼吸囊握力与节律要稳定,不可忽快忽慢。潮气量为男性600ml,女性400ml左右。

15. 小儿须打开简易人工呼吸器的减压阀,使进入肺部的气体压力较成人减少。通气量合适时,可见患者吸气时胸廓隆起,呼吸音清晰,生命体征平稳。

16. 若简易人工呼吸器连接气管插管时,则不必双肩下垫枕及头部后仰。但应保持人工呼吸器与气管插管连接紧密,用双手挤压呼吸囊时要保证送入气体和节律稳定。

17. 使用完毕后,妥善处理用物。简易呼吸器各配件依顺序拆开,用消毒剂浸泡15～30min;取出后用清水冲洗,去除残留的消毒剂;储氧袋用75％乙醇擦拭消毒;消毒后的部件经干燥、检查无破损,及时组装备用。

# 三、机械通气常见并发症

机械通气是抢救各种危重病呼吸衰竭最有效的措施,但不论采取何种通气方式,呼吸机在应用过程中,由于操作者的技术水平、患者自身及呼吸机装置的质量等原因,使某些并发症无法避免。充分认识这些并发症的危害性,熟悉其发生原因,提高警惕,尽量避免其发生,一旦发生能及时发现并妥善加以处理,是护理工作者必须掌握的知识。

**(一)呼吸机相关肺炎**

呼吸机相关肺炎是机械通气患者在通气48h后出现的肺部感染,是机械通气过程中常见的并发症,是严重的院内感染,可由此导致败血症、多器官功能衰竭等。因此预防和减少其发生,可有效提高抢救成功率及缩短机械通气时间。

【失误防范要点】

1. 明确发生呼吸机相关肺炎的原因。一般常见于未及时更换呼吸机管道及清除集水瓶的冷凝水;未严格遵守无菌操作原则,增加污染机会;上呼吸道失去正常的过滤及非特异性免疫保护作用;患者痰液分泌多且黏稠,痰液清理不及时、不彻底;鼻饲造成反流致误吸;潮气量和气道峰压的影响;年龄大、营养状况差、内环境紊乱等危险因素。

2. 呼吸机相关性肺炎的诊断主要依靠胸部X线片及痰菌培养阳性。护理人员应注意观察行机械通气治疗48h后患者出现的高热、呼吸道分泌物增加等临床表现,发现异常及时报告医生并采取措施。

3. 呼吸机通气环路中的冷凝水是高污染物。因气管插管建立的人工气道影响了原有气管纤毛的摆动清除功能,所以,细菌很容易逆行至下呼吸道。同时下呼吸道的细菌容易随着呛咳或呼出气流而种植于呼吸机管道内。如此可造成恶性循环,使肺部感染反复发作。细菌主要来自患者的口、咽部。因此集水瓶要始终置于呼吸环路的最低位,避免冷凝水倒流入气道,并及时倒去瓶内的冷凝水。

4. 所有接触呼吸道的操作要严格无菌,使用一次性吸痰管,每用一次即更换。

5. 呼吸机管道(包括气管切开内套管、接头、过滤器、雾化器)每日消毒处理或气体消毒后再用。雾化罐内不保留药液,氧气湿化瓶内的冷开水 24h 更换 1 次,湿化瓶每天更换消毒。呼吸机管路、配件先用含氯消毒液浸泡消毒 30min,清洗后晾干,经环氧乙烷消毒后备用。

6. 加强病房消毒管理,空气消毒每日早、午、晚各消毒 1 次;每日用含氯消毒液擦拭室内地面、病床、床头柜等设施;严格执行探视制度,出入病室更换衣服、鞋;接触患者和操作前后均严格洗手。

7. 加强翻身、叩背、排痰。每日 3 次雾化吸入稀释痰液,保持气道湿润,短时多次雾化,可有效排痰,防止痰痂形成。每次雾化 5min 左右,时间不宜过长,防止正压通气过大造成气压伤。雾化液加入何种抗生素应严格遵照医嘱,以防耐药菌株产生。

8. 吸痰前要加大氧浓度,防止脱机吸痰时氧饱和度下降过快。使用吸痰管吸痰时,湿润后再插入,遇阻力应退出 1～2cm,放开负压,边旋转吸引边退出导管。掌握恰当的吸痰时机,出现吸痰指征时再操作,以减少外界细菌侵入。

9. 患者行肠内营养时,尽量采用空肠鼻饲管,床头抬高 30°～45°。鼻饲时液体输入速度为每分钟 20～40 滴,切勿过快以防反流。密切观察患者面色、呼吸。放回气管套管气囊前彻底吸痰,防止误吸。

10. 每日口腔护理 2～3 次,操作前充足气囊。保持气管切开处敷料和周围皮肤清洁、干燥,每日常规换药 1 次,若痰液溢湿纱布应及时更换。

11. 根据患者的个体差异设置合适的潮气量和气道峰压。严密观察患者的体温、脉搏、呼吸、血气等变化,发现异常及时报告医生处理。

12. 年老、体弱、肺部有基础病变者,适当加强营养及免疫支持治疗,必要时给予免疫球蛋白、氨基酸等药物以提高机体抵抗力。

13. 已发生呼吸机相关肺炎者,应遵医嘱抗感染治疗及加强护理。对呼吸道分泌物铜绿假单胞菌培养反复阳性,但无症状者,以勤换药及呼吸机管道消毒和更换为主,拔管后往往转为阴性。

**(二)肺不张**

应用机械通气治疗的过程中,肺不张也时有发生。常见于导管进入单侧气管插管、痰栓堵塞气道、氧中毒等原因。

【失误防范要点】

1. 气管插管时,应避免导管插入过深,进入单侧支气管,造成单侧肺通气,另一侧肺不通气,从而引起肺不张。

2. 气道湿化不足和吸引不及时、不充分时,往往造成痰液在气道内潴留、淤积,或形成栓塞,阻塞气道,致该支气管所属肺组织通气障碍,肺泡内气体被吸收以至肺泡萎陷和不张。

3. 吸入氧浓度限制在 50% 以下,防止氧中毒所致肺不张。当长时间吸入高浓度氧气时,肺泡内氮气可逐渐被吸入的氧气取代,造成肺泡内氧分压增高、肺泡—动脉氧压差增大,最终肺泡氧气被血液吸收,该部肺泡萎陷,形成吸收性肺不张。

4. 注意观察肺不张的临床表现,如气管偏向患侧,则患侧肺部语颤增强,呼吸音减弱或消失。一侧肺不张时,体征明显;肺叶或肺段不张时上述体征可不明显。所引起的低氧血症通过呼吸机参数往往不易纠正。

5. 严密观察呼吸机管道有无松脱、漏气,观察患者呼吸情况,监测血氧变化。帮助患者湿化、翻身、叩背及吸痰,对不张的肺区加强体位引流。

6. 肺不张一经明确,应立即采取必要的措施,必要时配合医生及时行气管切开,以保证充分的气道湿化和吸痰;若考虑导管插入一侧支气管,可适当地将导管外拔,直至双肺呼吸音相同,并摄床边胸部 X 线片予以证实。

### (三)呼吸道堵塞

呼吸道堵塞是指各种原因造成的,包括人工气道在内的呼吸道堵塞或梗阻。发生原因可见干涸的分泌物在导管端部形成痰栓、套囊开放时吸入口咽部潴留的分泌物、误吸胃液导致支气管痉挛、气囊阻塞管口、导管扭曲或受压、吸气活瓣失灵、插管过深触及隆突、严重颈部大面积皮下气肿对气道的压迫等。

【失误防范要点】

1. 注意观察临床表现,如患者出现焦虑、烦躁、发绀等低氧血症及高碳酸血症的表现;或呼吸窘迫,呼吸频率大于每分钟 30 次,吸气时出现胸骨上、锁骨上及肋间凹陷,不能平卧,呼吸时产生不正常的噪声。若一侧下呼吸道梗阻时,听诊两侧呼吸音不对称,一侧有反常呼吸音(哮鸣音或管样呼吸音)。若梗阻严重可致窒息、心动过速,继而心动过缓、心律失常、心跳停止。

2. 保持呼吸道通畅,及时清除口腔、鼻腔、咽喉部分泌物及反流的胃液。开放套囊之前,务必吸净口、咽分泌物。

3. 若吸入胃内容物导致支气管痉挛,可遵医嘱用 1%碳酸氢钠溶液反复灌洗并吸净,然后用支气管扩张药雾化吸入[如喘乐宁 1ml,异丙托溴铵(爱喘乐)1ml,生理盐水 2ml,每天 2～3 次]。

4. 使用呼吸机前,先检查呼吸机装置是否完好。使用过程中,严密观察呼吸机导管是否通畅,有无脱落、扭曲、堵塞等意外情况发生,一旦发现,立即报告医生,及时处理。

5. 如因插管过深引起,可将导管退出 2～3cm。若为痰栓阻塞导管端部,可配合医生在纤维支气管镜下去除液态或固态梗阻物。如因导管、套管、气囊引起的堵塞,应及时予以更换。如因皮下气肿压迫气管所致,应及时报告医生切开减压和排气。

6. 备好抢救药品及设备,包括氧气、呼吸皮囊、面罩、气管内插管设备以及吸引装置等。

### (四)肺气压伤

机械通气时由于气道压过高或容量过高时导致张力性气胸、肺间质气肿、纵隔气肿、皮下气肿、心包气肿、空气栓塞等严重并发症(统称肺泡外气体),习惯称之为气压伤。常见原因为压力性损伤、肺容积伤、穿刺损伤、气体经气管切开进入纵隔等。

【失误防范要点】

1. 注意监测呼吸机相关指标,防止压力过高(包括 PEEP),吸气峰压＞3.92kPa 或平均气道压(Paw)＞1.6kPa 时,引起肺泡和周围血管间隙的压力梯度增大,导致肺泡破裂而发生压力性损伤。

2. 防止吸气流速过快,气体分布不均匀,通气容量过大而导致肺泡过度膨胀、破裂。有研究表明高容量通气能产生高通透性肺水肿,而高压低容通气则无肺损伤发生,因此认为气压伤实质上为容积性肺损伤。容积伤的形成主要与过大的吸气末肺容积对肺泡上皮和血管内皮的过度牵拉有关。急性肺损伤/急性呼吸窘迫综合征患者广泛存在的肺不张和肺水肿,使肺的有效充气容积明显减少,甚至仅达正常肺容积的25%。此时尽管给予中等潮气量(10~12ml/kg)机械通气治疗,但由于肺内各不同区域之间存在顺应性差别,必然使萎陷重的肺区域通气量减少,而损伤较轻的肺区域产生过度扩张,结果使通气良好肺区域可能承担相当于对健康肺给予40~48ml/kg潮气量。

3. 机械通气时尽量使用较小的潮气量。通常呼吸机潮气量的设置为大于10~15ml/kg,肺保护性通气将潮气量设为6~10ml/kg,或尽量使平台压不超过30~35cmH$_2$O。同时降低吸气压峰值,使用镇静药和肌松药,维持血容量正常。

4. 避免用高的PEEP/CPAP,以减少呼吸无效腔。PEEP的设置无固定数值,在实际应用时,应选择最佳的PEEP。可通过是否达到最佳氧合状态、最大氧运输量、最低肺血管阻力、最低的Qs/Qt等多个指标对PEEP的设置进行综合评价。大多数患者可按经验给予8~12cmH$_2$O。一般从低水平开始,逐渐上调,待病情好转,再逐渐下调。

5. 允许性高碳酸血症。在对潮气量和平台压进行限制后,分钟肺泡通气量降低,PaCO$_2$随之升高,但允许在一定范围内高于正常水平,即所谓的允许性高碳酸血症(PHC)。高碳酸血症是一种非生理状态,是为防止气压伤而不得已为之的做法。清醒患者不易耐受,需使用镇静、麻醉或肌松药;而对脑水肿、脑血管意外和颅内高压则列为禁忌。另外,在实施PHC策略时应注意PaCO$_2$上升速度不应太快,使肾有时间逐渐发挥其代偿作用。一般认为血液pH不低于7.20和PaCO$_2$为70~80mmHg是可以接受的。PaCO$_2$过高时可通过增加呼吸频率来降低PaCO$_2$;血液pH过低时,应适当少量补碱。

6. 单肺疾病引起的气压伤或单侧原发性肺气压伤可使用不同步单侧肺通气,降低呼吸频率和机械呼吸PIP。肺气压伤合并ARDS、脓毒血症、肺内感染时应避免增加PEEP水平。

7. 使用呼吸机过程中尽量避免做心内穿刺、胸外心脏按压,颈内静脉或锁骨下静脉穿刺等,以免直接损伤脏层胸膜,引起气胸。防止气体经气管切开处进入纵隔,尤其是高阻力患者。

8. 出现呼吸减慢或呼吸暂停、发绀、低血压和心排血量减少、心动过速或过缓、一侧叩诊清音或胸部运动不对称等张力性气胸表现者,紧急情况下可在前胸侧第2肋间隙锁中线外侧穿刺或置入静脉导管,连接注射器抽气。随后进行胸腔插管水封瓶引流。

9. 纵隔气肿常是肺气压伤的重要征象,患者主诉胸痛,50%出现Hamman体征(纵隔摩擦音)。最有效的减压法是沿胸骨上切迹向头侧切开2~3cm直至深筋膜。

10. 心包气肿时心包填塞是唯一征象,发现异常情况后,应及时配合医生行心包穿刺术。

11. 一旦空气进入血管内立即采取左侧卧位。但如为气压伤诱导的空气栓塞出现在心脏左侧,不宜采取左侧卧位。如空气量是非致死量,且患者情况稳定,可行高压氧治疗。情况紧急时可急诊体外循环以挽救生命。

**(五)氧中毒**

氧中毒是指长期高浓度吸氧造成的肺部病变。使用呼吸机期间长期吸入高浓度的氧,可在体内产生超量氧自由基,损害细胞酶系统,发生氧中毒。使肺泡表面活性物质减少,纤毛活动被抑制,肺毛细血管充血,通透性增加,引起肺泡内渗液,出现肺水肿。长期氧中毒可出现肺纤维化。氧中毒的危险性主要由吸入氧浓度和吸氧时间两个因素所决定。

【失误防范要点】

1. 明确氧中毒的主要原因是长期高浓度吸氧。所谓高浓度,一般指氧浓度($FiO_2$)＞60％。氧中毒的时间因素受患者个体差异的影响,无法明确规定。通常正常人连续吸纯氧6h,就可出现咳嗽、胸痛症状;成年人在1个大气压下吸入80％的氧12h以上,即可出现胸闷、咽痛、咳嗽。$FiO_2$＞60％持续24～48h或以上,可引起与氧中毒相同的肺部病理改变,也可能延长至1周左右。

2. 注意观察氧中毒的早期表现,一般为气管刺激症状,如难以控制的干咳、呼吸急促、血压下降、胸骨后锐痛、肺泡一动脉血氧分压差增大等,早期肺功能可无异常,继而出现肺活量降低,肺顺应性下降。24～48h可伴发ARDS,发生肺间质和肺泡内液体渗出。由于肺部毛细血管上皮受损,可有咯血的临床表现。约3d后肺泡细胞受影响,肺泡表面活性物质减少,胸部X线片可见到双侧弥散性浸润灶,可有肺不张。晚期表现为肺间质纤维化及多脏器功能受损,以至死亡。

3. 预防氧中毒的主要措施是尽量避免$FiO_2$＞60％。目前尚无有效逆转氧中毒的方法,适当补充维生素C和维生素E可配合预防氧中毒的发生。

4. 对需要机械通气的患者在氧浓度的选择上应有的放矢,不能因低氧血症而盲目提高氧浓度(如有肺内右向左分流的存在,提高吸氧浓度无效)。同时应辅以其他必要的治疗措施,如应用支气管扩张药、积极排痰、应用强心利尿药等,必要时可应用PEEP,使吸氧浓度能保持在产生氧中毒以下的水平,同时使$PaO_2$达到8.0～9.33kPa(60～70mmHg)或以上的水平。

5. 吸氧过程中,经常监测血气分析,动态观察氧疗效果。一旦发现患者出现氧中毒,立即降低吸氧流量,并报告医生,对症处理。通常氧中毒的处理比较困难,因为其主要病理生理改变是低氧血症,低氧血症的纠正又离不开氧气,氧中毒的患者再吸氧可进一步加重氧中毒。

(六)通气不足

通气不足是指由于$CO_2$排出不足引起的$CO_2$潴留,又称为呼吸性酸中毒。发生原因主要是分泌物排出不畅、气道堵塞、潮气量过低或I/E设置不妥等。

【失误防范要点】

1. 在应用呼吸机的条件下,通气不足的主要原因是气道不通畅所致的$CO_2$出受阻。有时也可由于管道漏气、脱落等引起,但这些现象通常可因呼吸机的报警而被及时发现和纠正,一般不会持续太久,通常不是造成通气不足的主要原因。

2. 注意观察并及时处理各种原因所致的支气管痉挛、黏稠的分泌物以及导管扭曲或套管被气囊堵塞等,以免造成气道堵塞。

3. 如分泌物黏稠不易排出,可加强气道湿化和充分吸引。如存在支气管痉挛,可遵医嘱应用支气管扩张药。如导管或套管移位应及时调整位置,必要时及时更换。

4. 通气不足也可由呼吸机参数设置不当所引起。常见原因为TV设置过低或I/E设置的呼气时间不够长。

5. 二氧化碳潴留至一定程度时,患者常表现为烦躁、呼吸频率变慢,颜面潮红,严重时出现昏迷。血气分析结果$PCO_2$＞50mmHg。有些患者可伴有不同程度的低氧血症,临床上出现$PO_2$或$SaO_2$下降。产生通气不足的原因很多,应详细分析,正确处理。

6. 引起通气不足时,如患者方面因素已去除,动脉血气分析仍提示 $CO_2$ 潴留,应适当调整呼吸机参数。对通气不足的患者,首选调整 I/E。因为增加呼吸频率和潮气量(TV)或分钟通气量(MV),均不是增加 $CO_2$ 排出的最好办法,这些调整方式虽可纠正通气不足,但同时也增加呼吸功,故一般不推荐首选。

### (七)呼吸性碱中毒

呼吸性碱中毒是由 $CO_2$ 排出过多所引起,导致 $CO_2$ 排出过多的主要原因是通气量过大或呼吸频率过快。

【失误防范要点】

1. 实施机械通气时,呼吸机设置应调试妥当,每分钟通气量不可过高,患者自主呼吸频率不可过快,I/E 设置妥当,防止呼气时间过长,造成过度通气,导致呼吸性碱中毒。

2. 详细分析患者产生过度通气的原因,并尽可能去除,如患者因疼痛、精神紧张而导致呼吸频率过快,则可使用镇静、镇痛药物;如患者存在代谢性酸中毒,可静脉补充碳酸氢钠予以纠正。

3. 呼吸性碱中毒时临床表现为心排血量下降,心律失常,脑血管收缩,组织耗氧量增加,机体内环境碱化,出现躁动、抽搐等,对患者危害较为严重。血气分析 $PCO_2 < 30 \sim 35mmHg$。

4. 调整呼吸频率,先将患者的呼吸频率调整至正常水平,16~20/min。对呼吸频率正常的患者,可将呼吸频率降至正常偏低,10~12/min。

5. 在呼吸频率得到控制的基础上,如仍通气过度,可通过调低 TV 来降低 MV,降低的幅度可根据 $PaO_2$ 水平分次调整。有些呼吸机是通过 MV 的设置完成 TV 的设置,此时可以直接调整 MV,一般每次将 MV 降低 1~2L/min。

6. 在降低 TV 和 MV 后,对通气过度的患者,可通过调整 I/E 来缩短呼气时间,以纠正呼吸性碱中毒。

### (八)低血压

在机械通气过程中,某些个体由于有效循环血量不足、肺组织的顺应性差、机械通气的压力过高等原因,可出现低血压。

【失误防范要点】

1. 机械通气过程中,注意监测血压变化,正常人血压 $< 90/60mmHg$,或原有高血压病史者,血压可明显下降至影响重要器官血流灌注的水平。

2. 若患者血压下降幅度较大,舒张压下降 $> 30 \sim 40mmHg$,持续时间长,或发生重要脏器灌注不良征象,须核定呼吸机参数(改变 $V_t$、I/E),采用 CMV 方式或降低 PEEP 水平,尽量降低气道平均压。

3. 遵医嘱适当补充血容量,使静脉回流量增加,恢复正常的心排血量。必要时可遵医嘱应用增强心肌收缩药物,选用氯化钙、多巴胺、多巴酚丁胺或洋地黄,增强心肌收缩力。

### (九)呼吸机依赖

呼吸机依赖是机械通气后期的并发症,即指患者撤离呼吸机后,其自主呼吸不足以维持适当的氧和。

【失误防范要点】

1. 原发疾病未得到改善或继发某些并发症时,可能导致撤机困难。常见的原因为呼吸肌乏力或呼吸机相关性肺炎。

2. 慢性阻塞性肺疾病患者，撤机困难是呼吸衰竭的诱因或加重因素。呼吸驱动力不足或呼吸肌疲劳、营养不良或水电解质平衡失调、撤机方法不当等均可造成呼吸机依赖。

3. 注意观察试行撤机后患者呼吸机依赖的临床表现，常见呼吸困难、心率加快、血压下降、意识障碍，血气分析结果显示低氧血症或二氧化碳潴留。

4. 改善患者营养，保持内环境稳定，恢复中枢及呼吸肌功能。有效控制原发病及去除呼吸衰竭诱因。

5. 消除病人顾虑，树立信心。选择恰当的撤机方式，合理应用 SIMV 和 PSV 模式。

6. 对部分上机前就考虑到无撤机可能的患者，要严格选择适应证。

**（十）腹胀**

腹胀多因气囊充气不足，吸入气体可从气囊旁经口鼻逸出，引起吞咽反射亢进，导致胃肠充气。

**【失误防范要点】**

1. 密切观察气管插管或气管套管的位置，如有疑问及时报告医师。

2. 使用气囊测压表监测气囊内的压力，以便及时发现异常情况。

3. 发生腹胀时，需按肠蠕动的方向进行腹部按摩。也可给予腹部热敷。

4. 遵医嘱给予促进肠蠕动的药物。

# 四、呼吸机消毒与保养

**（一）呼吸机清洁与消毒**

1. 呼吸机的消毒种类可分为患者使用时的日常常规更换消毒和撤机后的终末消毒。常规消毒的时间不应过于频繁，一般同一患者使用每 48 小时更换 1 次。呼吸机的机械部分不必常规消毒。不同患者使用同一台呼吸机时，呼吸机的过滤装置和管道应彻底消毒灭菌。

2. 呼吸机的主机外壳和压缩泵的外壳，用清洁的软湿抹布轻擦干净即可，每日 1 次或隔日 1 次。必要时用消毒液浸泡过的软布擦洗。

3. 空气压缩泵和呼吸机主机中可清洗的空气过滤网，可从机器中取出，用清水洗净表面尘埃后，再用力甩干或烘干；或用吸尘器吸尽灰尘后放回原位。酌情每 24～72h 清洁 1 次。

4. 呼吸机内部的电子元件不可拆卸，其表面的灰尘可用小功率吸尘器轻轻吸除或用专用吸球轻轻吹气去除，不可用消毒液浸泡。

5. 各种传感器如流量、压力等传感器为呼吸机的特殊电子零件，不可用水冲洗，不可用消毒液浸泡，以免损坏其性能，可用 70％的乙醇棉球小心地轻轻擦拭。有的传感器只能轻轻浸放在清水中，即刻取出，并自然晾干，切忌用力甩干或烘干。

6. 湿化器的电器加温部分和温控传感器探头的金属部分用清洁的软湿抹布轻轻擦净，不可用消毒液浸泡，以免影响加热功能和降低其感温的准确性。

7. 凡连接于患者与呼吸机之间的各种螺纹管、联接管、接头、湿化器、雾化器和呼气瓣等均应彻底消毒，每日更换一次。常用化学消毒液浸泡消毒或高压蒸汽灭菌。临床常用浸泡消毒液：①0.5％过氧乙酸溶液浸泡 2h 可杀灭细菌、真菌和病毒，但对金属有腐蚀性。②2％戊二醛碱性溶液浸泡 30min，可杀灭真菌、病毒、结核杆菌和芽胞，其缺点是对皮肤、黏膜有轻度的刺激性，有气味。③84 消毒液浸泡 30min；呼吸机管道上冷凝水排出后用 84 消毒液按 1∶1 浸泡消毒 1h。

**(二)呼吸机保养**

1. 呼吸机管道上的冷凝水引流方法正确,集液瓶应始终放在呼吸环路的最低位,及时倒弃冷凝水,操作过程中严防引流液倒流。

2. 做好对呼吸机的各种维修、更换、校正记录并备案。详细记录维修的部位、误差或损坏程度及时间、更换零部件的名称、更换时间、数量等,以便查核。

3. 一般呼吸机的氧源应保证氧气减压后的压力为 0.35～0.4MPa,即与压缩泵的输出压力平衡,氧气表的压力若显示在 0.5MPa(5kg/cm²)以下应更换氧气。打开氧气总开关时动作应缓慢,避免损坏压力表。

4. 主机电源应在气源接通后方可启动,即先启动空气压缩泵电源和打开氧气,待氧气和空气的压力平衡,漏气声或气源的报警声消失后,才能打开主机电源。呼吸机的关机顺序是先关闭主机电源,再关闭气源。

5. 加温湿化器部分应定期更换和补充湿化器内的液体,该液体只能用蒸馏水。注意检查调温器的性能,保护温控传感器,密切观察温度报警情况。

6. 呼吸机工作 1000h 时,应进行全面检修与维护,以延长仪器使用寿命。

# 第三节　胸外心脏按压术

当患者心脏停搏时,注意按压胸骨下端,使心脏在胸骨和脊柱之间受到挤压,心腔内血液流入主动脉和肺动脉。当按压解除时,由于胸廓的弹性使胸壁复位,胸腔内呈负压,有利于静脉血回流至心室。如此有节律地连续按压,以建立起有效的血液循环,达到复苏的目的。胸外心脏按压术适用于各种原因引起心搏骤停的现场复苏。

【失误防范要点】

1. 胸部重度外伤、血胸、张力性气胸、胸廓畸形、心脏损伤、心脏压塞等患者,不宜做胸外心脏按压。

2. 操作者应迅速将患者去枕仰卧于硬板床或平地上,如为弹簧床,则应在患者背部垫一足够大的硬板。对疑有头颈外伤者,不应抬颈,以免损伤脊髓。

3. 快速测定按压部位,即抢救者以示指及中指沿患者肋弓处向中间移滑,在两侧肋弓焦点处找到胸骨下切迹,该切迹上方 2 横指之上为按压区。

4. 如心搏停止在 60s 以内,则快速以拳锤击胸骨下段。举拳高于胸壁 20～25cm 垂直向下锤击胸前区 1～2 次;若无效,立即行人工呼吸和胸外心脏按压。

5. 操作者立或跪于患者身旁,一手掌根部置于患者胸骨中 1/3 与下 1/3 交界处,另一手掌交叉于上,两臂伸直,靠身体的重力有节奏地垂直下压,使胸骨下陷 4～5cm,然后迅速放松,使胸骨复位,手掌根部不离开胸部定位点,连续按压 15 次后,再次行口对口人工呼吸 2 次,继续胸部按压,如此反复进行。下压与放松的时间比为 1:2,按压频率 80～120/min。

6. 胸外心脏按压的同时须按要求施行口对口人工呼吸。单人或双人法胸外心脏按压与人工呼吸的比例均为 15:2。有条件时应迅速气管插管,行机械通气。

7. 每次吸气量及速度要适宜,操作者吹气后头应转向胸部,以观察患者呼吸情况并防止吸入患者呼出的高浓度二氧化碳。

8. 按压部位要准确,用力要适宜,以避免无效按压或继发损伤。避免按压心前区、剑突下及胸骨中上段。切勿暴力挤压,以防止肋骨骨折、气胸、血胸、心包积血、胃内容物反流等并发症。

9. 按压姿势要正确,注意肘关节伸直,双肩位于双手的正上方,手臂垂直向下,不要左右摆动,双手手指互相握持,放松时掌根不离开按压点,下压与放松时间应大致相等,不可撞击式猛压患者胸部。

10. 双人操作时,吹气应在胸外按压的松弛时间完成,速度均衡一致。两人可互换位置,互换操作,中断时间不超过 5s。

11. 按压宜平稳,节律要均匀。按压与人工呼吸同步进行,不能间断,注意观察按压效果,如按压无效应及时加以调整。做好详细记录。

12. 触摸颈动脉力量不宜过大,以免压迫气管造成呼吸道堵塞。不可同时触摸两侧颈动脉,以防头部供血障碍。

13. 对小儿进行胸外心脏按压时,只能用一只手掌,按压时下陷深度为 2.5~4cm,频率为 100~120/min。

14. 婴幼儿的心脏按压点在其两乳头连线与胸骨交界处下 1 横指处,按压时用双拇指按压,下陷深度为 1~2cm,频率为 120/min。

# 第四节　胸内心脏按压术

胸内心脏按压术是经左前第 4 肋间或第 5 肋间切开胸腔,用手直接挤压心脏的方法。开胸心脏按压可使冠状动脉血流达正常的 60%,脑血流达正常的 50%,患者长期存活率可达 28%。而胸外心脏按压时,患者的心排血量仅及开胸复苏时的一半,心和脑等重要器官的灌注也不足。在有手术条件的医院,特别是胸部创伤,尤其是心脏创伤、心脏压塞、多处肋骨骨折、血气胸及严重脊柱和胸廓畸形者,均应积极采取开胸复苏。

【失误防范要点】

1. 护士应熟悉开胸按压术的操作步骤,以便熟练配合医生顺利进行抢救。

2. 实施开胸心脏按压术应控制呼吸,协助医生先插入一根合适的气管导管进行呼吸控制。常规消毒局部皮肤后,迅速开胸。经左前胸第 4 或第 5 肋间切口进胸,切开心包。

3. 准确按压心脏。单手按压时拇指在前(右心室部),其余 4 指在后(左心室部),主要按压心室;双手按压时,左手及右手拇指在前,右手其余 4 指在后,或两手拇指在前,两手其余 4 指在后;也可用一手将心脏压向前面的胸骨或压向后面的脊柱。

4. 注意按压时不可用手指尖,避免指尖穿透心室壁。一般按压频率为 80/min。

5. 按压过程中,应随时观察、体会心肌的色泽和张力,术者必须于按压的间歇期注意尽量将手放松,以便使心脏充盈。还可暂时阻断胸主动脉,使血流流向脑和冠状动脉,确保复苏效果。

6. 按压有效时,心肌色泽转红,张力增加,由细颤转为粗颤。如心肌色泽和张力改善不明显,应遵医嘱经静脉内注射肾上腺素等 α 受体兴奋药。亦可在直视下注入心腔,或直接注射入气管内,可获得同样的效果。

7. 开胸心脏按压的程序是心脏按压→注药→心脏按压→选择有利时机进行除颤。若 1 次无效,应重复上述步骤。

8. 心脏复跳后,则应注意安置合适的胸腔引流管,并仔细止血关胸。术后应继续严密观察,遵医嘱进行各种必要的治疗及护理。

9. 进行心脏按压术过程中须用心电监护,观察心电图变化情况,以便及时用药。所用的药物须行口述核对,并将所有药物和病情变化详细记录在护理记录单上。持续按压 1h 以上仍不能恢复有效的心脏搏动时,方考虑是否放弃抢救。

# 第五节　心脏电复律术

心脏电复律是用允许量电流电击心脏,以治疗各类快速性异位心律,使之转复为窦性心律的方法,最早用于消除心室颤动,故亦称为心脏电除颤。同步触发装置能利用患者心电图中 R 波来触发放电,使电流仅在心动周期的绝对不应期中发放,避免诱发心室颤动,可用于转复心室颤动以外的各类异位性快速心律失常,称为同步电复律。不启用同步触发装置则可在任何时间放电,用于转复心室颤动,称为非同步电复律。异位快速心律失常药物无效时,均可采用电复律,尤其是心室颤动和扑动为电复律的绝对适应证。

【失误防范要点】

1. 禁忌证。心脏(尤其是左心房)明显增大、伴高度或完全性房室传导阻滞的心房颤动、伴完全性房室传导阻滞的心房扑动、洋地黄中毒、低血钾以及不宜用本法电复律时,暂不宜用电复律。

2. 非同步电复律仅用于心室颤动。快速将电极板涂布导电膏,分置于胸骨右缘第 2～3 肋间和左背或胸前心尖部,按充电钮充电到功率 300J 左右,按非同步放电揿钮放电,通过监护仪观察患者的心律是否转为窦性。

3. 同步电复律时,使用维持量洋地黄类药物的心房颤动患者,停用洋地黄至少 1d。复律前 1d 遵医嘱给予奎尼丁 0.2g,每 6 小时给予 1 次,预防转复后心律失常再发或其他心律失常的发生。

4. 实施同步电复律前,复查心电图并利用心电图示波器检测电复律器的同步性。遵医嘱静脉缓慢注射地西泮 0.3～0.5mg/kg 或氯胺酮 0.5～1mg/kg 予以麻醉,达到患者睫毛反射开始消失的深度,按操作程序选择部位及放置电极板等。充电 150～200J(心房扑动者则 100J 左右),按同步放电按钮放电。如心电监护未转复为窦性心律,可增加放电功率,再次电复律。

5. 进行电复律前,注意患者皮肤应保持干净、干燥。电极板必须涂满导电膏,以免烫伤皮肤。

6. 除颤前后必须以心电图监测为主,加以前后对照,以供参考。一旦室颤发生,应尽早采取心肺复苏措施。

7. 注意不要碰撞机器,导联线不要过度弯曲。除颤放电时,操作者及其他人员切勿触碰病床、患者或任何连接到患者身上的设备,以避开导电体。

8. 除颤时,去掉患者身上其他医疗仪器。操作时禁忌手带湿操作,可戴橡胶手套绝缘。

禁忌电极板对空放电,以及电极板面对面放电。给予吸氧,注意保暖。

9. 同步电复律心律转复后,宜密切观察患者的呼吸、心律和血压直到苏醒;必要时给氧,以后每6~8h遵医嘱口服奎尼丁0.2g维持。

10. 操作结束后检查设备,按时充电,使其处于备用状态。

11. 电复律后患者可有心律失常、皮肤局部红斑、前胸和四肢疼痛、周围血管栓塞、心肌酶谱增高等,注意观察并遵医嘱对症处理。

12. 有栓塞史者,手术前后宜遵医嘱抗凝血2周,以防新生成的血栓于转复时脱落。

13. 术后左侧卧位或平卧位,不宜俯卧,以防导管移位。发现起搏器信号异常应及时检查连线是否脱开,输出电源感知度是否合适。

14. 安装临时起搏器者卧床至撤除电极导管为止,局部沙袋压迫8h,以免导管脱位。安装永久起搏器者,应持续心电监测至撤除电极导管。

15. 遵医嘱常规使用抗生素抗感染,直到撤除电极导管。每日行穿刺伤口换药1次。

16. 患者避免与磁铁、超声波、电频电流等接触,以免干扰起搏功能。

## 第六节 临时心脏起搏

临时心脏起搏是将大面积、高阻抗电极分别放置在前后胸壁上,以较宽脉冲间期(20~40ms)和较强电流(50~100mA)的脉冲经胸壁刺激心脏。临时心脏起搏仅用于短暂性心律失常,可通过颈静脉、食管、胸壁、心外膜或经冠状动脉等途径来实现。

【失误防范要点】

1. 适应证。急性心肌梗死、心脏外科手术和电复律后以及心导管手术时,若患者可能发生高度房室传导阻滞、严重窦房结功能障碍和窦性静止者;急性心肌梗死、高血钾、药物诱发心动过缓或药物中毒(如洋地黄)时,如果短暂心动过缓可使患者产生症状,引起血流动力学或电生理恶化者,应放置临时起搏器。

2. 禁忌证。患者有静脉炎、静脉栓塞、右心室穿孔或有行心内膜起搏的手术禁忌证时,应避免临时性经静脉心内膜起搏,但仍可采用经胸壁心脏起搏。

3. 准确放置电极板。通常除了因为严重代谢紊乱引起的心脏停搏外,经胸壁心脏起搏失败往往由于电极板放置不当所致。

4. 经静脉心内膜起搏法在安置心内膜电极时,可引起心律失常。

5. 操作不当可引起急性心脏穿孔。

6. 电极移位而与心内膜脱离接触可使起搏阈值增高,起搏器感知障碍。

7. 可以引起静脉炎、血栓栓塞和感染。

8. 长期心室起搏可因心室充盈量下降而出现"起搏器综合征"。

## 第七节 心电图检查技术

心电图检查是用心电图机在人体体表的特定部位,将心肌机械收缩前产生的电活动描记成连续曲线,临床上主要用以诊断各种心律失常和心肌梗死,判断心房及心室肥大以及各种因素对心肌的影响等。是应用最广的非侵入性心血管仪器诊断方法之一。

【失误防范要点】

1. 心电图检查一般不应在跑步、早餐、饮茶、吃冷饮或吸烟后进行。检查前患者应适当休息,取平卧位。

2. 操作前应接好心电图机地线,导联选择器应位于基点,打开机器电源开关预热机件,检查机器性能。

3. 患者两腕、两踝上部及胸前按规定位置涂抹导电膏或生理盐水以固定吸引电极(也可用清水或乙醇),涂抹导电膏的面积不可过大,以免影响测定位置的准确性。电极板固定应松紧适宜。

4. 按规定连接导线,红(右臂),黄(左臂),蓝(左腿),黑(右腿),白(胸前区)。蓝黑两极板可同放置在左腿。连接后应复查 1 次,保证无误。

5. 调节振幅,使振幅 1cm 相当于定表电压 1mV;纸速一般为 25mm/s。

6. 将导联选择器拨至第 I 导联,如基线稳定,即可依次记录 I、II、III、aVR、aVL、aVF、$V_1$、$V_2$、$V_3$、$V_4$、$V_5$、$V_6$、$V_7$、$V_8$ 导联,必要时加 $V_9$、$V_{3R}$、$V_{5R}$ 等导联。如遇到右位心患者,应将左右两腕电极相反连接,每个导联记录 4～6 个心动周期,如遇心律失常可酌情延长记录 II 或 $V_1$ 导联,以便分析。

7. 一般在第 I 导联做定标记录。如需要变更定标时,必须在该导联重做定标。

8. 如遇干扰或基线不稳,应将导联选择器拨回基点,查找原因,如地线、电源线是否接妥,涂抹的导电膏是否满意,附近有无交流电器干扰,受检者有无精神紧张、寒冷、肌颤、肢体抖动以及呼吸影响等。

9. 心律失常患者心电图 P 波不清晰时,可加作 $SV_5$ 导联(正极置于胸骨右缘第 5 肋间,负极置于胸骨柄处)。或用食管导联(将食管电极连接在单极心前导联探查电极上,另一端与负电位的中心电站连接,即为食管导联),可用"E"表示。如电极距切牙 30cm,则用 $E_{30}$ 表示。

10. 每查完一人,应在图纸的第 I 导联前或其上注明姓名及检查日期。急症应注明检查时间,使用特殊药物应注明药名,每一导联的起始处应注明导联名称及更改的定标等。

11. 检查完毕后,将导联选择器拨回基点,取下电极板。心电图机使用完毕应及时切断电源,并将电极板拭洗干净备用。

# 第八节　心电监护仪应用技术

心电监护是通过专用的仪器设备,将心脏跳动时产生的每一个生物电信号,加以记录和分析,通过屏幕显示出来,动态地观察患者数天甚至更长时间的心电变化,及早地帮助医护人员发现和分析异常心电信号,识别病情变化,提高病情危重时抢救成功率,减少并发症,降低死亡率。常用于心脏病有心电变化或疑似心脏病心电变化者;某些药物对心脏有明确或不明确的毒性作用时,需要在心电监护的监视下使用;病情危重时,已出现或可能有循环系统功能紊乱或衰竭者。

心电监护系统包括两个部分,即心电监护仪器和监护电极。心电监护仪包括床旁及中心监护站,显示器可将患者的心电波形与数字信号显示在屏幕上,可根据需要在同一屏幕上显示多个患者的心电波形与数字信号。监护仪可进行心率计数显示、心电描记、心律失常分析、设定参数报警。目前多功能监护仪还可进行血压、呼吸参数动态显示和血氧饱和度及血气分析等测定功能。人体系半导体的介质,各部位都可感应到心脏的电位,监护电极是利用这一特点将电极接到患者体表胸部(非侵入性接触),连接导联线,便于活动及长期监护。在使用心电监护仪的过程中,常常会遇到许多因素的干扰,影响心电监护的效果。作为护理人员,应该掌握预防常见问题的方法,以及经常性的维护和保养,随时检查监护仪的工作状态,确保监护与抢救工作的顺利进行。

【失误防范要点】

1. 实施心电监护设备的患者,可因除颤器、呼吸机、吸引等抢救设备置于床旁而造成精神紧张,应向患者介绍监护环境和所用仪器的功能,以降低或消除患者的恐惧心理。

2. 心电监护室内众多仪器在工作状态下,均可产生一定的声音且有报警装置。报警常常是仪器提示某个指标超过其设定值,或者器械本身出现故障自动报警。因此,监护过程中,护士应向患者说明,使其有心理准备,不因警报声而紧张。

3. 粘贴电极片前应先用温水擦拭清洁患者放置电极的局部皮肤,再用纱布或纸巾擦拭干净,去除汗毛、皮肤角质层和油脂,尽可能降低皮肤电阻抗。

4. 放置电极时,应避开骨隆突、关节以及皮肤皱褶部位,保证电极与皮肤的良好接触,使电极片与皮肤粘贴紧密且平整,获得最佳的心电记录曲线。

5. 心电监测的电极导联线应从患者颈部或上衣前引出,勿从腋下、剑突下引出,以免导联线脱落、打折、相互缠绕以及与其他监测导线接触;防止翻身时拉脱而影响心电视波图形的观察。

6. 放置电极时必须留出心前区,以备紧急执行电复律时安装除颤电极板使用。电极应每2～3天更换1次,以减少对皮肤的刺激。

7. 监测仪导联应选择心电波形清晰,易判断正常与异常,且能触发心率计数的导联。

8. 避免各种干扰,根据患者的基线变换报警参数,调整心率或脉搏报警界线,一般为患者基础心率的20%左右,心率报警上限一般为110/min。监测仪报警时一定要查明原因。

9. 在监护过程中,嘱咐患者不能随意自行移动电极位置,如果发现电极脱落或移位时,须及时报告医护人员,以便安置到正确位置。

10. 在监护状态下,并非患者的所有病情变化均能通过监护仪反映。因此,告诉患者如有任何不适时,必须及时向医护人员反映,以便及时处理。

11. 在心电监护过程中,应遵循动态监护的原则,及时发现、识别和确定各种生理参数的异常变换,认真填写监护记录,及时评估患者的病情,指导患者消除对心电监护的依赖心理。

12. 交流电干扰是指波形中夹杂着振幅50～60/s的细密规则的杂波。常见于接地不良、电极脱落、导线断裂、导电糊导电不良、其他电磁设备的干扰等。动力电是最广泛和最强的电场干扰,消除这种干扰,可选用新的电极,将电极片紧密地粘贴于皮肤上,减少皮肤电阻;连接好监护仪的地线,妥善放置电线和设备装置,勿放于靠近带电设备的接地板上;使用监护仪时,拔掉附近的各种电插头。

13. 基线漂移是指心电图的基线发生上下大幅度的摆动,常见于患者抽搐、躁动、剧烈胸痛、呼吸困难或电极固定不良。操作前应常规检查导线与电极,充分做好皮肤准备,清除患者过多的油脂和汗液,保持电极片与皮肤的紧密接触;应用放大器、监视器时选用 0.5～40Hz 的监护滤波,以便有效地滤去电源干扰,抑制心电图的基线漂移。

14. 心电图振幅低常见于正负电极之间的距离过近、某一电极放于心肌梗死部位相应的体表、发射机电池耗竭等。操作时如发现心电图振幅低,应首先查明原因后,采取针对性的措施进行处理。

15. 肌电干扰波又称为肌肉震颤波,指细小不规则的波动掺杂在心电波内。常见于患者过分紧张、肌肉未能松弛而发生颤动,肌肉痉挛、寒战、呃逆、呼吸的影响,或电极放于胸壁肌肉较多的部位时,应予以对症处理。

16. 定期校对心电图的输出,1mV 电压相当于条纹记录纸上的 10mm,纸速应设置为 25mm/s,以保证心电监护的记录符合常规,所描述的数据精确、清晰。

17. 保持仪器清洁,清洗监护仪各部件之前,必须关掉电源、断开交流电源。清洁结束后,仪器的表面必须擦拭干净,不能留有任何清洁液。

18. 仪器的外壳、监护导线和参数模板,主要用软布及时去除表面的污物与尘土,必要时用肥皂、清水或 75％乙醇等无腐蚀性清洁剂擦拭。清洁过程中,禁忌使用磨损性材料(如钢丝绒)擦拭,防止液体进入监护仪内部,以免损坏监护仪或造成电路故障。

19. 电缆用海绵浸湿肥皂水擦去污垢,再用海绵蘸温水反复擦净、擦干。注意不能将电缆浸入水中或用乙醇等溶液擦洗,以防损坏电缆。电缆应悬挂或平行放置。

20. 血压袖带定期用肥皂水清洗,注意清洗前必须取下乳胶橡皮袋。传感器可用棉球蘸 75％的乙醇溶液轻轻擦拭干净,不可用水冲洗或将其浸泡于消毒液内,避免影响传感器的准确性或造成传感器损坏。

21. 心电监护仪应建立检修、使用登记。在使用过程中,如果发现监护仪不能正常工作,需立即请厂商认可的专业人员开机检修。即使监护仪无严重故障,仍然需要定期请专业人员进行全面的预防性检查与维护,以便发现问题,及时处理,保证临床的使用。

22. 防止断电对仪器的损害。在电压变化范围过大或经常停电的区域,需要配备稳压装置与后备电源。当出现突然断电现象时,应先拔掉监护仪的电源线,避免突然来电后对仪器造成损害。

23. 防止交叉感染,传染病患者接触过的电极、袖带等物品,按消毒、隔离的原则处理,以防止交叉感染。

# 第22章 护理文书书写

护理文书书写是临床护理工作的重要组成部分。在临床治疗护理过程中，护理文书的书写是患者获得救治的真实记录，是评价治疗效果的科学说明，是医疗事故、纠纷处理中的法律依据。《医疗事故处理条例》规定"患者有权复印护理记录"，以避免因护理记录不完善而引起的医疗纠纷。护理文书必须规范书写，护理文书必须妥善保管，以保证其原始性、正确性和完整性。

## 第一节 常用护理文书

常见的护理文书有：体温单、医嘱单、护理记录单、危重患者护理记录单、手术护理记录单、护士交班报告、入院护理评估单、护理计划单、出院护理评估单等。以上护理文书一部分与病历密切相关而成为病案；另一部分为日常护理工作的记录，是护士交接班核对的重要依据。

### 一、体 温 单

体温单为表格式，记录内容包括患者姓名、科室、床号、入院日期、住院病案号、ID号、日期、手术后天数、住院周数、体温、脉搏、呼吸、血压、大便次数、出入液量、体重、分娩、转科和死亡时间等。

【失误防范要点】

1. 填写体温单各栏项目时，应仔细核对姓名、床号、日期、时间。绘制体温、脉搏、呼吸标记时，要求做到正确、整洁和美观。每页体温单应注明页码。

2. 眉栏记录下列各项。①入院日期第1页的年份记录须完整，如"09"应写"2009"；②姓名；③科室；④病区；⑤床号；⑥住院号；⑦转科时科别、病区、床号用箭头表示。

3. 每页第1日应注明年、月、日，其余只写日。如在6d中遇到新的月份或年度开始时，则应注明月、日或年、月、日。

4. 在42～40℃时记录下列各项。①入院时间；②分娩时间；③死亡时间；④手术（不记录名称）；⑤转科（不注明科室）；⑥体温拒试应记录"拒试"；⑦出院。

5. 记录时间一律用中文书写×时×分。

6. 以下各项记录阿拉伯数字，但免记计量单位。

(1)呼吸次数:相邻的两处呼吸应上下错开记录。

(2)大便次数:每隔 24h 记录前 1d 的大便次数。如无大便,记"O";如系灌肠的大便次数,应于次数后加短斜线写 E,如 3/E 表示灌肠后大便 3 次;3/2E 表示 2 次灌肠后大便 3 次;1、2/E 表示灌肠前大便 1 次,灌肠后大便 2 次;人工肛门、大便失禁者以"□"表示。

(3)摄入液量:记录前 1d 的数字。

(4)排出液量:记录前 1d 的数字。

(5)尿量:记录前 1d 的数字。

(6)空格:作机动用,如记录痰量、引流液量、腹围等的数字,不作他用。液体以 ml 计数,长度以 cm 计数。若记录项目多时,在空格内用对角线分隔,可记录 2 个项目。

(7)体重:以 kg 计数记录,凡因各种原因不能测体重者,此格记录"卧床"。每页体温单上最少须有 1 次体重记载。

(8)血压:入院当日由医生记录测试数字。一律用 kPa(mmHg)为单位计数。每日测试超过 2 次的血压,须记录在生命体征专用单或特护记录单内,不必记录在体温单内。

(9)手术后日数(含分娩日数):记 1 周即止,如系第 2 次手术后的第 1 天记录为Ⅱ-1,第 2 天记录为Ⅱ-2,依次类推。

(10)页码逐日记录。

7. 体温。体温单的每一小格为 0.2℃,按实际测量读数记录,不得折算。人工记录体温时应注意。

(1)口腔内温度以蓝点表示"●"。

(2)直肠温度以蓝圈表示"○"。

(3)腋下温度以蓝叉外加蓝圈表示"⊕"。

(4)物理降温 30min 后测试体温,以红圈表示,并用虚线与物理降温前体温相连。下一次体温亦应与物理降温前体温相连。

(5)体温<35℃,则于 34~35℃时用蓝笔记录"不升",此段不记其他项目。

(6)任何异常高的或低的体温,应重复测试,待肯定无误后记入,并须立即报告护士长或医师。

(7)体温不升、拒试未测体温,前后 2 次曲线断开不连。

8. 脉搏。体温单上的每一小格,代表脉搏 4/min。人工记录脉搏时应注意①脉率以红点表示;②心率以红圈表示;③若需记录脉搏短绌表,则于心率与脉率之间以蓝色彩笔涂满。

9. 脉搏与体温重叠一点时,人工记录如下。

(1)若系口表体温,先画蓝点表示体温,再将红圈画于其外表示脉搏。

(2)若系肛表体温,先画蓝圈表示体温,其内画红点表示脉搏。

(3)若系腋表体温,先画蓝叉表示体温,再将红圈画于其外表示脉搏。

## 二、医　嘱　单

医嘱是医生在医疗活动中下达的医学指令,是护士对患者实施治疗的法律依据,只有执业医师签名后的医嘱才具合法性。医嘱的种类包括长期医嘱、临时医嘱、备用医嘱;备用医嘱又分长期备用医嘱和临时备用医嘱两种。

**【失误防范要点】**

1. 长期医嘱记录于长期医嘱单上,内容包括患者姓名、科别、住院病历号(或病案号)、页码、起始日期和时间、长期医嘱内容、停止日期和时间、医师签名、执行时间、执行护士签名。

2. 临时医嘱记录于临时医嘱单上,内容包括医嘱时间、临时医嘱内容、医师签名、执行时间、执行护士签名等。护士执行后应立即填写执行时间并签全名。

3. 长期备用医嘱(p.r.n)有效时间在 24h 以上,医生注明停止日期后方失效,病情需要时才执行。写明每次用药间隔时间,每次执行后在临时医嘱栏做记录,为下一班提供参考。

4. 临时备用医嘱(s.o.s)有效时间在 12h 内。日间备用医嘱仅限于日间有效,下午 7 时后失效;夜间备用医嘱仅限于夜间有效,至次晨 7 时失效。如医嘱未用注销时,由护士用红笔在该医嘱后注明"未用"两字。

5. 停止医嘱用蓝色钢笔在长期医嘱单上停止栏内写明日期、时间并签名,同时将有关执行卡上的该医嘱注销。如更改医嘱,应同时停止原医嘱。

6. 凡手术、分娩、转科、重整的医嘱,均应在最后一次医嘱下用红笔画 2 条红线,以示前面的医嘱全部作废。并在红线内用红笔书写手术、分娩、转科、重整医嘱等。若另起一页,则将前一页空白处用蓝笔画一直线,示已注销空白处。

7. 重整医嘱应按原来的日期顺序书写未停医嘱,在 2 条红线内用红笔注明重整日期、时间。整理执行者与核对护士分别签名。

8. 凡两种以上药物组成一项医嘱时,应在第一和最后一种药物之间画一整齐直线,并注明用法、时间。

9. 各种试验结果应有标记,有执行者签名。如做青霉素过敏试验的医嘱,应转抄在临时医嘱上,试验结果应以红笔在医嘱本和临时医嘱单上做(一)或(十)标记,用蓝笔注明执行时间和执行者姓名。如为免试,应用蓝黑笔注明"免试"两字。

10. 立即执行的医嘱应在处方开出后 15min 内执行。输液操作者每次加液后,应在医嘱本、临时医嘱单、输液卡上记录加药时间并签名。

11. 医嘱记录单每页第一行须注明年、月、日、时间,其余的只写月、日、时间。长期医嘱应注明起止日期与时间,临时医嘱应注明执行医嘱的日期与时间。

12. 医嘱记录单眉栏项目应填全,如遇转科时,科别、病区、床号用箭头表示。药名须用中文或标准的拉丁文或英文缩写,不可用化学符号代替。

13. 药物过敏试验结果记入临时医嘱栏(单),如"青霉素皮试十"("十"号须用红笔填写)。

14. 出院或转院医嘱记入临时医嘱栏内(单)内,注明日期与时间,即表示停止以前全部医嘱。

15. 患者死亡后,在临时医嘱栏(单)内注明死亡日期、时间。

## 三、医 嘱 处 理

由医师直接输入电脑的医嘱称为"电脑医嘱"。由医生直接书写在医嘱本上的医嘱称为"手工医嘱"。护士应在规定的时间内按要求处理完毕。

【失误防范要点】

1. 电脑医嘱处理程序。

(1)医师在医师工作站将医嘱内容输入电脑后,提交给护士工作站,护士在护士工作站提取、转抄医嘱,并打印成"医嘱本"。

(2)护士逐条校对医嘱无误后,将临时医嘱打印在"临时医嘱单"上。

(3)将长期医嘱打印成分类执行单,如"注射单""服药单""输液单""小治疗单"。护士根据分类执行单执行医嘱。

2. 临时医嘱的静脉输液打印成"输液单",护士执行后在"输液单"和"医嘱单"上用红笔填写执行时间和全名;在"临时医嘱单"上用蓝笔填写执行时间和全名。其余的临时医嘱,则由执行护士在"医嘱本"和"临时医嘱单"上填写时间和全名。

3. 凡用计算机管理医嘱者,打印出医嘱单后医生用蓝黑笔签全名;每次录入计算机的医嘱必须按照查对程序严格查对,查对者用蓝黑笔签全名。

4. 手工医嘱转抄程序。

(1)由护士按医嘱性质分别转抄在长期和临时医嘱单上,并分别在医嘱本的"蓝"标记行内画一蓝勾,表示此条医嘱已转抄。

(2)转抄时应紧靠日期线书写,若一行不够,下一行缩进一个字后再写。

(3)药物名称、剂量、用法、时间及第一个字的排列应分别成4条线。

(4)日期、时间、医师和转抄护士姓名均记录在第一横格内,核对者签名于医嘱最后一行护士签名横格内。

5. 医师开出停止医嘱后,护士用蓝笔在长期医嘱单上停止栏内写明日期、时间并签名,同时将有关执行单上的该医嘱注销。如更改医嘱、应同时停止原医嘱。

6. 医嘱必须经医生签名后方为有效。在一般情况下不执行口头医嘱。在抢救或手术过程中,医生提出口头医嘱时,护士必须向医生复诵一遍,双方确认无误后方可执行,但仍需由医生及时补写在医嘱单上。

7. 只有执业医师签名的医嘱才具合法性。试用期医务人员开具医嘱,应当经过本医疗机构合法执业的医务人员审阅并签名才具合法性。

8. 护士执行医嘱时须仔细核对医生签名,对无医生签名或实习医生开具的医嘱应负责督促医生进一步完善,确保医嘱的合法性。

9. 在执行医嘱时,护士须经仔细核对无误后,方可实施;同时,护士在执行医嘱时也应明确自己所承担的法律责任,如护士执行了无医生签名的医嘱,就意味着护士擅自对患者实施了治疗措施,一旦出现问题须负法律责任。

10. 护士执行医嘱后应立即在医嘱单上签名以示负责,同时也是重要的自我保护措施。若护士执行医嘱后漏签名,则破坏了医嘱单证据意义的有效性;护士执行医嘱后随意签名,则降低了医嘱单证据的真实性,代签名护士将在医疗纠纷中承担不该承担的责任和风险。一旦发生纠纷,医嘱漏签名会成为对院方不利的证据。

11. 护士每班应当查对医嘱,夜班查对当日医嘱,每周由护士长组织总查对一次。医嘱经转抄、整理后,须经另一人查对。每班、每次查对后应签名。凡需下一班执行的临时医嘱,应交代清楚,并做好记录。发现差错及时纠正。

12. 长期医嘱单和临时医嘱单入病案内保存。

**附 A:医嘱常用缩写**

| 缩　写 | 中文译意 | 缩　写 | 中文译意 |
|---|---|---|---|
| $R_x$, R | 取 | qam | 每日上午 |
| Sig | 用法 | qd | 每日1次 |
| sos | 需要时,限用1次 | qn | 每晚1次 |
| PRN | 必要时,酌情确定 | bid | 每日2次 |
| St. | 立即 | tid | 每日3次 |
| N.P.O | 禁食 | qid | 每日4次 |
| aa | 各 | qh | 每小时1次 |
| ad lib | 随意 | q2h | 每2小时1次 |
| per | 经 | q3h | 每3小时1次 |
| ss | 一半 | q4h | 每4小时1次 |
| c | 和 | q6h | 每6小时1次 |
| P.O | 口服 | qod | 隔日1次 |
| ih,H,SC | 皮下注射 | id,ic | 皮内注射 |
| im,M | 肌内注射 | Aq dest | 蒸馏水 |
| iv,V | 静脉注射 | Tab | 片剂 |
| iv gtt,drip | 静脉滴注 | Lip | 液体 |
| ip | 腹腔注射 | Lot | 洗剂 |
| PR | 经直肠灌肠 | Mist,M | 合剂 |
| AS | 左耳 | Tr | 酊剂 |
| AD | 右耳 | Pulv | 粉剂,散剂 |
| AU | 双耳 | Ext | 浸膏 |
| OS | 左眼 | Cap | 胶囊 |
| OD | 右眼 | Cra | 冲剂 |
| OU | 双眼 | Sup | 栓剂 |
| ac | 饭前 | Syr | 糖浆剂 |
| pc | 饭后 | Ung,Oin | 软膏剂 |
| am,AM | 上午 | nj | 注射剂 |
| pm,PM | 下午 | Comp | 复方 |
| 12n | 中午 | Pil | 丸剂 |
| ns | 入睡前 | NS | 生理盐水 |

## 四、护理记录单

护理记录是指护士根据医嘱和病情对一般患者住院期间护理过程的客观记录,是用于记录患者病情变化及已实施护理措施的护理文件。

【失误防范要点】

1. 一般患者护理记录内容包括患者姓名、科别、住院病历号(或病案号)、床位号、页码、记录日期和时间、病情观察情况、护理措施和效果、护士签名等。

2. 患者的生命体征、主诉、病情变化、出入量、特殊用药、治疗效果、不良反应,以及已实施的护理措施均应按时间顺序逐项记录。

3. 眉栏项目全部用蓝笔填写,7am 以后(包括 7am)用蓝笔记录,7pm 以后(包括 7pm)用红笔记录。

4. 摄入量与排出量要根据饮水量表计算和记录,各种排泄物(呕吐物、渗出物、穿刺液、引流液等)除记录量外,还须将颜色、性质记录在病情栏内。

5. 总结出入量时,应注明"××小时",具体数量记录在该单的相应栏内,并签全名。

6. 记录时应使用医学术语,字迹清楚,记录准确;记录单清洁、整齐、无涂改,有记录者签名。记录单按日期顺序放入病历中。

## 五、危重患者护理记录单

危重患者护理记录是指护士根据医嘱和病情对危重患者住院期间护理过程的客观记录,应当根据相应专科的护理特点书写。内容包括患者姓名、科别、住院病历号(或病案号)、床号、页码、记录日期和时间、意识、生命体征、出入量、病情观察、各种管道护理、皮肤护理、有关护理措施实施情况及效果、护士签名等。

【失误防范要点】

1. 危重患者护理记录单为危重、抢救、大手术后患者使用,首页应简述病情或手术情况、给予的处置及效果。

2. 患者的病情、体温、脉搏、呼吸、血压、出入量、用药、治疗效果、病情变化与护理措施及护理评价等,应客观、真实、准确、及时、完整地记录。

3. 认真询问病史及观察病情,不可凭对患者的主观感觉随意记录。避免护理记录单上与监护仪上所显示的数据不一致,更不可照抄上一班的交班内容。

4. 按要求循序记录护理观察情况,如对多部位实施手术的患者,应逐一描述其不同部位的护理情况,避免记录过程遗漏。

5. 对主诉资料应准确地描述。如对患者的精神状态、睡眠等不应描述为"精神尚可""尚能入睡"。

6. 对患者采取的各项护理措施,应有相应的护理记录,如气管切开患者吸痰后、高热患者采取降温措施后均应予以记录,以便保持记录的完整性。避免重视操作、忽略记录的现象。

7. 对可量化的内容,如血压、尿量、用药速度等,应使用量化指标进行客观记录,避免使用"多或少""大或小"。如患者血压低,按医嘱加快输液速度,应描述血压和输液速度的具体数值。

8. 记录内容不可过于简单。对病情变化过程记录应详细。如抢救 1 例颅脑外伤继发呼吸停止的患者,护理记录中应有描述血氧饱和度的变化过程,也应有呼吸变化过程的描述。

9. 对患者的病情变化、特殊检查、特殊治疗、特殊用药及手术前后应随时记录。避免因工作忙碌而忽略记录,影响提供准确的诊疗参考依据,或一旦发生纠纷时不能提供有力的证据。

10. 按护理文书书写规范要求,正确使用医学术语。如"发热"不应写成"发烧";"丁胺卡那霉素"不应写成"丁卡"等。避免出现错别字、标点符号不规范、墨迹不一、语句不通顺,甚至错误而导致记录内容不准确。

11. 前后记录内容应一致。如使用呼吸机的患者,在通气方式无更改的情况下,前后班次记录应一致,不应出现上一班次为"辅助/控制+呼吸末正压",而下一班次为"辅助/控制"。

12. 液体出入量应有具体准确的记录,总量应在规定时间分别进行 12h 小结和 24h 总结,根据病情先作分类小结,再进行总出入量汇总。

13. 做到认真书写,字迹工整,清晰可辨。避免写错后随意涂改,甚至多处涂改,整行涂改,影响准确性。

14. 在记录过程中因各种原因如错记、漏记等需重新转抄或补改时,应避免出现同一个人的笔迹完成不同班次的护理记录情况,或同一笔迹签写不同姓名的现象,以免影响原始记录的真实性。

15. 在危重患者多、工作繁忙、抢救等情况下,未能及时发现其他患者的病情变化并做好记录或未在规定时间记录患者的病情时,应抓紧补记,避免漏记或不记。

16. 应体现护理记录的连续性,特别是对上一班次采用的治疗和护理措施,下一班应正确记录患者对治疗和护理的反应过程及变化结果,有时需要连续几个班次记录。避免一旦出现纠纷无法举证。

17. 记录抢救用药时间、用药剂量、患者病情变化及死亡时间应做到前后一致、医护一致。避免出现不严谨、不可信的印象,以致造成患者对医疗文书的真实性产生质疑。

18. 医护记录的内容应相符。凡有抢救记录即应有抢救医嘱,如护理记录上盐酸肾上腺素 1mg 静脉注射,医嘱单上也应查到该项医嘱。抢救结束后护士应督促医生据实补记医嘱,并核对是否与护理人员医嘱执行情况相符。

19. 危重患者护理记录单的记录时间应具体到分钟。患者病故要有死亡小结。

20. 每班交班时应进行清楚扼要的小结,并注明护士班次及签全名。

21. 注意书写格式的统一规范。签名正规,护生书写护理记录后,带教老师应注明审阅修改日期。避免抄写医嘱的护士代替执行护士签名;或实习生、进修生未及时请带教老师复签字。

22. 护士应不断提高书写护理记录的能力。对某些概念含糊不清时,应认真请教或查阅标准,而不是随意转抄医生的病历。

23. 当患者转出重症监护病房时,应对病历是否完整进行认真检查,以便知晓 ICU 护理记录单是否缺失,及时发现问题并随即处理。

## 六、手术护理记录单

手术护理记录单是指巡回护士对手术患者术中护理情况及所用器械、敷料的记录,应当在手术结束后即时完成。

【失误防范要点】

1. 树立严肃、认真、深入、细致的工作作风和实事求是的科学态度,增强手术护理记录单书写的责任意识,熟练掌握规范的书写方法。

2 手术护理记录应当另页书写,内容包括患者姓名、住院病历号(或病案号)、手术日期、手术名称、术中护理情况、所用各种器械和敷料数量的清点核对、巡回护士和手术器械护士签名等。

3. 对术中所用物品,洗手护士和巡回护士应原位清点并及时记录。填写项目,不能有空格,字迹清楚,不得涂改。

4. 书写文字严格使用医学术语,按照患者的具体情况如实进行填写。无论手术大小、时间长短、是否进入体腔,一律按要求进行认真填写。

5. 为保证手术护理的连续性和护理记录单的完整性,手术未结束期间尽可能不安排交接班。手术较多时,也要合理安排时间,在规定时间内完成手术护理记录。

6. 手术护理记录单须在护送患者回病房时全部完成,由专人负责,书写内容做到客观、真实、准确、及时、完整、清晰。

7. 制订按分类项目、操作流程、手术前后顺序、可操作性强的手术护理记录单,最大程度地消除缺陷发生的环节因素。确保手术护理记录单的终末质量。

# 第二节 电子护理文书

电子护理文书是医院信息系统中护士工作站的组成部分。目前运行中的电子护理记录满页后打印并由护士手工签名确认。患者出院后打印出的电子护理记录与其他打印出的电子医疗文书、各种患者告知同意签名单等合为患者电子纸张病案。由于电子护理记录与传统手工书写护理记录的运行方式、书写方式、存档方式存在着很大差异,故应加强对电子护理文书易发生的法律问题和医疗事故隐患的防范。

【失误防范要点】

1. 加强电子护理文书的质量检控。电子护理记录与传统手工书写护理记录在运行方式、书写方式、存档方式等方面存在很大差异,因此,对电子护理文书在运行中出现的新问题应进行动态检控,以确保终末质量达标。

2. 规范电子护理文书的运行流程。体温单数据输入实行2人查对制度,当护士进行体温单数据输入后,另一护士要将患者原始数据与输入后体温单生成的生命体征曲线及相应数据进行查对,发现错误及时修正,以确保体温单数据的准确性。

3. 规范电子抢救医嘱的补记方式。在抢救患者后补记抢救医嘱时,要求医生在医嘱用法栏备注"补××时××分钟的抢救时口头医嘱";护士处理这些医嘱并打印出各项治疗单后,执行护士在补签名时,签写执行的时间是抢救患者时执行的时间,并将治疗单留底备查。

4. 规范护理记录病历模块管理。各科室护士长根据科内实际需要制定少量、高质量的护理模块。禁止护士个人制定并使用自制的护理记录模块,同时要求护士在使用这些护理模块时,在严密观察、掌握患者病情的基础上,对模块进行个性化修正,以保证护理记录的真实性、客观性和连续性。

5. 规范电子纸张病案的收集流程。

(1)将各环节责任到人,住院患者各种医疗、护理告知签字同意书归入病历夹(责任人:主管医生、主管护士)。

(2)运行中的电子医疗文书页满后,主管医生打印出电子纸张医疗文书手工确认签名归入病历夹(责任人:主管医生)。

(3)运行中的电子护理文书页满后,主管护士打印出电子纸张护理文书手工确定签名归入病历夹(责任人:主管护士。对未签名的不在岗护士由主管护士督促其上班后及时签名确认)。

(4)患者出院时,检查纸张电子护理文书质量及签名的真实性,检查各种护理告知签字同意书是否齐全(责任人:主管护士、护士长)。

(5)检查纸张电子医疗文书质量,检查各种医疗告知签字同意书是否齐全(责任人:主管医生)。

(6)对患者电子纸张病案进行全面质量检查(责任人:科主任或副主任)。

6. 做好医嘱执行前查对。护士每处理完一个患者的医嘱,在为该患者服药、注射、处置前应即刻查对,确认无误后,在电脑上记账收费(简称计费)之后方可处理另一位患者的医嘱。必须查阅每一份病历,避免因医嘱改变而医嘱提示本未显示,造成医嘱处理遗漏。同时,减少反复翻阅病历的次数。需紧急执行的医嘱,查对无误后即刻执行。

7. 做好医嘱执行中的查对。在为患者服药、注射、处置中进行查对,及时查对当班医嘱执行是否正确,如有漏项或医嘱处理有误,应及时更正。如输液配药,每完成一组签名后,由核对者负责核对所加入药物并签名注时;执行者按输液卡内容要求,每执行 1 次签 1 次名,确保给药的安全。

8. 做好医嘱执行后的查对。重点查对未停止的长期医嘱和当天的临时医嘱。每日进行,由一个人宣读未停止的长期医嘱、当天的临时医嘱;另一个人查看执行后的治疗单、输液卡、处置卡;第三人查看电脑屏幕显示的医嘱,用光标逐行选中,亮条区表示已查过的内容,并查看最后计费日期,计费日期与治疗单标记的电脑计费天数是否一致。未计费部分及时补记,最后打印计费单及催款单。

9. 做好出院总查对。重点查对电脑计费,对照医嘱单,先查看电脑上的长期医嘱,后查对临时医嘱。若患者预交押金不及时,则电脑显示为负数,无法计费。应及时补记未计费部分,多计费的部分要清退,确保收费合理。电脑计费应列入医嘱查对范畴,以防止因计费与一日清单费用"不对称"而引发纠纷。

10. 患者出院后,打印的电子护理纸张文书、医疗纸张病历、各种患者告知同意签字单等合为患者电子纸张病案,应按住院病案管理要求回收归档。电子护理纸张记录要求在患者出院后规定时限内完成手工签名确认,杜绝他人代签名现象,以防一旦需要进行法庭举证时责任不清。

11. 加强培训,提高电子护理病历书写能力。医护之间加强协作,注意查看对方的记录,确保记录内容的一致性,如有与实际不相符的记录应在核实准确的基础上,及时沟通并修正。

12. 护士长定期检查电子护理记录质量,要求护士对存在的问题及时修正;对存在的共性问题或法律问题进行讲评,采取整改措施,促进质量提高,消除医疗事故纠纷隐患。

# 第三节 病案排列与整理

## 一、住院期间病案排列次序

1. 体温单(按时间先后倒排)。
2. 医嘱记录单(按时间先后倒排。)
3. 入院病历与入院记录。
4. 诊断分析与诊疗计划。
5. 病程记录(如有手术应填写术前小结、麻醉前访视单、手术审批资料、麻醉记录、手术记录、术后记录等,如再次手术,应按先后次序连接在后面)。
6. 中医诊治记录。
7. 会诊记录(按会诊时间先后顺排)。
8. 辅助诊断检查报告单(包括电生理报告单、影像报告单、镜检报告单等,归类按时间先后顺排)。
9. 特殊治疗记录单(按时间先后顺排)。
10. 病理报告单(按时间先后顺排,小单应贴在标准单上)。
11. 检验记录单(按页码次序顺排)。
12. 检验报告单(按时间先后顺排,自上而下,浮贴于专用纸左边)。
13. 特别护理记录(按时间先后顺排)。
14. 病案首页。
15. 住院证。
16. 门诊病历。
17. 上次住院病案或其他行政证明、外院病情介绍等。

## 二、转科后病案排列次序

转来科(前科)的转出记录、入院病历、入院记录、病程记录顺序后推,排于转入科(现科)之上述各项记录(转入记录、病程记录等)之后。其他各项,按前述住院期间病案排列次序规定排列。

## 三、出院(转院、死亡)后病案排列次序

1. 病案首页。

2. 死亡报告单。

3. 入院记录、入院病历(包括各专科表格病历)。

4. 诊断分析及诊疗计划。

5. 病程记录(如有手术应填写术前小结、麻醉前访视单、手术审批资料、麻醉记录、手术记录、术后记录,如再次手术,应按先后次序连接在下面)。

6. 出院记录或死亡记录。

7. 中医诊治记录

8. 会诊记录(按会诊时间先后顺排)。

9. 辅助诊断检查报告单(包括电生理报告单、影像报告单、镜检报告单等,按汉语拼音排序,同一种报告单依时间先后顺排)。

10. 特殊治疗记录单(按时间先后顺排)。

11. 病理报告单(按时间先后顺排,小单应贴在标准单上)。

12. 检验记录单(按页码次序顺排)。

13. 检验报告单(按时间先后顺排,自上而下,浮贴于专用纸左边)。

14. 医嘱记录单(按时间先后顺排)。

15. 体温单(按时间先后顺排)。

16. 特别护理记录单(按时间先后顺排)。

17. 新生儿病历。

18. 其他。

19. 门诊病案(死亡患者门诊病案和住院病案合订)。

注:凡2次以上住院病案或其他医院记录,依次序钉在最后(如住院病案与门诊病案一并保存者,则钉在门诊病案之前)。

## 四、整理病案注意事项

1. 病案由医护人员共同负责整理。新入院者,由值班护士准备体温单、医嘱记录单、病历纸、检验记录单;其他各单可于住院过程中由有关人员随时补充。

2. 住院病案的各种检查报告单及会诊记录单等先由护士夹在住院病案体温单之前,待病室巡诊后,由经治医师排入病案有关项内。

3. 住院病案的体温单、医嘱记录单、护理病历、特别护理记录单,由护士逐日逐次填写,麻醉前访视单、麻醉记录单由麻醉护士或麻醉医师填写,其余均由经治医师填写。所有记录应由住院医师每日检查,主治医师巡诊时检查,以提高病案质量。

4. 会诊出院时,由住院医师或实习医师填写病案首页,并经主治医师或主任审签后,由主管护士或护士长将病案等按规定顺序整理后,送至出院会计室结账,48h内由会计室将病案送至病案室,1个月内由科主任检查病案书写质量和各种记录是否齐全,补充完善并签发后归档。

## 第四节　护理文书管理

护理文书是医院和患者的重要档案资料,是对患者疾病发生、发展、康复或死亡全过程进行客观、全面、系统的科学记载,是医护人员进行正确诊断、抉择治疗和护理的科学依据。护理文书必须建立在严格管理制度的基础上,各级护理人员必须按照管理要求执行。

【失误防范要点】

1. 规范护理文书书写,形成可追溯性的法律证据。一切护理活动应遵循"写我所做的,做我所写的,记录做过的"原则。

2. 护理文书书写必须客观、真实、准确、及时、完整、清晰。

3. 使用中文和医学术语。通用的外文缩写和无正式中文译名的症状、体征、疾病名称等可以使用外文。不可用不恰当的简称,不可滥用简化字。

4. 应采取国家法定的计量单位,数字一律用阿拉伯数字书写。

5. 书写内容简明扼要,避免笼统、含糊不清或过多修辞,以方便医护人员快速获取所需信息,节省时间。

6. 各种记录的开头应空两格,字体要清晰、端正,书写不得出格跨行。眉栏、页码填写要完整,各项记录必须有完整日期及时间,记录者签全名,以明确职责。

7. 书写应当使用蓝黑墨水、碳素墨水。需复写的资料可以使用蓝色或黑色油水或圆珠笔。

8. 书写过程中出现错字时,应当用双线划在错字上,不得采用刮、粘、涂等方法掩盖或去除原来的字迹。

9. 进修护理人员应当由接收进修的业务部门及科室根据其胜任本专业工作的实际情况认定后书写护理文书。

10. 上级护理人员有审查修改下级护理人员书写的护理文书的责任。修改时,应当注明修改日期,修改人员签名,并保持原记录清楚、可辨。

11. 病历必须保持清洁、完整,防止污染、破损、拆散和丢失。

12. 住院病历放于病历车(病案柜)内,记录和使用后必须放回原处。患者和家属不得随意翻阅,不得擅自将病历带出病区。

13. 患者出院或死亡后的病历,按规定顺序排列整理后交医院病案室,按卫生行政部门规定的保存期限保管。

## 第五节　知情同意权维护

知情同意权是指患方对疾病诊断、治疗等真实情况的了解、被告知、选择、拒绝和同意的权力。履行知情同意手续是科室重要的基础性医疗工作,是确保医疗安全、医疗质量和维护医患双方合法权益的重要措施。医务人员在诊疗活动中,必须认真执行相关法律、法规关于尊重患者及其亲属知情、同意权的规定,充分尊重患者或其家属的知情同意权,严肃履行法律义务,及时、认真落实有关知情同意手续,切实做好在诊疗过程中维护患方的知情同意权工作,防止发生医疗纠纷。

【失误防范要点】

1. 医务人员应明确必须履行知情同意的诊疗项目,认真履行书面知情、同意的相关手续。

2. 知情、同意具体实施的对象通常为:患者本人、配偶、父母、成年子女、其他近亲属;患者所在单位、居民委员会、村民委员会指定人员。

3. 实施相关诊疗项目时,在不违反保护性医疗制度前提下,操作前必须向患者或相关人员详细交待患者的病情及诊断、治疗等情况,在知情同意并履行签字手续后,方可实施操作。

4. 明确必须履行知情同意的常见诊疗项目

(1)各类手术、有创检查及治疗。

(2)输注血液及血液制品。

(3)实施本管理办法要求的麻醉项目。

(4)开展的新业务、新技术。

(5)实施临床实验性治疗。

(6)实施手术中冷冻切片快速病理检查。

(7)实施化疗、放疗、抗结核等治疗。

(8)在急诊或病情危重,处于抢救状态下,患者或其亲属要求终止治疗、出院或转院。

5. 临床实验性治疗包括新技术、新方法、新器材、新药物、新发现、新认识等在未得到正式批准或普遍认可的情况下在临床进行的人体试用。

6. 按要求有步骤地履行书面知情同意手续的实施

(1)实施各种有创检查、治疗必须严格掌握适应证和禁忌证。

(2)实施各种检查、治疗前,操作者(手术者)必须亲自向患者本人或其亲属详细交待病情、实施具体检查和治疗的主要目的、可能发生并发症及意外等情况,不得安排他人替代完成。

(3)在患者本人或其亲属知情的情况下,并征得其同意后履行《检查、治疗(手术)志愿书》签字手续,方可实施手术。

(4)对开展的新业务、新技术,科室必须将拟开展新业务、新技术的名称、风险情况、技术保障情况、患者选择情况上报医技部门审核,经医务部组织论证并经批准后,方可安排患者接受治疗。

7. 对于操作简单,无严重并发症或并发症发生率极低的部分有创检查、治疗,在患者病情允许、操作者技术水平达到要求并经充分准备的条件下,可以不必履行书面知情同意手续,但应向患者或其亲属交代检查、治疗的意义及可能发生的并发症或意外情况,在征得患者或其亲属同意后方可进行操作。

8. 按相关规定分别履行口头或书面知情同意手续。凡属有创检查、治疗在未经医院批准前,一律履行书面知情同意手续。

9. 一般情况下允许不履行书面知情同意手续的有创检查、治疗项目有:浅表静脉穿刺、常规肌内注射、腹腔穿刺、上颌窦穿刺(耳鼻喉科)、阴道镜检查、脑电图检查、肌电图检查、表浅点状痣激光治疗、尿动力学检查(插尿管)、外周浅静脉切开、间接检眼镜巩膜压陷检查、直接、间接喉镜检查等。

# 第23章  常用穿刺护理配合技术

## 第一节  胸 腔 穿 刺

通过胸腔穿刺抽取胸腔积液送检，以明确诊断；排除胸腔内的积液和积气，以减轻压迫症状并有效地预防胸膜肥厚粘连的发生；胸腔内注入药物辅助治疗。适用于各种原因所致的胸腔积液或积气以及需明确积液性质、进行胸腔内治疗的患者。

【失误防范要点】

1. 配合医生充分做好术前准备，核准病变部位，认真选择适应证，如全身极度衰竭及腐臭性脓胸患者应慎重。调节室温，避免患者受凉。

2. 及时了解患者的心理状态，向患者说明穿刺的目的，介绍穿刺方法，交代注意事项，消除患者的思想顾虑。对精神紧张的患者，通过说服、诱导等方法给予安慰，消除恐惧心理。

3. 了解患者的饮食、睡眠等基本情况，对于体质虚弱的患者，术前给予支持疗法，鼓励进食；详细询问患者的既往史，了解患者对疼痛的耐受性。对于反射性迷走神经功能亢进者，建议医生术前给予阿托品 0.5mg 肌内注射，以预防胸膜反应的发生。

4. 协助患者反方向坐在靠背椅上，面向椅背，椅背上放一薄枕，嘱患者双手平放在椅背薄枕上，头部伏于前臂上。危重患者可采用半坐卧式，用被架或枕头支撑患者的背部，患者前臂置于枕部。

5. 协助医生进行穿刺点定位：选择胸部叩诊实音最明显的部位（液胸）或鼓音最明显的部位（气胸）。包裹性积液可在 X 线或 B 超下定位，选定穿刺点后用甲紫在皮肤上做标记。

(1)液胸穿刺部位通常选择：肩胛下角线第 7~9 肋间；腋后线第 8 肋间；腋中线第 6~7 肋间；腋前线第 5 肋间。

(2)气胸穿刺部位通常选择：锁骨中线第 2 肋间；腋中线第 4~5 肋间。

6. 按技术操作规程协助医生常规消毒、放置治疗巾等。经 B 超介导从肋间隙中央或下位肋骨上缘垂直进针，避免盲目穿刺，减少气胸、出血、相邻脏器损伤等并发症的发生。

7. 护士应动作娴熟、准确地协助医生进行穿刺、抽液、固定。每次抽液完毕取出注射器时，应先夹紧橡皮管，防止空气逆流入胸腔而引起气胸。

8. 嘱患者穿刺过程中切勿咳嗽、深呼吸或说话，以免引起肺膨胀、穿刺针移位而致肺组织损伤，必要时以手势示意手术医生。患者欲咳嗽时即饮凉开水，可缓解咳嗽。咳嗽前将针退至皮下；剧烈咳嗽者应拔针停止操作。

9. 操作中密切观察患者的反应,如患者出现咳嗽时,应密切观察脉搏、呼吸、血压等生命体征变化,防止患者因过度紧张而出现休克、呼吸困难等症状;同时观察患者有无头晕、心悸、胸闷、胸部压迫感或剧痛、面色苍白、出汗、晕厥等胸膜刺激反应,或出现连续性咳嗽、泡沫痰或咯血现象,通常提示穿刺针损伤肺组织。

10. 如患者出现上述异常症状时应立即停止抽液,拔出穿刺针,用无菌纱布按压穿刺部位,并协助患者平卧,给予低流量吸氧,2～5L/min,必要时给予心电监护。有血压下降休克表现者,遵医嘱给予 0.1%肾上腺素 0.3～0.5mg 皮下注射;给予激素、补液等处理;同时做好护理记录。

11. 应控制抽液、抽气量及速度,以避免胸内压突然下降,肺血管扩张引起肺水肿及低血压。第 1 次抽气、抽液不应超过 800～1000ml(张力性气胸等除外)。儿童应按年龄决定抽液量。抽液时间至少应控制在 1h 以上。

12. 对心功能较差的患者,首次抽气、抽液量宜更小,一般 600ml 内较为安全。穿刺与抽液时,应严格无菌操作。间断放液时,应将穿刺针及时夹闭,避免气体进入。

13. 如患者在减压期间出现干咳、呛咳,提示为复张性肺水肿的早期征象,应立即停止减压。一旦发生肺水肿,应立即停止操作,并做好抢救准备。

14. 肺水肿患者应给予乙醇湿化吸氧,遵医嘱静脉注射氨茶碱、强心药和呋塞米。及时治疗肺水肿,避免加重原发病而导致意外发生。如考虑液体、气体较多时应尽量做胸腔闭式引流术,以减少并发症的发生。

15. 观察并记录所有抽出液体的量、颜色和性质,记录注入药物及术中相应病情变化,并注意观察有无漏液。正确留取标本,及时送检。疑为化脓感染时,用无菌培养管留取标本。检查癌细胞时,至少需 50ml 液体,并立即送检,以免细胞自溶。

16. 当活检针从胸膜腔内拔出时,应立即用一手拇指堵住活检孔,并按压 l5min,有助于减少气胸的发生。拔针后再次消毒穿刺部位,覆盖无菌纱布,胶布固定。妥善安置患者。

17. 穿刺完毕后协助患者俯卧于病床,嘱其卧床休息 2h 左右。护士及时巡视病房,密切观察患者的生命体征及胸部体征的变化,尤其是体温和呼吸的变化。

18. 听取患者主诉,及时发现各种并发症。注意观察穿刺点有无渗血及液体漏出,待患者神态自如,呼吸平稳后,再指导其离床活动。

19. 对于术中发生晕厥者,术后应协助患者卧床休息并加强观察;胸穿术中发生低血压的患者,术后应继续给予吸氧、补液治疗,直至血压上升至正常范围。

20. 胸穿术中发生气胸、出血以及肝损伤的患者,术后应采取相应的治疗和护理,密切观察患者的病情变化。及时向患者告知穿刺结果,帮助患者消除心理负担,以积极的心态配合治疗。

# 第二节 腹 腔 穿 刺

腹腔穿刺术适用于检查腹腔积液的性质,抽取腹水送检,以明确诊断;向腹腔内注入药物治疗;腹腔冲洗;人工气腹。当大量腹水引起呼吸困难时,通过穿刺放液以减低腹内压力,减轻症状,达到治疗目的。适用于各种原因引起的腹水过多,致使腹腔压力过高,严重影响呼吸、循环、肾功能以及腹腔内注射药物或腹水浓缩回输治疗的患者。

【失误防范要点】

1. 疑有腹腔内广泛粘连、肝性脑病前期、严重低蛋白血症、结核性腹膜炎、卵巢囊肿、低血钾症等忌放腹水。

2、协助患者取坐位或半卧位。向患者做好解释,消除紧张情绪,取得配合。术中注意保暖,调节室温,避免受凉。

3. 放液不宜过多过快,一次放液量不超过 300ml。大量放液时,必须逐步束紧多头腹带。

4. 注入药物时,注入后须按压片刻后再适当活动。

5. 行人工气腹时,注意注入量和速度,密切观察呼吸、循环变化。

6. 拔出穿刺针后再次消毒穿刺部位,覆盖无菌纱布,并用腹带包扎固定,避免腹压骤减而导致循环衰竭。

7. 正确记录注入药物及放液量,收集腹水标本,及时送检。

8. 术后继续观察患者的血压、脉搏、意识、尿量及其他不良反应。

# 第三节　腰椎穿刺

腰椎穿刺检查脑脊液的改变情况是神经系统最常用的重要检查方法之一。采集标本进行脑脊液常规生化涂片和病原体培养,以助诊断;测定颅内压力,了解蛛网膜下隙有无阻塞;做造影或放射性核素等辅助检查,如气脑、脊髓空气造影;实施手术麻醉;注入药物等。适用于蛛网膜下腔出血、脑室内出血、反复少量腰穿放液、鞘内注药治疗中枢神经系统疾病等。

【失误防范要点】

1. 严格掌握禁忌证。颅内压明显增高或脑疝前期、脑脊液耳鼻漏及开放性脑损伤、颅后窝有占位病变、伴有明显脑干症状、严重脱水、休克、衰竭或濒危状态、脊椎部位有化脓病灶、腰穿局部皮肤有感染病灶等禁忌做腰穿,以免发生危险或感染。

2. 嘱患者侧卧位,背部与床边垂直,去枕低头,双手抱膝向腹部屈曲,躯干呈弓形,使脊柱尽量后凸以增宽椎间隙,便于进针。穿刺点为第 3~4 腰椎间隙。

3. 针头刺入皮下组织后若进针用力过猛,可刺伤马尾神经或血管,产生下肢疼痛或使脑脊液混入血液影响结果的判断。如系外伤出血,须 5~7d 后方可重复检查,过早则脑脊液仍可有陈旧性血液成分。应向患者及其家属做好必要的解释。

4. 穿刺过程中,嘱患者尽量避免咳嗽。如欲咳嗽时,先告诉医生,以便暂停操作,避免损伤组织和移动穿刺部位。如患者出现呼吸、脉搏、血压、面色等异常时,应立即停止操作,并做相应处理。

5. 穿刺成功拔出针芯后,待脑脊液流出数滴后再连接测压管测量脑脊液压力,并收集适量脑脊液送检。如需做细菌培养时,按无菌操作法正确采集标本,及时送检。

6. 鞘内给药时,应先放出等量脑脊液,然后再等量置换性注入用生理盐水稀释的药液。

7. 进行气脑检查时,应先缓慢放出脑脊液 10ml,再注入滤过空气 10ml,如此反复进行,达到所需量再行摄 X 线片。

8. 做压颈动力试验时,用手压迫患者一侧颈静脉 10s。如脑脊液压力迅速上升至原水平的一倍,解除压力后 20s 内迅速下降至正常水平者,表明蛛网膜下隙无阻塞,若压颈后压力不上升者,表明蛛网膜下隙完全阻塞,界于两者间为部分阻塞。

9. 术毕插入针芯后再拔出穿刺针,穿刺点须再次用碘酒消毒,覆盖无菌纱布,以胶布固定。妥善安置患者。

10. 术后去枕平卧 4～6h,以防引起术后低颅压性头痛、眩晕或呕吐等。若发生头痛,一般平卧及多饮盐开水即可缓解,必要时可静脉滴注生理盐水。

11. 注意观察生命体征及脑疝症状,如有异常及时报告医生。保持安静,避免剧烈咳嗽。预防感染。

# 第四节　骨髓穿刺

骨髓穿刺是采取骨髓液的一种常用诊断技术。采集骨髓液涂片或病原体培养,以诊断造血系统疾病、肿瘤及感染;抗癌化疗、放疗及应用免疫抑制药后观察骨髓造血情况;行骨髓移植、肝移植或骨髓腔输液、输血、注药等治疗。

【失误防范要点】

1. 禁忌证。血友病、皮肤病、穿刺部位皮肤感染的患者应绝对禁忌骨髓穿刺。

2. 检查局部皮肤情况,注意有无损伤及感染等,并做好局部皮肤清洁。

3. 选择髂前上棘、胸骨及胫骨做穿刺者取平卧位;选择髂后上棘穿刺者取侧卧位或俯卧位;选择脊椎棘突穿刺者取坐位或侧卧位,尽量弯腰,背部向外突出,使棘突暴露清晰。穿刺部位为髂前上棘 1～2cm 处。

4. 嘱患者在操作过程中不可随意改变体位,以免穿刺失败或断针;如有不适及时告诉医护人员。严密观察患者面色、脉搏等情况,发现异常报告医生及时处理。

5. 穿刺中协助医生避免进针过深,抽吸时针头不可左右摆动,以免折断针头。如需骨髓培养,应将骨髓液注入培养基中。

6. 穿刺过程中配合术者严格消毒灭菌,严格无菌操作。穿刺完毕拔出穿刺针后,穿刺点局部需按压 1～2min;用碘酒、乙醇消毒后,覆盖无菌纱布并加压固定,以防出血。妥善安置患者。

7. 术后嘱患者平卧休息 1～2h,观察穿刺部位有无出血现象。

8. 术后 3d 内不宜洗澡和擦浴,保持局部干燥。嘱患者如发现局部纱布脱落,潮湿,应告诉医护人员及时更换,以防感染。

# 第五节　肝穿刺

肝穿刺用于取肝活体组织进行组织学及细胞学检查,协助病因诊断;肝脓肿引流;肝穿刺局部用药等。适用于疑有肝炎、肝硬化、血吸虫病、肝肿瘤、脂肪肝、肝淀粉样变性、肝结核、恶性组织细胞病及原因不明的肝大等。

【失误防范要点】

1. 重症黄疸、大量腹水、凝血功能障碍、充血性肿大、右侧胸腔及膈下急性炎症、肝外胆道阻塞、疑有肝包虫病或肝血管瘤、某些血液系统疾病等患者不宜行肝穿刺。

2. 对患者做好解释工作,说明穿刺目的,以消除顾虑,取得患者的配合。

3. 调节室温避免着凉,遮挡患者,检查穿刺部位,清洁局部皮肤。

4. 训练呼气后屏气,以减少穿刺时的损伤;训练床上使用便器,以利于手术后做到绝对卧床。

5. 协助患者摆好体位,通常采取左侧卧位并垫高肋下 10～15cm,右臂上举过头,移至床边。

6. 协助医生选择穿刺部位,穿刺点位于腋中线第 9～10 肋间或腋前线第 8～9 肋间。肝脓肿者可依据超声定位。

7. 协助医生常规消毒皮肤,铺无菌巾并固定。按无菌操作要求协助医生推注生理盐水以防阻塞穿刺针头。

8. 嘱患者吸气后深呼气并屏气,当医生将穿刺针刺入肝时,护士要在瞬间迅速回抽针栓,以形成负压,将肝组织吸入穿刺针内。

9. 拔出针头压迫止血后,局部再次消毒,覆盖无菌纱布包扎固定,使用沙袋加压止血。必要时用多头腹带包扎,防止出血。

10. 穿刺中密切观察病情变化,必要时立即停止操作,进行处理。

11. 术毕嘱患者绝对卧床休息 24h。术后 4h 内,每 15 分钟测体温、脉搏、呼吸 1 次,4h 后改为每 2 分钟测血压 1 次,直至血压平稳。

12. 保持患者安静,安慰患者,以消除恐惧心理。

13. 密切观察病情,若有口渴、烦躁、脉细、面色苍白、出冷汗、血压下降等,及时通知医生并做出相应处理。

14. 穿刺后局部保持清洁干燥,24h 内禁止洗澡,随时注意有无出血,疼痛时要分析原因,预防气胸或胆汁性腹膜炎。

# 第六节　脾　穿　刺

脾穿刺用于涂片查找疟原虫、黑热病病原虫等寄生虫,对髓外造血、尼曼-皮克病、霍奇金病以及结核病等具有一定的意义。适用于原因未明的脾大并疑有骨髓纤维化、恶性组织细胞病、淋巴瘤、类脂质贮积病、肿瘤脾内转移、黑热病、慢性疟疾等疾病者,可作为穿刺的指征。

【失误防范要点】

1. 查对患者,检查皮肤有无损伤及感染等,清洁局部皮肤。

2. 患者取仰卧位,右侧腰下垫枕,两手枕于头下。

3. 嘱患者呼气后屏气(脾脏较小者吸气后暂停呼吸),协助医生立即将针头迅速沿脾长轴刺入,朝患者头部及外测方向刺入,深 1～1.5cm,连续抽吸数次,将注射器及针头拔出,涂片送检。切忌穿刺针上下或左右移动,以免引起脾破裂。

4. 用干棉球在穿刺点按压数分钟后,覆盖无菌纱布,胶布固定,沙袋加压,紧缚多头腹带。

妥善安置患者。

5. 嘱患者卧床休息,严密观察病情变化,监测 12～24h 血压、脉搏,尤其是 2h 内的血压、脉搏变化。注意有无内出血情况。

6. 保持穿刺部位敷料清洁干燥,预防感染。

# 第七节　肾　穿　刺

肾穿刺用于对疑难肾病取活组织做光镜、电镜及免疫荧光测定,以明确肾病变类型及性质。也可作为肾移植后的动态观察以判断预后及制定治疗方案。适用于原发性肾病综合征、肾小球肾炎、原因不明的蛋白尿、血尿、急进性肾炎、需与肾小球肾炎鉴别的肾疾病(如系统性红斑狼疮、糖尿病、多发性骨髓瘤以及肾移植后的排斥反应等)。

【失误防范要点】

1. 有明显出血倾向、孤立肾、肾萎缩、终末期肾衰竭的患者忌做肾穿刺。肾囊肿、肾积水、肾脓肿、难以控制的高血压及先天性肾畸形的患者应慎用此操作。

2. 核对患者,做好解释工作,说明穿刺的必要性,以消除顾虑,取得患者的配合。嘱患者禁食 8h。

3. 术前 3d 遵医嘱注射维生素 $K_3$,术前 30min 遵医嘱肌内注射地西泮 10mg。

4. 操作前调节室温,遮挡患者,避免着凉。检查穿刺部位,清洁局部皮肤。

5. 指导患者取侧卧位,正确屏气及呼吸,以减少损伤。

6. 术毕穿刺针拔出后,协助医生再次局部消毒,覆盖无菌纱布,包扎固定。必要时加压沙袋或用多头腹带包扎,防止出血或渗血。

7. 术后嘱患者绝对卧床休息 24h。术后 3h 内,每 30 分钟测量脉搏、呼吸、血压 1 次。观察有无血尿。若有出血适当延长卧床时间,并做相应处理。

8. 鼓励患者多饮水,进流质饮食。

9. 保持穿刺部位清洁干燥,注意有无渗出。观察患者有无腰痛及感染的症状。

# 第八节　心包穿刺

心包穿刺用于了解心包积液性质,确定病因;结合血流动力学检查可确定部分静脉压增高原因;也可用于放液以解除心脏压塞症状及心包内注射药物。适用于急性细胞积血、急性化脓性心包炎、急性结核性心包炎、急性非特异性心包炎大量积液等。

【失误防范要点】

1. 风湿性心包炎、慢性缩窄性心包炎、严重肺气肿的患者忌做。

2. 操作前核对患者,说明穿刺目的,做好解释安慰工作,取得患者的配合。教会患者在穿刺过程中的配合要点。

3. 调节室温,遮挡患者,避免着凉,检查穿刺部位皮肤有无破损及感染,清洁局部皮肤。协助患者取半坐位。

4. 协助医生选择穿刺部位。一般穿刺点位于左锁骨中线第 5 肋间,心浊音界内 1～2cm。疑为感染性心包炎者选择剑突与左肋缘交角处进针。

5. 抽液不宜过多,第 1 次小于 100ml,以后每次小于 500ml,不可过快,若为血性液体应停止抽液。注意观察病情变化。遵医嘱送检标本,防止空气进入。

6. 穿刺针拔出后,协助再次局部消毒,覆盖无菌纱布包扎固定。记录抽液量和心包液的性质。

7. 术后嘱患者平卧 4h,避免用力咳嗽,保持安静。

8. 密切观察血压、脉搏、呼吸,4h 内每 15 分钟测量 1 次,发现异常及时处理。

## 第九节　小脑延髓池穿刺

通过小脑延髓池穿刺对神经系统疾病达到检查、诊断、治疗的目的。适用于脑脊液检查,因某种原因不能行腰椎穿刺的患者,如腰椎畸形或蛛网膜下隙阻塞;需做下行性脊髓碘油造影或气脑造影;脊柱管腔有肿瘤、粘连无法注入药物,需经小脑延髓池穿刺注入药物等。

【失误防范要点】

1. 严禁用于穿刺部位有感染、颅内压增高、疑有小脑扁桃体疝、颅后窝占位病变、枕大孔区畸形、婴儿、意识不清及不合作的患者。

2. 操作前剃去患者枕后颈部头发并清洗干净。关闭门窗,调节室温,适当遮挡患者。

3. 患者取侧卧位,头向前,颈屈曲,下颌靠近胸部,头下垫一小枕,头与脊柱保持同一水平位。

4. 协助医生选择穿刺部位,穿刺点为枕外粗隆突与第 2 颈椎棘突之间的凹陷正中处,可用甲紫做标记。

5. 进针方向要正确,切勿向两侧偏斜,以免损伤小脑延髓池两侧血管。穿刺深度视患者胖瘦而定。

6. 缓缓刺入 2～4cm 拔出针芯,观察有无脑脊液滴出。然后进针 2cm,重复观察。如进针深度达 4～6cm 仍无脑脊液流出,切勿将针向各方向盲目探索或向深处推进。

7. 严格无菌操作,避免发生颅内感染。

8. 穿刺针拔出后,穿刺部位再次消毒,覆盖无菌纱布,胶布固定。妥善安置患者。做好记录。

9. 嘱患者穿刺后去枕平卧 4～6h,卧床休息 3～4d,以避免发生低颅压症状。

10. 严格保持敷料清洁干燥,4d 内禁忌洗浴。

## 第十节　经胸穿刺吸取肺活检

经胸针刺吸取肺活检标本以协助诊断。

【失误防范要点】

1. 严禁用于出血性体质、高度肺气肿、肺大疱、肺动脉高压、心肺功能不全、疑为血管性病变、包虫囊肿、全身状况差或不能合作者。

2. 术前指导患者掌握吸气后暂停呼气的动作,安慰患者,鼓励其积极配合。

3. 保持患者安静,有咳嗽史者术前遵医嘱应用镇咳药或术前 30min 肌内注射地西泮 10mg。

4. 协助患者取坐位或侧位,做好穿刺定位标记,按照 X 线片定位穿刺点。

5. 一般穿刺应在 X 线透视指导下进行,当针尖靠近病灶后,嘱患者吸气并屏住呼吸,将针芯抽出,并连接 20ml 注射器,再将针尖前进、后退或旋转,快速拔出,使肺组织吸入针头内。

6. 切记嘱咐患者吸气后屏住呼气,以避免损伤肺组织。

7. 正确留取标本,及时送检。拔针后再次消毒穿刺点,包扎固定,加压 3～5min,避免出血。

8. 嘱患者术后 10min、4h、24h 分别进行胸部透视,注意观察有无气胸。小量不需处理,大量气胸必须及时排气。

9. 注意观察病情,避免咳嗽,若咳嗽频繁且有血性痰液应及时处理,尤其要注意有无大量咯血。

10. 保持患者安静,消除恐惧心理。保持敷料干燥,避免感染。

# 第十一节　淋巴结穿刺

淋巴结穿刺活检术的目的是对淋巴结炎、淋巴结结核、淋巴瘤、转移癌、黑热病、真菌病等进行鉴别诊断。

【失误防范要点】

1. 核对患者,做好解释,说明淋巴结穿刺的目的及注意事项,取得患者合作。

2. 注意协助医生选择易于固定的部位,穿刺的淋巴结不宜过小,且应远离大血管。一般不宜选用腹股沟淋巴结。

3. 淋巴结局部有明显炎症反应或即将溃烂者,不宜穿刺。有轻度反应而必须穿刺者,可从健康皮肤由侧面潜行进针,以防瘘管形成。

4. 刺入淋巴结不宜过深,以免穿通淋巴结而损伤附近组织,或可能人为地造成肿瘤及其他疾病的种植与播散。

5. 正确留取标本,以达到穿刺目的。拔出针头后,随即将针头内抽出液喷射到玻片上,作成均匀涂片,立即置于固定液中并即刻送检。

6. 术毕拔针后,局部常规消毒,用无菌纱布覆盖并按压 3～5min,防止渗出,以胶布固定。妥善安置患者。

7. 术后嘱患者注意休息,保持局部敷料干燥,24h 内禁止洗浴穿刺处。

8. 观察穿刺部位有无肿胀及淋巴液渗漏,如有异常,立即报告医生及时处理。

# 第十二节　环甲膜穿刺

环甲膜穿刺用于注射表面麻醉药,为喉及气管内其他操作做准备;注射治疗药物;导引支气管留置给药管;湿化痰液;紧急情况下作为气道开放以缓解喉梗阻,为进一步的救治工作赢得时间。

【失误防范要点】

1. 有出血倾向者禁忌穿刺。剧烈咳嗽者可应用镇咳药物。

2. 患者取仰卧或斜坡卧位,肩下垫枕,头向后仰。常规消毒环甲膜前皮肤。紧急抢救时,可不做局麻。

3. 穿刺部位在甲状软骨和环状软骨间之间的凹陷处,配合医生以16号抽血粗针头垂直刺入,通过阻力进入气管,取出针芯有气液冲出,表明穿刺成功,此时患者可有反射性呛咳。

4. 穿刺时进针不宜过深,以免损伤喉后壁黏膜。必须回抽有空气,确定针尖在喉腔内方可注射药物。

5. 注射药物时嘱患者勿吞咽及咳嗽,注射速度要快,注射完毕后迅速拔出注射器及针头,以消毒干棉球压迫穿刺点片刻。针头未拔出前应防止喉部上下运动,以免损伤喉部黏膜。

6. 注入药物应以等渗盐水配制,pH适宜,以减少对气管黏膜的刺激。

7. 拔出针头后,再次消毒,固定导管,覆盖无菌敷料,加压包扎,避免导管脱出。若气道内有分泌物可负压吸引。

8. 注意观察穿刺部位有无出血或皮下气肿。若穿刺点皮肤出血,干棉球压迫时间可适当延长。若患者出现咯血,应通知医生及时处理。

9. 术后如患者咳出带血的分泌物,嘱患者勿紧张,一般1~2h可消失。

10. 术后每次滴药量为5~10ml,于吸气时沿管壁滴入,速度不可过快,每20~30分钟10ml。

11. 滴药后嘱患者翻动体位,以利于药物顺支气管流入深部,同时配合拍背,鼓励患者咳嗽。

12. 紧急抢救情况下进行环甲膜穿刺,因条件不允许未能实施无菌技术操作的患者,应尽快给予补救措施,防止医源性感染的发生。

# 第十三节　动脉穿刺

动脉穿刺用于抽取动脉血进行血气分析,能客观反映呼吸衰竭的性质和程度,判断有无缺氧和二氧化碳潴留;指导氧疗、机械通气各种参数的调节;急救时动脉给药等。

【失误防范要点】

1. 查对患者,解释说明抽血的必要性,并给予心理安慰,使其主动配合。

2. 检查穿刺部位有无损伤、感染,并清洁局部。

3. 穿刺点可取桡动脉、股动脉或肱动脉。穿刺点周围皮肤严格消毒。避免多次反复穿刺同一部位。

4. 采取 1ml 动脉血标本,血液鲜红提示为动脉血。操作过程中防止血液凝固。

5. 拔针后立即将针头刺入软木塞或橡胶塞,与空气隔绝,并旋转注射器,使血液与肝素充分混合。注射器内不可有气泡。立即送检。

6. 拔针后立即用消毒棉签或棉球按压穿刺点 5min,避免出血。再次用碘酒消毒穿刺部位,以无菌纱布覆盖并固定。有凝血功能障碍者应加压包扎。妥善安置患者。

7. 预防感染,保持局部敷料清洁干燥,避免污染。

8. 观察患者有无穿刺局部出血或形成血肿。穿刺后注意患肢不要下垂,保持水平位 30min 以上。

# 第十四节　静脉穿刺

用于抽取静脉血或经静脉穿刺置管进行标本采集、急救和治疗。静脉穿刺应该依次选择外周上肢远端血管、近端血管、外周下肢血管、颈内静脉、锁骨下静脉等部位。由于腹股沟部位容易污染,且股静脉置管易发生静脉血栓,故尽可能避开股静脉置管。急救情况下抗休克等多选择中心静脉通路,其中股静脉通路容易快速建立,待休克复苏后再选择患者的最佳穿刺部位。

## 一、颈外静脉穿刺

颈外静脉穿刺常用于抢救危重患者;建立长期输液途径;周围静脉不易穿刺者;为周围循环衰竭的危重患者测量中心静脉压;静脉高价营养输液等。

【失误防范要点】

1. 患者平卧位,头偏向一侧,操作者位于穿刺部位对侧,助手以示指按压颈静脉三角区处,使颈外静脉充盈。

2. 严格执行无菌操作规程,防止感染。严格消毒穿刺部位。以 1%普鲁卡因在预定穿刺点旁 2cm 处进行局麻。

3. 穿刺呈 45°进针,入皮肤后呈 25°,沿颈外静脉方向穿刺。见回血后按住穿刺针孔,快速将硅胶管由针孔插入约 10cm,同时解除对针孔的按压。见硅胶管内回血即拔出穿刺针,连接输液管。用胶布距离穿刺点 0.5cm 处固定硅胶管,穿刺处经消毒后覆盖纱布。

4. 用于输液时可选普通管腔较粗的针头穿刺,然后置入硅胶管或医用硅塑管;也可用动静脉套管针直接穿刺固定。如测量中心静脉压时,用粗针头刺入静脉后,先置入导引钢丝,然后拔出针头,将导管在导引钢丝上顺势插入血管,达预计深度后退出引导钢丝,固定导管。

5. 对休克患者或血容量明显不足者,静脉穿刺时应重视静脉被刺中时的手感,估计已刺中而无回血时,应以注射器缓慢回抽加以鉴别。

6. 硅胶管内如有回血,须及时用 0.4%枸橼酸钠等渗盐水冲注,以免硅胶管被血块堵塞。

7. 遇输液不畅时,应注意有无因硅胶管弯曲而影响液体输入、硅胶管滑出血管外等情况。

8. 拔管时,将硅胶管末端连接空注射器,边抽吸边拔管,防止残留小血块进入血液循环而造成血栓。

## 二、颈内静脉穿刺

颈内静脉穿刺常用于急救时行加压输液、输血或采集血液标本。适用于全胃肠外营养疗法,中心静脉压测定,需长期静脉输液而周围血管塌陷、硬化、纤维脆弱不易穿刺者。

【失误防范要点】

1. 患者仰卧,头后仰20°～30°,以暴露胸锁乳突肌,该肌肉的锁骨头内缘与乳突肌连线的外测即颈内静脉的位置。肩下可垫小枕,使肌肉放松。行右侧穿刺时,患者头偏向左侧。

2. 定位要准确。通常在颈部中段穿刺点上刺入皮肤,针尖向尾端及向外侧方向,针体向头端及向内侧方向,与皮肤呈30°～40°。当颈深筋膜被穿破时,针尖有一突破感;继而当颈内静脉被穿中后,可见注射器内有回血,此时可按常规连接输液导管。

3. 颈部下段穿刺易损伤颈前静脉及穿破胸膜,较少采用。如穿刺中误伤颈总动脉,应立即拔针,局部压迫止血10～15min,并及时连接输液通路。

4. 拔针后再次消毒皮肤,以无菌纱布覆盖,包扎固定。妥善安置患者。

5. 保持敷料清洁、干燥,预防感染。观察局部皮肤有无漏血或血肿形成,如有异常立即报告医生及时处理。

6. 如急救输血,应注意观察患者生命体征的变化,保持颈内静脉管路通畅。

## 三、锁骨下静脉穿刺

锁骨下静脉直径较粗,血流量多,较易穿刺,穿刺后放置导管。对丢失大量体液或长期不能进食者,用以补充大量高热量、高营养液体及电解质;对各种原因所致的大出血,迅速输入大量液体,纠正血容量不足,以提高血压;用于癌症患者化疗,注入刺激性较强的药物;中心静脉压测定、肺动脉插管、心血管造影等。

【失误防范要点】

1. 患者仰卧,抬高床尾约30cm,以增强回流,增加锁骨下静脉压力。穿刺侧肩部略上提、外展,使上臂三角肌膨出部变平以利穿刺。

2. 一般穿刺部位多选择右侧,因为左侧有胸导管经过,胸膜顶位置较高,容易误伤;右锁骨下静脉较直,易插入导管。取锁骨中点内侧1～2cm处之锁骨缘为穿刺点。

3. 术中严格无菌操作,穿刺点局部消毒面积应略大,确保消毒效果,预防感染。

4. 连接穿刺针头的注射器吸满生理盐水后,应排净空气,确保连接紧密,不得漏气。

5. 应尽量选择右侧进行穿刺,准确选好穿刺点,掌握穿刺方向,避免发生气胸、血胸、气栓、神经损伤、感染等并发症。

6. 穿刺针尖与胸骨纵轴约呈45°,贴近胸壁与胸膜平面约呈15°,以恰能穿过锁骨与第1肋骨的间隙为准。

7. 针尖刺入皮下后,缓慢进针,当见有静脉血流入注射器内时,可将针头略推进,以免在呼吸或活动时针尖脱出于血管外。针体进入深度:一般成年人为3～5cm,婴幼儿为1～2cm。

8. 若进行输液更换接头、注射器或插管时,均应在患者呼气后屏气状态下进行,并迅速连接;同时,在针座或接头下垫无菌纱布或治疗巾,以免吸入空气。

9. 导管等处连接部位的接头应密闭,或用线扎紧,以免漏气。

10. 锁骨下静脉压力较低,为 $0\sim0.6kPa$,吸气时可为负压,因此,在输液过程中不能滴空,应使一段输液管低于患者心脏水平,以防意外。

11. 穿刺完成后,再次消毒皮肤,并以无菌敷料覆盖,胶布固定。妥善安置患者。

# 四、股静脉穿刺

股静脉穿刺常用于急救时加压输液或输血,或用于婴幼儿、新生儿、衰竭等外周静脉穿刺困难的患者采集血液标本。亦可用于右心导管检查术等。

【失误防范要点】

1. 凝血机制异常或有出血倾向者慎用。穿刺处皮肤不得有糜烂或感染等异常改变。

2. 穿刺局部保持清洁,必要时操作前清洗患者腹股沟至阴部,以无菌治疗巾覆盖生殖器与会阴,以免污染穿刺点。

3. 患者仰卧位,垫高穿刺侧臀部,使大腿外展外旋,膝关节呈 90°屈曲,充分暴露腹股沟部位。

4. 严格无菌操作,防止感染。穿刺前术者戴无菌手套或用碘酒、乙醇消毒左手示指和中指。穿刺局部必须严格消毒,应常规消毒穿刺侧腹股沟至大腿根部皮肤。

5. 术者左手手指消毒后在腹股沟中 1/3 处触摸到股动脉的搏动后,右手持注射器沿股动脉搏动最明显处之内侧垂直刺入,待针头刺入 1/3 至 1/2,左手固定针头,右手持针边退边抽;亦可在腹股沟韧带下 $1\sim3cm$ 处,沿股动脉内侧,与皮肤呈 45°进针,见有回血后停止进针,针柄固定,抽取血液或注射药物。

6. 采血标本时可垂直刺入;输液时应呈 45°刺入,以免穿透血管。同时固定好针头。不得多次反复穿刺该部位。

7. 如抽出的血液为暗红色,提示穿入股静脉;如抽出鲜红色血液,则提示穿入股动脉,应立即拔出针头,用无菌纱布按压穿刺处 $5\sim10min$,直至无出血为止。

8. 抽血或注射完毕拔针后,局部应立即加压止血。以无菌干棉球局部压迫 $5\sim10min$,粘贴胶布,并以敷料覆盖,加压固定,以免引起局部出血或血肿。妥善安置患者。

9. 患者抽血侧下肢制动 30min。保持敷料清洁、干燥,预防感染。注意观察局部皮肤有无隆起及血肿形成,发现异常及时处理。

# 五、穿刺局部止血

穿刺局部出血通常与压迫止血面积过小、压迫止血方法不当、按压时间过短等因素有关,可造成患者穿刺局部出现渗血或瘀血。

【失误防范要点】

1. 压迫止血面积不应过小。由于静脉抽血时穿刺针头不仅刺破皮肤表面,而且要刺入静脉血管,故皮肤表面的针眼与血管壁上的针眼可能不在同一点上。若拔针按压时仅仅用手指压住皮肤表面的穿刺点,而未能有效地按压血管壁上的进针点,则会出现渗血、瘀血情况。正确的按压方法是对抽血处皮肤表面和血管壁上的穿刺点整体施压,以避免血管穿刺点继续出血。

2. 压迫止血不可边按边揉。抽血后短时间内由于血液还未凝固,血管针眼处仍在继续出血。用手指压迫止血时,应向下按压而不应揉搓。揉搓出血处会加速出血。

3. 按压时间不应过短。正常情况下,穿刺后止血一般需要指压 3~5min,年龄大或血小板异常患者应相对延长按压时间。

4. 衣袖不可勒得过紧。建议就诊患者最好穿着宽松衣袖,以免衣袖过紧而导致血液回流不畅。穿刺后在按压止血的同时,应协助患者拉下上臂衣袖,避免过紧的衣袖对上臂造成压力。

# 第十五节　压痛点封闭术

通过普鲁卡因或利多卡因对神经的麻痹作用,阻滞局部病灶刺激所产生的神经传导,泼尼松龙具有抗感染作用,两者合用,可达到抗感染镇痛作用。

【失误防范要点】

1. 年老体弱、严重肝疾病、严重房室传导阻滞、压痛点处及周围皮肤有感染时,不宜做封闭疗法。

2. 协助患者摆好体位,除特殊部位外,皆应卧位。认真核对药液;严格消毒局部皮肤;按无菌要求进行操作。

3. 注入药液前应先抽回血,如有回血及阻力时,应调整针头方向,准确注入药液。

4. 注射完毕拔出针头后,消毒针眼,覆盖无菌纱布,胶布固定。妥善安置患者。

5. 严格掌握指征,并严加消毒皮肤,以防感染致残。

6. 封闭治疗后,嘱患者休息 30min。当日禁止洗浴,观察有无不良反应,如有异常及时报告医生进行处理。

# 第24章 内科常用护理配合技术

## 第一节 体 位 引 流

体位引流是利用重力的作用使肺、支气管内分泌物排出体外。常用于支气管扩张症、肺脓肿患者的痰液或脓液引流及支气管碘油造影术前后。

【失误防范要点】

1. 生命体征不稳定或颅内压增高的患者,禁忌体位引流。

2. 引流体位的选择取决于分泌物潴留的部位和患者的耐受程度,原则上应抬高患部位置,引流支气管开口向下,有利于潴留分泌物的排出。

3. 引流宜在饭前 1h 进行,以避免饭后引流引起呕吐。

4. 对痰液黏稠不易咳出者,可遵医嘱于引流前给予祛痰药或雾化吸入。

5. 引流期间可酌情对患者实施叩背,以利于黏附在支气管壁上的痰液松动而便于引流。叩背操作时,操作者掌指关节呈 120°,由背部下方开始顺着体位由外向内进行叩击,其音呈空洞声。

6. 指导患者做有效咳嗽,即先深吸一口气后屏气,然后用力咳出支气管深部的痰液。对年老体弱、无力咳出者可协助吸痰。

7. 引流过程中注意观察病情变化,如患者出现头晕、面色苍白,呼吸困难、发绀、出汗、咯血、体力不支等不适时,应立即停止引流,并配合医生及时处理。

8. 记录引流物的量、性质及引流时患者的反应等,必要时留取标本送检。

9. 引流时间从每次 5~10min,逐渐延长至每次 15~30min,每日 2~3 次。

## 第二节 十二指肠引流

十二指肠引流是将十二指肠引流管经口送入十二指肠,通过虹吸作用,引流出十二指肠液、总胆管液、胆囊液、肝内胆管胆液进行检查,以助诊断与鉴别诊断。也可通过引流管注射药物,达到治疗目的。适用于慢性胆囊炎、胆结石、寄生虫病、壶腹肿瘤、十二指肠疾病等。

【失误防范要点】

1. 上消化道出血、食管静脉曲张、食管狭窄、胸主动脉瘤、食管肿瘤、严重高血压、冠状动脉病变、心力衰竭及呼吸困难等忌行十二指肠引流。

2. 嘱患者于检查前 1d 晚餐后禁食、禁水，并向其说明检查目的与方法，以取得合作。

3. 操作前检查引流管是否通畅，末端金属头结扎是否牢固。

4. 协助患者取左侧卧位、头高足低位（床头垫高 30cm）或坐位（头略后仰）。十二指肠引流管前端应涂以润滑剂，通过口腔插入咽部时，指导患者做吞咽动作。

5. 插入十二指肠引流管过程中，嘱患者吞管速度不可过快，以防止引流管折转在胃内。经口插入十二指肠引流管至 50cm 标记处时，抽空胃液。

6. 协助患者取坐位，双手扶于双膝，上体前倾，反复做深呼吸 5～7 次后，取右侧卧位，并抬高床尾 15～20cm，以 0.5cm/min 的速度继续吞管至 75cm 标记处。

7. 在引流管进入深度约 75cm 时，即可开放引流管，观察流出液的颜色，如持续为黄色，用 pH 试纸测其酸碱性，如为碱性，即证明引流管已进入十二指肠。留取标本即为十二指肠液（丁液）。

8. 如插管已深，仍不见碱性液体流出，提示导管可能盘绕在胃内，可将导管抽出少许，重新吞入，必要时遵医嘱肌内注射阿托品 0.5mg 或山莨菪碱 10mg 以松弛幽门。也可用甲氧氯普胺（胃复安）或多潘立酮（吗丁啉）以加速通过幽门。也可在引流管内插入一根钢丝，借 X 线透视协助插管。若 3h 仍未能进入十二指肠，则中止检查。

9. 引流管进入十二指肠内后，用胶布将导管固定于面颊部，管口垂于床旁，使液体自动流出，盛入试管内粘贴标签送检。继而向管内注入 37～38℃的 33％硫酸镁 30～40ml，以促进胆囊收缩、奥狄括约肌松弛。夹闭十二指肠管 5～10min 后放开，液体即自然流出，将引流液按颜色及浑浊度依次引入若干试管中。

10. 金黄色液体为来自胆管及胆囊管胆汁，5～30ml（甲液）；25min 内流出暗褐色浓稠液体为来自胆囊胆汁，约 40ml（乙液）；最后流出柠檬色稀薄之液体为来自肝胆管的胆汁（丙液）。分别收集甲、乙、丙引流液于 3 只清洁试管和 3 只无菌培养管内，粘贴标签后送检。

11. 标本应立即送检，以免有形成分破坏。引流完毕后，引流导管须经初步处理后方可弃去。

12. 操作者应熟悉引流操作程序，密切观察胆汁颜色及性质，按试管上的标记正确收集标本，并做好记录。

# 第三节　双气囊三腔管压迫止血

双气囊三腔管压迫止血是利用双气囊三腔管的气囊压力，直接压迫胃底黏膜下静脉和食管下段静脉，以达到止血目的。主要用于肝门静脉高压所致的食管、胃底静脉曲张破裂大出血。

【失误防范要点】

1. 向患者解释双气囊三腔管压迫止血的目的、操作过程、配合方法等，消除患者的恐惧心理，取得患者的合作。以湿棉签清洁患者插管侧鼻腔。

2. 操作前仔细检查 3 个管腔通道的标记是否正确和易于辨认，管腔上各段长度标记是否清晰，管腔是否通畅，气囊有无漏气，气囊膨胀是否均匀。精确测量各气囊最大注气量，一般胃气囊、食管气囊注气量均为 100～200ml。

3. 将三腔管前端、气囊表面及患者鼻腔处涂以润滑剂,并用注射器抽尽气囊内残留气体后夹闭导管。

4. 患者取半坐卧位,自鼻腔缓慢插入三腔管,至咽喉部时,嘱患者做吞咽动作以使三腔管通过。当到达 50～65cm 处时,抽吸胃液以证实气囊是否达胃腔。

5. 先向胃囊内注气,使胃囊膨胀(注气量可根据所测定的最大注气量决定,通常 200～300ml)。将开口处反折弯曲后夹闭,向外牵拉三腔管,感到有弹性阻力时,表示胃囊已抵压于胃底部。在距三腔管尾端 10～20cm 处用 250g 重的沙袋(或相等重的物品)通过滑车装置持续牵引三腔管,并固定于床架上,以免三腔管滑入胃内。牵引角度呈 40°左右,牵引物离地面 30cm 左右,并在导管的鼻腔出口处做好标记。

6. 胃囊内注气量必须足够,以使胃气囊充分膨胀,防止在向外牵引三腔管时因胃气囊过小而滑过贲门进入食管。食管囊注气不可过多,以免过分压迫食管黏膜引起坏死。

7. 如仍有出血,用注射器再向食管气囊注气 100～150ml,以压迫食管下端静脉。最后用注射器抽出全部胃内容物。

8. 气囊压迫后要经常抽吸胃内容物,避免胃膨胀而引起呕吐,因呕吐可使双气囊三腔管脱出而再次发生大出血。

9. 加强观察,注意抽吸胃内容物,如见新鲜血液,应考虑是否因牵引不紧或气囊充气不足,造成压迫止血失效,应给予适当调整。必要时将胃管连接于胃肠减压器上,将胃内容物吸引至引流瓶中观察止血是否有效。

10. 患者如感觉胸骨下不适,出现恶心或频发期前收缩,应考虑是否为胃气囊进入食管下端挤压心脏所致,应给予适当调整。

11. 如提拉不慎,将胃气囊拉出而阻塞咽喉部引起窒息,应立即将气囊口打开,或剪除三腔管结扎处,放出气体。

12. 每 4～6 小时监测 1 次囊内压,囊内压降低时应抽尽囊内气体,重新注气。用血压计测定气囊内压力,一般胃囊应为 6.6kPa(50mmhg),食管囊为 4～5.3kPa(30～40mmhg)。为补充测压后外逸之气体,测压后可补注空气 5ml。

13. 食管气囊应每隔 12～24h 放气 1 次,每次放气时间为 15～30min。放气前应先口服液状石蜡 5～10ml,以润滑气囊壁,防止与食管黏膜粘连。同时放松牵引,并将三腔管向胃内送入少许,暂时解除胃底贲门受压,然后再充气牵引,避免局部黏膜受压过久而发生糜烂坏死。

14. 三腔管压迫期限一般为 72h,若出血不止,可适当延长。压迫无效者,应及时检查气囊内压力,压力偏低者需重新注气。如注气后囊内压仍低者,提示囊壁已破裂,应更换三腔管重新插管牵引。

15. 注意口、鼻腔清洁。嘱患者勿将唾液、痰液咽下,以免误入气管引起吸入性肺炎,甚至发生窒息。每日 2 次向鼻腔滴入少量液状石蜡,以免三腔管黏附于鼻黏膜上。每日口腔护理 2 次。

16. 出血停止后,遵医嘱定时从胃管腔内注入流质饮食,务必准确注入胃腔内,以免误入气囊而发生意外。

17. 出血停止 24h 后,可放出食管气囊内的气体,放松牵引,继续观察有无出血现象。12h 后仍无出血者,放出胃气囊内气体,嘱患者吞服液状石蜡 20～30ml,再缓缓拔出三腔管,以防囊壁与黏膜粘连。

18. 拔管过程中注意观察囊壁上的血迹,借以了解及判断出血的大概部位。

19. 使用双气囊三腔管压迫止血期间,要密切观察患者情况,如有异常变化,立即通知医生,及时果断进行处理。

# 第四节 血 液 透 析

血液透析是最常用的血液净化方法之一,是将患者血液与透析液同时引入透析器,在透析膜的两侧反响流动,利用两种液体内溶质间的梯度差及流体压力差,通过弥散达到平衡,超滤达到脱水,借以清除体内的代谢产物、调节水、电解质的平衡。适用于急性肾衰竭、慢性肾衰竭、急性药物中毒或毒物中毒等。

## 一、血液透析动-静脉内瘘穿刺

血液透析动-静脉内瘘具有维持时间长,感染、出血、栓塞等并发症少的优点,是维持性血液透析最常见的血管通路。通常情况下一组内瘘可用 4 年左右。

【失误防范要点】

1. 内瘘血管丧失功能多为感染、堵塞及其他并发症所致,故护士与患者共同做好造口肢体和血管的护理,是延长内瘘使用寿命的重要保证。

2. 血液透析所用动-静脉内瘘穿刺针一般选用 15 或 16 号不锈钢硅化内瘘针,要求穿刺技术熟练准确,每次穿刺力求成功,尽可能地保护血液透析患者有限的血管资源。

3. 静脉回路侧血管穿刺疑有渗漏时,应以注射器推注少量生理盐水作进一步确认,如无阻力及局部无肿胀方可连续循环。

4. 患者初期透析时,因全身水肿,肢体静脉显露不清,动脉端和静脉端的穿刺部位可选择在同一血管上,但为了使内瘘维持较长通畅时间,应尽量减少内瘘血管的穿刺次数,故静脉回流的穿刺部位可选择在对侧上肢、双下肢及颈静脉。

5. 血管穿刺顺序应先穿静脉血管近心端,再穿远心端。因动脉穿刺失败后,穿刺点远心端血管难以充盈,给穿刺带来困难。

6. 为延长内瘘使用寿命,可在血管上做轮轧穿刺,也可做原针眼定点穿刺。定点穿刺成功率高,且穿刺时疼痛较轻。

7. 对于消瘦、衰竭、皮肤弹性差的患者用定点穿刺要慎重,因其皮下组织少,易引起针眼处漏血,造成透析中止血困难。

8. 对于粗而长的内瘘血管,最好采取绳梯式穿刺法,特别是人造血管,绳梯式穿刺是唯一的选择。糖尿病患者和瘢痕体质者,可分别出现因血管愈合不良而引起血管狭窄和皮肤瘢痕形成,致使穿刺困难及疼痛等并发症。

9. 避免在肘关节或静脉瓣附近穿刺,因针头不易固定,且血流不畅。当关节活动时,易使针头刺破血管发生血肿而影响透析。

10. 内瘘血管穿刺时一般无需扎止血带,如需要扎止血带,则时间应尽可能缩短;人造血管内瘘穿刺禁止扎止血带。透析结束拔针后，压迫止血时注意用力适中，时间不宜过长，一般10～20min 为宜。

11. 严格无菌操作，注意观察巡视，排除感染、血栓形成等因素。

12. 内瘘的启用时间应适宜。内瘘术后应了解血管扩张情况，待静脉扩张明显时方能使用。由于内瘘吻合口早期内膜有水肿、狭窄，故一般于内瘘术后 7～10d 进行透析。若静脉扩张不明显时穿刺，不仅穿刺困难，且易穿破血管，形成血肿。

13. 指导患者在透析期间，对穿刺区域涂搽能促进组织修复的药膏；血液渗漏皮下时，遵医嘱贴敷利于血肿吸收的药物等。

14. 指导患者充分认识到，保护造口肢体皮肤的清洁和避免压迫造口肢体及血管，是避免内瘘血管发生感染和栓塞的有效措施。在其他科就诊和治疗时，患者及家属应提示医护人员，不可在造口侧肢体上测量血压和非透析用穿刺，如采血、血管内注射等。

15. 在日常生活中，患者可做适当的肢体运动。造口肢体不可提重物、戴手表和手镯等；不要穿紧袖衣服。卧床时，避免长时间侧向造口侧，更不能使造口侧肢体弯曲或垫于头下作枕头。

16. 指导患者经常自我触摸内瘘血管是否有搏动或震动，若发现内瘘血管瘪塌无震颤，应及时就医。

# 二、血液透析监护技术

血液净化技术是通过机体与外界的直接接触而达到目的，在实施血液净化技术过程中，并发症以及技术意外时有发生，如低血压、心律失常、感染、血液空气栓塞等。为确保患者的安全，护理人员应熟练掌握监护技术，最大限度地避免和减轻并发症和技术意外对患者造成的伤害。

【失误防范要点】

1. 血液透析禁忌证。休克或低血压；严重出血倾向；显著心脏扩大伴心功能不全、严重心律失常；脑血管病变；严重感染及贫血；大手术后未超过 3d。精神病不合作者及 70 岁以上高龄者慎用。

2. 血液透析常见并发症。低血压、发热、寒战、失衡综合征、心血管并发症、肌肉痉挛等。

3. 血液透析置管后做好导管口护理，对没有渗血、渗液的导管口按要求换药。对导管口、外管壁及针眼进行消毒，待干后用有止血垫的伤口敷料覆盖。对有渗血、渗液及伤口感染者，应酌情增加换药次数。

4. 注意观察置入导管固定缝线局部的情况，观察导管出口有无分泌物、发红等感染情况；注意出口外导管长度变化，观察有无导管脱出情况。

5. 做好导管管腔护理，每周透析＜3 次的患者，应做到每 48 小时通畅管路 1 次。发现管路不畅，可适当旋转导管，排除体位因素。

6. 发现血栓或堵管，遵医嘱应用尿激酶溶栓，并可使用尿激酶封管。若出现导管腔内感染，遵医嘱经导管缓慢注入抗生素。对外周血管条件差以及特殊药物输入的患者，注意每次输液后均要封管。

7. 封管时必须抽出前一次封管液体，并判断通畅程度及血栓情况。固定好导管，防止脱开及损伤皮肤。注意固定适度,以不影响体位及活动度为宜。教会患者如何在活动时固定导管的方法。

8. 严格无菌操作,遵守操作规程。保持各管道连接紧密,防止空气进入及漏血。密切观察患者,随时给予相应处理。

## 三、血液透析并发症

血液透析时的并发症可分为两大类。一类是技术性故障引起,完全可以避免;另一类为透析疗法本身所带来的并发症。

**【失误防范要点】**

1. **技术性故障或意外**

(1)透析膜破裂:常因静脉突然阻塞、负压过大或透析器多次反复使用所致,此时可见透析液被污染。防治为合理复用透析器,透析膜破裂需更换透析器。

(2)凝血:肝素剂量不足、低血压时间长、血流量不足、血液浓缩、血流缓慢等均可诱发透析器及血液管道凝血。表现为血流缓慢、静脉压升高或降低、气室内泡沫增多或管道内出现凝血块。防治为监测血凝时间,合理应用肝素,提高血流量,防止低血压,严重凝血时应立即停止透析,禁止将血液驱回体内。

(3)透析液高温:常因血液透析机加热器失控所致。透析液温度过高时,可导致患者发生溶血和高钾血症,甚至死亡。防治为透析前应认真检修血液透析机温度监护器,如果发生此类意外,透析器及血液管道内血液不能输入体内,应立即遵医嘱输新鲜血使红细胞维持在一定水平,用无钾透析液继续透析,密切注意高钾血症所致的心脏改变。

(4)透析液配制错误:使用低渗性透析液可导致稀释性低钠血症,血清钠<120mmol/L,临床表现为水中毒,如头痛、恶心、肌肉痉挛、丧失定向力、意识错乱、抽搐、溶血,可伴有背痛与腹痛。高渗透析液可引起高钠血症、细胞脱水,表现为口渴、头痛、定向力丧失、木僵和昏迷。防治为低钠血症发生后,应立即遵医嘱改用正常透析液透析;高钠血症发生后,遵医嘱输入低渗液体,改用正常透析液透析。

(5)硬水综合征:常因反渗机故障所致。透析液内钙、镁含量增加,出现高钙与高镁血症,表现为皮肤烧灼感、发痒及发红,恶心,呕吐,头痛,血压升高,兴奋和昏迷。防治为应用合格的反渗水进行透析。

(6)空气栓塞:常见原因为血泵前管道有破损;透析液内有气体扩散到血液内;肝素泵漏气;空气捕捉器倾倒;驱血时将气体驱入;接管或溶解瘘内血栓时空气进入体内。临床表现可因空气多少、栓塞部位而不同,表现为胸痛、咳嗽、呼吸困难、烦躁、发绀、神志不清,甚至死亡。防治为做好预防;一旦发生要立即夹闭管道,左侧卧位,取头低足高位至少20min,使气体停留在右心房,并逐渐扩散至肺部。吸纯氧(面罩给氧),右心房穿刺抽气,气体未抽出前禁止心脏按压、高压氧舱治疗等。

(7)发热:透析开始后即出现寒战、高热者,为管道污染或预充血入体内后引起的输血反应;透析1h后出现的发热多为致热原反应。防治为严格无菌操作;透析前仔细检查透析用品的包装是否完好,消毒灭菌在有效期内;做血培养;轻者遵医嘱静脉滴注地塞米松5mg,或用琥珀酸钠氢化可的松50~100mg,重者应停止透析;给予广谱抗生素。

(8)病毒性肝炎:是维持性透析患者严重的感染并发症之一,并可在患者之间交叉传播,甚至可造成对医务人员的威胁,引起肝炎的流行。防治为定期检查患者及工作人员的肝功能、乙型肝炎标志物和抗 HCV 抗体及 HCV RNA 检测。工作人员注意个人防护,戴手套和口罩,在透析室内严禁进餐。操作中勿刺破皮肤,如有暴露创口者,应暂不从事透析工作。透析器及血液管道复用须用过氧乙酸消毒。透析中尽量避免输血。HBsAg 阳性患者最好隔离透析,按传染病患者隔离、消毒措施处理。透析器、血液管道及穿刺针用后弃去。医务人员及透析患者可行主动免疫、注射疫苗。丙型肝炎可用干扰素治疗。

2. **透析治疗所致的并发症**

(1)失衡综合征:一般在透析开始后 1h 发生,迟者可在透析结束后数小时发生。轻者表现为头痛、呕吐、嗜睡、烦躁不安、肌肉痉挛;中度者表现为扑翼样震颤、肌肉阵挛、定向力丧失、嗜睡;重者表现为精神失常、惊厥、木僵或昏迷。防治为首先进行诱导透析,减少透析时间,增加透析频率,适当提高透析液钠浓度,超滤脱水不宜过快。出现症状者可遵医嘱静脉注射 50% 葡萄糖或 3% 氯化钠 40ml,抽搐时静脉注射地西泮(安定)10mg 或苯妥英钠 0.1~0.2g,注意纠正酸中毒。重者停止透析。

(2)低血压:透析中低血压多数与过量脱水、血容量急剧下降有关。在很短时间内过量的超滤,致使心搏血量和排血量降低。另外,低氧血症、自主神经功能(植物神经功能)紊乱、长期低钠透析、醋酸盐透析、心血管功能不稳定、感染、透析膜或过敏性毒素,均可引起低血压。少数患者透析中发生低血压原因不明。防治为防止过量超滤:每小时超滤不宜超过患者体重的 1%,采用定容透析机,定期调整患者的干体重,防止过量超滤。心血管功能不稳定者、老年人及儿童不宜采用大面积透析器,以改善心功能。适当提高透析液钠浓度。改变透析方式,应用碳酸氢盐透析或血液滤过与血液透析滤过。合理应用降压药物。一旦发生低血压,应将患者平卧,减慢血流量,并输入 50% 葡萄糖注射液 100ml,或输清蛋白、血浆或全血,败血症所致者应采取相应的治疗措施。

(3)高血压:是维持性血液透析患者常见并发症,常导致心力衰竭及死亡。高血压可分为"容量依赖性"和"肾素依赖性"两类。高血压的发生机制复杂,除容量和肾素外,交感神经、钙离子等也可能参与致病。防治为大多数维持性血液透析患者治疗前有高血压,通过透析治疗可以控制血压。未能控制时,可采取限制水、钠摄入量,加强超滤,降低干体重,合理应用降压药物,改变透析方式(血液滤过、血液透析滤过、不卧床持续性腹膜透析)。

# 第五节  腹 膜 透 析

腹膜透析是一种符合生理性的治疗手段,其利用透析膜向腹腔内灌注透析液,通过弥散和渗透原理,清除体内代谢产物和多余水分,达到清除毒素、纠正酸中毒及电解质紊乱的目的。是一种简单实用、安全有效的治疗方法。按透析时间长短可分为连续非卧床腹膜透析(CAPC)和间歇性腹膜透析(IPD)。适用于急、慢性肾衰竭、急性药物或毒物中毒。

**(一)腹膜透析监护技术**

进行腹膜透析首先通过外科手术方法,将透析导管置入腹腔内,通过导管将透析液灌入腹腔。一般成年人腹腔可容纳 2L 左右的液体。成年人腹腔血流量为 70~100ml/min,血液中的毒素和多余的水分可通过腹膜进入到透析液中,定时地更换腹腔里的透析液,即可达到血液净化的目的。腹膜透析技术难度不大,但每一步骤的疏忽都存在一定的危险,故操作过程中应谨慎。

【失误防范要点】

1. 腹膜透析绝对禁忌证。广泛的腹膜内粘连、广泛的皮肤感染。相对禁忌证为胸部及腹部手术后 3d 以内、局限性腹膜炎、腹部有外科引流管、高位肠梗阻、膈肌撕裂、腹腔内血管疾患、肺功能不全、各种疝、妊娠、腰椎间盘疾病、晚期肿瘤、高分解代谢状态、营养不良、不合作等患者。

2. 腹膜透析并发症。①腹膜炎:可分为细菌性、真菌性和化学性腹膜炎;②腹痛:除感染外,腹痛可因透析液灌注或排出过快、透析液温过低、用低渗或高渗透析液等原因所致;③引流不畅:常因透析管位置不当或外移、大网膜脂肪堵塞等所致;④高血压、高渗性非酮症昏迷等其他原因。

3. 透析室要保持清洁,每日至少进行 1 次空气消毒,经常用消毒液擦拭桌、椅及地面,梅雨季节应防潮湿。腹膜透析前做好透析室常规清洁消毒,以防感染。做好患者体表毛发的清洁;下腹部和会阴部行术前备皮。

4. 严格执行无菌技术操作,透析管、透析液、连接管及连接装置均应严格消毒。更换透析液过程中的每一个操作步骤都可能有被感染的危险。更换透析液、透析管道时,操作者必须戴口罩,清洗双手。打开腹透装置的任何部分都要注意无菌操作,拆接前后均要消毒,拆接后以消毒纱布密封包扎,纱布潮湿后立即更换。

5. 透析液在使用前应严格检查,注意有无浑浊、沉淀、霉变、容器破损等。尽量避免在透析液中加药,必须加药时宜在无菌条件下进行。透析液输入腹腔前要干加热至 37℃,禁止湿式加热。

6. 注意观察置管局部有无渗血、渗液,每次行出口处护理时要进行评估,观察有无感染征象。局部更换无菌敷料每日 1 次,发现异常及时报告及处理。透析过程中灌洗速度不宜过快。注意保暖,鼓励患者翻身、咳嗽。

7. 避免牵拉透析管,防止管道扭曲及脱开。定期腹部 X 线透视,观察透析管的位置。透析管道的各连接部位应保持清洁,用消毒纱布密封包扎,减少拆接次数,暴露于空气中的时间尽量短暂,连接牢固,防止漏液和空气进入腹腔。透析液在腹腔停留期间,管道应夹闭。用瓶装透析液时,每日更换 1 次。连接管道每 1~6 个月更换 1 次。

8. 腹膜透析管的皮肤出口处应保持清洁干燥,用消毒纱布覆盖,每周换药 1~2 次。尤其注意在插管后 4 周内严防感染,可在局部涂以四环素软膏。伤口痊愈后,方可淋浴。

9. 每次更换透析液时准确记录输入、排出的液体量及时间,定期总结。每次排出的透析液,均应观察其色泽、透明度及有无凝块。

10. 经常留取引流液标本做显微镜检查及细菌学检查。定期检查腹膜清除率;定期检查血尿素氮、肌酐、尿酸、电解质、酸碱状态、渗透压、血红蛋白、血细胞比容、血糖、血脂、血浆蛋白、氨基酸浓度;定期检查心功能、骨骼变化、甲状旁腺功能等。

11. 注意患者的全身情况,经常观察患者的体温、脉搏、呼吸、血压,测量体重及水肿情况,并做好记录。严密观察有无腹痛、腹膜炎、肺部感染、高脂血症、水电解质平衡失调、直立性低血压等情况,及时发现并发症,及时报告及处理。

12. 更换透析连接导管时，注意避免活力碘进入腹腔引起化学性腹膜炎。

13. 长期透析者应给予高蛋白质、高维生素、低糖、低脂肪、低磷饮食。高血压、水肿者应适当限制水和盐的摄入。

14. 患者应长期服用水溶性维生素，如 B 族维生素、维生素 C。长期应用磷结合剂，如碳酸钙。有腹腔感染时可补充清蛋白及氨基酸。

**（二）透析管道常见故障及处理**

透析管道故障多发生于置管术后 40d 以内，40d 以后的故障多为腹膜炎引起。

**【失误防范要点】**

1. **透析液外漏**　透析液沿管道自皮肤出口或由皮肤切口处漏出，多因腹膜切口过大缝合不严、腹壁松弛、多次妊娠后，或应用糖皮质激素药物期间易于发生。防治为插管术中严密缝合腹膜，术后 5～14d 再开始透析；漏液发生后应排空透析液，停止透析 1～2d，同时避免可能延迟伤口愈合的因素，如腹肌过度活动，一般休息数日后漏液可自行停止。

2. **透析液引流不畅**　透析管端移位、漂浮，表现为单向阻滞；腹膜炎后形成纤维蛋白凝块堵塞管道，使透析液出入不畅，以排出不畅为主；腹膜粘连，透析管周围形成包裹。表现为输入透析液不久患者即感腹痛，X 线造影可确诊；腹腔内进入空气、肠胀气、便秘等，亦可导致透析液引流不畅。防治为应根据临床表现，结合 X 线检查，明确导致引流不畅的原因，分别处理。管端移位时，可嘱患者多起床活动，睡眠时采用半卧位。有金属头的透析管常可在患者活动、蹦跳之后借重力下垂至腹腔最低位。遇凝块堵塞，可遵医嘱加用有肝素、尿激酶的等渗盐水冲洗，应用尼龙丝线或细探针疏导。此外，腹部按摩、灌肠常可收效。若上述措施无效，则需要更换透析管。

3. **皮肤出口感染**　常由于局部消毒不严、发生漏液后、局部皮肤张力过大、伤口裂开引起。致病菌多为皮肤表面所带细菌，以金黄色葡萄球菌、白色葡萄球菌引起者居多。感染可以引起透析管脱落，涤纶套松动，导致腹膜炎。防治为局部清洁，保持干燥，应用抗生素药物。插管术后局部涂抹四环素软膏预防。

4. **其他**　①腹壁切口疝、脐疝、腹股沟疝、膈疝等，可因腹内压增高所致，常需手术修补。②腰痛可因腹膜透析患者长期处于脊柱前凸位置，腹内压增高所致。有腰椎间盘脱出症者，严重时可因腰痛加重而被迫停止透析。③痔疮、子宫或直肠脱垂，可因腹内压增高所致。④腹胀于透析初期出现可因为不适应所致。若腹胀系肠蠕动减弱、肠腔积气所致，可遵医嘱酌情应用新斯的明。⑤少数患者在输入或排出透析液过程中可发生心动过缓、低血压、呼吸困难等迷走神经反射症状，可遵医嘱肌内注射阿托品，减慢透析液流速。⑥偶有肠粘连发生。⑦原有周围血管病如下肢动脉栓塞者，因全身血压下降，下肢血压随之降低，血流灌注减少，导致病情加重，甚至发生肢体坏疽。多见于胰岛素依赖性糖尿病、吸烟者，应更改透析方法。⑧血性透析液多发生于导管移位、患者剧烈运动、灌肠后、月经期，也有原因不明者，无需特殊处理，一般 1～2d 可自行停止出血。

# 第六节　自身输血疗法

自身输血是利用患者自己的血液作为血源，由静脉输入以补充丢失的血液。自身输血疗法有两种：一是术前自身备血法；二是术前血液稀释法。术中血液回收技术适用于无污染的体腔内出血的回收,如脾脏血、宫外孕、心脏及大血管手术的出血。美国麻醉学会麻醉手术危险性的评估分级(ASA)Ⅰ~Ⅱ级、估计术中出血 1000~2000ml 或其他适应证的患者,均为术前自身血储备或术中血液稀释法自身输血的适应对象。

【失误防范要点】

1. 注意自身输血患者的选择。一般为心、脑、肺、肝、肾功能正常,11—60 岁,血红蛋白不低于 100g/dl,血细胞比容不低于 35%,总蛋白不低于 60g/L,凝血酶原时间<17s。

2. 注意选择适应证。采血的同时注意血容量的补充。防止微血栓和溶血现象。采血量和输血量要大致平衡,采血同时输入稀释液,血液稀释后应补充钾离子和血浆。

3. 采用术中血液稀释法时,于手术当日麻醉后,按术前准备采集的血量采血,一般以患者失血容量的 20%~30%计算,血细胞比容维持在 20%~25%,并依血液采集的顺序编号,存放于冰箱中。当术中失血超过 600ml,即开始回输自身血,先输后采的血,最先采集的血液最后输入体内,所输血液为新鲜全血。采血的同时输入晶体液和代血浆,其比例为抽查血量∶代血浆∶晶体液等于 1∶1∶0.5,以维持有效循环血量、血浆胶体渗透压和电解质浓度的正常,保持心率、血压的平稳。

4. 采用术中回收血利用技术时,若血液回收后不经特殊处理,仅回收系统内添加抗凝药,当回收至 500~1000ml 时即可回输给患者。也可回收后经离心、清洗,除去一些无用的细胞成分和碎片后回输给患者。

5. 血液稀释后,各种凝血因子随之减少,渗血较多,应关注术中选择的麻醉方法,防止血管扩张,注意观察有无出血情况。

6. 血液稀释后,术中可发生低血钾症与组织水肿,应遵医嘱及时补充钾离子和血浆等胶体液。

7. 不适用自体输血的情况常见。①血液受胃肠道内容物、消化液或尿液等污染者;②血液可能受恶性肿瘤细胞玷污者;③有脓毒血症或菌血症者;④心功能不全、阻塞性肺部疾病、肝肾功能不全、或原有贫血者;⑤胸、腹腔开放性损伤超过 4h 以上者;⑥凝血因子缺乏者。

8. 术中自血回输的临床使用,应注意避免术野中组织碎片、游离血红蛋白、骨碎屑、微血栓、脂肪颗粒等可能被回输,引起肺栓塞、脂肪栓塞、血栓、肝肾功能障碍、菌血症等并发症。如果患者非急诊,身体状况良好,可选择储存式自体血回输。

# 第七节　换血疗法

换血的目的是换出抗体和已致敏的红细胞,防止溶血进展;换出胆红素,防止胆红素脑病。适用于新生儿溶血症、胎儿巨幼细胞性贫血、严重溶血性输血反应、肝性脑病以及某些急性中毒。

【失误防范要点】

1. 换血的血源越新鲜越好,最多不应超过 3d。换血量应根据不同病情而异,输入(并放出)血量和换血量应按一定比例进行。同时掌握换血指征。

2. 若出生时估计可能换血者,在断脐时,脐带应保留 5~6cm,换血时在距离脐轮 1~2cm

处剪断脐带,由脐静脉插管。

3. 插入导管见回血后即测静脉压,以后每换血 100ml 测静脉压 1 次。静脉压若超过 0.785kPa($8cmH_2O$)时,表明有血量过多性心力衰竭的可能,宜多抽少注,以降低静脉压。如静脉压低,宜少抽多注。

4. 换血速度按 10ml/min 进行。先抽血后注入换血,每次 10～20ml,反复进行。开始时每次注入血比抽出血少 5～10ml,若 3～5 次后测量静脉压不高,即可等量换血。

5. 在换血过程中,如推注阻力较大,可用少量含肝素的生理盐水注入导管或更换针头。

6. 成年人一般选择两侧肢体对称静脉,一侧放血,一侧输血。放血速度与输血必须严格保持一致,以每 20～30 分钟输入并放出血液 500ml 为宜。

7. 新生儿换血后应注意保暖,吸氧,使用抗生素预防感染。每 30 分钟测心率、呼吸 1 次,连续 4 次;以后每 2 小时测试 1 次,连续 4 次。禁食 6h 后喂葡萄糖水,每 4 小时 1 次,连续 3 次。若吸吮正常,改为正常喂养。

8. 新生儿换血后每 1～3 天查血常规及有核红细胞计数 1 次,每日查血常规 1 次。血清胆红素按黄疸加深速度,每 12～24 小时检测 1 次,若血清胆红素升高至 342.0mmol/L(20mg/dl)以上,可考虑再次换血。换血数天后,如贫血明显,可遵医嘱输同型全血或红细胞。

9. 如输入为 ACD 血液时,应按每输入 ACD 血 1000ml 静脉注射 10％葡萄糖酸钙 10ml 之比例补钙。钙剂应从另一静脉通道注入。

10. 严格无菌操作,预防空气栓塞及心脏过度负荷而导致心力衰竭。

# 第八节 抗 凝 疗 法

抗凝疗法是指应用抗凝血药物治疗、预防血栓形成的一种治疗方法。适用于预防和治疗血栓性静脉炎、急性血栓性动脉炎、急性心肌梗死、急性肺栓塞、各种原因引起的弥散性血管内凝血、异型输血、严重输液反应、急进性肾炎、外科手术需预防血栓形成者。其他如大面积烧伤、严重挤压伤、急性坏死性胰腺炎、急性出血坏死性小肠炎等。

【失误防范要点】

1. 禁忌证。出血性疾病或有出血倾向,严重心、肝、肾功能不全或有恶病质,妊娠及产后,活动性消化道溃疡,严重高血压,脑出血,活动性肺结核,外伤性出血性休克,无条件做凝血酶原时间测定以及某些外科手术后等,不宜用抗凝血疗法。

2. 应用抗凝药物前,必须做有关凝血时间、凝血酶原时间、肝和肾功能等项测定。临床常用的抗凝血药物有肝素、链激酶、尿激酶等,在应用过程中注意重点检测凝血酶原时间。

3. 应用肝素治疗期间,宜每 4 小时测定凝血时间 1 次。若肝素过量引起出血或凝血时间过分延长时,应遵医嘱减量或暂停用药,必要时可静脉注射鱼精蛋白对抗之(本药 1mg 对抗肝素 1mg,静脉注射肝素 30min 后用半量鱼精蛋白即可)。肝素引起的出血,局部用鱼精蛋白对抗无效。

4. 肝素偶可致过敏反应及血小板减少,有过敏体质者慎用。长期使用肝素者宜加用葡萄糖酸钙,以预防骨质疏松。

5. 长期口服抗凝血药者,开始每 3 天测凝血酶原时间 1 次,以后每周 1 次,继而每个月 1

次,使凝血酶原时间稳定在一定水平。每 1～2 个月检测尿、大便隐血试验 1 次。如发生出血,应立即停药,并遵医嘱静脉注射维生素 K$_1$ 对抗。

6. 已用足量肝素而抗凝血作用不满意者,应检测血中抗凝血酶Ⅲ(ATⅢ)的活性。若低于 50%,则应遵医嘱输注 ATⅢ 浓缩剂 500～1000U 或新鲜血浆 500～1000ml。

7. 视病情需要,宜及时选用纤溶激活药(如链激酶、尿激酶)或纤溶抑制药(如氨甲苯酶或氨甲环酶)。

8. 肝素作用快,适用于短程治疗及长程治疗的初期。临床情况好转,实验室检查结果恢复正常,即可停药。避免停药过早或过快,以防病情复发。

9. 注意抗凝血药的不良反应,经常观察有无血尿;有无黏膜出血,如鼻出血、牙龈出血、伤口或溃疡出血;有无皮肤出血点和出血性紫癜等。大量的黏膜下或肠壁出血,可表现为麻痹性肠梗阻或出血性肠梗阻。患者可有腹胀、腹痛难以忍受、大便不通畅等。

10. 注意观察皮炎、荨麻疹、脱发、发热、恶心、呕吐、肠痉挛、腹泻、子宫出血等异常改变。

# 第九节　低温疗法

低温疗法是指用低于人体温度的物质(固体、液体、气体)作用于局部或全身的皮肤、黏膜,使之降低基础代谢率,减慢血液循环,导致局部或全身小动脉收缩,从而达到降温目的的疗法。适用于心内直视手术或需要阻断循环、颈部血管手术、神经外科手术、高热、中暑、脑血管疾病、严重脑损伤、甲状腺危象、心搏骤停复苏等患者,可按病情需要实施头部降温或全身降温。

【失误防范要点】

1. 降温过程中随时监测体温变化。一般置体温计或体温监测探头于食管、鼻咽或直肠内测温。食管温度接近心脏温度,鼻咽温度接近脑部温度,直肠温度代表身体内部中心温度,但其升降缓慢。除应用体外循环降温技术,一般降温治疗时体温不低于 30℃,体温 30℃ 以下有发生心室颤动的危险。

2. 加强监护,随时观察降温过程中体温、脉搏、呼吸、血压及心电图的改变。

3. 冰袋放置部位通常多在颈部、腹股沟、腋窝等大血管附近。冰袋位置应经常变动,尽量避免同一部位长时间直接接触,以防止冻伤。

4. 注意避免寒战,因寒战不仅对正常降温过程有阻碍,且可加快心率,增加耗氧。

5. 如加用冬眠药物,应加强护理,避免剧烈的体位变动,防止胃液反流,保持呼吸道通畅。深昏迷患者降温时一般不用冬眠药物。

6. 血液降温法需要全身肝素化,故仅用于特殊手术,一般不用于临床低温治疗。

7. 终止降温应逐步进行。首先去除冰袋、冰帽,泡冰水者应将体表擦干,可以待其自然复温。

8. 复温过程不宜过快。如需加速复温可另用温水袋、电热毯、暖空调,以及利用体外循环人工心肺变温器等。使体温逐步回升达 32～35℃ 即可停止。

# 第十节　人工冬眠疗法

人工冬眠能显著减轻脑缺血后的脑损害,促进神经功能恢复。其主要机制为降低脑耗氧量、维护正常脑血流和细胞能量代谢;减轻乳酸堆积;维护血脑屏障功能;减轻脑水肿;抑制内源性损害因子释放,减轻细胞损害等。适用于严重创伤性休克、烧伤、感染(如感染性休克、中毒性脑炎、小儿重症肺炎等)、破伤风、中枢性高热、癫痫持续状态、甲状腺危象、顽固性疼痛、妊娠高血压综合征等。

【失误防范要点】

1 实施人工冬眠必须正确了解冬眠下的病理生理变化及所用药物的药理作用以及对疾病可能产生的影响。患者须诊断明确,无循环衰竭、无呼吸道功能障碍者。脑血栓形成、房室传导阻滞、严重失水、失血、体温过低以及诊断不明的疾病禁忌行人工冬眠疗法。

2. 用药前应进行各种临床护理,如翻身、口腔清洁等。冬眠过程中患者须平卧,避免体位剧烈变动及头高足低位,以免发生直立性低血压。

3. 用药以少量多次为原则,尽量避免一次大量注射,以免发生血压下降及对呼吸、循环的不良影响。

4. 冬眠开始后须有专人守护,每隔 30～60min 测量血压、脉搏、呼吸及体温 1 次,观察意识变化,记录出入量。

5. 严密观察病情变化,如出现体温上升、肌肉紧张、持续高热或加用物理降温时出现寒战,均提示冬眠药物剂量不足,应遵医嘱酌情增加药量。

6. 对呼吸道分泌物多且病情严重者,必要时应先行气管内插管或气管切开,以便及时清除呼吸道分泌物,保持呼吸道通畅。

7. 应每日检查白细胞计数、分类及血清电解质、血生化。每周检查肝功能 1 次。治疗前如有电解质紊乱,应及时纠正,尤应注意低血钾情况,因冬眠药物可进一步降低血钾。

8. 冬眠疗法系对症治疗,在改善病情的同时,不应忽视对原发病的治疗。

9. 解除冬眠后,如体温不能自动回升,可给予温水袋或遵医嘱肌内注射阿托品,以助复温。

10. 人工冬眠一般可持续 2～5d,必要时可延长至 1～2 周。若冬眠期延长,为防止产生耐药性,宜定期更换药物的组合。

# 第十一节　脱　水　疗　法

脱水疗法是指应用脱水药物治疗各种原因引起的脑水肿及颅内压增高的一种治疗方法。适用于急性颅脑外伤、颅内占位病变、急性脑血管疾病、颅内感染、各种原因引起的脑缺氧,其他如中毒、中暑、妊娠高血压综合征、癫痫持续状态、全身性疾病、感染、水电解质紊乱等引起的脑水肿,颅内压增高者。

【失误防范要点】

1. 有严重心、肝、肾功能不全者禁用或慎用;休克、低血压、严重脱水全身衰竭未纠正前慎用。在给予脱水疗法前应检查心、肝、肾功能。

2. 脱水疗法是降低颅内压、缓解病情的权宜措施，还必须针对病因治疗，或与其他治疗同时进行，如冬眠降温、吸氧、应用皮质激素、手术等。

3. 脱水治疗应以减少血管外液为主，血管内液不仅不应减少和浓缩，还应保持在正常或高于正常并适当稀释。脱水应以增加排出量来完成，用量不应低于正常代谢需要量。

4. 脱水治疗时，应维持血浆胶体渗透压不低于 2.0kPa（15mmgH），血浆白蛋白在 30g/L以上，维持血浆渗透压不低于 280～330mmol/L。

5. 一般成年人摄入水量控制在 1500～2000ml/d，每日记录出入液量。注意观察用药后的效果，根据病情及疗效选用合适的脱水药物。

6. 密切观察水、电解质平衡及肾功能。每日查血钾、钠、氯、尿素氮、肌酐并行血气分析等。注意有无低钾血症，必要时予以心电检测。如有异常，及时纠正。给予脱水药时，应根据患者排尿量遵医嘱及时补钾。

7. 高渗脱水药应快速静脉滴注，注射时不可漏出血管外。

8. 密切观察病情，特别注意血压、脉搏、呼吸、意识及瞳孔的变化。

# 第十二节　支气管肺泡灌洗法

支气管肺泡灌洗适用于肺部感染，特别是免疫受损、免疫缺陷肺部感染的病原学诊断；弥漫型和周围型肺部肿瘤的细胞学诊断；间质性肺疾病，如结节病、特发性肺间质纤维化、外源性变应性肺泡炎、胶原血管病伴纤维化等的诊断、治疗，以及疗效和预后估计。

【失误防范要点】

1. 严格掌握适应证。心肺功能损害严重，氧分压低于 6.677kPa，近期大咯血，活动性肺结核未经治疗及不配合的患者禁忌。

2. 支气管肺泡灌洗前 1d 晚餐后禁食。测血压、心电图、血气分析等，以了解心肺功能情况。

3. 术前 30min 遵医嘱口服地西泮 5～10mg 及阿托品 0.5mg 肌内注射，以减少腺体分泌；气雾吸入沙丁胺醇（舒喘灵）以舒张支气管。禁用吗啡、巴比妥类等中枢抑制药。

4. 术中协助医生为患者做咽部喷雾麻醉；并协助分次注入生理盐水（溶液温度 37℃ 左右）。严格无菌操作，防止继发感染。

5. 术中给予鼻导管吸氧或高频通气供氧。年老体衰患者检查中应以心电图及经皮检测血氧饱和度进行监护。

6. 每次灌洗后连接负压吸引器，以 26.7kPa（200mmHg）压力吸出灌洗液（一般吸出液为灌洗液的 60%）。获得灌洗液后应尽早送检。

7. 术后注意观察病情变化，若患者出现发热、出血、肺部感染、支气管痉挛等并发症时，协助医生做相应处理。

# 第 25 章 外科常用护理配合技术

## 第一节 皮 肤 准 备

皮肤准备是指术前对手术野皮肤进行清洁、消毒、祛毛的方法。其目的在于清除皮肤上的污垢、毛发,使皮肤清洁,有利于皮肤彻底消毒,预防切开术后感染。常规方法是以肥皂水清洗备皮区,然后剃毛,再用温水擦洗,必要时以 75％乙醇消毒、包扎。亦有用氯己定(洗必泰)等皮肤消毒液喷雾作为标准术前手术区准备,起到杀菌作用,以及在皮肤上形成保护层,避免血液及血清蛋白影响杀菌效果。

【失误防范要点】

1. 对择期手术患者,应遵医嘱于手术前 1d 为患者做好术区皮肤准备。急症手术应立即备皮。一般患者可在处置室内备皮;不能下床的患者可在病床上备皮。

2. 备皮前关好门窗,遮挡屏风。确保患者安全及舒适,天冷时注意保暖,防止着凉。

3. 不同部位的手术,其备皮范围亦不同,原则上以手术切口为中心,周围 15～20cm 内的皮肤皆应进行清洁处理。

4. 患者皮肤上的胶布痕迹等可用汽油或乙醇清除。腹部手术者,需除去脐窝污垢。嘱患者淋浴更衣,不能淋浴者用温水毛巾洗净并擦干皮肤。

5. 备皮时用力要均匀,切勿损伤皮肤,以免造成伤口感染。备皮后仔细检查毛发是否剃净;皮肤有无划痕、割伤;备皮范围有无盲区。也可用脱毛剂替代剃毛。

6. 常用备皮范围如下。

(1)颅脑手术:全部头发及颈部毛发,保留眉毛。

(2)眼部手术:上自前额发际,下至鼻孔,内眼手术应剪睫毛,保留眉毛。

(3)颈部手术:上自唇下,下至乳头水平线,两侧至斜方肌前缘。

(4)胸部手术:上自锁骨上窝,下至脐水平,前后均超过正中线,包括患侧上臂和腋下。

(5)上腹部手术:上自乳头连线,下至耻骨联合水平,两侧至腋后线。

(6)下腹部手术:上平剑突,下至大腿上 1/3 的前、内侧及外阴部,两侧至腋后线。

(7)肾区手术:上自乳头连线,下至耻骨联合,前后均超过正中线。

(8)腹股沟部及阴囊手术:上自脐部水平,下至大腿上 1/3,包括外阴部,剃除阴毛;两侧至腋后线。

(9)会阴部及肛门手术:上自髂前上棘连线,下至大腿上 1/3 的前、内、后侧,包括会阴区及臀部。

(10)四肢手术:原则上以切口为中心上下各超过 20cm,一般为整个肢体。

7. 特殊部位备皮要求。

(1)颅脑手术:术前 1~3d 剃光头发,每日洗头 1 次(急症手术例外)。术前 2h 再次刮净头发,清洗头皮后以 75%乙醇消毒,用无菌巾包扎。必要时剃净眉毛及胡须。

(2)颜面部手术:尽量保留眉毛不予剃除,面部多加清洗。

(3)骨科无菌手术:术前 3d 开始准备皮肤。术前 2~3d 每日用肥皂液洗净,以 75%乙醇消毒后,用无菌巾包扎。术前 1d 剃净毛发,75%乙醇消毒后,用无菌巾包扎。手术日当天重新消毒包扎。

(4)阴囊、阴茎部手术:患者入院后每日用温水坐浴,肥皂水洗净局部。术前 1d 剃净会阴部毛发。

(5)植皮者须按要求准备植皮区及皮瓣区两个部位的皮肤。

(6)小儿手术:一般不剃毛发,只做清洁处理。

8. 手术区局部皮肤有感染或患皮肤病者,应及时治疗,必要时延期手术。

# 第二节 换 药 法

换药亦称更换敷料,是对经过初期治疗的伤口(包括手术伤口)做进一步处理的总称。其目的是观察伤口,消除坏死组织、异物及脓液,保持引流通畅,促进肉芽组织健康生长,保护伤口,使伤口顺利愈合。

【失误防范要点】

1. 严格执行无菌操作原则,换药者应戴口罩、帽子,换药前后必须洗手;凡接触伤口的器械、物品均须灭菌。换下的敷料切忌乱扔,特殊感染的敷料要按相关规定处理。

2. 换药环境要整洁,光线要明亮。应避开晨间护理及卫生清扫时间。对暴露多的伤口,换药前应关好门窗。若在床旁换药应以屏风遮挡。

3. 患者取合适和舒适体位,特别是年老体弱、对疼痛敏感、手外伤和伤口较大的患者,避免发生意外。换药动作要轻柔,尤其应保护肉芽创面,减少患者的痛苦,减少创面损伤。

4. 操作者应事先了解伤口的具体情况,防止交叉感染。做到操作正确,动作轻柔,尽可能减轻患者痛苦,减少出血,避免增加损伤。

5. 正确换药,可加速伤口愈合,缩短治疗时间。应熟悉伤口愈合规律,合理安排换药顺序。无菌伤口与污染伤口应严格分开处理。先换无菌伤口,后换特殊伤口及污染伤口,再换感染伤口,最后换特殊感染伤口;先换感染轻者,后换感染重者;先换缝合伤口,后换开放伤口;先换一般感染伤口,后换特殊感染伤口。

6. 换药时应充分暴露伤口。在有毛发处揭去胶布时,应先用乙醇、汽油、乙醚或丙酮湿润。徒手取下外层敷料后用镊子揭下内层敷料与引流物,若内层敷料与伤口粘连,可用生理盐水浸湿后,再缓慢揭去,以免损伤新生肉芽和上皮细胞。根据局部情况旋转、提取或拔除伤口内引流物。取下的污染敷料应放在弯盘内,不得随意丢弃,以防污染和交叉感染。

7. 注意观察伤口的渗出物、颜色、深浅及伤口大小等,以便进行相应处理。清理伤口时,要用双手执镊操作法,即一手镊子直接接触伤口,另一手镊子专用于从换药碗中夹取传递无菌物品,且两镊不可相碰。

8. 消毒伤口周围皮肤时,消毒范围为伤口周围 5cm,切勿使消毒液进入伤口;若伤口创面处脓性分泌物过多时,周围可用干棉球或生理盐水棉球擦拭,切勿用力过大。清洁伤口应由内向外擦拭,感染伤口则由外向内擦拭。不得用擦拭创口周围和伤口周围的棉球再擦拭创面和伤口。

9. 分泌物少的浅表创面,用凡士林纱布或生理盐水纱布覆盖;分泌物少而较深的创面,一般以盐水纱条引流,必要时采用负压吸引;有坏死组织或不健康肉芽应剪除,并用生理盐水棉球反复擦拭创面,清除脓液;肉芽组织水肿可用 3%~5% 生理盐水溶液湿敷;对缝合伤口应注意有无感染或积血。

10. 需引流的伤口应保持引流通畅,引流条应深入创口底部,松紧适度。伤口内引流物要计数,并将其尾端露出伤口外,必要时用安全别针固定。

11. 深部伤口换药时,勿将生理盐水棉球遗落,防止由于棉球遗落所造成的伤口长期不愈。

12. 散剂调制围敷用药时要干湿适宜,敷布范围要大于病变部位 1~2cm。若脓已积聚或溃后余肿未消者,药物不宜直接敷在疮口上面,而需敷于疮口周围,中心留孔,便于脓血流出。

13. 使用腐蚀性强的药物时需保护周围组织,避免药物撒于创面外。眼部、唇部、大血管附近的溃疡以及向心脏的瘘管均不宜用腐蚀性强的药物。

14. 颜面部的疔、疖等均勿挤压、碰撞,以防脓毒扩散而加重感染。痔瘘换药前需清洗肛门,换药时可用油膏类纱布等,用镊子将纱布送入肛门,覆盖伤口。

15. 换药次数视具体情况而定。频繁的换药,不利于被损伤组织的修复,且可能增加伤口感染机会。因此,一期缝合伤口无需换药,仅于术后第 2~3 天观察 1 次,如无感染,即不再打开敷料,直至拆线;脓液不多,肉芽生长良好的伤口,可隔 1~2d 换药 1 次;脓液较多的伤口,应每日换药 1 次,甚至多次。

16. 胶布粘贴固定方向应与肢体或躯干长轴垂直,上下端胶布须贴于敷料边缘;胶布不易固定时须用绷带包扎。对胶布过敏者,可先涂以苯甲酸(安息香酸酊)再贴胶布。

17. 若伤口较大,敷料较厚者,除用胶布固定外,应加用绷带、多头带或三角巾等妥为包扎。包扎伤口时注意保持良好的血液循环,不可固定过紧;包扎肢体时应从身体远端至近端,促进静脉血回流。

18. 特殊感染伤口必须床旁隔离,传染性伤口的换药器械、敷料应专用。对铜绿假单胞菌、破伤风、气性坏疽等特殊伤口,应由专人负责换药。

19. 换药用过的敷料按医疗废物处理条例的有关规定集中处理;换药器械严格按要求进行消毒灭菌处理。

20. 告知患者注意保持伤口敷料清洁、干燥,若敷料潮湿、移位时应及时告诉医护人员予以更换。

# 第三节 包 扎 法

包扎法用于保护伤口、敷料固定、加压包扎止血、骨与关节损伤急救时暂时固定患肢夹板等。常根据情况选用卷轴带、多头带、三角巾等进行包扎。

【失误防范要点】

1. 包扎时注意选择干燥、清洁、宽度适宜、缝边无皱褶的绷带；若使用潮湿的绷带包扎，可因绷带干燥后收缩而增加包扎部位的压力。

2. 使用绷带应注意维持患者的舒适，注意固定适宜的体位，扶托肢体，并保持其肢体处于功能位置。

3. 包扎者应站于包扎部位的前方或侧方，以便操作及注意包扎是否牢固及整齐美观，并随时观察患者的反应。

4. 包扎部位的皮肤必须清洁干燥，若为骨隆突处，因其较易受摩擦，应垫以棉垫或合适的敷料。

5. 若包扎部位有伤口，须先清洁伤口，以无菌敷料覆盖，再加以包扎，避免绷带直接与伤口接触。

6. 包扎肢体时，应先将肢体抬高后再包扎，以便静脉血液回流心脏，避免肢体肿胀。

7. 包扎过程中，露出肢体末端，以便观察，一旦发现皮肤颜色变紫、变白或感觉刺痛、麻木等，应松开绷带，重新包扎。

8. 包扎时，应逆人体循环方向，即绷带自下方往上方、由远端向近端包扎。进行各种形式的包扎前，绷带须先固定稳妥，以免绷带于包扎完毕时，自起点滑出。

9. 包扎起止部位均需环绕 2 周；每包覆第 2 周时，应覆盖前 1 周的 1/3～2/3；需加绷带时，可将两端重叠约 6cm。

10. 卷绷带包扎的周数应适可而止，不可过多缠绕。过多缠绕绷带不但耗费时间、精力、材料，且易引起绷带的压力不均，令患者感到不适。

11. 包扎完毕用胶布粘贴固定，或撕开末端打结在肢体外侧。注意避免在伤口、炎症区、骨突处或关节处、肢体内侧、易受压或摩擦处打结固定。

12. 各部位包扎所使用的压力，依包扎部位情况及目的而定。过松易使敷料脱落而无法固定；过紧则妨碍包扎部位的血液循环，引起组织坏死。

# 第四节 拆 线

拆线是指应用无菌技术拆除伤口缝线的方法。

【失误防范要点】

1. 根据不同部位拆线时间的要求及伤口情况按时拆线，以减少异物刺激和瘢痕形成。

2. 拆线时间需依据切口部位及全身营养状况等决定，通常拆线时间为头面部 4～5d；下腹、会阴部 5～7d；上腹部、胸部 7～10d；四肢、背部 10～12d；腹部减张缝线需 14d；年老、营养不良者应适当延长时间；长切口需间断拆线。预防切口裂开。

3. 伤口如愈合不良，可先间隔拆线。如拆线后有切口浅层裂开，可用蝶形胶布拉合。

4. 拆线时患者取适当体位，充分暴露伤口。操作者严格执行无菌技术操作，以消毒棉球充分消毒切口皮肤及线结外露部分。

5. 缝合线头应向切口方向拉出，且勿逆切口方向，以免伤口裂开。如拆线后有浅切口层裂开，可用蝶形胶布拉合；深层或全层伤口裂开需再次缝合。

6. 拆线后消毒局部切口，覆盖无菌纱布并固定。保持敷料清洁、干燥。短期内禁止洗澡。加强营养，促进伤口愈合。

7. 如切口未按期愈合或再次裂开，应查明原因，对症处理。

8. 常见切口裂开的全身性原因有慢性营养不良，维生素缺乏，老年人切口愈合能力差，全身性疾病如糖尿病、贫血、恶性肿瘤、长期激素治疗、抗癌化疗或放疗者。

9. 常见切口裂开的局部原因有切口血肿，感染；皮肤切口过大，切口张力大；躯体某些部位血液循环差；切口缝合技术不当，皮肤对位不佳，缝线过松或过紧；缝线拆除过早；腹部压力突然增高，如咳嗽、打喷嚏、呕吐、呃逆、大声哭闹、用力排便等。

# 第五节　胃 肠 减 压

胃肠减压术是指胃管经鼻插入胃内，利用负压和虹吸原理，进行持续吸引，不断吸出胃肠内积气、积液的方法。适用于急性胃扩张、肠梗阻、胃十二指肠溃疡穿孔、急性胆囊炎、胰腺炎、腹部手术的术前准备及胃肠手术后等，达到减低胃肠道的压力，减轻症状或达到治疗目的，以利于术后吻合口愈合。

【失误防范要点】

1. 近期有上消化道出血史、食管静脉曲张、食管阻塞及极度衰弱患者应慎用。

2. 向患者说明行胃肠减压的目的及注意事项，取得合作。患者取半卧位或仰卧位，头稍后仰。插管前应清洁鼻腔。

3. 胃管的前半段涂以液状石蜡后，由一侧鼻孔插入 10～12cm 达咽部时，嘱患者做吞咽动作，随吞咽顺势缓慢将胃管向前推进，直至预定长度。

4. 一般成年人胃管插入长度为 45～55cm，测量方法可由鼻尖经耳垂到胸骨剑突处；也可由前额发际至胸骨剑突处。

5. 插管过程中患者如有呛咳、呼吸急促、发绀，提示导管可能误入气管，应立即退出导管，休息片刻后再行插入。患者如有流泪、流鼻涕应及时擦净，并给予安慰。

6. 昏迷患者置管时，插管前应先撤去患者的枕头，头部后仰，当胃管插入约 15cm 时，将患者头部托起，使下颌靠近胸骨柄，缓缓插入胃管至预定长度。

7. 胃管置入预测长度 45～55cm 时，应判断胃管是否在胃内。可连接注射器于胃管末端抽吸胃液；也可置听诊器于患者胃区，快速经胃管向胃内注入 10ml 空气并听有无气过水声；还可将胃管末端置于盛水的容器内，观察有无气泡逸出。

8. 插入胃管不顺畅时，应检查胃管是否盘绕在患者口腔内、咽部或打折。

9. 确定胃管在胃内后，用胶布固定胃管于一侧鼻翼及面颊部，胃管末端连接一次性引流袋并挂于床旁;或调整减压装置,将胃管与负压装置连接。

10. 妥善固定胃肠减压装置,防止变换体位时加重对咽部的刺激,防止胃管受压、扭曲、脱出而影响减压效果。

11. 若使用中心负压胃肠减压时,各管道要连接准确,压力宜维持在 5～6kPa。现多用一次性引流袋,压力为 5kPa。

12. 保持胃肠减压通畅,可用少量生理盐水冲洗胃管,对有胃内吻合口者,压力不宜过大。

13. 告知患者留置胃肠减压导管期间应禁食、禁水,如必须口服药物时,需将药物研碎,溶于水后注入导管,注药后夹闭导管 1～2h,避免药物被吸出。

14. 胃肠减压期间,经常巡视患者,密切观察引流液的颜色、性质及引流量,记录 24h 引流总量。

15. 注意观察患者水电解质及胃肠功能恢复情况,嘱患者有不适如胸闷、恶心、呕吐等,应及时告诉医护人员。

16. 经常检查气囊是否完整,可向气囊内注入一定量的气体,然后抽出,若抽出量过多或过少均提示囊壁已破。注意观察减压器的吸引作用是否良好,导管是否通畅及有无滑脱等。

17. 腹部膨胀消除后将双腔管气囊内空气抽尽,导管与引流装置分离,但双腔管仍留在肠内,以便反复施术,直到腹胀无复发可能时,方可将导管拔出。拔管指征:病情好转,腹胀消失,肠鸣音恢复,肛门排气。

18. 拔胃管时,应捏紧导管,可用纱布包裹近咽喉处的胃管,嘱患者屏气,迅速将胃管拔出,以免引流液滴入气管。以弯盘盛接拔出的导管。

19. 胃肠减压患者应加强口腔护理,保持口腔清洁,并及时清洁鼻腔。为减轻咽喉部刺激,每日给予蒸汽吸入。拔出胃管后,协助患者漱口,清洁患者口、鼻及面部,擦净胶布痕迹。协助患者取舒适体位。

# 第六节　T 形管引流

胆道疾病行胆总管探查术后,需放置 T 形管引流。T 形管作为腔内支撑,不仅可引流胆汁,减低胆道内压力,防止感染、胆漏或胆管狭窄,还可做胆道造影、经其形成的窦道放入取石钳或胆管镜圈套器取残余结石等。

【失误防范要点】

1. 严格执行无菌操作,保持胆汁引流管通畅,妥善固定好管路,严防 T 形管脱落。

2. T 形引流管应固定于床边,告知患者放置或更换引流袋的注意事项;指导患者在身体活动过程中注意保护 T 形管,避免 T 形管脱出。T 形管一旦脱出应立即报告医护人员。

3. 保持 T 形管通畅,避免扭曲、受压、引流不畅。引流量突然减少,可能因血块或泥沙样结石堵塞导管,或因导管受压,应及时处理,必要时可用无菌等渗盐水缓慢冲洗导管,禁止用力推注。

4. 更换引流装置和留取胆汁标本时,应严格无菌操作,保持引流管道无菌。引流袋每天更换 1 次,引流管每周更换 2 次,胆汁细菌培养每周 1 次,胆汁常规检查每周 2 次。

5. 观察和记录胆汁的颜色、性质和引流量。正常胆汁每日 500～1000ml,术后短期内引流量较多,10～14d 后,随着胆总管下端炎症消退,引流量逐日减少。

6. 注意观察及保护 T 形管周围皮肤,局部涂以氧化锌软膏,防止胆汁浸渍引起局部皮肤破溃和感染。

7. 一般情况下 T 形管留置 2 周左右,若患者不发热、黄疸消退、胆汁清亮且引流量减少至约 200ml,胆汁常规检查白细胞<10/HP,T 形管造影证实胆道无残余结石,下端通畅;夹闭引流管 1～2d 后无异常,即可遵医嘱拔管。

8. 拔管后注意观察患者有无腹痛、腹胀、恶心、呕吐、发热和黄疸。单纯创口渗漏少量胆汁,及时更换敷料即可,一般 1～2d 可自行停止。

9. T 形管造影后,必须将引流管连接床旁无菌引流袋内引流 1～2d,避免有机碘溶液潴留体内。观察体温、脉搏、呼吸及有无皮肤过敏现象。

10. 对胆道远端梗阻,不能再次手术,需携带引流管回家的患者,出院前应指导其注意引流管的固定,按要求消毒及更换引流管和引流袋,定期复查。

# 第七节　胸腔闭式引流

胸腔闭式引流是一种引流装置,利用地心吸力引流的原理,使引流瓶内的液体在长玻璃管下端形成负压水柱,或利用外加的负压吸引作用,引流瓶内的液体在长玻璃管下端形成持续负压水柱,依靠水封瓶中的无菌液体使胸膜腔与外界空间隔离。其目的是使气体和液体从胸膜腔内排出,并预防其反流;重建负压使肺复张;平衡压力,预防纵隔移位局部受压。

【失误防范要点】

1. 术中注意配合医生插好引流管,严密缝合皮肤切口处并固定,以免发生漏气或引流管滑脱。

2. 术后患者若血压平稳,应取半卧位以利引流。嘱患者不要自行拔出引流管以保持密闭状态;带管活动时,引流瓶要低于伤口位置,以防逆行感染。

3. 引流瓶中的长玻璃管以深入水平面下 3～4cm 为宜,过深妨碍胸腔内气体和液体排出,过浅则易引起胸膜腔与大气相通。

4. 术后保持引流管通畅,防止引流管扭曲。手术当日挤压引流管,每 30～60 分钟 1 次,1d 后改为每天挤压 2～3 次。如有阻塞,应及时报告医生,切忌冲洗。

5. 妥善固定,可将胸腔引流管用别针固定在床单上,保持引流管长度,以免翻身、摆动、牵拉等引起局部皮肤疼痛或导管受压、打折、扭曲及脱出。

6. 注意水柱波动情况,观察引流液的颜色、性质和量,并详细记录。一般每 24 小时总结引流量 1 次。如引流量>200ml,颜色鲜红,提示有活动性出血,应及时报告医生。

7. 引流液量过多时,可在水封瓶上再连接一个密闭的引流瓶,使其成为两瓶法闭式胸腔引流。

8. 引流瓶应在地面固定放置,其位置应低于胸腔 60cm 以上,切勿过高,以免瓶内液体被负压吸入胸膜腔。引流瓶内必须放置一定量的无菌蒸馏水或生理盐水,使水平面高于排液管约 4cm。

9. 定时更换引流瓶,每日 1 次。更换引流瓶或搬动患者时应用 2 把止血钳夹闭引流管,以防导管连接处滑脱,造成气液胸及胸膜腔感染。操作全过程应严格执行无菌操作。

10. 全肺切除后,胸腔内放置细引流管 1 根,应用止血钳夹住,勿使胸腔内液体流出。观察引流管是否通畅时,可松开止血钳,但观察后必须立即夹闭。

11. 严重气胸或术后有支气管漏气时,需迅速排除胸膜腔内气体,以保持胸膜腔内负压,可将引流管连接负压吸引瓶排气口,使之成为负压吸引。

12. 负压引流过程中,需经常注意引流瓶内有无气体排出及其排出量。如无气体排出,应检查装置是否发生故障,并及时排除。引流瓶如有损坏、密封不严或引流管破裂,应立即用止血钳夹闭胸腔引流管。

13. 负压吸引力过大时,可引起胸痛,需适当调节负压。引流管受牵拉或位置不当也可引起伤口疼痛,应及时予以纠正。

14. 拔管指征:术后置管引流 48～72h 后,临床观察引流瓶中无气体逸出或引流液颜色变浅、24h 引流量少于 50ml、脓液少于 10ml、胸部 X 线片显示肺膨胀良好无漏气、患者无呼吸困难或气促时,即可中止引流,遵医嘱拔管。

15. 拔除胸腔引流管时,应准备好用物,拆去固定缝线后,嘱患者深吸气后屏气,迅速拔除导管,立即用凡士林纱布、无菌纱布、棉垫覆盖伤口并以多头带包扎 24h。观察患者呼吸情况,有无气管移位,有无局部渗血、渗液、漏气、皮下气肿等,及时发现异常改变。

# 第八节　负压引流

负压引流是利用负压原理将创口内的渗血、渗液吸出,以消灭无效腔,减少感染机会;减轻引流液对创口周围皮肤的刺激,促进愈合;增加引流功能,便于观察引流液的量、颜色和性质。一般适用于乳腺癌根治术以及体腔内巨大肿瘤切除术后,也可用于深部脓腔的吸引引流。

【失误防范要点】

1. 妥善固定引流管,避免引流管扭曲受压或堵塞,避免活动时脱落。

2. 引流袋和引流管必须保持无菌和密闭,保持一定负压,以达到引流目的。

3. 保持引流管通畅,经常检查有无漏气和导管滑脱。观察引流物的量、颜色和性质,并准确记录。

4. 每日更换负压引流瓶,操作时严格执行无菌技术操作。

5. 术后 2～4d,引流量逐渐减少,至无液体吸出时可遵医嘱拔除引流管。

6. 引流期间保持局部敷料清洁、干燥,定期更换敷料。

# 第九节　全胃肠外营养疗法

营养要素不经胃肠道(如胃肠道严重病变或无小肠),而由胃肠道外途径供给机体,使患者在不进食的状况下仍然可以维持良好的状况,增加体重,愈合创伤,幼儿生长发育等,称胃肠外营养,亦称人工胃肠。全部营养要素通过胃肠道外补充者称全胃肠外营养(TPN)。凡患者不能进食、不该进食或进食量严重不足,均可采用全胃肠外营养。肠外营养支持在胃肠功能障碍的危重患者救治中发挥着重要的作用,但长时间的应用也可能发生多种并发症,做好预防工作十分重要。

【失误防范要点】

1. 胃肠外营养为高浓度、高渗透度,只能从中心静脉滴注,周围静脉滴注易发生静脉炎。一般多采用锁骨下或颈外静脉穿刺插管,或行头静脉、颈外静脉切开插管。导管尖端应达上腔静脉中部。

2. 置管过程中要严格无菌操作,防止污染。穿刺时嘱患者勿紧张、勿过度呼吸及深呼吸,严格掌握穿刺的位置,严防出现气胸、血胸、神经损伤等。

3. 置管后以双道线固定导管,防止导管牵拉脱出。局部换药隔日 1 次,如有渗出及时更换纱布。每周进行 1 次导管入口处细菌培养,严格监测,及时发现异常变化。

4. 在严格无菌操作条件下,将全胃肠外营养液的高渗葡萄糖、氨基酸与脂肪乳剂等混合装入营养大袋内经静脉滴注。也可用双滴管,将氨基酸溶液与高渗葡萄糖等同时滴入双滴管,混合后再进入静脉。

5. 全胃肠外营养液原则上不应加入其他药物。钙剂和磷酸盐应分别用不同的溶液稀释,以免发生反应,产生 $CaHPO_4$ 的沉淀。

6. 加入 3L 大袋内的溶液应≥1.5L,葡萄糖最终浓度为≤23%,有利于混合液的稳定。

7. 全胃肠外营养液应现用现配,一般在 24h 内输注完毕,最多不超过 48h,且放置冰箱内保存。EVA 袋可保存 1 周。配好的 TNA 口袋应注明床号、姓名及配制时间。

8. 全胃肠外营养液应匀速输注,一般不宜过快,应保持恒定,输注速度一般控制在 125～200ml/h。恒速输注有利于营养成分的吸收,并可预防渗透性利尿及脱水等并发症。输注过程中,注意观察有无异性蛋白输注引起的过敏反应。

9. 脂肪溶剂可减少氧的灌注,对原有肺部疾病的儿童可产生不良影响。可通过只提供能满足机体需要必需脂肪酸的脂肪量,而不是通常提供的占儿童热量 40%～50% 的脂肪,来使其降到最低。

10. 脂肪酸可以置换血浆结合胆红素,使血浆中非结合胆红素升高,增大诱发黄疸的危险。同时,脂肪酸可以干扰胆红素浓度的测定,使测得的浓度偏高。为避免此并发症的发生,在注射完脂肪乳剂后 4h 内应抽血化验,以便及时发现异常变化。

11. 准确记录出入量,监测患者的体重、体温,按医嘱进行血生化、电解质、酸碱平衡、肝肾功能、氮平衡的监测。根据监测结果,调整配方中各种营养成分的剂量和比例。

12. 保持输液管道系统密闭,防止接头松脱及液体外漏。每日消毒穿刺部位皮肤及更换敷料 1 次,防止导管感染。全胃肠外营养液输液导管,不宜进行抽血、输血浆等。

13. 注意监测可能出现的导管感染。若患者出现高热,在排除其他部位感染后,应考虑为导管感染。常见原因为置管过程中未严格无菌操作,或中心静脉管道管理不当造成污染,或营养液配制及输入过程中污染。另外,患者病情重,免疫功能低下,本身已有感染或有感染的可能,中心静脉导管增加了感染的机会。处理方法为立即拔管,并做导管及血培养,针对性给予抗生素治疗。

14. 注意观察可能出现的代谢并发症,如高渗性非酮性昏迷、低血糖症、代谢性酸中毒、电解质失衡、肝功能障碍等。

15. 注意观察与中心静脉置管有关的并发症,如气胸、血胸、胸腔积液、纵隔血肿、空气栓塞、导管栓塞、臂丛神经损伤、静脉血栓等。

16. 尽量不选择股静脉置管,因该部位易污染,不利于护理。有条件时可选用微孔滤器输注。

# 第十节 静脉切开术

静脉切开术适用于病情紧急如休克、大出血等,急需快速大量输血、输液而静脉穿刺有困难时;需较长时间维持静脉输液,而表浅静脉和深静脉穿刺有困难或已阻塞者;施行某些特殊检查如心导管检查、中心静脉压测定等。

【失误防范要点】

1. 静脉周围皮肤有炎症或静脉炎、已有血栓形成或有出血倾向者禁忌实施静脉切开术。

2. 一般选择四肢表浅静脉切开,最常用的是内踝前或卵圆窝处大隐静脉。

3. 切口不可太深,以免损伤血管。分离皮下组织时应仔细,以免损伤静脉。切开静脉壁时,切刀口应斜向近心端,且不可太深,以免剪断静脉。

4. 静脉切开导管插入静脉前,应用无菌生理盐水冲洗干净,并充满液体,以防空气进入。

5. 经常观察局部情况,特别注意针头有无滑脱,针内有无阻塞,局部有无异常肿胀等。

6. 注意无菌操作,以防感染。导管留置时间一般不超过 3d,如是硅胶管,留置时间可略长。如无禁忌,可每日定时用小剂量肝素溶液冲洗导管。若发生静脉炎,应立即拔管,并将患肢抬高,局部热敷。

# 第十一节 气管切开及气管插管术

气管切开术是指在颈部正中做一切口,并将气管套管置入气管内,以解除或防止上呼吸道梗阻所采取的紧急手术。气管插管术是将导管直接插入气管,吸入气体不经鼻咽等上气道直接抵达下气道和肺泡的操作技术。适用于一切喉阻塞症,如异物吸入、外伤、中毒、咽喉部水肿、肿瘤、白喉;因昏迷、颅内疾病、呼吸道烧伤等而致咳嗽功能减退或麻痹,引起气管、支气管内分泌物潴留,造成呼吸困难者。气管切开术和气管插管术均为侵入性操作,若操作不当及患者自身疾病的影响,可引起一系列并发症。

【失误防范要点】

1. 行切开或气管插管前应向患者及家属讲明其目的及操作的简要过程,以打消顾虑,取得合作。

2. 气管切开是紧急情况下的抢救措施,保持呼吸道通畅是关键。气管切开或气管插管固定要牢固,松紧适宜,防止脱落或扭曲。

3. 保持气管切开,切口周围皮肤的洁净及气管套管的通畅,及时留取分泌物样本进行痰培养及药敏试验。

4. 充气囊每 4 小时放气 1 次,放气时间 5~10min,避免气囊长时间压迫气管黏膜,引起溃疡或坏死。为防止气囊以上部位分泌物流入下气道而加重感染,气囊放气之前应吸净积聚在口腔内的分泌物。

5. 加强气道湿化,预防呼吸道感染。气管切开后气道失去了湿化功能,较易产生气道阻塞、肺不张和肺部感染等并发症。常用方法有气管滴药、雾化吸入、气管外口处覆盖无菌纱布等。

6. 吸痰时严格遵守无菌操作规程,护士应洗手,酌情戴一次性手套或无菌手套。行机械通气的患者,吸痰前先给予高浓度氧气吸入 1～2min;吸痰后再给予纯氧吸入 1～2min,然后把氧气调节为吸痰前流量。吸痰管需每次更换,不得重复使用。

7. 预防口腔炎的发生。气管切开或经鼻气管插管患者,每日用 3% 硼酸水或 3% 过氧化氢(双氧水)清洁口腔 2 次;经口气管插管患者,每日口腔护理 2 次。

8. 使用呼吸机的清醒患者应经常询问患者的自然感受,可采用非语言沟通,如打手势,点头或摇头,睁闭眼等方法进行交流。意识不清的患者应注意经常观察患者的表情,及时发现患者的异常状况。

# 第26章 眼科常用护理技术

## 第一节 常用诊疗技术

### 一、滴眼药水法

是将眼药水滴入眼内的方法。用于预防及治疗眼部疾病。

【失误防范要点】

1. 术者操作前应洗净双手,以防交叉感染。滴眼药前应检查药液质量,注意有无变色、沉淀,检查玻璃滴管有无破损等。

2. 严格执行查对制度,认真核对床号、姓名、眼药名称及患眼。特殊眼药必须粘贴醒目标签,尤其对散瞳药、缩瞳药、腐蚀性药液,切勿滴错眼药,以免造成严重后果。

3. 滴眼药前先用干棉球轻轻拭去眼部分泌物,吸干眼泪,嘱患者向上看,分开眼睑,眼药水瓶口与眼睑保持 2～3cm 距离,并成 45°斜向,将药液 1～2 滴,滴入眼的外角,提起上眼睑覆盖眼球,嘱患者闭眼约 3min,并以干棉球压迫泪囊部。

4. 滴眼药时患者头偏向用药一侧,以免药物流入另一眼而引起不良反应。滴眼药为混悬液时,应将药液摇匀后再滴入。

5. 同时滴用数种眼药时,应先滴刺激性弱的药物,后滴刺激性强的药物。先滴消炎类药物,再滴散瞳类药物。若滴眼药水与涂眼药膏同时进行,应先滴入眼药水后再涂眼药膏。

6. 同时滴用多种眼药时需交替使用。每种眼药必须间隔 3～5min。滴用荧光素时,应以玻璃棒蘸取滴于下眼睑内,以免药液外溢污染面部及衣服。

7. 滴入有毒性的药液,如散瞳、缩瞳、表面麻醉剂等,滴后应压迫泪囊部 2～3min,以免通过鼻黏膜吸收引起毒性反应。

8. 对角膜溃疡、眼外伤、手术后患者,药液切勿直接滴在角膜上,操作动作要轻柔,勿压迫眼球。先滴病情轻的一侧,再滴另一侧。

9. 注意药物过敏及药物间的化学反应,如用汞剂时忌用碘制剂,因碘化汞对眼有刺激;银制剂不可久用,以防银质沉着症。

10. 不稳定性眼药应新鲜配制,并加以冷却,以保证药效。

11. 眼药水应专人、专眼、专用,防止交叉感染。传染性眼病患者的用物应单独消毒处理。

## 二、涂眼药膏法

是将眼药膏涂于眼内的方法。用于预防及治疗眼部疾病。

【失误防范要点】

1. 操作者涂眼膏前应洗手,眼药膏应专人、专眼、专用,防止交叉感染。

2. 双眼需涂眼药膏者,应分别使用玻璃棒,防止交叉感染。玻璃棒应光滑无破损,避免损伤角膜或结膜。

3. 患者取坐位或仰卧位,头稍向后仰,眼睛向上看,轻轻牵拉上眼睑,暴露下结膜囊涂眼膏于下穹窿部,轻轻揭起上眼睑遮盖玻璃棒,上、下眼睑闭合并旋转玻璃棒自颞侧轻轻抽出,必要时遮盖纱布。

4. 涂眼膏时,软膏管口部不可触及眼睑和睫毛;用玻璃棒涂眼药膏时不可将睫毛卷入睫毛囊内。

5. 操作动作要轻柔,避免加重角膜损伤。切勿压迫眼球,尤其是角膜溃疡患者更应注意。

6. 如系外伤、角膜溃疡、内眼手术后,涂眼药膏后禁止按摩。

7. 眼睑闭合不全者,眼药膏应均匀涂满角膜。

8. 眼药水和眼药膏同时使用时,先滴眼药水,后涂眼药膏。

9. 注意散瞳药用后压迫泪囊部,以免药液通过鼻黏膜吸收引起毒性反应。

## 三、球旁注射法

球旁注射为眼科常用操作技术之一,主要用于眼部疾病治疗。

【失误防范要点】

1. 严格执行无菌操作技术及查对制度。

2. 进针、拔针速度要慢,且用力不要过大,如遇到阻力,不可强行进针,应退出少许针头,稍改变方向再进针。

3. 针头斜面应向上,不可损伤眼球。切忌针头在眼眶内上下左右移动,以免损伤血管和神经。

4. 注射过程中要观察眼部情况,如有眼睑肿胀、眼球突出,提示有出血症状,应立即拔针,采取加压包扎止血或用数块大纱布或眼垫用手按压止血;必要时全身应用止血药。

## 四、球后注射法

球后注射为眼科常用操作技术之一,主要用于手术麻醉、眼后节疾病、缓解晚期青光眼的疼痛等治疗。由于球后注射为侵入性操作,加之眼眶结构的特殊性,给操作带来一定的风险性。常见并发症如球后出血、一过性黑矇、视网膜中央动静脉栓塞、眼球穿孔伤等。

【失误防范要点】

1. 操作者应熟悉眼及眼眶的解剖结构,掌握正确的操作方法,具备娴熟的操作技术,尽量减少患者的痛苦。

2. 操作前做好患者的心理疏导工作,耐心解释治疗的目的、意义、操作方法及配合注意事项。消除患者的疑虑、紧张及恐惧心理,使其积极配合治疗,对减少不良反应,尤其对缓解心因性疼痛具有积极作用。

3. 正确选择进针部位,掌握进针角度和方向,不宜过度偏向鼻侧,以免损伤视神经。操作过程中注意询问患者有无光感,当出现黑矇时立即给予半卧位,低流量氧气吸入,遵医嘱给予血管扩张药,以解除血管痉挛;同时密切观察血压、心率变化,每隔 30 分钟行视力检查 1 次,直至光感恢复。

4. 对中老年心血管疾病患者应谨慎操作,警惕视网膜中央动脉、静脉栓塞的发生。操作前应测量血压、心率,做好解释工作,并备好急救药品、器材。操作中注意倾听患者主诉,当无光感时,立即报告医生行眼底、视力检查。遵医嘱给予低分子右旋糖酐等药物治疗及其他处置。嘱患者卧床休息,减少活动,氧气吸入,严密观察光感变化情况。避免辛辣刺激性食物,保持大便通畅。

5. 掌握准确的注射部位,球后注射针头不宜太锋利,应呈钝圆形,且进针时针头斜面朝向眼球,进针时若有阻力应轻提注射器,使针头稍变换角度再进针。切勿强行进针,以免因进针用力过猛、过重导致穿透眼球壁,伤及眼球和眼血管神经等组织,从而发生严重的机械性损伤等并发症。

6. 对迷走神经兴奋者,心率>100/min,应密切监测心率、血压变化。心率<40/min,出现心悸、胸闷等,遵医嘱立即肌内注射阿托品、氧气吸入,以缓解症状。应备有急救药品、器材,以防意外发生。

7. 操作过程中严密观察眼球突出度,当出现眼球渐进性突出,伴有眼睑闭合不全时,立即给予加压包扎,局部冷敷。对眶内压增高者,遵医嘱给予高渗脱水药 20% 甘露醇快速静脉滴注。同时,监测眶内压对视力及眼压的影响。高血压患者控制血压,对防止眶内出血非常重要。

8. 注射推药前应抽吸有无回血,无回血方可注药,若有回血应立即停止操作,压迫注射部位不少于 5min。注射毕退针时动作应轻柔徐缓,以减少血管损伤。

9. 操作完毕后,嘱患者避免摩擦、挤揉注射部位,勿用力挤压眼球,勿行局部热敷,勿做重体力劳动,避免剧烈运动,注意休息,以防球后继发性出血,以及眼睑、结膜水肿和出血。勿用力憋气、弯腰和举重物,以免加重其不良反应。24h 若无不良反应可行局部热敷,每日 2 次,以促进瘀血及结膜下出血的吸收。

10. 对球后注射并发的一过性复视、斜视,应做好患者的安抚工作,嘱其不必紧张,注意休息,其症状随药物吸收、眼外肌麻痹缓解可自行消失。加强护理及巡视,防范意外损伤。定期行视力及眼位检查,以观察其恢复情况。

## 五、结膜下注射法

结膜下注射适用于治疗眼前部炎症、化学性烧伤早期、角膜炎和角膜斑翳等各种眼病,也用于眼球手术的局部浸润麻醉。

【失误防范要点】

1. 注射前评估患者,检查核对药物。患者取坐位或仰卧位。患眼内滴表面麻醉药 2 次。

2. 嘱患者头部勿转动,分开眼睑,暴露结膜,嘱患者眼球固视;注射针与睑缘平行呈 10°~30°,进针时针头斜面向上,避开角膜,针头挑起注射部位结膜注入药物。注意进针角度,切勿刺伤角膜及眼球。

3. 注射时避开大血管及手术切口,以免引起出血。

4. 注射黏稠或混悬液时,应选择适宜针头,且掌握注射速度,以免注射时针头阻塞。

5. 注射时勿用力过猛,注射后轻轻拔出针头,嘱患者闭眼数分钟,必要时滴抗生素眼药水或眼膏,遮盖纱布。如有出血,可用消毒棉球压迫片刻。

6. 对儿童进行注射时,需助手协助固定患儿头部,必要时用拉钩拉开眼睑。

7. 多次注射者,应经常更换注射部位,以免形成结膜硬化及粘连。

## 六、结膜囊冲洗法

结膜囊冲洗系用无菌溶液冲洗眼结膜囊,以达到清洁、消毒、去除异物目的的方法。用于结膜囊大量分泌物、异物、特殊检查前洗眼、化学性烧伤后紧急冲洗、眼科手术前常规准备等。

【失误防范要点】

1. 冲洗溶液通常使用生理盐水或 3% 硼酸水,如为酸性或碱性液溅入,应以中和液冲洗。冲洗液应保持适宜的温度,一般以 32~37℃ 为宜。

2. 冲洗前做好解释工作以取得合作。患者头后仰坐于治疗椅上或仰卧于床上,使头向患侧倾斜,以橡皮治疗巾置于患者肩前或枕后,受水器紧贴患者面颊部。

3. 术者应于操作前洗净双手,先冲洗眼睑皮肤,再用拇指、示指分开上下眼睑。嘱患者向上下、左右各方向转动眼球,由内眦向外眦冲洗结膜囊各部分。角膜的感觉极为敏感,注意勿直接冲洗角膜。

4. 冲洗器应距眼部约 5cm,不宜过高或过低。避免冲洗器触及患眼。防止冲洗器触及眼睑、睫毛,以免污染冲洗器。

5. 冲洗时操作动作要轻柔,每次冲洗 1~2min。先冲洗分泌物少的患眼,以无菌干棉球擦干患眼及颊部。避免压迫眼球。

6. 对角膜裂伤或角膜溃疡的眼球,冲洗时勿施加压力,以防眼内容物脱出。眼球穿孔损伤或接近穿孔的角膜禁忌冲洗。

7. 化学物质损伤冲洗时应充分暴露上下穹隆部,应反复多次冲洗,防止化学物质残留。

8. 传染性眼病患者使用过的用具,应彻底消毒灭菌。

## 七、泪道冲洗法

泪道冲洗是用泪道冲洗针自泪小点插入泪道,以生理盐水注洗使泪道通畅的方法。常用于慢性泪囊炎、泪道阻塞的诊断及内眼术前的常规准备等。

【失误防范要点】

1. 操作前须向患者做好解释,说明注意的事项,以取得配合。

2. 患者取坐位或平卧位,头侧向患眼,术者先挤压泪囊,观察有无分泌物及其量和性质,必要时排出泪囊内积液、脓液。

3. 以 1%丁卡因棉签置于上下泪点间,局麻 5～10min 后,用 90°弯曲的平头泪道冲洗针垂直插入上或下泪点 1.5～2mm 深,随即转向内眦方向与睑缘平行推进 5～6mm 后,缓慢注入生理盐水,仔细观察泪点溢出情况,并询问患者咽部是否有水流的感觉。

4. 冲洗须选用专业针头,钝头要光滑,操作动作要轻柔,避免动作重复,以防损伤泪道黏膜、出血及导致感染。

5. 注意冲洗针头不可顶住泪小管内侧壁,以免推入液体时不易流出,而误认为泪道阻塞。掌握好操作时间和冲洗用量,并做好记录。

6. 进针如遇阻力,切不可猛力推进,以免刺破泪管壁而将冲洗液误入皮下。注入冲洗液时,如发现皮下肿胀,应立即停止冲洗。

7. 冲洗泪道不畅或阻力很大时,应询问患者病情,如无流泪史,应将针头轻轻转动冲洗,以免因针头被泪小管黏膜皱褶所阻塞,而产生不通的假象。

8. 泪点过小时,先用泪小点扩张器扩大泪小点后再行冲洗,以免形成假道或损伤泪道黏膜。

9. 操作时要谨慎、细心,冲洗针头推进时,不宜施以暴力;治疗过程中注意保护角膜;观察患者有无不良反应,如有异常立即采取措施。

10. 治疗后让患者休息片刻再离开,以观察并及时处理异常情况。注意观察患者有无过敏及不良反应。

## 八、角膜异物剔除法

角膜异物剔除是眼科取出角膜表面各种性质细小异物的常用技术操作。

【失误防范要点】

1. 操作中严格无菌操作,以防感染。做好解释,取得配合。

2. 操作前仔细检查异物位置、深浅及性质,判断是单个还是多个异物。

3. 操作中要求患者眼球固定视物,以免患者移动头位或转动眼球而造成眼球损伤。

4. 取异物时注意保护正常角膜,以免损伤更多中央区角膜,影响视力。

5. 操作动作须准确、轻柔。剔除异物时,应向角膜缘方向,不应向瞳孔方向。剔除角膜中央异物时更应注意。

6. 若异物小而位置深,可在放大镜或裂隙灯下取出;异物过深者处理时应倍加谨慎。

7. 若异物过多,不能一次剔尽,可隔日再剔除。

8. 金属类异物若铁锈范围过大或较深,不能一次剔除干净者,不可强行刮除。

9. 操作结束后,仔细检查有无异物遗漏,尽量一次取净。爆炸伤应分次取出。

10. 操作结束确认无异物后,遵医嘱滴消炎眼药水或结膜下注射抗生素,涂消炎眼药膏,覆盖纱布。

11. 嘱患者治疗后不要打开眼部包扎,勿揉眼,以防感染。次日必须复诊,以便观察角膜修复情况。如患眼剧烈疼痛,应立即就诊。

# 九、剪眼睫毛法

剪睫毛是用眼科剪剪去睫毛的方法。用于清洁术野皮肤,防止术后睫毛翻入眼内;睑缘上药,治疗睑缘疾病等。剪睫毛是内眼手术前准备的重要环节之一。

【失误防范要点】

1. 患者取仰卧位。操作前应告知患者,眼睫毛剪除后局部可有轻度不适感。

2. 睫毛剪刀面应涂抹少许凡士林,以便粘吸剪断的睫毛,避免睫毛落入眼结膜囊内。

3. 剪上眼睑睫毛时,嘱患者向下看,术者用手指压住上睑皮肤稍往上推,使上睑缘轻度外翻,再剪除睫毛;剪下睑睫毛时,嘱患者向上看,术者用手指压住下睑皮肤或稍往下推,使下睑缘轻度外翻,再剪除睫毛。

4. 操作动作应轻巧、细致,剪刀弯头应朝向操作者,患者头部固定勿动,避免戳伤眼球及损伤睑缘皮肤。

5. 尽量翻卷睑板,使睫毛朝外剪除。睫毛应尽量剪短,并做到一次剪除,若遗漏或残留部分睫毛,再剪则较困难。

6. 操作完毕应检查有无睫毛留于睑缘或结膜囊内,若有须立即去除。用纱布擦净眼周围。必要时,以无菌纱布覆盖眼部。

# 十、睑腺炎(麦粒肿)切开排脓法

用于切开睑腺炎排脓,解除痛苦,加速炎症消退,促进伤口愈合,防止反复感染引起睑板瘢痕等。

【失误防范要点】

1. 评估患者,核对患眼,做好解释,消除紧张情绪。患者取仰卧位。

2. 检查眼部,用活力碘消毒局部及周围皮肤,再次确定是内睑腺炎还是外睑腺炎;轻压局部试其软硬度,以判断脓肿是否成熟。

3. 固定好患者头部,以免伤及眼球或其他部位。操作者以手指轻压切开部位皮肤并固定,手持刀柄,用尖刀片与睑缘平行方向挑开脓头刺入脓腔;用棉签轻压脓腔周围,将脓血排除擦净,以能一次排空为度,必要时用小刮匙刮除脓腔内黏稠脓液。

4. 切开时刀背朝下,刀刃朝上,以挑切为宜,切忌向深部刺入,以免伤及眼球。

5. 用生理盐水棉球擦净脓腔,再用干棉签擦干。局部皮肤用碘伏消毒,结膜囊内滴入抗生素眼药水或涂以眼膏。纱布覆盖,胶布固定。

6. 如脓腔大、脓液多或未完全脓化不能一次排空时,可放置小橡皮引流条,嘱患者次日换药。

7. 如有较多脓血自引流条排出,则应逐日更换引流条,直至不再有脓血排出为止。

8. 睑腺炎未成熟时暂不切排,以免导致炎症扩散。

9. 不可用力挤压排脓,避免引起眼眶蜂窝织炎、海绵窦血栓形成或全身败血症等严重并发症。

10. 不再引流时,用眼科镊对合好皮肤切口,涂以眼药膏,无菌纱布覆盖1~2d。

## 十一、眼部湿热敷法

通过眼部湿热敷使局部主动性充血,增强局部血液循环,促进炎症消退。

【失误防范要点】

1. 患者取仰卧位,核对患眼。嘱患者闭眼,在眼睑及眶部皮肤上涂少许凡士林,遮盖双层纱布或小毛巾。

2. 取出湿热敷垫,在腕部掌侧面试温,以无热烫感为宜,铺开放于眼部,盖上一层塑料膜,再加盖棉垫或大毛巾,以使局部保温。

3. 如用热水湿热敷,水温不宜超过50℃。每次湿热敷20min左右,每3～5分钟更换敷垫1次,每日湿热敷2～3次。

4. 热敷温度应适宜,尽量保持恒定,视情况更换热敷垫。若患者感觉温度过高不适时,应揭开敷垫一角或取下敷垫散热,以防烫伤。

5. 患者宜在治疗室内湿热敷,物品放于固定位置,以防移动物品过程中烫伤患者或工作人员。

6. 湿热敷过程中应注意观察局部皮肤,如有无皮肤发红或水疱。经常询问患者有无不适,特别是婴幼儿、老年人感觉迟钝,反应力差,应避免烫伤。

7. 湿热敷完毕,用纱布擦去眼睑及眶部凡士林及水分,取纱布覆盖眼部。防止患者骤然受凉发生感冒。

8. 热敷垫用后应清洗,煮沸消毒或高压蒸汽灭菌后备用。

9. 急性充血性青光眼、有出血倾向、急性感染期或眼部手术后3d内的患者禁用湿热敷疗法。

## 十二、眼部冷疗法

眼部冷疗可刺激局部使小动脉网收缩,减少或抑制出血;使静脉网收缩,减少淤血和渗出,减轻和消除水肿;抑制神经末梢感觉功能,达到消炎、止痛、止血和控制炎症扩散的作用。

【失误防范要点】

1. 操作前做好解释工作,取得患者配合,以防治疗中发生冻伤。

2. 冰袋内盛冰块约1/3,擦干冰袋外水滴,检查冰袋有无漏水,套以冰袋套。冰块应冲去锐角,以免尖角损坏冰袋及刺伤眼睑皮肤。

3. 患者取仰卧位,核对患眼后嘱患者闭眼,局部涂少许凡士林,取纱布双层盖于眼部,将冰袋用手掌挤压成平垫状,再放冰袋于纱布上,加盖棉垫,嘱咐患者用手扶持以固定。

4. 必要时可将冰袋悬吊于眼部上方,以底部接触冷敷部位,以减轻局部压力。

5. 患者感觉不适或过冷时可暂停片刻,或在眼部适当垫以多层干纱布,以防冻伤。

6. 若采用冰敷,可用冰水或冷水将毛巾浸透后拧干,叠放成垫状,然后敷贴在覆盖眼部的纱布上。如从冰桶内捞取毛巾做冰敷,应挤干冰水,稍候再行冷敷。

7. 如上睑或下睑局限性感染需冷敷,应行局部冷敷,不必行全眼部冷敷。

8. 患有严重角膜溃疡或角膜浸润、局部循环不良者不宜冷敷,以免影响角膜营养的供应,使病情恶化。

9. 眼外伤或清创缝合 3d 内不宜冷敷。

10. 冷敷过程中注意观察局部皮肤,以防冻伤。每次冷敷时间不超过 20min,并于 10min 后更换冷敷毛巾 1 次。

11. 冷敷完毕,取下棉垫及冰袋,用纱布拭干眼睑处凡士林。按要求消毒所用物品。

# 十三、眼结膜结石取出法

用于取出眼结膜结石,消除眼部异物感和磨痛。

【失误防范要点】

1. 操作前评估患者,做好解释,取得配合。严格核对,了解患者药物过敏史。患者取仰卧位,患眼滴 0.5% 丁卡因 2～3 次。

2. 操作过程中严格无菌操作,避开血管并注意保护患者眼球。

3. 大量结石应分次取出,避免一次过多取出而损伤正常结膜。

4. 结石位置较深者,不宜强行拨取,以免形成瘢痕,增加异物感,应待其突出结膜表面后再取。

5. 注意结石取出后勿掉入结膜囊内。患眼滴抗生素眼药水或涂抗生素眼药膏,嘱患者闭眼 3～5min,并交代注意事项。

# 十四、单纯拔倒睫法

用于拔出稀疏或零散的倒睫,缓解和消除角膜刺激症状。

【失误防范要点】

1. 评估患者,严格核对,做好解释,交代注意事项,取得配合。

2. 患者取坐位或仰卧位,用棉签擦净眼部分泌物,嘱患者头部保持固定位置,避免晃动。

3. 调节好照明光线,对纤细的倒睫,拔除时光线要充分,必要时用强光或在放大镜下拔除。

4. 操作者用手指轻压睑缘,使之轻度外翻,以睫毛镊夹紧倒睫根部迅速拔除。注意勿损伤睑缘。

5. 操作时应逐根分别拔除倒睫毛,以免拔除不彻底。避免误拔正常睫毛。

6. 倒睫应尽量一次拔尽,如中间断开遗留半截在睑内,不但加重刺激角膜,且增加再拔出的困难。

7. 将拔除的倒睫毛放在生理盐水棉球上,仔细检查睫毛是否完整拔除。拔除后误落入眼结膜囊内的睫毛要取出。

8. 观察局部有无出血后,滴入抗生素眼药水。

## 十五、眼部绷带包扎法

眼部绷带包扎多用于某些内眼和外眼手术后、眼球穿孔伤、球后及眶周血肿等压迫包扎，固定敷料，减少眼球活动，防止继发性出血，促进出血吸收和伤口愈合。

【失误防范要点】

1. 操作前评估患者，严格核对，做好解释，取得配合。

2. 患者取坐位或仰卧位，患眼敷料用胶布妥善固定。

3. 根据眼部病情决定覆盖遮眼纱布的厚薄。

4. 包扎绷带不宜过紧，否则易引起头痛、头晕或血液循环障碍，亦不可过松，以防脱落。

5. 包扎要层次分明，缠绕至头后部的绷带务必固定在枕骨粗隆下，否则易滑脱散开。

6. 包扎过程中注意绷带不要遮挡另一眼；不可压迫耳部，以免影响听力和引起耳部不适及疼痛。

7. 协助患者做好生活护理，防止发生跌伤、碰伤、烫伤等意外。

# 第二节　眼科检查常用技术

## 一、视力测定

用于判断视力、眼部疾病的诊断和病情观察。

【失误防范要点】

1. 视力表应悬挂在光线充足，照明度稳定的地方。

2. 被检者双眼应与 1.0 示标位于同一高度。

3. 戴眼镜者应先测裸眼视力，然后再测戴眼镜视力和记录矫正眼镜片度数。

4. 检查视力时眼部遮挡要充分，但注意切勿压迫眼球。

5. 被检者应保持正直姿势，正视前方，不要前倾、歪头、斜眼、眯眼或窥视等。

## 二、眼压测量

眼压测量通常用于青光眼诊断，通过眼压测量得到可靠的眼压数据。分指测法及眼压计测量法。

【失误防范要点】

1. 眼压计法测量时动作要轻巧、平稳。受检者低枕平卧，测量前滴入 1％ 丁卡因麻醉。

2. 操作者一手持眼压计，另一手拇指及示指轻轻分开受检者眼睑，固定于眶缘上，嘱受检者向正上方注视，使两眼角膜保持在水平正中位置。

3. 测量时分开患者眼睑的手勿对眼球施加任何压力，否则影响眼压的准确性。

4. 眼压计底板应垂直放于角膜中央，不施任何压力，读指针刻度并换算成 mmHg(kPa)

数记录。正常眼压为 10～21mmHg(1.3～2.7kPa)。

5. 测量眼压时,眼压计不可滑动,同时嘱患者不可转动眼球,以免损伤角膜。

6. 对于不合作的患者,应协助其分开上下眼睑,或让患者稍事休息后再测量。

7. 操作过程中严格无菌操作,防止交叉感染。眼压计底板需用乙醇棉球消毒,待乙醇挥发干净后再行测量。

8. 同一眼睛不可反复多次测量,以免影响准确性,且易损伤角膜。

9. 急性结膜炎、角膜溃疡、角膜穿孔者禁忌测量眼压。

# 第27章　耳鼻咽喉科常用护理技术

## 第一节　耳部护理技术

### 一、外耳道滴药法

外耳道滴药是将药液滴入耳内以达到治疗目的的方法。用于外耳道炎治疗、软化耵聍、外耳道胆脂瘤的溶解、麻醉或杀死外耳道昆虫类异物等。

【失误防范要点】

1. 操作时患者取坐位或侧卧位，患耳向上。如有分泌物应先用 3% 过氧化氢溶液清洁并擦干。

2. 操作者用手牵拉患者耳廓时，成年人应向上方，小儿则向后下方，使外耳道拉直后将药液滴入。药瓶或滴瓶口不可触及外耳道皮肤，以免被污染。

3. 每次滴药 2～3 滴后，轻拉耳廓或压迫耳屏数次，使空气排出，药液流入外耳道深部，并用棉球塞在外耳道口，保持原卧位 3～5min，以利于药物充分发挥作用。

4. 若两耳均需滴药，应在一侧滴药后过数分钟再滴另一侧，不可两侧同时连续进行。

5. 滴入药液的温度以接近体温为宜，不可过冷或过热。

6. 药液应沿外耳道后壁缓慢滴入，以免刺激内耳引起眩晕、恶心、呕吐等不适。少数患者滴药后可能出现短暂刺激感或眩晕，可自然缓解。

7. 耵聍栓塞者滴入耵聍软化剂后会有耳塞、闷胀等不适感，嘱患者不必担心，取出耵聍后即会消失。

### 二、外耳道冲洗法

外耳道冲洗是用少量温盐水冲洗耳道的方法。是外耳道病变的局部治疗方法之一，用于清除外耳道深部不易取出的碎软耵聍、微小异物或分泌物等。

【失误防范要点】

1. 急性或慢性化脓性中耳炎、鼓膜穿孔、急性外耳道炎、中耳炎仍在流脓或已干而遗留鼓膜穿孔者、植物性异物（如豆类）及尖锐多角的异物、遇水起化学作用的异物（如石灰）等，不宜行外耳道冲洗。

2. 向患者说明外耳道冲洗的目的、操作程序及配合要求,以减轻患者的紧张情绪,做好配合。

3. 操作时患者取坐位,头稍向患侧倾斜,患耳下方置弯盘接取冲洗液。

4. 若耵聍坚硬,应在滴耵聍液2~3d后再行冲洗。

5. 冲洗液应无刺激性,一般为生理盐水。温度以接近人体正常体温为宜,不宜过冷或过热,以免刺激内耳引起眩晕、恶心、呕吐等不适。

6. 冲洗时,左手将患者耳廓轻轻向后上方牵引(小儿向后下方),右手以冲洗器或20~30ml注射器充满液体后稍加压力,缓慢注水冲洗,使水沿外耳道后上壁射入耳道深部后流出,反复冲洗,直至清洁。

7. 操作动作应轻巧、细致,冲洗器朝向外耳道后上壁,借助水的回流作用将耵聍栓塞或异物冲出,注意用力不可过猛,冲洗液切不可直射鼓膜,以免造成鼓膜损伤。

8. 冲洗后,用小棉签擦干外耳道积水,再以硼酸乙醇拭净。

9. 若有豆类异物,应一次冲出,否则遇水膨胀后难以取出。水流压力必须均匀。

10. 冲洗后以额镜检查外耳道内是否清洁,如有残留则继续冲洗,直至冲洗干净为止。

## 三、外耳道取异物(耵聍)法

外耳道取异物(耵聍)是外耳道病变的局部治疗方法之一,用于取出外耳道深部不易取出的昆虫、耵聍等异物。

【失误防范要点】

1. 取活体昆虫时,应先滴入油剂,将昆虫溺死后夹出或用水冲出。

2. 若双耳均为耵聍栓塞,则不宜同时滴药,应一侧耵聍取出后再行另一侧耳滴药。

3. 注意耵聍钩的朝向及插入的深度,防止损伤外耳道皮肤及鼓膜。

## 四、耳部加压包扎法

耳部加压包扎用于耳部病变经相应处理并简单固定或垫铺覆盖好敷料后,用绷带进一步包扎固定的方法。

【失误防范要点】

1. 绷带应清洁干燥,潮湿的绷带可刺激皮肤,且潮湿干后的绷带易缩短而过紧,影响血液循环,故不可使用。

2. 包扎固定应松紧适宜,绷带缠绕不可过紧,否则会引起头痛、头晕等不适。亦不可过松,以免绷带和敷料脱落。

3. 固定在额部的绷带不可太低,以免压迫眼球,影响视线。

4. 打结松紧要适度,注意调整绷带对其他部位的压迫,避免压迫眼睑。单耳包扎时,不可压迫健耳,以免引起不适。

5. 保持患耳正常解剖形态。包扎固定耳廓时,耳后沟和耳前要垫以厚棉条或纱布,使耳部尽可能保持原位。

6. 耳加压包扎法包扎过紧时，可解开头尾绷带结，稍松开后重新打结。

7. 耳加压包扎一般情况下于第 3 天解除，改为普通敷料换药固定。

# 第二节　鼻部护理技术

## 一、剪 鼻 毛 法

剪鼻毛为鼻内手术的常规准备。剪去鼻毛并清洁鼻前庭皮肤，防止感染，同时使手术野清晰，便于操作。

【失误防范要点】

1. 操作时患者取坐位，头后仰，灯光焦点集中在一侧鼻孔。

2. 将消毒剪刀的刀刃上涂以少许凡士林，使剪下的鼻毛粘在剪刀上，不致被吸入鼻腔。

3. 以左手示指及拇指将患者鼻尖向上轻轻抬起，其他手指固定于额面部，以右手持剪刀齐鼻毛根部剪除鼻毛。

4. 将鼻前庭掉落的鼻毛用凡士林卷棉子全部粘出，并擦净鼻前庭皮肤，检查是否干净，以75％乙醇棉球清洁鼻前庭。

5. 应在直视下进行操作，动作应敏捷轻巧，以免损伤皮肤和鼻黏膜。

6. 小儿或不能配合者不宜采用剪鼻毛法。

## 二、鼻腔给药法

经鼻腔局部给药，达到全身性治疗目的的方法。鼻腔上部黏膜丰厚，血管密集，黏液 pH 为 7.2 左右，能较好吸收蛋白质和多肽类药物。主要制剂有滴鼻剂、吸入剂、凝胶、乳膏、软膏、气雾剂等。

【失误防范要点】

1. 患者体位要正确，嘱其滴药时勿吞咽，以免药液进入眼部引起不适。

2. 滴药时勿将药瓶口或滴管口插入鼻孔，以免污染。

3. 滴入药量不宜过多或过少。

4. 避免使用油类滴鼻剂，以防脂质吸入呼吸道引起肺部炎症。

## 三、鼻腔冲洗法

鼻腔冲洗是鼻部病变的一种局部治疗方法，用于清洁鼻腔，减轻异味，恢复黏膜功能，常用于萎缩性鼻炎或干酪性鼻炎及鼻腔手术前的准备。

【失误防范要点】

1. 鼻腔有急性炎症及出血时禁止冲洗，以免炎症扩散。

2. 冲洗前向患者说明冲洗的目的、操作程序及配合要求，减轻其对治疗的恐惧，以便配合。

3. 冲洗液的温度应接近人体正常温度,无刺激性。通常多选用生理盐水或高锰酸钾溶液。

4. 患者取坐位,嘱其头向前倾。灌洗桶位置不宜太高,一般距离患者头顶约 1m,以免压力过大引起并发症。

5. 应从阻塞较重的一侧鼻腔开始冲洗,以免引起中耳炎。嘱患者张口呼吸,其冲洗液从对侧鼻孔流出,鼻内痂皮及分泌物即随水流出。一侧鼻腔冲洗完毕,再以同法冲洗对侧。

6. 嘱患者在冲洗过程中,不要讲话及吞咽,以免污水挤入咽鼓管引起中耳感染。在冲洗过程中,若患者感觉不适或有任何要求时用手势表示。打喷嚏时应暂停冲洗。冲洗完毕,患者头部前倾片刻。

7. 鼻腔冲洗每日 1～2 次,鼓励患者坚持治疗。冲洗后,遵医嘱鼻腔滴药,以润泽黏膜,减轻臭味,促进鼻黏膜功能恢复。

## 四、下鼻甲黏膜下注射法

下鼻甲黏膜下注射是将药物注入下鼻甲,以治疗鼻部病变的一种局部治疗方法,适用于过敏性鼻炎、肥厚性鼻炎、下鼻甲肥大等鼻部疾病。常用药物有普鲁卡因、普鲁卡因肾上腺素、50％葡萄糖溶液和 15％生理盐水混合液。

【失误防范要点】

1. 慢性单纯性鼻炎、萎缩性鼻炎、动脉硬化、高血压、严重的心脏病、急性上呼吸道炎症等患者忌用。对普鲁卡因过敏者,不宜用普鲁卡因行下鼻甲黏膜下注射。

2. 患者取坐位,头正直或稍向后仰位靠在头架上固定。以 1％丁卡因溶液棉片行下鼻甲黏膜麻醉,15min 后取出。注射全过程要严格执行无菌操作。

3. 操作者一手持鼻镜,另一手持注射器,在鼻镜明视下由下鼻甲前端刺入,深度 1～3cm。注意勿刺穿后端的下鼻甲黏膜。

4. 注药时先抽回血,缓慢地边退针边注入药物,直至针头拔出为止。若有回血应更换注射部位。拔针后立即用干棉球压迫刺入点以止血。

5. 药液不可集中注入一点,以免引起并发症。掌握注入剂量,以黏膜发白为度,注入过多会引起黏膜坏死。

6. 若需两侧注射,或对疼痛反应重者,可分次进行。患者如出现心慌、面色苍白等反应时立即停止注射。

7. 用肾上腺素行黏膜下注药后,患者可能出现心悸、面色苍白等,应嘱其休息片刻后再离开。局部出血时,可用麻黄碱棉片压迫止血。

8. 为避免双侧下鼻甲同时治疗的疼痛,左、右侧可相隔 3～4d 交替注射。

## 五、上颌窦穿刺冲洗法

上颌窦穿刺是在前鼻镜窥视下,利用上颌窦穿刺针穿刺进入左侧或右侧上颌窦,观察有无脓性液或抽出脓液,采用生理盐水冲洗或注入抗感染药物,以达到诊断和治疗的目的。

【失误防范要点】

1. 上颌窦穿刺技术虽为一项简单技术,但操作不慎可出现面颊部皮下气肿或感染、眶内气肿或感染、翼腭窝感染、气栓等并发症。

2. 上颌窦穿刺应在患者全身症状消退和局部炎症基本控制后进行。穿刺前询问患者有无晕针史。过度劳累、饥饿、老年人、幼儿、体弱、高血压、心脏病及急性炎症期等应暂缓穿刺。

3. 操作时患者取正坐位。为了定位准确,确保穿刺成功,须固定患者头部,不可随意转动。操作前嘱患者擤净鼻涕。

4. 将浸有1%普鲁卡因溶液的棉签置入下鼻道穿刺部位后,应持续保留5min后取出。操作者一手固定患者头部,一手捏住针体中段,掌心顶住针柄,针头斜面向内置入下鼻道中段顶部,距下鼻甲前端约1.5cm处,固定穿刺针尖,然后向同侧耳廓上缘方向用力钻动,当感觉阻力突然消失时,表示穿刺针进入窦腔内。

5. 穿刺针进入窦腔后,抽出针芯,观察针管内有无液体流出,然后用生理盐水缓缓进行冲洗,若无阻力,表示生理盐水已进入窦腔。

6. 注意穿刺方向要正确,穿刺部位要准确,用力要适当,穿刺不可过深,防止刺入眶内及面颊部软组织。应确定穿刺针在窦腔内无过大阻力时方可冲洗。若冲洗不畅,不能强行冲洗。

7. 冲洗时应观察冲洗液的性质、颜色及气味,并记录结果。同时,密切观察患者眼球和面颊部,告诉患者如有眶内胀痛或眼球有被挤压出的感觉时,应立即报告操作者,停止冲洗。

8. 穿刺过程中密切观察患者有无晕针、过敏反应等。如出现昏厥等意外,即刻停止穿刺和冲洗,拔除穿刺针,让患者平卧休息,密切观察并给予必要处理,直至患者情况稳定后方可离去。

9. 如怀疑发生气栓,应立即指导患者取头低位和左侧卧位,以免气栓进入颅内血管和动脉系统,同时给予吸氧及其他急救措施。

10. 冲洗后,可向窦腔内注入抗生素溶液或细菌敏感药物。拔出穿刺针后,鼻腔内塞入棉球以压迫止血。

11. 若拔针后出血不止,应用浸有1%麻黄碱生理盐水和0.1%肾上腺素的棉片填入下鼻道止血。

# 六、鼻孔充填止血法

当鼻出血部位靠前,出血较剧或渗血面较大,采用一般方法难以止血时,采用前鼻孔充填止血法,即在鼻出血部位直接用油纱条或碘仿纱条持续加压,使破损血管重新闭合;当鼻出血部位靠后,出血较剧,经鼻前孔充填法未能止血者,采用后鼻孔充填止血法。

【失误防范要点】

1. 充塞前先用0.1%肾上腺素棉片或1%麻黄碱棉片加数滴1%~2%丁卡因收缩鼻腔黏膜,以便看清出血点和减少填塞时的疼痛。后鼻孔充填止血时咽部和鼻咽部喷入1%~2%丁卡因麻醉药。

2. 如见到出血点,在止血后行局部烧灼止血。

3. 前鼻孔充填止血时,将8~10cm双层凡士林纱条,放入鼻腔后上方嵌紧,再将折叠部分上下分开,使短端平贴鼻腔上部,长端平贴鼻底,形成一个向外开口的"口袋",然后自长端纱条的末端开始,以上下折叠的形式将其填入"口袋"内,如此紧贴鼻腔而不致使纱条坠入鼻咽部。

4. 充填后检查口咽部,如仍流血不止,应撤出纱条重新填塞。

5. 确认充填妥当后剪去鼻外多余纱条,用干棉球将断端塞入鼻前孔内,外用纱布和胶布加以固定。

6. 前鼻孔充填止血时填塞时间一般不宜超过 3~5d,可遵医嘱口服抗生素预防感染。如用碘仿纱条或抗生素油膏纱布,可以适当延长充填时间。

7. 后鼻孔充填止血 2~3d 后无出血,可先抽取前鼻孔充填物,观察 1~2d 无异常后,牵拉软腭后面或口角边的缝线,即可将纱球从后鼻孔取出。

8. 填塞动作应轻柔,以免损伤鼻黏膜。

9. 严格无菌操作,预防中耳炎等并发症,遵医嘱应用抗生素。后鼻孔填塞患者较痛苦,必要时遵医嘱酌情给予镇静药。

# 第三节 咽喉部护理技术

## 一、咽喉部喷雾法

咽部喷雾常用于局部消炎、止痛、收敛、湿润剂麻醉。

【失误防范要点】

1. 操作中注意避免舌板压在舌根部,喷雾器头勿触及咽壁,以免引起恶心、呕吐。喷雾器头使用前后应用 75%乙醇擦拭消毒。

2. 用喷雾麻醉药时,应告知患者不可下咽,以免中毒。

3. 喷药后不宜立即进食或漱口。

## 二、咽鼓管吹张法

咽鼓管吹张多用于分泌性中耳炎和咽鼓管功能不良患者的治疗以及咽鼓管功能的测试。

【失误防范要点】

1. 患者取坐位,清洁鼻腔分泌物后,配合医生将咽鼓管导管弯头向下沿鼻底徐徐插入,达鼻咽后壁时,再转向外侧 90°,然后略向前拉,使导管越过隆突而滑入咽鼓管口处。固定导管,用吹张球经导管注入空气,同时以耳听诊管听音,以检查咽鼓管通畅与否。

2. 必须在鼻腔及鼻咽部无急性炎症时方可施行咽鼓管吹张,否则,炎症可经咽鼓管扩散感染中耳。急性上呼吸道炎症期:鼻腔有脓液及愈合性鼓膜穿孔者,不宜用此法,以免将分泌物吹入鼓室,引起急性中耳炎。

3. 如鼻腔有阻塞或分泌物时,应先滴入 1%麻黄碱使鼻黏膜收缩,并清除分泌物后方可进行此操作。

4. 如患者鼓室内有积液,可嘱其采取垂头位,使雾化液体能经导管向外流出。

5. 操作时动作应轻巧,吹气力量不可过大,以免造成鼓膜穿孔等组织损伤。

6. 操作中患者饮入口腔内的水应以温开水为宜。

7. 吞咽与吹气须同时进行,以免造成鼓膜穿孔。患者两耳有通气感觉时,反复做2~3次即可。

## 三、气管切开术后伤口换药法

用于保持气管切开术后伤口清洁、干燥,防止感染。

【失误防范要点】

1. 向患者做好解释,使其对换药时可能出现的刺激性咳嗽及疼痛有心理准备,主动配合操作。

2. 协助患者取仰卧位或半卧位,将患者颈部上抬使颈部伸直及暴露。

3. 操作者严格按无菌技术操作要求戴口罩及无菌手套。操作动作要轻巧。

4. 换药前应尽量吸出气管内分泌物,以免换药移动气管套管时呛咳而出血。

5. 操作者应手持无菌镊或血管钳松动及取出原有敷料。用生理盐水棉球擦洗伤口及周围皮肤,除去痂皮和分泌物,再用碘伏棉球同法擦洗消毒。

6. 更换纱布时应注意固定好套管,以免将套管带出。纱布线头应去除,防止落入切口或气管内。

7. 根据气管瘘口的不同情况,选用不同的药物换药。

8. 颈部所贴胶布痕迹可用松节油等涂搽去除,并用清水擦净松节油,以免刺激皮肤。

9. 换药时应备用一套气管套管及原管芯,以防意外脱管时应急使用。

10. 拔管后切口覆盖无菌纱布,待其自然愈合,切勿立即缝合伤口。

## 四、气管套管更换法

为长期使用气管套管的患者定期更换套管,防止感染;更换变形及不合适的气管套管。

【失误防范要点】

1. 向患者做好解释,以取得配合。协助患者取平卧位。

2. 操作前吸净气管内的分泌物,解除气管套管固定系带,沿气管切开瘘道取出气管套管。

3. 更换外套管前查看原套管的规格,必须应用相同规格的套管更换。套管须消毒灭菌后备用。

4. 常规更换外套管者,必须在气管切开术15d后更换,因为此时瘘道已形成。

5. 特殊情况下内套管不配套需,且瘘道未形成时,更换气管套管必须有助手协助,以便发生意外时配合抢救。

6. 置入外套管时必须放入导管芯,以防套管锐薄的边缘损伤瘘道壁上皮组织,引发出血,导致感染。

7. 外套管置入后必须迅速拔出管芯,以免引起患者呼吸道阻塞。

8. 谨防小棉片或纱条落入瘘道,以防误入气管内。

9. 取放内置套管时,动作要轻。必要时吸痰后再操作。消毒切口或放入消毒气管垫时,动作幅度不要过大,以免将气管套管拉出。

10. 更换内套管时不宜脱离外套管时间过长,必要时用同型号的内套管交替使用,以防外套管被分泌物阻塞。

11. 待气管套管托下面垫入消毒纱布后,再放入内套管,并迅速固定好气管套管。

12. 注意检查气管套管系带松紧度及牢固性,系带与患者皮肤之间距离以容纳一手指为宜。确保气管套管固定系带牢固不易松脱。

13. 气管套管更换完毕后,注意观察患者有无异常呼吸,局部有无出血等异常情况。

# 第四节  耳鼻咽喉科麻醉药使用

耳鼻咽喉科常用可卡因、丁卡因作为表面麻醉药,部分患者使用后可出现异常反应,应做好防范及应急抢救。

【失误防范要点】

1. 注射用麻醉药与表面麻醉药应分别储备,药物瓶签要清晰醒目,可卡因与丁卡因溶液应着色,以便区别。

2. 可卡因和丁卡因用药前,患者应遵医嘱口服巴比妥类药物。

3. 麻醉药中加入少量肾上腺素,使毛细血管收缩,减少药物吸收。

4. 施行黏膜表面麻醉时,浸有表面麻醉药的棉片须挤干后方可置入鼻腔内。

5. 使用表面麻醉药时先试用少量,证明无过敏性反应,方可用至适量。可卡因一般用1%～2%溶液,总量以不超过 60～100mg 为宜;丁卡因一般用 0.5%～1%溶液,总量不超过60mg。如对上述两种药物过敏,可用 2%利多卡因,总量不超过 200mg。

6. 给予表面麻醉时,嘱患者勿吞咽。

7. 用药期间,密切观察患者面色、表情、脉搏、血压及呼吸等变化,若有异常反应立即停止用药,及时进行抢救。

8. 孕妇、老年人、10 岁以下小儿及重病患者,一般不用可卡因或丁卡因,如必须应用,应特别慎重,须细心观察。

9. 用药后一旦出现中毒反应,要仔细了解病史,询问可卡因或丁卡因行表面麻醉时是否用量过大、吞咽过多;是否将可卡因或丁卡因的高浓度溶液误作注射用;用药后出现头晕、心慌、恶心等症状的时间;既往有无对此药的过敏史等。

10. 观察患者有无面色苍白、口唇及指甲青紫、呕吐、冷汗、瞳孔散大、肌肉抽搐、兴奋、烦躁不安、体温骤升、反射增强、晕倒、惊厥、昏迷等,有无血压下降、脉搏微弱、呼吸浅慢或不规则等。

11. 出现异常情况时立即停止用药。患者去枕平卧,双下肢抬高 20°～30°,观察生命体征,注意保温。

12. 建立静脉输液通道,遵医嘱给予急救药品;必要时给予异戊巴比妥 0.1～0.2g 肌内注射;惊厥时可考虑用少量硫喷妥钠静脉注射。

13. 吸入氧气或含有二氧化碳的氧气。发生呼吸、循环紊乱者,遵医嘱予以强心药及呼吸兴奋药。

14. 保持呼吸道通畅,对深昏迷者应插入通气管。针刺人中或十宣穴,必要时进行正压人工呼吸。

15. 误吞中毒者,应立即用温生理盐水洗胃,洗胃后遵医嘱给予鞣酸 5g。

# 第28章　口腔科诊疗配合技术

## 第一节　口腔清洁及诊疗配合技术

随着口腔医学的发展和学科的分化,分科护理也越来越细,特别是先进仪器设备和材料以及高、新、尖技术在临床中广泛应用,随之而产生的新理论、新知识、新技术,使口腔科护理的内容不断更新扩大,已发展成为一门新兴独立的学科。护理人员应全面掌握口腔科护理的理论知识和操作技能,防范不良事件的发生,进一步提高护理质量,促进患者的康复。

### 一、刷　牙　方　法

维护良好的口腔卫生是口腔健康的重要保证,指导患者掌握正确的刷牙方法是护理人员的一项重要工作。

【失误防范要点】

1. 了解患者的年龄、文化水平、口腔卫生习惯以及对口腔保健知识的认知程度。注意患者口腔局部情况,如牙排列,有无菌斑、牙石及其他局部刺激因素。观察牙龈的颜色、形态、质地,有无出血、溢脓等。

2. 刷牙时应注意将刷头放于牙颈部,毛束斜向牙龈,与牙面呈 45°。毛端向着牙根方向,轻轻加压,使毛束末端一部分进入龈沟,一部分在龈沟外并进入牙缝隙。

3. 刷牙过程中轻压刷毛,使牙刷在原位做近、远中方向水平颤动,在原位做至少 10 次前后方向的水平颤动,颤动时牙刷仅移动 1~2mm,这样可将龈缘附近及牙缝的菌斑揉碎并从牙面除去。

4. 刷上、下前牙舌面时,可将牙刷头竖起,以刷头的前部接触龈缘处的牙面,做上下的颤动。

5. 刷牙面时,刷毛紧压牙面并使毛端深入点隙内,手持牙刷做短的前后方向颤动。

6. 刷牙过程中依次移动牙刷到邻近的牙,移动牙刷时要有重叠,切勿遗漏。最后一颗牙的远中面及牙弓转折处,重复同样的动作。

7. 刷牙应按一定顺序进行,尤其是龈缘部位及后磨牙远中部位。每次刷牙时间应不<3min。

8. 刷牙完毕后,肉眼观察牙菌斑的去除情况。必要时做菌斑染色,观察菌斑的去除情况。

## 二、常用口腔诊疗操作护理配合技术

口腔诊疗操作护理配合技术是口腔科疾病诊治中的重要组成部分。在口腔治疗的全过程中,医护之间的"四手操作"配合贯穿始终。口腔治疗操作在患者口腔中进行,临床操作复杂,所需时间长,要求护士熟知每一操作步骤,以保证医护密切配合,缩短治疗时间,提高治疗效果。

【失误防范要点】

1. 评估患者一般情况,向患者解释操作过程中的注意事项及配合方法。调节椅位和灯光,协助医生核对牙位,检查用物是否齐全。操作前洗手。

2. 操作配合中注意无菌操作,如安装手机、钻针时应戴无菌手套。协助医生暴露术野,及时吸出唾液,保持术野清晰干燥。递送器械及协助操作时应准确无误,动作轻稳,避免损伤。

3. 龋齿充填术后,嘱患者注意银汞合金充填的牙 24h 内不能咀嚼食物,以免银汞合金未完全硬固,造成充填物脱落。

4. 拔牙术前应明确拔牙部位及适应证,谨防拔错牙。严格无菌技术操作,防止造成感染。嘱患者牙拔出后 30～60min 轻轻吐出止血敷料,如有轻度出血不必惊慌。术后 2h 内唾液中混有淡红色的血水是正常现象,如出现特殊不适应随时复诊。拔牙当日不宜刷牙漱口,不要用舌舔或吸吮伤口,进食温凉的、松软的食物。伤口有缝合者,术后 4～5d 拆线。急性炎症期(蜂窝织炎、冠周炎、牙龈感染等)、严重心脏病、血液病、各种急性传染病等患者禁忌拔牙;避免在月经期、孕后或产前 3 个月拔牙。

5. 拔牙后出血应检查出血性质及原因,并选用相应的止血方法。如血块过高,则轻轻剪除高出牙槽窝的血块,再用敷料压迫止血。如系牙槽窝边缘出血,压迫止血无效时,可用止血粉等。牙槽窝内出血,可用明胶海绵填塞,缝合创口止血,必要时可用碘仿纱条填塞。与全身因素有关的术后出血,应遵医嘱同时进行全身处理。

6. 牙列缺失修复术中,注意核对模型与修复卡是否相符,以免混淆。取模时,印模料不要过多,以免流入患者咽部,引起呕吐。制作蜡基托时应将模型浸湿,以免蜡与模型粘连。固定牙位关系时,勿将上下颌关系颠倒。牙列缺失患者多为老年人,理解力较差,应耐心解释。

7. 牙体缺损修复术中,协助医生进行口腔内基牙预备,将吸唾器至于患者舌下,用口镜轻拉患者唇颊,充分暴露视野,注意保护舌、唇、颊黏膜组织,避免割伤。正确掌握好黏合材料的调拌时间,待医生将基牙清洁、消毒、干燥后再开始调拌。注意调拌速度,在 1～1.5min 完成。调拌的粉液比例要合适,不宜过稠或过稀。过稠易引起被膜增厚,咬合增高,黏结强度下降,因为粘固材料的结合强度与厚度在一定范围内成反比。过稀会降低材料的强度及黏结效果。

8. 制取印模时,患者体位要舒适,嘱其取印模时勿动,以保证所取的印模准确。取印模时避免印模材料向后流动,避免刺激软腭。取印模过程中,应使托盘在口腔中保持正确而稳定的位置,避免移动,同时维持一定的压力直到印模材料完全凝固为止。

9. 根管治疗术配合中,注意检查扩大针与根管挫有无弹性,螺纹是否松解等,若有异常立即更换。根充糊剂调拌比例适当,应调至均匀,无气泡,无颗粒,呈拉丝状。

10. 光敏修复术配合中,严密隔湿以保证修复质量。三用枪和光敏灯都应套上避污膜,以防交叉感染。不要提前准备黏结剂以免其变形。严格掌握光敏灯的照射时间。

11. 牙龈洁治术配合中,准确选择刮治器,认真检查器械的锐利度,以免影响治疗效果。

刮治前与刮治后必须对操作区域进行消毒。嘱患者治疗后 30min 内不要漱口。

12. 行下颌阻生牙拔除术前,嘱患者以专用漱口水含漱 1min,乙醇棉球消毒口腔周围,铺无菌孔巾。有活动义齿者,须先摘下义齿方可拔牙。术中严格执行无菌技术操作,及时吸出口腔内的唾液及血液,以免造成患者误吸,保证视野清晰。增隙时一手托住患者下颌角,另一手敲锤,注意敲锤的力量要适中。牙拔出后,协助医生缝合止血,及时询问患者有无不适。准备牙垫或纱布,协助医生进行拔牙窝止血。有心血管病的患者,必要时应在心电监护下拔牙。

13. 冠延长术、翻瓣术、牙龈增生术等使用电刀行切割或止血时,选择安装合适电刀,切割或止血完毕后将控制杆移回中央位置,关闭电源开关。注意每次医生切割或凝血动作完成后用 75% 乙醇纱布擦拭电刀的工作端;切割或凝血完毕后及时刷洗清除电刀上的组织碎屑并消毒。手术患者、医生和护士应避免触碰金属物品,防止发热、导电。术中及时用吸引器清除患者口中的烟雾,以防患者呛咳。

14. 牙周病采用植骨术后,注意观察麻醉反应,若患者出现面色、呼吸、脉搏、血压变化,以及精神紧张虚脱、晕厥等,应立即采取相应措施。指导并教会患者正确的刷牙方法和时间。1周内术区局部不能刷牙,餐后加强漱口以保持口腔清洁。术后 1 周内进软食,并避免在手术区咀嚼食物。如牙周塞治剂有松动、脱落的情况应及时复诊。

15. 牙周病采用松动牙内固定治疗禁忌用于糖尿病、风心病、血液病及有骨感染病史的患者。术后可能出现局部麻胀感一般在 1 周内可逐渐消失。嘱患者术后 6 周内勿用术牙咀嚼硬物,并注意保持口腔卫生。术后按要求时间复诊。

16. 牙槽突修整术配合中,为避免去骨过多,护士击锤时用力一定要适中,以免影响义齿的固定。操作中严格遵守无菌技术操作原则。

17. 硅橡胶印模材料用于口腔修复时,调拌材料的比例要精确,掌握好调拌时间。向患者讲解取印模时可能出现恶心等不适,如有此类现象可做深呼吸,头微低,放松面部肌肉,症状便可减轻,有利于医生制取出完整清晰的印模。

18. 临时冠桥制作用于口腔修复的配合中,核对牙位后,将调制好的材料缓慢注入印模的相应牙位,避免气泡产生,至该部位完全填满,递给医生使用,操作时间为 40~60s。注意调刀和调拌纸必须保持干燥,不可有水或脂溶性液体,如丁香油。

19. 种植义齿是由种植体和种植体支持的上部义齿所组成的修复体,其与周围组织的连接关系、义齿固定方式、咬合力的传导等方面与常规义齿有区别。禁忌证为有全身性疾病的患者,如心脏病、血液病、糖尿病、高血压等;颌骨有病变的患者,如颌骨囊肿、骨髓炎、鼻旁窦炎等;严重错位、紧咬合、夜磨症等患者。

20. 口腔内清创术后嘱患者保持敷料清洁、干燥,一般术后 5~6d 拆线。

# 第二节 口腔诊疗操作常见并发症

## 一、窒 息

窒息是指异物滞留在食管、气管或支气管,阻塞呼吸道而引起呼吸困难或发绀等一系列临床表现。窒息患者起病急,轻者呼吸困难、缺氧、面色发绀;重者出现面色苍白、四肢厥冷、大小便失禁、鼻出血、抽搐、昏迷,甚至呼吸停止。

【失误防范要点】

1. 医护人员为昏迷患者或使用了某些抗精神病药物致吞咽功能障碍的患者行口腔内操作时,应避免粗心大意,防止棉球遗留在口腔而导致窒息。

2. 有义齿的患者,操作前应将义齿取出,防止操作时义齿脱落,阻塞气道而造成窒息。

3. 为兴奋、躁动、行为紊乱的患者进行口腔内操作时,尽量在其较安静的情况下进行操作,避免因患者不配合而造成棉球等用物松脱,掉入气管或支气管,造成窒息。

4. 注意操作中所用棉球不宜过湿,以防误吸。夹取棉球等物最好使用弯血管钳,以防用物松脱。

5. 注意每次操作时只能夹一个棉球,以免遗漏棉球在口腔。操作结束后,认真检查口腔内有无遗留物。

6. 如患者出现窒息,应及时处理。迅速有效清除吸入的异物,及时解除呼吸道梗阻。采用一抠、二转、三压、四吸的方法。一抠即迅速用中、示指从患者口腔中抠出或用血管钳取出异物。二转即将患者倒转 $180°$,头面部向下,用手拍击背部,利用重力作用使异物滑落。三压是让患者仰卧,用拳向上推压其腹部,或让患者站立或坐位,从身后将其拦腰抱住,一手握拳顶住其上腹部,另一手握住此拳,以快速向上的冲力反复冲压腹部,利用空气压力将异物冲出喉部,如果让腹部对准椅背或桌角用力向上挤压,效果更佳;但应注意避免腹腔内脏器,尤其是肝脏挤压伤。四吸即利用吸引器负压吸出阻塞的痰液或液体物质。

7. 如果异物已进入气管,患者出现呛咳或呼吸受阻,先用粗针头在环状软骨下 $1\sim2cm$ 处刺入气管,以争取时间行气管插管,在纤维支气管镜下取出异物,必要时行气管切开术解除呼吸困难。

## 二、口腔黏膜损伤

口腔黏膜损伤发生原因多为操作过程中,动作粗暴,止血钳夹或碰伤口腔黏膜及牙龈。尤其是患血液系统疾病、肿瘤进行放疗等患者,更易引起口腔黏膜损伤。临床表现为口腔黏膜充血、出血、水肿、炎症、溃疡形成,严重者出血、脱皮、坏死组织脱落。患者感口腔疼痛。

【失误防范要点】

1. 使用操作用具时,注意操作方法正确,用力得当,不可使用暴力,防止造成口腔黏膜损伤。

2. 为患者进行口腔内操作时,动作要轻柔,尤其是放疗患者,不要使用血管钳或棉签的尖部直接与患者的口腔黏膜接触,防止造成损伤。

3. 使用漱口液过程中,应注意温度适宜,并加强对口腔黏膜的观察。

4. 发生口腔黏膜损伤者,应用朵贝尔液、呋喃西林液或 $0.1\%\sim0.2\%$ 过氧化氢含漱。

5. 如有口腔溃疡疼痛时,溃疡面可用西瓜霜喷敷或锡类散吹敷,必要时用 2% 利多卡因喷雾止痛或将氯己定漱口液用注射器直接喷于溃疡面,每日 $3\sim4$ 次,抗感染。

## 三、口腔及牙龈出血

临床表现以牙龈出血持续不止为主要症状,出血时间由数小时至数天不等,出血量为20～500ml。

【失误防范要点】

1. 进行口腔内操作时,动作要轻柔、细致,特别对凝血机制差、有出血倾向的患者,操作过程中,要避免动作粗暴,以防止碰伤黏膜及牙龈。

2. 患有牙龈炎、牙周病的患者,龈沟内皮组织充血,炎性反应使肉芽组织形成,进行口腔内操作时对患处的刺激极易引起血管破裂出血,应引起重视。

3. 若出现口腔及牙龈出血者,止血方法可采用局部止血如明胶海绵填塞、敷盖牙周塞治疗剂等。必要时遵医嘱进行全身止血治疗,如肌内注射卡巴克洛(安络血)、酚磺乙胺(止血敏),同时针对原发疾病进行治疗。

# 第29章 儿科常用护理技术

小儿是具有特殊需要和独特性质的个人,在生长发育、心理发展等方面都处于不断的动态变化之中。不同年龄的小儿在解剖、生理、病理、免疫及疾病的临床表现和转归等方面都有其特殊性,护士在临床观察和辅助检查中应具备必要的专业知识和特殊的护理技巧,采取适合小儿身心的相应护理措施,高度重视各项操作中的护理安全。

## 第一节 小儿常用测量技术

小儿生命体征、体重和身长等随着年龄的增长而有规律地变化,在进行病情观察、实施测量等护理过程中应注意小儿各年龄分期及各期特点,以避免出现误差。

### 一、生命体征测量

1. 体温。正常体温 36～37℃,通常指口腔温度。小儿通常不测量口腔温度。一般情况下,测量肛温值减少 0.3～0.5℃;腋温值增加 0.3～0.5℃。

2. 脉搏。新生儿 120～140/min,1 岁 110～130/min,2—3 岁 100～120/min,4—7 岁 80～100/min,8—14 岁 70～90/min。

3. 呼吸。新生儿 40～50/min,<1 岁 30～40/min,2—3 岁 25～30/min,4—7 岁 20～25/min,8—14 岁 18～20/min。

4. 血压。新生儿收缩压 70mmHg,1 岁 80mmHg。

估计收缩压＝年龄(岁数)×2＋80(mmHg);舒张压＝收缩压×2/3(mmHg)。

5. 小儿年龄越小,血压越低。收缩压低于 75～80mmHg 为低血压,收缩压 120mmHg、舒张压 80mmHg 以上为高血压。

6. 小儿测量血压时,血压计所用气袋的宽度,须依年龄而异,一般位于上臂的 2/3。新生儿适用的气袋宽度为 2.5cm,婴幼儿 4～6cm,学龄前期 8cm,学龄儿可用 9～12cm。

7. 正常情况下,下肢血压比上肢血压高 20～40mmHg,脉压差在 20mmHg 以上(注:1mmHg＝0.133kPa;1kPa＝7.5mmHg)。

## 二、新生儿体重测量

1. 体重估计。

(1)生后 1—6 个月体重(kg)＝出生体重＋月龄×0.7。

(2)生后 7—12 个月体重(kg)＝出生体重＋6×0.7＋(月龄－6)×0.5。

(3)2—12 岁体重(kg)＝(年龄－2)×2＋12(2 岁时体重)＝年龄×2＋8。

2. 新生儿如需每日测量体重,应在同一时间、用同一体重计进行测量,最好在每日早晨喂奶前、排便后测量。

3. 测量体重的数值与前次数值差异较大时。要注意复测并核对。

4. 每日测量体重 1 次,如体重下降超过出生时体重的 10％,或出生后 4～5d 不回升,应查明原因并及时处理。

5. 体重低于标准体重 15％以上则应视为异常,应分析是营养不良还是疾病所致,以便对症治疗。

## 三、新生儿身高测量

1. 身长估计。新生儿 50cm,1 岁 75cm,2 岁 85cm,＞2 岁身长(cm)＝(年龄－2)×5＋85＝年龄×5＋75。

2. 身长中点。新生儿期位于脐上,1 岁位于脐下,6 岁位于脐耻之间,12 岁后位于耻骨联合上缘。

3. 身长均以厘米计算。测量数值应与前次身长测量数值比较,并及时记录。

4. 测量身长时应尽量使婴幼儿双下肢充分伸展,以减少误差。

5. 测量身长过程中应注意婴幼儿的安全,注意保暖等,避免造成损伤。

6. 身长反映骨骼发育的情况,身长显著异常可能与先天性骨骼发育异常有关,如软骨发育不全或内分泌疾病等,以身长和体重计算体表面积时应加以区别。

## 四、新生儿头部测量

1. 头围。新生儿时 34cm,生后 6 个月时 42cm,1 周岁时 46cm,5 岁时 50cm,15 岁接近成年人为 54～58cm。

2. 囟门。新生儿头颅骨缝未闭合,一般生后 3～4 个月完全闭合。前囟呈菱形,对边中点连线 2.5cm×2.5cm,生后 12～18 个月时闭合。

3. 牙。乳牙于生后 6—8 个月时萌出,2—2.5 岁出齐,共 20 个;6—8 岁时换生恒牙,14 岁长满 28 个。

4. 进行测量时,软尺应紧贴新生儿皮肤,左右对称。注意观察头部、囟门的形状,随时观察面部表情,如发现异常,应报告医生。

5. 测量过程中注意新生儿的安全、保暖等,避免造成损伤。

6. 准确测量,及时记录。

## 五、新生儿胸围测量

1. 新生儿胸围小于头围 2cm，约 32cm；1 周岁时与头围相等约 46cm；1 周岁以后大于头围差数约等于小儿岁数。

2. 测量胸围时，注意左右对称。操作动作要轻柔，软尺应轻轻接触皮肤，避免刺激。

3. 测量时如出现小儿哭闹或异常呼吸时，不要勉强测量。

4. 测量过程中注意新生儿的安全、保暖，避免损伤。及时记录。

# 第二节　小儿常用清洁技术

## 一、新生儿沐浴

通过沐浴使新生儿清洁、舒适；促进血液循环及皮肤排泄、散热；活动肌肉和肢体；检查并观察新生儿全身情况等。

【失误防范要点】

1. 评估新生儿皮肤及一般情况，核对手环、腰牌，核对母亲床号、姓名。向家属做好解释工作。

2. 沐浴前做好环境准备，关闭门窗，室温 24～28℃，湿度 60%。水温 38～40℃，防止烫伤。擦浴台上铺好棉垫及清洁被单。

3. 沐浴以流动水为宜。选用无刺激的沐浴露、爽身粉、臀部润滑油，备好新生儿衣物。操作前洗手。

4. 为新生儿脱衣服、解尿布后，操作者先用前臂内侧试水温，然后以一手托住新生儿头颈部，另一手托住双足，稳放于沐浴台上，用干净柔软的小毛巾拧干后轻洗面部，用棉球小心清洗眼部、外耳、鼻腔，彻底清洗口周围皮肤。

5. 洗头时用拇指和中指将新生儿两侧耳廓向内盖住耳孔，避免沐浴水流入造成内耳感染。同时，避免沐浴水流入鼻、眼及口腔内。女婴应注意洗净阴唇部的胎脂。

6. 清洗顺序依次为头、颈、腋下、上肢、手、胸部。然后调转新生儿头部，将其头部枕在操作者肘部，清洗腹部、腹股沟、臀部及下肢。注意洗净皮肤皱褶处，小心清洗生殖器部位。

7. 用流动的水冲洗干净后，用清洁浴巾包裹并擦干。脐部以 75% 乙醇棉签擦拭，在颈下、腋下、腹股沟等皮肤皱褶处擦爽身粉，避免爽身粉进入眼内或吸入呼吸道。

8. 沐浴时动作要快，注意保暖，减少暴露，防止新生儿受凉。

9. 沐浴时应注意观察新生儿全身情况，注意皮肤是否红润、干燥，有无发绀、斑点、皮疹、脓疱、黄疸。脐部有无红肿、分泌物及渗血，肢体活动有无异常，发现异常及时报告并处理。

10. 沐浴时间应在新生儿吃奶后 1h。沐浴露等不要直接倒在新生儿皮肤上。注意保持室温、水温恒定。

11. 注意安全，防止损伤，沐浴时护士不可离开新生儿。

12. 沐浴后做好脐带护理,以 75% 的无菌乙醇棉签擦拭脐部,在颈下、腋下、腹股沟处撒爽身粉,臀部涂搽 20% 鞣酸软膏或护肤霜。

13. 撒爽身粉时,用手掌遮盖新生儿口鼻,防止粉末吸入呼吸道。

## 二、婴儿盆浴

通过盆浴使婴儿清洁、舒适;促进血液循环及皮肤排泄、散热;活动肌肉和肢体;检查并观察新生儿全身情况,以利于健康。

【失误防范要点】

1. 婴儿脐带脱落干燥后方可盆浴。操作者做到动作轻快,注意保暖,减少暴露。为婴儿脱去衣服后用大毛巾包裹全身。

2. 操作前关闭门窗,室温调至 25℃ 左右。用物顺序摆放,浴盆内盛放 2/3 热水,水温38~40℃。

3. 抱起婴儿后以一手托其枕部,将躯干挟于操作者腋下,另一手拇指和中指分别将耳廓向前折,堵住外耳道口,避免水进入耳内。

4. 一手将肥皂涂于手上洗头、颈、耳后,并用清水冲洗干净。洗面部擦眼时由内眦向外。

5. 浴盆底部应铺一块浴巾,操作者左手握住婴儿左臂及肩部,使其颈部枕于操作者手腕处,右手托住双腿,轻轻放入盆内。

6. 按顺序依次洗颈下、前胸、臂、手、腹、背、腿、足、会阴、臀部。随洗随用清水冲洗干净。

7. 洗毕,迅速将婴儿抱出浴盆,用大毛巾包裹全身,并沾干水分,测量体重并记录。

8. 检查全身各部位,用棉签清洁鼻孔,必要时用液状石蜡棉签擦净女婴大阴唇及男婴包皮处污垢。

9. 口唇干裂可涂液状石蜡,脐部有渗出可涂 2.5% 碘酊及 75% 乙醇溶液脱碘。如有臀红可根据程度遵医嘱处理。

10. 头部有皮脂结痂时,可涂液状石蜡浸润,次日轻轻梳去结痂后再清洗。必要时剪指(趾)甲。

11. 注意观察皮肤及全身情况,发现异常及时报告医师。

## 三、新生儿脐部护理

新生儿脐带被切断后便形成了创面,这是细菌侵入新生儿体内的一个重要门户,轻者可造成脐炎,重者可导致败血症甚至死亡。若脐部护理不当,极易引起新生儿感染和出血,直接关系到新生儿的健康及生命安危。

【失误防范要点】

1. 保持脐部敷料干燥,勤换尿布,如有潮湿应及时更换,保持脐部清洁,预防新生儿脐炎的发生。

2. 新生儿使用尿布时,注意勿让其超越脐部,并将尿布上段反折垫厚,以免污染脐部。

3. 新生儿每日沐浴后要将脐部消毒处理干净,可暴露脐部,并以 75% 乙醇棉球环形擦拭脐带根部,注意从脐窝中心向外旋转,擦拭干净后再对接触过的结扎线进行消毒。

4. 脐带一旦被水浸湿或被尿便污染,应及时予以处理,立即用无菌干棉球擦干,并用碘酊及乙醇棉签消毒。

5. 严密观察脐部有无红肿、特殊气味及脓性分泌物,如脐部红肿或分泌物有臭味,提示脐部感染,除局部清洁处理外,应及时报告,并遵医嘱全身使用抗生素,预防败血症。

6. 脐带未脱落前,切勿试图将其剥落,待其自然脱落。

7. 新生儿脐部渗血、黏液分泌物集聚以及脐带长期不脱落形成自然的感染灶时易引发感染,若需修剪脐带时,必须根据脐带干枯程度选择修剪的时间。一般选择在新生儿出生后48h左右,对干枯缓慢者可延迟1~2d再行修剪,以避免创面局部出血。

8. 使用硝酸银溶液时,注意避免接触正常皮肤组织,以免引起烧灼感。

## 四、新生儿红臀护理

红臀是臀部皮肤长期处于潮湿环境中受尿粪中氨的刺激而发生的皮肤病症。局部皮肤可出现小的红色丘疹或发红、肿胀、脱皮、流水,称为红臀,亦为"尿布皮疹"。

【失误防范要点】

1. 婴儿皮肤娇嫩,不应使用质地粗糙、硬实的肥皂以及没有漂洗干净的尿布。尽量使用棉质尿布,不宜垫橡胶单或塑料布,以利湿热散发,减少对皮肤的刺激。保持臀部清洁和干燥。

2. 尿布必须兜住整个臀部和外阴,不可过紧或过松。尿布应及时更换,尿布清洗后用开水烫或在阳光下晒干,以保持尿布清洁、柔软。

3. 患儿每次便后用温水洗净臀部及会阴部,用软布轻拭擦干,并涂以消毒植物油或5%~10%鞣酸软膏保护皮肤,使大小便中的酸碱物质不直接刺激皮肤,以达到预防红臀的目的。腹泻患儿尤其要加强护理。

4. 注意观察患儿肛门周围、会阴部及腹股沟皮肤有无潮红、脱屑、糜烂,有无红色丘疹、分泌物或脓点等异常情况,以便及时处理。

5. 可用高流量氧气吹小儿臀部,保持其干燥后,根据损伤程度选用适当的药物涂搽。

6. 在气温或室温条件允许的情况下,可采用暴露法,使丘疹处皮肤暴露于空气或阳光下,每日2~3次,每次10~20min。

7. 臀红Ⅰ度时仅仅是皮肤发红,每次大便后用温水洗净臀部,并用柔软的小毛巾吸干(不要用纸擦),然后涂一薄层经煮沸消毒(须放凉)的植物油或清鱼肝油保护皮肤,很快即可痊愈。

8. 臀红Ⅱ度时臀部皮肤出现红疹和水疱,可用红汞局部涂搽,也可用3%~5%鞣酸软膏;表皮破损,可涂硫酸锌霉素软膏等。

9. 臀红Ⅲ度时表皮破损,面积较大,伴有渗血,可采用暴露法,适当暴露臀部,即在气温或室温条件允许时,使皮疹处皮肤暴露于空气或阳光下,每日2~3次,每次10~20min。也可用烤灯照射。

10. 烤灯照射时,灯泡为40~60W,灯泡距离臀部30~50cm,防止烫伤;照射时间一般为15~20min;用鱼肝油滋润创面,以免过度干燥而引起创面再度出血。

11. 照射过程中必须有专人在旁看护,注意光源与皮损之间保持一定的距离,以免发生烫伤等意外。注意保暖,以免并发肺炎;注意遮挡男婴阴囊。

12. 局部有大片糜烂或表皮剥落的,可涂鱼肝油氧化锌糊剂;有继发感染时,可用1:4000

高锰酸钾溶液冲洗,吸干后,涂以1%~2%甲紫溶液或0.5%新霉素氧化锌糊剂。

13. 久治未愈,怀疑真菌感染者,则可加用制真菌糊剂外涂,注意局部涂药时,不可将棉签上下涂搽,以免加重患儿疼痛,甚至导致脱皮,可采用滚动涂药的方法。

# 第三节　婴儿抚触技术

抚触是对出生婴儿的一种被动式运动,是富有爱心的语言交流。通过皮肤的接触刺激触觉神经、运动神经等的发育,有助于大脑发育;可刺激婴儿的淋巴系统,增强抵抗力;增加婴儿睡眠,帮助平复婴儿情绪,减少哭闹;可促进母婴情感交流,促进乳汁分泌;促进婴儿饮食吸收和激素分泌,达到增加体重、缓解婴儿气胀、结实肌肉的目的。抚触可作为早产儿时期综合干预措施之一,对早产儿生长能带来诸多益处。

【失误防范要点】

1. 观察期新生儿、皮下出血、窒息抢救、颅内出血等新生儿不宜实施抚触。

2. 抚触时宜选择清洁、安静的房间,采用舒适的体位,轻声播放柔和的音乐。操作者洗净双手,剪短指甲。

3. 确保室内温度适宜,一般保持在24~28℃。抚触的时间20min左右,使婴儿舒适并确保25min之内不受干扰。

4. 注意选择适当的时间进行抚触,一般多选择吃饱后1~2h清醒状态时为佳,不宜选在吃饱后、饥饿时或欲睡时。最好在婴儿沐浴后进行。

5. 抚触前应准备好毛巾、尿布及替换的衣物。操作前以适量婴儿润肤油倒于掌心,并相互揉搓使双手温暖。

6. 抚触顺序依次为头部、胸部、腹部、上肢、手、下肢、背部、臀部、足。每个部位的动作重复4~6次。

(1)头面部:两拇指指腹从眉间向两侧推至发际;从下颌部中央向两侧以上滑行,让上下唇形成微笑状;一手托头,用另一手的指腹从前额发际抚向脑后,轻压耳后乳头部,同法抚触对侧,避开囟门。

(2)胸部:双手放在两侧肋缘,向对侧上方交叉推进至两侧肩部,在胸部画一大的交叉,避开新生儿乳头。

(3)腹部:示、中指依次从右下腹至上腹向左下腹移动,呈顺时针方向画半圆,避开新生儿的脐部和膀胱。

(4)四肢:两手交替抓住新生儿的一侧上肢,从上臂至手腕轻轻分段挤捏,对侧及双下肢做法相同。用拇指的指腹从新生儿掌面(足跟)向手指(趾)方向推进,并从手指(趾)两侧轻轻提拉每个手指(趾)。

(5)背部:以脊椎为中分线,双手分别平行放在脊椎两侧,往相反的方向重复移动双手;从背部上端逐渐向下至臀部,最后由头顶沿脊椎至骶尾部、臀部。

7. 对新生儿抚触每次15min即可,一般每天进行3次。亦可根据婴儿的需要,一旦获得满足即可停止。

8. 开始操作时应轻轻抚触,逐渐增加压力,让婴儿慢慢适应。

9. 不要强迫婴儿保持固定姿势,如果婴儿哭闹,先让其安静,然后可以继续操作。若婴儿哭闹厉害,则应停止抚触。

10. 婴儿眼部不可接触润肤油。早产儿待病情稳定后即可开始抚触疗法。

# 第四节　婴幼儿灌肠术

刺激肠蠕动,软化和清除粪便,排出肠道内积气,减轻腹胀;清洁肠道,为手术、检查做准备;清除肠道内有害物质,减轻中毒。

**【失误防范要点】**

1. 按不同年龄遵医嘱备好灌肠液。常用溶液为 0.1%～0.2%肥皂水、等渗盐水。温度 40～41℃。

2. 操作前核对床号、姓名及灌肠液,向患儿及家长解释以取得合作。协助排尿,关闭门窗,注意保暖。灌肠过程中要注意尽量减少暴露,避免患儿着凉。

3. 患儿取左侧位,双膝屈曲;若肛门括约肌失去控制时,可取仰卧位,两腿外展屈曲。不合作的患儿给予适当约束。

4. 连接肛管并排尽管内气体,润滑肛管后自肛门插入 5～7cm,婴幼儿 2.5～4cm,用垫布覆盖患儿两腿间及便盆上,以防污湿床单。

5. 应使灌肠液缓缓流入,同时观察患儿一般情况及灌肠液下降速度,如溶液流入受阻,可稍移动肛管,必要时检查有无粪块阻塞;如患儿有便意,应将灌肠桶放低,嘱患儿深呼吸。

6. 待溶液流尽拔除灌肠管后,嘱患儿平卧,尽可能保留 5min 以上,以使粪便软化。

7. 注意掌握液体温度、浓度、速度和用量。伤寒患儿灌肠溶液不超过 500ml,压力要低;肝性脑病患儿禁止肥皂水灌肠,以减少对氨的吸收。

8. 灌肠过程中注意病情观察,如发现脉搏加快、面色苍白、出冷汗、剧烈腹痛、剧烈哭闹等情况,应立即停止灌肠并报告医生。

9. 降温灌肠时,应于便后 30min 测量体温并记录。

# 第五节　小儿喂养技术

小儿的胃肠道功能是随年龄的发育而不断成熟的,所以,离开母体越早,其胃肠功能越不成熟,喂养就越是困难。新生儿喂养以母乳为最佳。按婴幼儿成熟程度采取不同喂养方式。母乳喂养足月儿及吸吮吞咽能力佳的早产儿可直接哺乳;重危患儿或早产儿吸吮力差者可用滴管或胃管喂养。乳量以哺乳后安静入睡、体重有增长为适度。间隔时间一般足月儿每 3 小时 1 次,早产儿可每 2 小时 1 次,2 次喂奶之间需喂少量水,夜间喂奶时间可适当延长。

## 一、母 乳 喂 养

母乳营养价值高,营养成分比例适度,易消化吸收,是婴儿最适宜的食物,6 个月以下的小儿提倡母乳喂养。母乳喂养有利于促进乳汁分泌,有助于增强婴儿抗感染免疫。母乳喂养有助于增进母子感情,随时观察婴儿身心变化。产后早期哺乳,可刺激子宫收缩恢复正常。

【失误防范要点】

1. 母婴同室时做好指导工作。当新生儿饥饿、母亲奶胀时可随时喂奶,鼓励母亲多让新生儿吸吮乳头,以促使乳汁分泌。

2. 提倡早期喂奶,出生后几日母乳完全能满足新生儿需要。如产妇、新生儿正常,产后即可哺乳。早期喂奶可防止新生儿低血糖,还可刺激乳汁分泌。

3. 指导母乳喂养的正确体位,可采取坐式、卧式或环抱式。婴儿哺乳时的正确姿势是口唇将乳头乳晕全部包含。

4. 母乳喂养足量的表现为:听到吞咽声,喂后婴儿安静入睡,每天有足量软便排出,小便 6次左右,体重按正常水平增加,醒后婴儿眼睛发亮等。

5. 如母乳充足,尽量不用奶瓶喂哺,因橡皮奶头易于吸吮,新生儿习惯后不愿接受母乳。

6. 若乳母患有急慢性传染病,严重肝、肾、心脏疾病时,不宜哺乳或暂停哺乳。暂停哺乳者,必须定时将乳汁挤出。半乳糖血症的患儿禁忌母乳喂养。

7. 挤奶时,操作者拇指和示指分别置于乳晕两侧,朝胸壁方向朝内用力。挤压拇指及示指间乳晕下方的乳腺组织,依各个方向将乳窦中的乳汁排出。

8. 喂奶后,轻拍婴儿背部,取右侧卧位,以防溢奶及呛咳。

9. 指导乳母合理营养和休息,适量活动,心情愉快,睡眠充足。室内空气清新,避免各种理化因素影响。保持 4～6 个月母乳喂养。

## 二、人 工 喂 养

人工喂养是指因母乳缺乏或因其他原因不能用母乳喂养哺育婴儿而改用动物乳、植物性代乳品的喂养方法。

【失误防范要点】

1. 牛奶量计算法:一般可按每日能量需要计算,婴儿每日需热量 400～450kJ(100～110kcal)/kg,每日需水 150ml/kg。每 100ml 牛乳加糖 8%约供热量 400kJ(100kcal),故按热量计算,婴儿每日需 8%糖牛奶 100～110ml/kg。

2. 应根据条件和习惯,选择适合婴儿营养需要的食品。

3. 糖的配制应以蔗糖为主。若无冷藏条件,应分次调配。

4. 喂奶用具须严格消毒,橡皮乳头在沸水中消毒时注意勿超过 5min。橡皮乳头孔的大小应以乳液自由滴出为宜,乳液温度适宜。

5. 喂奶前先以 5%或 10%葡萄糖水试喂,以了解吸吮情况,同时观察及避免发生低血糖。

6. 喂乳时应注意专心、耐心,注意维持乳液的温度。注意勿让容器内空气到达橡皮乳头口,以免引起溢乳。

7. 夏天宜在 2 次喂乳间加喂温开水,以保证水分供给。

8. 按正确奶方配制,避免过浓或过甜引起消化不良、腹泻及营养不良等。

# 三、混合喂养

混合喂养是指母乳不足时配合牛乳、羊乳或其他植物性代乳品的喂养方法。分别为补受法和代受法两种方式。补受法即在每次哺乳后补充代乳品；代受法即以每天喂哺数次其他代乳品为主。

【失误防范要点】

1. 混合喂养以补受法为好，可防止母乳越来越少。

2. 全日哺喂母乳次数不宜少于 3 次，若减至 1～2 次，则母乳分泌有迅速减少的可能。

3. 幼儿膳食。幼儿每日总热量需要 360～400kJ（90～100kcal）/kg，蛋白质 2～3g/kg，脂肪 3.5g/kg，糖 12g/kg，三者之比为 1∶1.2∶4，其中优质蛋白质应占总蛋白质的 1/3～1/2。每日 3 次正餐加 1～2 次点心。

4. 幼儿膳食全日热量分配：早餐 20%～25%；午餐 30%～35%；晚餐 25%～30%；2 次点心占 10%～15%。

5. 辅食的添加。无论是母乳、人工或混合喂养均应随婴幼儿的生长发育、消化功能的成熟以及营养需要的增加，及时添加辅助食品。

# 四、配乳技术

配乳技术即冲调配方奶粉的操作。通过合理冲调配方奶粉，以满足母乳喂养无效婴儿的营养需要。

【失误防范要点】

1. 评估胎龄、日龄、体重、病情等，了解既往进奶情况、吸吮吞咽能力、消化情况及间隔时间等。

2. 操作者配奶前要洗手、戴口罩，严格遵守无菌技术操作规程。

3. 配奶室要保持清洁，避免不必要的走动，室内空气每日进行紫外线照射消毒 1h。

4. 根据奶粉使用说明进行配制，先放 50～60℃的温开水，再放奶粉，奶粉要充分溶解，按量配制，并注意要现配现用。

5. 根据所需用奶量，以量杯测量奶液后倒入奶瓶中，必要时用漏斗，以保证奶量准确。

6. 用无菌镊选择大小合适的奶嘴，以奶液间断自奶孔滴出为宜，按无菌操作要求套在瓶口上。

7. 不要用力摇晃奶瓶，防止产生气泡或泡沫，以免患儿吸入过多的空气而引起腹胀或呕吐等不适。

8. 配好待用的奶后用记号笔在奶瓶上做好标记，并放在保温容器内。

9. 每日清洗、消毒奶具，定期做细菌培养。

# 五、奶瓶喂乳技术

奶瓶喂乳为母乳喂养无效，但具有吸吮和吞咽能力的患儿喂养，以提供所需营养。

【失误防范要点】

1. 评估患儿一般情况、进奶及消化情况。根据患儿胎龄、日龄、病情、既往吃奶情况等,确定所需奶的种类、奶量及间隔时间。

2. 观察患儿有无鹅口疮、口腔溃疡、唇腭裂;有无呕吐、窒息及胃残留。

3. 喂奶前,更换尿布,洗手、戴口罩。核对患儿床号、姓名、奶的种类及奶量。

4. 测试奶液温度。滴1~2滴奶液于前臂下段内侧,以温热不烫皮肤为宜。

5. 操作者抱起患儿,使患儿头部枕于左臂上呈半卧位。不宜抱起者,抬高患儿头部,使患儿侧卧或头偏向一侧,颌下垫以小毛巾。

6. 喂奶时,将奶瓶倾斜使奶嘴充满奶液。注意观察患儿吸吮吞咽能力、面色、呼吸等情况,防止呛咳及窒息。

7. 若奶嘴不合适或堵塞时,应按无菌技术操作原则更换奶嘴。

8. 喂奶毕,用小毛巾擦净患儿嘴角的奶液。竖抱患儿,轻拍患儿背部并取右侧卧位或头偏向一侧,防止吐奶而引起误吸。

9. 记录吃奶量、大小便情况。按要求清洗、消毒用后的奶瓶、奶嘴等用物。

10. 喂奶过程中,注意观察患儿口周有无发绀,有无呛咳及呼吸异常情况。

# 六、鼻饲喂乳技术

通过鼻饲喂乳为病情危重、口腔疾病、吸吮及吞咽能力较弱的早产儿及不能经口进食者提供所需营养。

【失误防范要点】

1. 评估患儿日龄、既往残留情况,确定所需奶的种类、奶量及间隔时间。

2. 了解患儿既往有无呕吐、窒息等。鼻腔、口腔黏膜有无受损、炎症及阻塞。

3. 喂奶前,更换尿布,洗手、戴口罩。核对患儿床号、姓名、奶的种类及奶量。若为母婴同室,应向患儿的家属做好解释。

4. 患儿取仰卧位,治疗巾垫于颌下。检查鼻腔或口腔黏膜无受损、炎症后,清洁鼻腔。

5. 检查一次性胃管有无漏气、过期,剪开包装袋,测量长度(前额发际至剑突)做好标记。

6. 操作者应戴无菌手套,一手持镊夹住胃管,另一手托住胃管,沿一侧鼻孔缓慢插入,插管动作应轻柔,严格无菌操作。

7. 插管过程中要密切观察患儿有无呛咳、呼吸困难、发绀,如有异常,立即拔管,暂停片刻后重新缓慢插入。插管至标记长度时,以胶布固定胃管于口周及耳部。

8. 插管后应检查胃管有无盘绕在口腔中,并确定胃管是否进入胃内,常用方法如下。

(1)直接用注射器抽吸胃液。

(2)将胃管末端放入盛有清水的水杯中,观察有无气泡逸出。

(3)将听诊器放于剑突处,用注射器快速注入5ml空气,如能听到气过水声则导管已进入胃内。测试完毕后回抽注入的空气。

9. 注入奶液前再次核对患儿床号、姓名、住院号及奶牌。

10. 注入前测试奶液温度。滴1~2滴奶液于前臂下段内侧,以温热不烫皮肤为宜。

11. 一般用10ml注射器抽吸奶液接于胃管开口端,缓慢、均匀地注入奶液。奶液注入完毕后,注入约 2ml 温开水。将胃管尾端的盖塞好,胶布固定在合适部位。

12. 喂奶毕,使患儿右侧卧位或头偏向一侧,注意观察有无呕吐和溢奶现象。洗手并记录进奶量。

13. 按要求清洗、消毒奶具,必要时做细菌培养。

14. 胃管鼻饲的患儿每日应做好口腔护理,每日更换鼻饲注射器。每周更换胃管 1 次,并从另一侧鼻孔插入。

## 七、婴幼儿口服给药法

婴幼儿口服给药法是药物经口服后被胃肠道吸收和利用,达到治疗目的的方法。

【失误防范要点】

1. 喂药应在喂奶前或 2 次喂奶间进行。喂药时应按药物的不同性质使用不同的服药方法。

2. 做好喂药前准备工作,备好水杯、温开水、小勺药杯、小毛巾等;为婴幼儿围上小毛巾。

3. 操作者抱起婴幼儿坐稳,用左臂固定其双肩及头部,如不宜抱起,则须抬高头部,头偏向一侧。

4. 用小勺盛药液从嘴角顺颊部方向慢慢喂入,待药液咽下后再将药勺移开,以防将药液吐出。

5. 如有呛咳、恶心,应暂时停止喂药,轻拍后背或转移注意力,待好转后再喂。如有呕吐,应将头偏向一侧。

6. 中药与西药不宜同时服下,须间隔 30～60min。任何药物均不可混于乳汁中同时哺喂。

7. 因某种原因暂时不能服药时,应将药物取回保管并交班。

# 第六节 小儿穿刺技术

小儿穿刺技术是临床治疗的基本手段之一,掌握小儿穿刺技巧,做到一针成功,是赢得患儿及其家属信任的关键,也是体现医疗护理质量的重要标志。

【失误防范要点】

1. 小儿头部静脉穿刺

(1)操作者应保持愉快、自信的心情,集中精力,做好充分的准备工作,以免因准备不充分使患儿哭闹过久而引起家属的不满。穿刺过程尽量由 2 名护理人员配合完成。

(2)操作前不要给患儿过多饮水,以免呛咳,有陪护家属者应交待清楚。仔细检查患儿口腔,如有食物应予以清除。

(3)将患儿头部在枕头上放置妥当,助手或家属协助固定患儿的头部、双肘及双膝等部位。操作者在位于患儿头部一侧选择好穿刺部位,剃去穿刺血管周围的头发。

(4)穿刺前按要求常规消毒穿刺点及其周围皮肤,操作者再次检查针头是否通畅后,以左手拇指和示指分开固定血管穿刺点两端,用望、触摸来确定血管深浅度并选择进针角度。

（5）进针时，先刺入皮肤，再根据血管所在位置选择针头方向，刺入血管。在进针过程中避免刚一见回血即停止进针并固定，致使一半针头留在血管外而导致穿刺失败。

（6）穿刺成功后固定好针头部位是重要的环节之一。通常用 3 条胶布固定，一条固定针柄，一条自针柄下向上交叉固定于针柄两侧，一条再将硅胶管绕一周后固定于针柄周围。

（7）胶布固定时要注意避开针头。胶布固定遇到头发时，应把带粘胶的一面翻转向外，以免拔针时牵拉头发，增加患儿痛苦。

（8）应叮嘱患儿家属，注意看护患儿的手臂，防止触碰针头。避免穿刺的部位触及枕头或其他部位，以免针头移位造成液体外渗。

（9）输液结束拔针时，应备无菌棉球放于穿刺点上方，并于快速拔针后按压针眼处。由于拔针易引起患儿哭闹，增加血管压力，故针头拔出后应按压针眼 5min 以上，勿揉搓，以免发生瘀血。

2. 小儿颈外静脉穿刺

（1）严重心肺疾病的小儿不宜用此法。有出血倾向者穿刺时应慎重，拔针后立即压迫止血，并延长加压时间。

（2）新生儿因颈项短小，操作较困难，一般不选用此法。

（3）操作过程中应随时观察患儿面色及呼吸情况，发现异常时应立即停止穿刺。

3. 小儿股静脉穿刺

（1）清洗患儿腹股沟至阴部，更换尿布，覆盖生殖器与会阴，以免污染穿刺点。

（2）患儿取仰卧位，垫高穿刺侧臀部，展平腹股沟。大腿外展外旋，膝关节呈 90°。

（3）常规消毒腹股沟至大腿根部周围皮肤，术者用消毒过的左手手指在腹股沟中 1/3 处触及股动脉搏动后，以右手持注射器沿股动脉搏动最明显处的内侧垂直刺入，待针头刺入 1/3 或 1/2 左右，左手固定针头，右手持注射器边退边抽；亦可在腹股沟韧带下 1～3cm 处，沿股动脉内侧，与皮肤呈 45°进针，见有回血后停止进针，固定针柄，抽取血液。

（4）拔针后，用无菌棉球压迫穿刺处 5～10min，直至无出血为止，粘贴胶布固定棉球。

（5）有出血倾向或凝血功能障碍者禁用此法，以免引起内出血。

（6）若穿刺失败，应改换另一侧穿刺，不宜在同侧反复多次穿刺。

（7）如抽出鲜红色血液，提示穿刺误入动脉，应立即拔针，压迫止血 5～10min。

（8）穿刺后注意观察局部有无活动性出血；注意避免大小便污染穿刺部位。

4. 新生儿前、后囟穿刺配合技术

（1）严格遵守无菌技术操作，防止交叉感染。

（2）进出针时，协助医生避免摇动或转动进针方向，以减少损伤。

（3）拔针后注意观察穿刺部位出血情况。有出血倾向者，不宜采用此法。

（4）取血量准确，防止血标本污染、溶血或凝血等现象。准确留取标本，及时送检。

（5）注意观察穿刺部位有无渗血、损伤及感染发生，确保患儿安全。

5. 小儿硬脑膜下穿刺配合技术

（1）协助医生操作时动作要轻柔，进针不宜过深，以免损伤脑组织。严格无菌操作，以免发生感染。

（2）每次放液，一侧不超过 20ml，两侧放液总量不超过 30ml，以免颅内压骤降，引起抽搐或脑性休克。若为黏稠脓液，可用注射器缓慢抽吸。

(3)需多次穿刺者,勿在原点重复进行。穿刺放液后,若穿刺针孔有漏液现象,一般行加压包扎即可。

(4)详细记录引流出液体的量、颜色及性质。

(5)诊断性穿刺时,若一侧为阴性应进行对侧穿刺。

6. 小儿侧脑室穿刺配合技术

(1)严格无菌操作,防止发生颅内感染。

(2)如经前囟门穿刺向颅内注药时,应注意患儿有无不良反应。

(3)进行脑室引流时,必须妥善固定穿刺针或引流管,以防穿刺针、引流管脱出或进入颅内。

(4)如穿刺不成功,需调整穿刺针方向时,应将其拔出脑外,重新穿刺,切忌在脑内移动。

# 第七节  新生儿保暖

新生儿特别是低体重儿体温调节功能差、汗腺发育不全,可因难以承受环境温度过低或过高于子宫内温度的应激而导致新生儿患病,如新生儿硬肿症、呼吸暂停等。

## 一、暖 箱 使 用

暖箱是利用保温保湿等原理,对箱内温度和湿度进行调节,适合于特定患儿生存的一种辅助治疗方法。暖箱有利于调节温度,减少疾病的发生和促进疾病的康复。适应于体重约2000g的新生儿、新生儿硬肿症等异常新生儿、体温不升等患儿。

【失误防范要点】

1. 掌握暖箱性能,严格遵守操作规程,定期检查有无故障、失灵现象,如有漏电,应立即拔除电源进行检修,保证使用的安全。

2. 熟练掌握使用暖箱的温度与湿度,一般根据患儿体重及出生后天数来决定。相对湿度为55%～65%。

3. 严禁骤然提高暖箱温度,以免患儿体温突然上升而造成不良后果。

4. 工作人员入箱操作、检查、接触患儿前,必须洗手,防止交叉感染。

5. 暖箱应尽量少开箱,在使用暖箱期间,不宜将患儿抱出箱外。除测量体重外,对患儿的一切治疗及护理操作尽量在箱内进行,如喂奶、换尿片、清洁皮肤、测量体温等,以免箱内温度波动。

6. 尽量集中操作,避免过多开启暖箱的侧门、端门,以免影响箱温的恒定。

7. 保持箱内清洁,每天用消毒液擦拭暖箱内、外,并用清水再次擦拭1遍;每周调换1次暖箱,用过的暖箱经消毒液擦拭后,再用紫外线照射消毒。

8. 每天更换湿化器内的水,以免细菌繁殖。

9. 患儿出温箱的条件为体重达2000g,体温正常者;经试行出暖箱后,体温保持正常不下降者;一般情况好,吃奶良好,体重持续增加者(表29-1)。

表29-1　不同出生体重患儿暖箱温度设定参考值

| 出生体重(g) | 暖 箱 温 度 | | | |
| --- | --- | --- | --- | --- |
| | 35℃ | 34℃ | 33℃ | 32℃ |
| 1000g | 初生10d内 | 10d | 3周 | 5周 |
| 1500g | / | 初生10d内 | 10d | 4周 |
| 2000g | / | 初生10d内 | 2d | 3周 |
| 2500g | / | / | 初生2d内 | 2d以上 |

## 二、蓝光箱使用

蓝光浴治疗是新生儿高胆红素血症的辅助治疗方法,主要作用是使血清间接胆红素经光氧化分解为直接胆红素,而易于排入胆汁和尿液中。其光源采用蓝光,单面照光可用40W蓝光荧光灯5～10支,平列或排成弧形。双面照光时,上下各装20W蓝光荧光灯4～9支。

【失误防范要点】

1. 蓝光浴治疗是在专用蓝光治疗箱内进行。治疗前,护理人员应对患儿进行安全护理,如修剪指甲、清洁皮肤、戴黑色眼罩,以免蓝光损害视网膜。用黑布遮盖双眼、会阴及肛门部位。

2. 将患儿裸体平卧放于光疗箱中。其温度28～32℃(早产儿32～36℃),保持箱温度恒定。湿度55％～65％。晨间沐浴后不予扑粉,以免影响光疗效果。

3. 照射时保持玻璃的透明度,及时清除呕吐物、排泄物等。工作人员为患儿进行护理时,可戴墨镜,并严格进行交接班制度。

4. 注意患儿体温升高和体液平衡,护理人员应保证水分及营养的供给,定时喂奶、喂水。遵医嘱静脉输液,纠正酸中毒及维持水电解质平衡。

5. 在蓝光治疗过程中,应密切观察病情。一般根据患儿高胆红素血症缓解或消退情况,决定该治疗停止与否。

6. 灯管与患儿的距离35～50cm,尽量让皮肤接触光源。持续照射为24～48h。

7. 当患儿出现烦躁不安,皮疹、呼吸有屏气、心率加快、腹泻、腹胀、皮下出血点;或反应低下,单声啼哭或尖叫,抽搐,呼吸减慢或骤停,皮肤黄疸加深或无明显消退等,应通知医生进行处理。

8. 每日清洁灯管及反射板,每日更换湿化器水箱内用水,以免细菌滋生。

9. 正确记录灯管使用时间,灯管使用30h后,其能量输出约减弱20％,900h约减弱35％,2700h约减弱45％。累计时间过长,超过1000h,应更换灯管。

10. 蓝光治疗后,患儿恢复正常的营养供给,应按要求定时喂奶、喂水等。

# 第30章 妇产科常用护理技术

## 第一节 会阴擦洗术

会阴擦洗是产科最常见的护理操作,是产妇产后必须进行的一项操作。通过会阴擦洗观察伤口异常变化及产妇全身状况,及时发现异常情况并及时处理,防止并发症。常用于卧床患者、妇科手术后、产后、会阴有伤口或有留置导尿管者。

【失误防范要点】

1. 操作前请病室内其他人员暂时回避,关好门窗或以屏风遮挡,减轻患者的心理压力。擦洗过程中注意保护患者的隐私,并注重人性化服务。

2. 协助患者排空膀胱后取屈膝仰卧位,暴露外阴,注意肢体暴露不可过多,注意室温及保暖。根据评估准备用物,洗手、戴口罩、无菌手套。

3. 清洗时严格按要求操作,以无菌长镊子夹取浸有消毒液的棉球,用卵圆钳擦洗,擦净外阴血迹、分泌物。每次仅夹取一个棉球,特别是擦洗阴道时,防止棉球遗留于阴道内。

4. 操作时动作要轻柔,特别是有会阴伤口者,以免动作粗暴引起伤口裂开。

5. 擦洗时以伤口、阴道口为中心,逐渐向外,以防伤口、阴道口、尿道口被污染,其顺序应自内向外,自上而下,最后擦洗肛周及肛门。

6. 擦洗时要注意观察会阴部及会阴伤口周围组织有无红肿,分泌物性质及伤口情况,有无淤血,有无肛门坠胀感;24h内注意阴道出血量,24h后注意恶露量、颜色、气味,并注意观察产妇身体恢复情况。发现异常及时记录,并向医生汇报。

7. 留置导尿管者,应注意尿管是否通畅,避免脱落或扭曲。

8. 一般会阴擦洗在产后4~6h后进行。剖宫产常规会阴擦洗每日2次,连续2~3d;阴道分娩常规会阴擦洗每日2次,连续3~5d。

9. 每日会阴擦洗次数可根据患者情况,视局部洁净程度增减。擦洗后以无菌纱布擦干,并协助患者更换干净的内裤及卫生巾。

10. 会阴擦洗时,先擦洗非感染性伤口,最后擦洗感染性伤口以及特殊感染患者。每完成一次擦洗均应清洁双手后,再护理下一位患者,以免交叉感染。

## 第二节 阴道冲洗术

通过会阴冲洗保持会阴及肛门处清洁,促进患者舒适,防止生殖系统和泌尿系统的逆行感染。常用于产后、妇科手术后、会阴有伤口、有留置导尿管及卧床患者。

【失误防范要点】

1. 未婚妇女一般不宜行阴道冲洗术,必要时用小号灌洗头或导管代替。

2. 会阴冲洗一般于产后 6h 内自排小便及每次解完大小便后随即进行。住院期间每日清晨须进行会阴冲洗,以便观察会阴部伤口情况。

3. 宫颈癌患者有活动性出血时,禁止灌洗,以防引起大出血。月经期、产褥期、人工流产术后有不规则阴道出血者,不宜做阴道灌洗,以防引起逆行感染。

4. 会阴冲洗一般取膀胱截石位,注意保暖。窥器浸清洗液后再置入阴道。窥器置入阴道后,要充分暴露穹窿部,以免分泌物聚集在阴道穹窿处而致冲洗不彻底。

5. 阴道冲洗液温度要适宜,不可过高或过低,以免造成患者不适感觉。水温一般在 37~39℃ 为宜,压力不宜过高,多用 1∶1000 呋喃西林液或 1∶5000 高锰酸钾冲洗阴道。

6. 冲洗阴道时,冲洗头应朝向阴道壁,先冲洗一侧阴道壁及宫颈穹窿处,冲洗干净后再轻轻转动窥器冲洗另一侧,以便阴道前后左右壁都能得到冲洗。

7. 冲洗头不要直接对着宫颈口冲洗,以防冲洗液体逆流导致宫颈内感染加重。每次冲洗注意将阴道内及宫颈穹窿处的分泌物冲洗干净。

8. 冲洗完毕取下窥器后,协助患者取坐位,以促使阴道内积水流净。

9. 更换清洁棉垫时,双手只能碰触棉垫外面,保持内面清洁,避免发生感染。操作完毕后,窥器及冲洗头须严格消毒灭菌处理。若采用一次性窥镜,使用后按一次性物品予以妥善处理。

10. 若患者会阴部伤口肿胀、疼痛不适、有黄绿色脓性分泌物或异味时应立即报告医生。

## 第三节 阴道填塞术

阴道填塞术用于妇科手术,以达到阴道清洁、湿润及局部消毒作用。

【失误防范要点】

1. 为患者进行阴道冲洗后,取截石位。

2. 窥器前端用肥皂水湿润后,轻轻插入阴道,暴露宫颈口,一手固定窥器,另一手用长镊子夹取甲紫棉球将宫颈染色,然后将纱条送入阴道。

3. 注意从宫颈穹窿开始填塞纱条,最后填塞阴道外口,松紧适度。留出 5cm 纱条尾端,以便术中拉出。

4. 退出窥器后,用纱布擦干外阴部。用物行常规消毒灭菌。

5. 操作时动作要轻柔,避免所用长镊子碰伤宫颈及穹窿部。

6. 填塞的纱条干湿度适宜,过干达不到消毒作用,过湿则污染衣裤。

7. 术后注意协助患者下诊查床,避免摔伤。

# 第四节　阴道消毒及宫颈上药法

阴道消毒及宫颈上药是妇科疾病常用诊疗方法之一,可促进阴道血液循环、减少分泌物、缓解局部充血,常用于控制和治疗阴道炎症、宫颈炎及妇科手术前准备。

【失误防范要点】

1. 月经期或阴道出血期间禁止用药。上药期间禁止性生活。

2. 协助患者取膀胱截石位。根据评估情况准备用物,洗手,戴口罩、无菌手套。

3. 打开窥阴器涂抹液状石蜡润滑后,动作轻柔地将窥阴器置入阴道内暴露宫颈并固定。

4. 取碘伏棉签自宫颈口由内向外做环形消毒至穹窿部,同时转动窥阴器彻底消毒阴道壁。一般至少消毒 3 次以达到清除肉眼可见的分泌物为止。

5. 需上药者用干棉签擦干宫颈,遵医嘱放入药片或药粉至后穹窿或糜烂面。术前准备的患者可宫颈涂抹甲紫。

6. 根据药物不同剂型,可采用喷洒法、涂搽法、纳入法等进行阴道用药。注意阴道冲洗擦干后再上药,以便药物直接接触炎性组织而提高疗效。

7. 采用药粉喷洒在带线大棉球上塞入子宫颈部时,注意将线尾留在阴道外,12～24h 取出阴道内的棉球或纱布。一般为每日或隔日放药 1 次,7～10d 为 1 个疗程。

8. 采用涂搽法上药时,用长棉签蘸取药液,均匀涂在子宫颈或阴道病变处,棉花务必捻紧,以防脱落遗留于阴道内。

9. 采用纳入法上药时,片剂、丸剂、栓剂可直接放入后穹窿。可用带线大棉球或戴指套、手套,将药品顶于宫颈部。

10. 腐蚀性药物只涂于宫颈病灶处,不得涂于病灶以外的正常宫颈、阴道组织,以免造成不必要的损伤。

# 第五节　会阴湿热敷

会阴湿热敷可使局部血管扩张,改变局部血液循环,增强新陈代谢和白细胞的吞噬能力,减轻深部组织的充血和炎性水肿,缓解疼痛,松弛肌肉组织,减轻痉挛促进伤口愈合。常用于会阴水肿、血肿、伤口硬结及早期感染等患者。

【失误防范要点】

1. 评估患者并核对后,向患者解释会阴部湿热敷的目的,并协助患者排空膀胱。洗手,戴口罩。协助患者取屈膝仰卧位,暴露会阴,必要时遮挡屏风。

2. 按会阴擦洗操作技术清洁会阴部,擦洗局部伤口,并观察伤口情况。病变部位涂一层凡士林,再盖以无菌纱布,将湿热敷的纱布浸湿并抖开后,敷于患处,加盖棉垫,以防散热。

3. 注意掌握热敷温度,一般为 41～48℃,避免温度过高发生烫伤,温度过低影响疗效。

4. 每 3～5 分钟更换敷布 1 次,也可用红外线灯照射,以延长更换热敷的时间,每次热敷

20～30min,2～3/d。每次热敷面积为病灶范围的 2 倍。

5. 会阴有伤口者,应按无菌操作原则进行,并注意观察伤口情况。会阴有血肿或创口 24h 内严禁热敷,以免血肿增大,创口出血增多。

6. 热敷结束后,更换新的会阴垫,有伤口则进行换药。

## 第六节　会阴侧切伤口擦洗术

会阴侧切伤口擦洗目的为保持会阴及肛门部清洁,促使会阴伤口愈合及使患者舒适,防止生殖系统、泌尿系统的逆行感染。用于会阴侧切伤口的患者。

【失误防范要点】

1. 操作前了解患者会阴伤口的清洁度、有无红肿及分泌物。协助患者排空膀胱后取截石位。注意保暖及用屏风遮挡。

2. 操作中用无菌镊夹取无菌棉球进行擦洗,先自上而下,自外而内初步擦净会阴部的污垢、分泌物和血迹,再以伤口为中心向外擦洗,最后擦洗肛周及肛门。

3. 根据患者会阴及伤口的清洁度增加擦洗次数,直至擦净。用干纱布以伤口为中心向外擦干伤口及会阴。

4. 注意观察会阴部及伤口周围组织有无红肿、分泌物性质及伤口愈合情况,发现异常及时报告医生。伤口肿胀者可用 50%硫酸镁湿热敷 15～30min。

5. 操作中遵守擦洗原则及顺序,擦洗其他部位的棉球不能擦洗伤口,擦洗肛周及肛门的棉球不可再擦洗其他部位。

## 第七节　坐　浴　法

坐浴可借助水温与药液的作用,促进血液循环,促进伤口愈合,减轻疼痛及肌肉痉挛,清洁会阴,预防感染,达到提高治疗效果的作用。常用于各种外阴炎、外阴瘙痒、尿道炎、子宫脱垂及阴道炎的辅助治疗和外阴及阴道的手术前准备。

【失误防范要点】

1. 月经期、妊娠期、阴道流血、产后、人工流产、盆腔急性炎症、诊刮术后 7d 内禁忌坐浴,以免引起宫腔内感染。

2. 坐浴前评估患者,协助其排空膀胱,关好门窗或屏风遮挡。先将外阴及肛门清洗干净。

3. 严格按比例配制好溶液浓度,避免溶液浓度过高造成黏膜损伤,溶液浓度过低达不到治疗效果。

4. 准备好的坐浴溶液至坐浴盆 1/2 满,用温度计测试好溶液温度,防止温度过高造成烫伤。

5. 采用舒适坐位将患者全臀和外阴坐于浴液中,必须将臀部及外阴全部浸在药液中,持续坐浴 20～30min。

6. 坐浴过程中,注意观察患者的神志及面色,询问患者有无不适。坐浴结束后用毛巾擦干外阴部,协助患者卧床休息。

# 第 31 章　手术室常用护理技术

手术室是外科疾病诊断、治疗及危重患者抢救的重要场所,是医院重要的技术部门,医疗风险贯穿在术前、术中及术后各个环节,是护理安全隐患多发场所,必须严格落实各项规章制度,杜绝事故,减少差错,确保患者手术安全。

## 第一节　手术室基础护理技术

### 一、手术野皮肤(黏膜)消毒

机体皮肤表面常有各种微生物,包括暂居菌群和常居菌群,特别是当术前备皮不慎损伤皮肤时,更易造成暂居菌寄居而繁殖,成为术后切口感染的因素之一。皮肤消毒的目的主要是杀灭暂居菌,最大限度地杀灭或减少常居菌,以避免术后切口感染。

【失误防范要点】

1. 充分暴露消毒区域,尽量将患者的衣服脱去,显露消毒范围,以免影响消毒效果。

2. 消毒前检查皮肤清洁情况,如油垢较多或粘有胶布痕迹者,应用松节油擦净。若备皮不净者,应重新备皮。

3. 消毒顺序以手术切口为中心,由内向外、从上到下。若为感染伤口或肛门区消毒,则应由外向内。已接触边缘的消毒纱球,不得返回中央涂搽。

4. 器械护士配合医生夹取碘酊纱球,按顺序涂搽皮肤 1 遍,在碘酊待干的过程中,更换消毒钳,尔后用乙醇纱球彻底脱碘 2 遍。

5. 碘酊待干后,方可脱碘,否则,影响杀菌效果。消毒范围以切口为中心向外 20cm。

6. 进行皮肤消毒时,应用两把无菌敷料钳分别夹持碘酊、乙醇纱球,严防消毒过程中污染。使用后的消毒敷料钳不可放回器械台上。

7. 使用消毒液擦拭皮肤时,需稍用力涂搽。碘酊液不可浸蘸过多,以免消毒时药液流向患者其他部位造成皮肤脱碘不净而引起灼伤。

8. 在消毒过程中,操作者双手不可触碰手术区域或其他物品。待乙醇自行挥发至干燥后,再进行无菌手术巾铺放。

9. 消毒过程中如床单明显浸湿,应更换床单或加铺一层干燥布单后再铺无菌巾,以免术中患者皮肤长时间接触浸有消毒液的床单,造成皮肤灼伤。婴幼儿手术尤应注意。

10. 注意脐、腋下、会阴等皮肤皱褶处的消毒。

# 二、手术无菌术

无菌技术是外科治疗的基本原则,是手术室护士的基本护理操作,是预防手术感染的关键环节之一,做好无菌技术操作十分重要。手术室常用的无菌术有物品灭菌技术、外科刷手术、穿手术衣、戴手套、铺无菌巾、无菌持物钳的使用、术中无菌操作等。

**(一)外科刷手术**

所谓外科刷手术是指手术人员通过机械刷洗和化学药物作用以祛除并杀灭手部皮肤表面上的油垢和附着的细菌,从而达到消毒手的目的。包括手的机械刷洗和化学药物作用两个过程。

**【失误防范要点】**

1. 做好刷手前的准备工作,穿着洗手衣裤、隔离鞋,最好脱去本人衣衫,如未脱者,衣领和衣袖应卷入洗手衣内,不可外露。戴口罩、帽子,口鼻、头发不得外露。

2. 剪短指甲(水平观见指腹不露指甲为度),去除饰物,双手及前臂无疖肿和破溃。轻度上呼吸道感染者戴双层口罩,严重者不可参加手术。

3. 用去污剂或洗手液洗手,清除手上脏物及油垢。按外科刷手步骤要求做好机械刷洗、擦拭水迹和手的消毒。

4. 刷手顺序为指尖→指蹼→甲沟→指缝→腕→前臂→肘部→上臂。刷手时稍用力,速度稍快,范围包括双手、前臂、肘关节上 10cm(上臂下 1/2)处的皮肤,时间约 3min。

5. 刷手毕,用流动水冲去泡沫。冲洗时,双手抬高,让水由手、臂至肘部方向淋下,手不要放在最低位,避免臂部的水流向手部,造成污染。

6. 用消毒毛巾或一次性纸巾依次擦干手、臂、肘。擦拭时,先擦双手,然后将毛巾由手向肘顺势移动,擦去水迹,不得回擦;擦对侧时,将毛巾翻转,方法相同。

7. 消毒手臂时,取消毒液 5ml,搓揉双手至肘部,待药液自行挥发至干燥,达到消毒目的。

8. 刷洗后的手、臂、肘部不可触及他物,如误触他物则视为污染,必须重新刷洗。消毒后的双手应置于胸前,抬高肘部,远离身体,迅速进入手术间,避免受污染。

9. 若采用肥皂刷手、乙醇浸泡时,刷手的毛刷可不更换,但每次冲洗时必须冲净刷子上原有的肥皂液。

10. 刷手时最好选用耐高温的毛刷,用后彻底清洗、晾干,然后采用高压或煮沸消毒。若毛刷清洗不彻底、残留洗手液,可造成洗涤剂与洗手液产生离子作用,减弱消毒力。毛刷晾晒不干,可造成浸泡液被稀释,毛刷的木质微孔中吸附细菌,导致感染以及浸泡液本身被污染。

11. 若采用乙醇浸泡手臂时,手臂不可触碰容器口,浸泡毕可用容器内的毛巾擦去手上乙醇,每周需按规定测试容器内的乙醇浓度。

12. 进行无菌手术后的连台手术,若脱去手术衣、手套后,手未沾染血迹、确认未被污染时,可直接用洗手液涂抹 1 次即可,或重新刷手 1 遍(3min),然后浸泡消毒 5min。

13. 进行感染手术后的连台手术时,脱去手术衣、手套,更换口罩、帽子后,按刷手法要求重新刷手和消毒。

**（二）穿脱手术衣**

常用的手术衣有对开式、折叠式等款式，不同式样的手术衣穿法不同，无菌范围也不相同。

**【失误防范要点】**

1. 手术衣无菌区域为颈部以下，腰部以上的胸前、双手、前臂，侧胸及手术衣后背。

2. 穿手术衣必须在手术间进行，四周有足够的空间，穿衣者面向无菌区。

3. 穿手术衣时，不要让手术衣触及地面或周围的人或物，若不慎接触，应立即更换。巡回护士向后拉衣领、衣袖时，双手均不可触及手术衣外面。

4. 穿折叠式手术衣时，穿衣人员必须戴好手套，方可接取由巡回护士传递的腰带。

5. 穿好手术衣、戴好手套，在等待手术开始前，应将双手放在手术衣胸前的夹层或双手互握置于胸前。双手不可高举过肩、垂于腰下或双手交叉放于腋下。

6. 进行连台手术时，手术人员应洗净手套上的血迹，然后由巡回护士松解背部系带，先后脱去手术衣和手套。脱手术衣时注意保持双手不被污染，否则必须重新刷手消毒。

7. 在无他人协助自行脱手术衣时，脱衣者左手抓住右肩手术衣外面，自上拉下，使衣袖由里外翻。同样方法拉下左肩，然后脱下手术衣，并使衣里外翻，保护手臂及洗手衣裤不被手术衣外面所污染，将手术衣弃于污物袋内。

**（三）戴无菌手套**

由于手的刷洗消毒仅能祛除和杀灭皮肤表面的暂居菌，对深部常驻菌无效，在手术过程中，皮肤深部的细菌会随着术者的汗液带到手的表面。因此，参加手术的人员必须戴无菌手套。

**【失误防范要点】**

1. 持手套时，手稍向前伸，与身体保持一定距离，不要紧贴手术衣。

2. 戴手套时，未戴手套的手不可触及手套外面，戴第一只手套时应特别注意。

3. 戴好手套后，应将翻边的手套口翻转过来压住袖口，不可使腕部裸露；翻转时，戴手套的手指不可触及皮肤。

4. 进行手术操作前，应以无菌生理盐水冲净手套上的滑石粉。

5. 协助术者戴手套时，器械护士应戴好手套，并避免触及术者皮肤。

6. 紧急手术来不及进行常规洗手时，用普通肥皂清洁手臂并擦干，再用碘伏海绵擦手及前臂，先戴无菌手套，后穿无菌手术衣，袖口压在手套外面，然后再戴一副手套即可。一般情况下不用此法。

7. 连台手术脱手套时，先脱去手术衣，再脱去手套，注意手套不可触及手部皮肤，双手不可触及手套外面，以确保手不被手套外的细菌污染。脱去手套后，双手需重新消毒或刷洗消毒后方可参加下一台手术。

**（四）铺无菌巾**

手术野铺放无菌巾的目的是防止细菌进入切口。

**【失误防范要点】**

1. 铺无菌巾由器械护士和手术医生共同完成。

2. 铺无菌巾前，器械护士应穿手术衣、戴手套。手术医生操作分两步：①未穿手术衣、未戴手套，直接铺第1层切口无菌巾；②双手臂重新消毒1次，穿好手术衣、戴好手套后方可铺其他层无菌巾。

3. 铺无菌巾时,距离切口 2~3cm,悬垂至床缘 30cm 以下,至少 4 层。

4. 已铺用的无菌巾,不得移动,必须移动时,只能由内向外,不得由外向内。

5. 严格遵循铺巾顺序。方法视手术切口而定,原则上第 1 层无菌巾是从相对干净到较干净、先远侧后近侧的方向进行遮盖。如腹部治疗巾的铺巾顺序为先下后上,先对侧后同侧。

6. 应保持无菌巾干燥,一旦浸湿即视为污染,须立即更换。

**(五)无菌持物钳使用**

手术室无菌持物钳主要用于打开无菌器械包、夹取无菌物品。

【失误防范要点】

1. 使用时应保持持物钳的无菌,用后及时放回容器内。取放持物钳时不得触碰容器口的边缘。无菌持物钳不可夹持油性敷料。

2. 若为浸泡的无菌持物钳,应始终保持钳端向下;持物钳若放置干燥无菌容器内,应根据使用情况按规定时间更换持物钳和容器。

3. 若到较远处拿取物品时,应连同容器一起搬移。不可用持物钳夹取手术台上的器械物品,否则视为污染。

4. 无菌持物钳的保持一般主张干燥保存,每台一换。若手术历时长,每 4 小时 1 换。若仍采用 2% 强化戊二醛溶液浸泡,持物钳及容器应先高压灭菌后浸泡,并做到持物钳每天浸泡于容器中,每周高压灭菌 1 次,以确保无菌。

**(六)术中无菌操作**

术中无菌技术是整个手术无菌术的核心。手术时间长、环节多、人员杂,特别是在手术紧张时,稍有不慎,即可使无菌技术受到影响。因此,所有参加手术的人员必须认真对待,互相监督。

【失误防范要点】

1. 穿戴好无菌手术衣、手套的手术人员的无菌区域及无菌单的无菌范围应保持不被污染,手术台面以下、术者脐平面以下区域,均视为有菌区,手术人员的手和器械、物品均不可放到该平面以下,如器械掉至该平面以下,须重新灭菌处理后方可使用。

2. 打开无菌包内层包布须使用无菌持物钳。铺毕第 1 层无菌巾后的手术医生,必须重新消毒双手。

3. 器械应从手术人员的胸前传递,不可从术者身后或头部传递,必要时可从术者手臂下传递,但不得低于手术台的边缘,手术者不可随意伸臂横过手术区取器械。

4. 手术人员的手不可接触切口周围皮肤。切皮后,应更换手术刀片和盐水垫,铺皮肤保护巾或贴手术薄膜。未经消毒的手不得跨越无菌区。

5. 处理空腔脏器残端时,应用盐水垫保护周围组织,并用石炭酸或碘酊消毒切口部位。术中已污染的器械,如切开胃肠用后的刀剪、接触污染区的器械或敷料等,必须另放于弯盆内,不能重复用于无菌区。

6. 缝合皮肤前,应冲洗切口,洗净手套上的血迹,去除皮肤保护巾或手术薄膜,用 75% 乙醇消毒周围组织后,再行缝合。

7. 术中因故暂停手术操作,如进行摄 X 线片时,应用无菌单将切口及手术区遮盖,防止污染。

8. 无菌物品一经取出,虽未使用,也不得放回无菌容器内,必须重新灭菌后再使用。无菌包打开后即使未被污染,超过24h也不可使用。一次性物品应由巡回护士打开外包装后,由器械护士用镊子夹取,不得直接在无菌桌面上方撕开。

9. 利用包布铺无菌区时,包布的内面应无菌,包布的外面、边缘视为有菌。临时打开无菌包拿取物品时,应使用无菌持物钳夹持或将包布4角翻转并用手握住4角,由器械护士接取无菌物品。

10. 保持无菌巾干燥,取用无菌溶液时防止液体外溅,无菌巾一旦浸湿,应立即更换或加层。

11. 软包装的无菌溶液打开后,应一次用完不保留。若为瓶装溶液必须保留时,应注明开启时间,并及时盖好瓶盖避免污染。

12. 无菌包坠落地面不可使用;无菌区建立超过24h,不可再用;手套破口应及时更换。凡怀疑物品、器械被污染时,应重新灭菌后再用。

13. 手术人员更换位置时,如两人邻近,先由一人双手放于胸前,与交换者采用背靠背形式交换;如非邻近,则由双方先面向手术台退出,然后交换位置。

14. 术中应关闭门窗,尽量减少开关门的次数。限制非手术人员进入手术间,减少人员走动,参观者距离手术人员30cm以外。

15. 口罩潮湿后及时更换。手术人员咳嗽、打喷嚏时,应将头转离无菌区。巡回护士应及时擦拭手术者的汗液,以避免汗珠滴落在手术台上。任何人发现或被指出违反无菌技术时,均应立即予以纠正。

## 三、常用手术体位

手术体位是指术中患者的位式,由患者的卧姿、体位垫的使用、手术床的操纵等部分组成。正确的手术体位,可获得良好的术野显露,防止神经、肢体等意外损伤的发生,缩短手术时间。手术体位摆放不当,可造成手术困难,或导致重要器官的损伤、大出血等严重后果。

【失误防范要点】

1. 手术体位的摆放,应使患者舒适、安全、无并发症;术野显露充分,便于医生操作;固定牢靠,不易移动;不影响呼吸循环功能。

2. 胸、腹部、下肢等手术摆放水平仰卧位时,双下肢伸直,双膝下放软垫,以避免双下肢伸直时间过长引起神经损伤。

3. 甲状腺、全麻扁桃体摘除等手术摆放垂头仰卧位时,颈下垫一圆枕,防止颈部悬空;头两侧置小沙袋或头圈,固定头部,避免摇动,术中保持头颈部正中过伸位,以便手术操作。

4. 侧胸前壁、腋窝等手术摆放斜仰卧位时,患侧手臂自然屈肘、上举,用棉垫包好;用绷带将患侧上肢悬吊固定在麻醉头架上时,注意绷带勿缠绕过紧,不得将肢体裸露地置于麻醉头架上,以免在使用电灼器时烧伤。

5. 头部、耳部、颌面部等手术摆放侧头仰卧位时,健侧头下应垫头圈,避免压伤耳廓;颅脑手术上头架时,应旋紧头架各部位螺丝,防止头架零件滑脱,影响固定效果。

6. 上肢、乳腺等手术摆放上肢外展仰卧位时,患侧上肢外展不得超过90°,以免拉伤臂丛神经。

7. 使用骨科牵引床时,操作须待患者麻醉满意后方可进行;患者会阴部加用软布套,以免过度牵引时压伤会阴部；患者足跟、足背、距小腿关节与足托之间垫以棉垫，防止压伤皮肤；避免牵引架松紧调节方向错误而影响手术；牵引床各个关节要固定牢靠，避免术中松动造成不良后果。

8. 骶尾部、背部等手术摆放俯卧位时，胸部应垫一软枕，髂棘两侧各垫一软垫，使胸腹部呈悬空状，保持胸腹部呼吸运动不受限制，同时避免因压迫下腔静脉至回流不畅而引起低血压；双足部垫软枕，使距小腿关节自然弯曲下垂，防止因足背过伸而引起足背神经拉伤。

9. 较瘦弱患者酌情在受压部位垫以棉圈，防止压伤骨隆突、关节等部位的皮肤；男性患者防止阴茎、阴囊受压。

10. 肛门、尿道、会阴部等手术摆放膀胱截石位时，腿与腿架之间垫棉垫，以防止皮肤受伤；两腿高度以患者腘窝自然弯曲下垂为准，过高可压迫腘窝；两腿宽度不可大于生理跨度，以免引起大腿内收肌拉伤；膝关节应摆正，以免引起腓骨神经损伤，防止足下垂。

11. 在固定手术体位时，注意患者的呼吸、脉搏、血压等情况，动作宜轻巧、迅速，尽量避免对呼吸、循环的不良影响，任何部位的过度伸展、压迫、扭转，都会影响呼吸、循环及神经损伤。

12. 在固定手术体位时，既要手术区充分显露，又要考虑麻醉及患者安全。体位固定时，松紧要适度，过松达不到目的，过紧则影响血液回流。

13. 手术过程中，工作人员应注意勿将身体重力或过多的备用器械压于患者身上或某一肢体上。

## 四、器械护士基本技术

器械护士的基本技术操作是手术配合的基础，是质量与效率的基本保证。器械护士常用的基本技术操作有穿针引线、器械传递、辅料传递、无菌器械台的准备等。

### （一）手术器械台准备

【失误防范要点】

1. 徒手打开外层包布时，用无菌持物钳打开内层包布，顺序为先对侧、后近侧。

2. 铺无菌巾时应选择四周范围较宽的区域，无菌巾不要过度打开，无菌物品不要触及他物，以确保无菌区域不被污染。

3. 无菌包打开后未被污染并重新包裹，有效期不超过24h；无菌巾打开并暴露于无菌环境中超过6h，应重新更换或加盖无菌巾。

4. 器械护士穿手术衣、戴手套后进行器械桌整理。

5. 器械桌的无菌区域仅限于桌面，桌缘外或垂于器械桌缘下视为污染区。

6. 无菌桌的铺巾至少4层，四周垂于桌缘下30cm。无菌巾一旦浸湿，应立即更换或加铺无菌巾，以防细菌通过潮湿的无菌单进入切口。有条件时宜在无菌桌面加铺1层防水无菌巾。

7. 器械桌、托盘外缘视为非无菌区，不可将器械物品置于其外侧缘。

8. 手术人员不能接触桌缘平面以下。凡垂落于桌缘平面以下的物品视为污染，不可再用或向上拉提，必须重新更换。

9. 器械物品的摆放顺序是以器械护士为中心分近远侧，以切口为中心分近心端、远心端。

10. 小件物品应在放弯盘内，如刀片、线轴、针盒、注射器等，一方面保持器械桌整齐，另一方面避免丢失。

11. 妥善保管缝针。缝针细小,术中极易被手套、敷料黏附而丢失,导致物品清点不清。因此,缝针应放在针盒内或别在专用布巾上。若缝针离开针盒,必须保持针不离钳,不可随意摆放在器械桌面上,以免丢失。

12. 托盘是器械的补充形式,摆放正在使用或即将使用的物品,以协助护士快速传递物品。应按照手术步骤放置物品种类和数量,及时更换,不可大量堆积,以免影响操作。

13. 高频电刀线应固定在切口下方,固定端至电刀头端留有约50cm。一是方便术者操作,二是不用时电刀头能放回托盘内,以免术中手术人员误踩脚踏或误按手控开关造成患者皮肤灼伤。

14. 器械护士配合手术时,应注意所站立的位置和手术器械分类摆放顺序的协调一致,以便了解手术步骤,迅速、准确、有效的传递手术用品,缩短手术时间,避免差错。

(二)术中配合技术

【失误防范要点】

1. 手术刀片安装和取下时,宜使用持针器夹持,避免损伤手指。

2. 术中对血管破裂出血或预防性止血常常需要进行组织结扎或缝扎,应按不同部位的血管大小采用不同的缝针、缝线。

3. 穿针带线过程中要求做到3个1/3,即缝线的返回线占总线长的1/3;缝针被夹持在针尾的后1/3,并稍向外上;用持针器开口前端的1/3夹持缝针。确保术者在缝扎时有利进针、不易掉线。

4. 使用持针器带线传递时,用环指、小指将缝线夹住或将缝线绕到手背,使术者接钳时不致因抓住缝线而影响操作。常用于血管组织的结扎。

5. 血管钳带线时,血管钳夹持缝线要紧,以结扎时不滑脱、不移位为准。一般血管钳尖端夹持缝线2mm为宜,过多较易造成钳端的线移位,缝线挂不住组织而失去带线作用。常用于深部组织的结扎。

6. 徒手递线时,术者接线的手应持缝线的中后1/3交界处,轻甩线尾后留出线的前端给对侧手握持。尽量避免术者在缝线的中前部接线,否则结扎时可因前端的缝线不够长而增加术者倒手一次的操作步骤。

7. 传递器械时,应速度快、方法准、器械对,术者接过后无需调整方向即可使用。注意传递力度适当,以达到提醒术者的注意力为度。

8. 根据手术部位及时调整手术器械。一般在切皮前、缝合皮下组织时递海绵钳夹持乙醇纱球消毒皮肤;切开、提拉皮肤、切除瘢痕及粘连组织时一般递有齿镊,其他情况通常递无齿镊;提夹血管壁、神经时递无损失镊;浅的手术部位应递短器械,可徒手递结扎线;较深的手术部位递长器械,用血管钳夹带线结扎;夹持牵引线时一般递蚊氏钳。

9. 及时收回切口周围的器械,避免堆积,防止落地。

10. 手持器械时,有弧度的弯侧向上,有手柄的朝向术者,单面器械垂直递送,锐利器械的刀口向下水平递送。

11. 切开或切除腔道组织时,递长镊、湿纱垫数块保护周围组织,切口下方铺治疗巾放置污染器械;接触创缘的器械视为污染,应放入指定容器;残端缝合完毕,递长镊撤出切口周围保护纱垫,不宜徒手拿取,否则应更换手套。

12. 传递手术刀时,注意勿伤及自己或术者。应手持刀背,刀刃面向下、尖端向后呈水平传递。

13. 传递镊子时,应手握镊子尖端、闭合开口,直立式传递。术中急用时,可用拇指、示指、中指握住镊子的尾部,以三指的合力关闭镊端,术者持住镊子的中部。

14. 传递持针钳时,要避免术者同时将持针钳和缝线握住。缝针的尖端应朝向手心,针弧朝向手背,缝线搭在手背或用手夹持。

15. 传递拉钩前,应先用生理盐水浸湿拉钩,握住拉钩前端,将柄端平行传递。

16. 传递敷料时,应不带碎屑、杂物。及时更换切口周围敷料,避免堆积。纱布类敷料应打开、浸湿,成角传递;固定带或纱布应留有一端在切口外,不可全部塞入体腔,以免遗留在组织中。

17. 纱布被血迹浸湿后体积小而不易发现,不主张在切口深、视野窄、体腔或深部手术时拭血。必须使用时,应特别注意进出的数目,做到心中有数。

18. 纱垫要求缝有 20cm 长的布带,使用时,将布带留在切口外,防止误入体腔。有条件也可使用显影纱垫。

19. 脑棉片传递多用于开颅手术时,将棉片贴放于组织表面进行保护性吸引。脑棉片一端要求带有黑色丝线,以免遗留。

20. 胸腹腔或深部手术开始前,器械护士、巡回护士和第二助手共同清点器械、纱布、纱垫、缝针、线轴、棉片等物品数目,并详细记录在点数本上。

21. 关闭体腔或深部组织以及缝合至皮下组织时,分别进行清点、复核,保证与手术前的物品数目相符,严防异物遗留在体腔或组织内。

22. 清点物品时做到点一项、复述一项、登记一项,点数登记本做到专室专用,以便复查。手术中途换人,应重新清点,经共同核对无误后,双方签字。

23. 器械护士应保管好切下的标本,术毕交手术医生妥善处理,防止遗失。

# 第二节　常用手术仪器使用

随着外科手术技术的发展,越来越多的精密、贵重仪器和器械广泛用于手术中。手术室护士在工作中的安全防范意识、规范操作及熟练程度,对保证仪器和器械的可靠使用及延长寿命,起着至关重要的作用。

## 一、高频电刀

高频电刀是利用高频电流经过人体时产生的热效应使组织被切开和凝血。广泛应用于外科手术做切割止血。

【失误防范要点】

1. 现代高频电刀功能设计多,使用前应识别电刀的型号、功能、功率及使用方法。正确连接各种连接线,使用前测试机器运转是否正常,在使用中或暂停使用期间有异常声音发出时,应立即停止使用,并通知专业人员检修。

2. 合理选用负极板,通常使用一次性粘贴式负极板,能始终紧密粘贴于任何肌肉丰富的部位,易于导电,可有效避免负极板对患者的烫伤。

3. 使用负极板前检查其是否平整,保持一定的面积,禁止切割和折叠。若为带导线的胶垫负极板,环绕导线时应避免成角,防止电线折断,使用前可用乙醇纱球擦拭胶面,保持洁净。

4. 胶垫负极板最好避免重复使用,以防造成交叉感染和灼伤。若需重复使用时,应将去除的极板粘贴面覆盖一层胶纸,保持粘贴面干净及其黏性,不可将粘贴面对折,避免损坏粘胶。

5. 负极板应放置在肌肉血管丰富平坦且靠近手术区易于观察的部位,如臀区、大腿、小腿,避免放置在患者体毛过多、脂肪丰富、骨突处、瘢痕等部位。应远离心电监护的电极。

6. 手术台上的刀笔固定于安全位置,防止坠下而被污染;暂不使用时应撤到器械托盘上,勿放置在妨碍医生操作的部位及患者暴露的体表,同时应保持手术切口布巾的干燥,以避免手术医生非正常使用激活刀笔开关而灼伤患者的非手术部位。及时清除刀头上的焦痂组织,以免影响使用效果。

7. 注意防火安全,高频电刀在使用时会形成电火花,遇到易燃物时会着火。因此,在使用的局部位置应避免接触易燃物。在气道部位手术使用时应暂时移开氧气;乙醇消毒皮肤后,需待乙醇挥发后方可使用,手术台上使用后的乙醇纱球应立即弃去。

8. 凡体内有金属植入物的患者,应尽量避开金属植入体;装有心脏起搏器的患者应请专科医生会诊,并需在严密监视下使用,必要时只用双极电凝做单一的止血。

9. 刀笔可反复使用,使用完毕可用湿布将污血擦净晾干,避免直接用水泡洗,消毒可采用环氧乙烷气体等低温灭菌法。手控开关易短路失灵,尤其是反复使用一次性的手控刀笔,接触不良时勿再使用。

## 二、双极电凝

双极电凝止血可靠,可电灼 1.0mm 以下的小血管或其分支,而不至于损伤周围组织,塑性动脉瘤颈而不影响载瘤动脉。广泛用于神经外科、脊柱骨外科、整形、颌面及耳鼻等手术。

【失误防范要点】

1. 双极电凝对组织损伤范围的大小取决于单位组织通过的电流密度和电凝镊与组织直接接触的表面积。使用中对镊尖宽度及电凝输出的选择应做到既能有效地破坏某一结构,又能最大限度地避免对其他组织不必要的损害。

2. 手术野用生理盐水不断冲洗,以保持术野洁净,并避免温度过高而影响周围组织的重要结构,同时可减轻组织焦痂与电凝镊子的黏附。

3. 每次电凝时间约 0.5s,重复多次,至电凝标准,间断电凝比连续电凝更能有效地防止镊子与组织粘连,以避免损伤。

4. 黏附于电凝镊子上的组织焦痂可用湿纱布或专用无损伤洁净布擦除,不得用锐器刮除,以免损伤镊子表面的特殊结构而使镊尖更易黏附焦痂组织。

5. 在使用双极电凝时,镊子的两尖端应保持一定的距离,不可使两尖端相互接触而形成电流短路,失去电凝作用。

6. 脚踏控制板在使用前应套上防水的塑料套,以防止术中的血液及冲洗液弄湿脚踏控制板而引起电路故障。使用完毕,应将脚踏控制板擦洗干净。

7. 输出电线在清洁时要避免被刀片等锐利器具损坏电线的绝缘胶,以免在使用中造成线路短路。

8. 电凝镊尖端较精细,在使用、清洁、放置时要注意保护前端。镊子除尖端部分外一般涂有绝缘保护层,清洁时切勿用硬物刮除,以免在使用中造成周围组织的损伤。

## 三、超声乳化仪

超声乳化仪是利用超声波之高频振动将晶体核吸出,具有对组织损伤小、愈合快、术后散光小及视力恢复快而稳定等特点,是白内障手术的先进设备。

【失误防范要点】

1. 脚踏板具有调控超声乳化仪各项功能的作用,接通电源打开主机总开关后,注意连接好脚踏控制板并放置在医生脚下合适的位置。

2. 备好灌注液并调整好灌注液袋的高度,一般高于床头 60cm。正确连接好灌注和吸引管、超声手柄等。排尽管道内的空气,预设操作的各种数值,检测仪器超声动能正常后,再进行脚踏控制板的测试。

3. 手术完毕后,在超声状态下,把灌注液换成蒸馏水,踩脚踏板 2 档或 3 档,用蒸馏水彻底清洗残留内部的晶状体碎片 1min,或用注射器抽取蒸馏水,分别于各管腔内反复冲洗,如不通畅时应使用热蒸馏水冲洗至通畅为止。切记不可用毛刷或其他器械拿取其中的残留物,也不可在空气中启动玻璃体切割的操作,以防损伤玻璃体切割头。

4. 超声乳化仪管腔较细小,在环氧乙烷气体灭菌前必须完全干燥,以免灭菌过程中环氧乙烷气体溶解于水中而影响灭菌效果及增加毒性。

5. 超声乳化手柄是精密器械,禁止摔、碰、磕,以免损坏压电晶体。经高温灭菌后,应放在空气中自然冷却约 15min 之后方可使用,不可用水或其他溶液冷却,以免影响使用寿命。

## 四、氩气电刀

氩气电刀是一种高频能量的电刀系统,其原理是利用纯氩气作为高频传导媒介,在12 000V 高压 620kHz 高频作用钨钢针电极产生分布均匀、密度达 100 线以上的电弧,距离组织 1.5cm 快速凝血。产生的焦痂厚度仅有 0.2～2mm,大血管壁行电凝时一般不损伤血管,且对高阻抗组织(骨、韧带)有良好的止血效果,广泛应用于外科手术中。氩气是一种惰性气体,不燃烧;氩气弧为常温,对不导电的物品(纱布、乳胶手套)不产生作用,较为安全。

【失误防范要点】

1. 使用前打开氩气瓶开关,检查氩气瓶的压力是否足够,当压力<300PSI 时,则需更换氩气瓶。

2. 打开电源总开关前,检查各种插头,如电源线、脚控开关、电极板、手控刀、氩气输出管等,注意接头是否插紧。

3. 将电极板粘贴到患者身上后,用手稍做按摩,使之贴牢。选择所连接的电极板监测电极,确认电极板与患者接触良好。手术过程中注意"患者接触指示"的报警。

4. 注意选择所需的气流量模式。在自动模式时,氩气流量随着氩气凝血功率的变化而变化;在手动模式时,氩气流量不随着氩气凝血功率变化,可根据手术需要调节氩气流量。根据工作环境噪声大小,适当调节电刀的工作指示音量。

5. 操作中若喷头发红,说明喷头与组织之间的距离太近或功率设置太高,可将喷头稍抬高或调整功率。

6. 关机时,注意关闭电源总开关、氩气瓶开关,拆除有关连接电线。

## 五、激 光 机

外科手术使用激光主要是利用生物组织在吸收激光后产生的一系列生物效应,如光热效应、压强效应、强电场效应、光化学效应、弱激光的刺激效应等,从而达到治疗各种疾病的目的。应用激光在直视或内镜下对组织进行凝固、切割、汽化及击碎体内结石等,使手术出血少、创伤小、术后愈合快,因此,被广泛应用于各个外科领域。激光机属于贵重的精密仪器,使用不当可能缩短其使用寿命;同时,激光能量密度很高,对皮肤和眼睛可造成意外伤害。因此,激光机的安全使用十分重要,必须学会正确的使用方法。

【失误防范要点】

1. 对任何投入实际应用和运转的激光器与激光系统,都必须考虑安全使用与防护问题,尽可能避免和减少有害的激光辐射,减少眼与皮肤受到激光辐射的可能性。使用前应进行安全教育,掌握基本的安全防护知识。

2. 操作激光机尽量在暗室内进行,墙壁不宜用反光强的涂料。尽量减少漫反射体的反光强度,室内照明灯具最好有非反射性涂层,使用无光泽或反射率低的医疗器械。在激光机使用期间应有警示标志,无关人员不得随便进入。

3. 激光机内部有很多精密的光学元件,在使用时尤其要注意防潮、防尘,潮湿环境下容易使光学镜面发霉,光学性能降低;灰尘也可造成激光机能量下降,影响正常使用。光纤连接口不能用手指触摸,使用完毕即套上保护套,以防灰尘进入机内。

4. 正确连接激光机的输出系统,在各个附属设备都正常工作后再开始使用激光机,不要将激光机的脚踏开关靠近其他设备的开关,确保能够准确控制。在使用间隙,应将激光机的输出置于备用位置。激光机应安装锁具,防止非工作人员操作。

5. 做好光纤的保管,光纤不能屈曲放置,防止重压或坠地,光纤头应套上保护套。需重复使用的光纤可采用低温灭菌法灭菌。

6. 激光手术室必须充分通风换气,应设有适当的通风设备,以便将手术中组织气化时产生的烟雾、蒸气异味、飞溅物及其他有毒物质排至室外,防止病变微粒实体散播,避免对呼吸道造成损害。

7. 激光机能量很高,应注意防火。在使用过程中,不要将激光对准含乙醇的液体、干燥敷料等易燃物品照射;手术区域不要滴用含乙醇的麻醉药;在气管内使用激光时要移开氧气后方可使用。

8. 工作人员应穿防护衣,减少皮肤的暴露部位,尽可能避免不必要的激光照射。采取多种形式保护眼睛不受激光伤害,如戴防护眼镜、眼罩,使用屏幕、防护窗等,提醒和教育相关人员,绝对不能用眼直视激光束。误用或过于依赖眼保护物,仍有潜在的失明危险。

9. 对使用激光的工作人员实行医学监督,定期进行体检,评价防护措施效果,防止有害照射发生。一般体检规定项目为病史、视力、眼压、眼底镜检查、皮肤颜色、过敏性、色素分布情况等。

## 六、自动气压止血带

自动气压止血带采用电脑数字控制,根据手术部位的需要设定压力,通过高效气泵快速充气于止血带内,从而压迫肢体,暂时阻断血流流向肢体,达到减少出血、手术解剖部位清晰的目的,常用于四肢手术。

【失误防范要点】

1. 开机前须先设置保险压力、工作压力和工作时间。保险压力必须大于工作压力,否则将不能开机。

2. 选择大小适宜的止血带缚于所需肢体部位,止血带应扎在肢体或物体上才能充气,否则会造成止血带破裂。将止血带扣紧后,另加绷带加固,防止打气后松脱,保护止血带免受污液污染。

3. 在使用过程中,如发现止血带漏气,应及时修复或更换,否则可导致气泵持续工作,影响使用寿命。

4. 按键时,应避免用力过猛,以免按键损坏失灵。仪器应保持清洁,并置于干燥区。

## 七、骨动力系统

骨动力系统可同时具备钻、锯、锉等多种功能,在人体骨部手术中代替了手术医生许多的手工操作,省力、省时、效果好。根据动力学不同分为气动式和电动式两种;根据用途分为微型和普通型。

【失误防范要点】

1. 使用前应了解机器的结构和功能,认识使用的工具系列,并做好记录,以防遗失,同时熟练掌握各连接部分的装卸。

2. 正确连接各部件,确保钻头、锯片安装稳固,暂不使用时将手控制开关放在关闭位置。

3. 输气管需妥善连接,勿扭转屈曲,防止锐器等刺破输气管;电源导线勿用力拉扯,以免电线连接口断裂;蓄电池应提前充电,并有备用电池。

4. 使用部位需暴露清楚,防止卷入其他组织或纱布。由于钻速极快,金属与骨组织之间会产生大量的摩擦热,因此,需要不断用盐水冲洗进行局部降温,同时还能将碎骨组织冲出以利于仪器正常继续工作。

5. 使用完毕应立即清洁,一般没有电路的机械部分拆卸后可用清水清洗,带有电路的部件用湿布擦拭,不能直接用水冲刷,以防电线短路发生故障;不易清洁的小间隙可用湿棉签擦拭,各孔隙可喷入清洗剂,使不易清除的污血溶解流出,直至干净为止,并擦干保管。

# 第 32 章  内镜检查护理配合技术

## 第一节  纤维胃镜检查

纤维胃镜检查是将用导光玻璃纤维束制成的胃镜,从口腔插入通过食管进入胃部或十二指肠内,直接观察人体的食管、胃及十二指肠的病变,可取活组织进行病理检查。适用于胃、十二指肠疾病需确诊、上消化道出血原因不明、需进行内镜治疗等。

【失误防范要点】

1. 了解患者的出凝血时间、血小板及 X 线检查结果。严重心、肺、肝、肾、脑等疾病禁忌纤维胃镜检查。

2. 术前向患者介绍胃镜检查的目的、方法、步骤及配合方法,以消除患者对侵入性检查的恐惧心理,主动配合检查。嘱患者如感到恶心时可做深呼吸以减轻不适。

3. 检查前 1d 吃易消化的饮食,检查前禁食、禁水、禁药 12h。禁吸烟 1d。有胃潴留者,检查前 2d 给予流质并于前晚洗胃,以排空胃内容物,使镜检时视野清晰。已做钡剂者,一般 3d 后再做纤维胃镜检查。术前排空小便。

4. 幽门梗阻者应先抽尽胃内容物,必要时先洗胃,出血多的患者也可先用冷盐水洗胃或 100ml 生理盐水加去甲肾上腺素 8mg 洗胃后,再进行检查。

5. 了解患者有无麻醉药过敏史、心血管疾病等病史。有传染性疾病者使用专用内镜,并严格消毒处理。

6. 有活动义齿应取下妥善保管,以免检查时误吸或误咽。

7. 插管前 5～10min 用 1％丁卡因喷雾咽部 1～2 次,应间隔 3～5min 再喷 1 次,以保证局部麻醉效果。

8. 术中患者取左侧卧位,头稍抬高向后仰,下颌稍向前,以便食管垂直;下肢微曲,以减轻腹部紧张度。解开腰带和领扣,胸前铺治疗巾,颌下置弯盘,嘱患者轻轻咬住牙垫。

9. 协助术者将润滑油涂于镜体弯曲部,配合术者将纤维胃镜从患者口腔缓慢插入。护士应密切观察患者的反应,保持患者头部位置固定不动,当导管插入 15cm 时,嘱患者做吞咽动作,但不可吞咽唾液以免呛咳。患者如有恶心,嘱其缓慢深呼吸,有助于减轻恶心等反应。同时让病人做哈气动作,以减轻胃内压力。

10. 协助医生做好镜检过程中的相关操作,当医生确定镜端已通过贲门入胃,应随即配合医生向胃内注气,使胃壁充分舒展;当观察到某处显著病变时,应配合进行摄影、活体组织及细胞学检查,标本需即时送检。

11. 检查过程中随时观察患者的面容、脉搏及呼吸,出现异常时立即停止检查,并做相应处理。

12. 术后咽部麻醉作用尚未完全消退时,嘱患者不要吞咽唾液,以免呛咳。1～2h 后,待麻醉作用消退,无麻木感方可饮水,一般于检查后 2h 可先喝一口水,如无呛咳,则可进食。当天宜进流质、半流质食物。进行活检后,宜进食温度较低的流质,如冷牛奶。4h 后可常规进食半流质。

13. 术后观察有无出血、穿孔、下颌关节脱位或腮腺肿胀等。术后如有咽喉部疼痛或声嘶,不要用力咳嗽,以免损伤咽喉部黏膜,可给予含药漱口。检查后 1d 内避免剧烈活动。

14. 注意患者有无腹痛情况,观察粪便颜色,必要时做大便隐血试验。如有腹痛、腹胀,可施行腹部按摩,促进排气,以减轻症状。如出现剧烈腹痛、黑便、呕血等,应立即报告医生,以便及时处理。

15. 做好内镜清洗、消毒与终末处理。

16. 胃镜压未纠正者、严重呼吸衰竭及全身衰竭者、严重休克未纠正者、有精神异常不能配合者不能做此项检查。

# 第二节　纤维喉镜检查

纤维喉镜是利用透光玻璃纤维的可曲性,纤维光束亮度强和可向任何方向导光的特点,制成镜体细而软的喉镜,经过鼻腔、口咽伸至喉部,观察其病变部位和情况。适用于间接喉镜检查有困难者,一般直接喉镜检查不能耐受者,疑有喉部隐蔽病变或早期微小喉肿瘤,需纤维喉镜进行手术、活检者。亦用于颈部有畸形和张口困难、年老体弱者。

【失误防范要点】

1. 凡患有严重心血管疾病、上呼吸道急性炎症伴呼吸困难、精神异常及不能配合者,不宜做纤维喉镜检查。

2. 向患者说明纤维喉镜是一种检查时间短,参考价值大,无危险性的方法,解除患者的紧张心理。

3. 嘱患者检查前勿饮酒,检查前 4h 禁食。检查前给予表面麻醉。

4. 检查时一般取仰卧位。指导患者正确呼吸,以配合检查。检查过程中患者如有恶心、呕吐,可暂缓片刻或停止检查。

5. 检查结束 1h 后方可进食。如做声带息肉摘除术,取下的标本应立即送病理科活检。术后需禁声 2 周以上,并禁烟,纠正不良的发音习惯,以防复发。

# 第三节　纤维支气管镜检查

纤维支气管镜检适用于原因不明的咯血、顽固性咳嗽等需确诊者;引流呼吸道分泌物、做支气管灌洗,摘除息肉、去除异物、局部止血及用药等治疗。还可作为气管插管的引导,多用于急诊抢救。

【失误防范要点】

1. 上呼吸道急性感染、严重高血压、心肺功能不全、主动脉瘤、出凝血功能障碍者禁用;大咯血者,再咯血停止但痰中仍带血时,宜慎用支气管镜检查。

2. 术前嘱患者禁食 4h,术前 30min 按医嘱肌内注射阿托品 0.5mg,口服地西泮 5～10mg,静脉注射 50％葡萄糖溶液 40ml(糖尿病者除外)。

3. 患者术中取仰卧位,根据病情选择经口或经鼻插管,并经纤维支气管镜滴入麻醉药做表面麻醉。

4. 嘱患者术后禁食 2h,宜进温凉流质或半流质饮食;鼓励患者轻轻咳出痰液或血液,如有声嘶或咽痛,可给予雾化吸入;密切观察呼吸道出血情况,如出血过多,应及时通知医生,发生大咯血时,应及时配合抢救。

# 第四节　纤维腹腔镜检查

纤维腹腔镜检查适用于疑有肝硬化、肝癌而未能诊断者;原因不明的黄疸、腹水、腹腔内肿块者;恶性肿瘤临床分期等。

【失误防范要点】

1. 严重心肺疾病,有明显出血倾向者;急性腹腔炎或腹腔术后有肠粘连者;孕妇;腹水估计＞10L,且不合作者禁忌用纤维腹腔镜检查。

2. 嘱患者检查当天禁食,术前 2h 排空膀胱。

3. 术前 30min 遵医嘱肌内注射苯巴比妥钠 0.1g 或地西泮 10mg,哌替啶 50～100mg。

4. 术中协助患者取仰卧位,根据检查需要,协助更换体位。

5. 协助术者留取病理检查标本,并及时送检。

6. 术后协助排出腹腔的气体,待术者缝合或黏合切口,用纱布覆盖后,协助进行腹带包扎。

7. 术后嘱患者严格卧床 24h,术后 4h 方可进食。

8. 术后遵医嘱常规使用抗生素 3d,做活检者酌情使用止血药。

9. 注意病情变化,术后 6h 内监测体温、脉搏、血压、呼吸等。

# 第五节　纤维胸腔镜检查

纤维胸腔镜检查适用于原因不明的胸腔积液,胸膜、肺、纵隔、胸壁、心包等病变,顽固性气胸、脓胸及胸部创伤的诊断。

【失误防范要点】

1. 严重心血管疾病者,合并胸腔感染者,有出血倾向者禁忌纤维胸腔镜检查。

2. 术前 1～2d 建立人工气胸,使肺压缩 20％～30％;术前禁食 6h,术前 30min 肌内注射阿托品 0.5mg。

3. 协助取侧卧位。常规消毒皮肤、铺治疗巾。协助医生给予 2% 利多卡因 5～10ml(或 0.75% 丁哌卡因 15～20ml)行局麻(逐层浸润至胸膜)。

4. 沿肋间切开皮肤 1～1.5cm(切口一般选择腋前、中、后线第 4、5、6 肋间,亦可选病灶部位),将套管针沿肋骨上缘垂直刺入。当阻力突然减低,提示已刺入胸膜腔,护士协助拔出针芯。在患者屏气时,术者迅速将纤维支气管镜插入胸膜腔,并做全面观察。

5. 协助医师做负压吸引、活检、穿刺液涂片及辅助治疗。

6. 对肺活检、胸腔积液、疑有漏气者,检查完毕应插引流管做水封瓶引流 1～3d。

7. 密切观察患者神志、血压、呼吸、心率及心律改变。

8. 检查前禁食 2h,注意观察生命体征。遵医嘱常规应用抗生素 3d。

9. 术后 24h 及 72h 分别行常规透视,了解气胸吸收和肺复张情况。切口更换敷料,每日 1 次。

10. 观察发热、皮下气肿、胸膜腔出血、气胸、脓胸、空气栓塞、心律失常、肿瘤细胞切开蔓延等症状,以便及时发现并发症,及时报告医生。

# 第六节　纤维胆管镜检查

胆道镜分为硬性胆道镜及软性胆道镜,后者常称为纤维胆管镜。胆道镜检查是将胆道镜插入胆管,直接观察胆管内病变,以协助诊断和治疗胆道疾病的一种方法。适用于取出胆道残余结石,观察胆总管下段通畅情况以及吻合口愈合情况,观察是否有新生物以及新生物活检。

【失误防范要点】

1. 向患者说明胆道镜检查的目的与方法,做好解释工作,解除患者的紧张心理,取得患者的配合。

2. 术前禁食 4～6h。协助患者取仰卧位,检查过程中不可随意改变体位。嘱咐患者检查过程中如有不适,及时告知工作人员。

3. 对 T 形管保留者,应保持管道通畅,注意观察引流液的颜色、数量和性质。一般术后常规开放引流 24h,如有发热,可适当延长开放时间,直到体温降至正常为止。

4. 持续引流者,可连续引流 3d,定期更换引流袋,以防胆道感染。

5. 注意观察有无穿孔及感染(包括切口感染、引流口感染、腹腔脓肿、局限性腹膜炎及术后胰腺炎等),如有异常,应及时报告医生。

# 第七节　纤维结肠镜检查

纤维结肠镜检查是由细长而弯曲的导光玻璃纤维管构成。纤维结肠镜检查是将结肠镜经由肛门插入直肠,逆行于肠道,经全程结肠,可至回肠末端,直接观察其病变,或取活检组织进行病理检查。对诊断下消化道病变,尤其是下消化道出血、下腹痛和腹泻有很大意义。

【失误防范要点】

1. 详细了解患者发病史,排除禁忌证。有严重心功能衰竭者、近期内有急性心肌梗死或严重心律失常、严重休克未纠正、疑有肠穿孔或急性腹膜炎、腹腔广泛粘连、急性结肠炎、肠道传染病、精神异常不能配合检查者,均不能做该项检查。

2. 全结肠镜检查前3d给予半流少渣饮食,检查当天上午空腹。下午检查者早餐可进少量流质后禁食。

3. 做好肠道准备。检查前1d睡前口服导泻药,如蓖麻油等;检查前2h清洁灌肠(一般不用肥皂水)。使用开塞露导泄时,应在检查前1h,将一支开塞露挤入肛门,保留10min后再排空大便;重复使用1次,以达到清洁肠道的目的。

4. 做高频电灼准备肠道时,禁用20%甘露醇口服法,因甘露醇被肠道细菌分解产生的氢气遇电可发生爆炸。

5. 一般采用左侧卧位。术中可与患者交谈,以分散注意力,减轻患者痛苦。

6. 术后当日进半流食,忌食粗糙食物,次日可改为普食。行高频电切肠息肉术后,进食少渣饮食3d,并避免剧烈活动1周。

7. 术后3d内避免剧烈活动,勿行钡灌肠。注意观察腹部情况,如患者有剧烈腹痛,便血,应及时就医。

## 第八节　纤维膀胱镜检查

膀胱镜检查及输尿管插管术是将膀胱镜自尿道插入膀胱或输尿管内观察有无病变及其形态、部位,可取有关组织做病理检查,以明确诊断的一种方法。

【失误防范要点】

1. 膀胱镜检查前应指导患者配合做好直肠检查或妇科检查,判定尿道和膀胱的解剖位置有无变异,以便掌握插入膀胱镜的方向。

2. 膀胱炎尿呈浑浊者,检查前遵医嘱使用抗生素。

3. 嘱患者检查前洗净外生殖器及会阴部。术前需剔除阴毛。检查前排空大小便。遵医嘱给予镇静药物。

4. 检查时一般取膀胱截石位,告诉患者不可随意改变体位。指导患者进行深呼吸,以便放松全身肌肉。

5. 嘱患者术后适当休息,多饮水,遵医嘱服用镇痛药和抗感染药。

6. 注意观察患者排尿情况,通常可出现轻微血尿,1~2d即可消失。如有持续肉眼血尿或不能排尿、腹痛、大便出血等异常情况时,应及时报告医生处理。

## 第九节　内镜逆行胰胆管造影

内镜逆行胰胆管造影(ERCP)是指经十二指肠内镜直视下,以导管插入十二指肠乳头开口处,逆行进入胆管内,并注入造影剂,在电视显像后摄片,以明确胆系及胰腺等病变的诊断方法和治疗途径。具有创伤小、疗效快、痛苦小、安全简便等特点,适用于梗阻性黄疸诊断未明、怀疑肝胆系统肿瘤、胆道结石、胆道囊肿、疑有胰腺肿瘤、慢性胰腺炎者。作为一种介入性诊断和治疗技术,目前仍有一定的风险和并发症。

【失误防范要点】

1. 禁忌证。急性胰腺炎或慢性胰腺炎急性发作、严重胆道感染、心肺功能不全及其他内镜检查禁忌证者、碘过敏试验阳性者。

2. 由于 ERCP 操作有一定难度,对胃肠道刺激大,患者普遍存在恐惧心理,影响插管的成功率,故术前应做好心理护理和相关知识的介绍,解除患者的忧虑及恐惧心理,以便主动配合治疗。

3. 检查前嘱患者禁食,空腹 6h 以上。术中穿着服装厚薄适于摄片要求。去除带有金属的物品如金属皮带、金属纽扣或其他织物。

4. 术中多采用左侧卧位,以便内镜通过幽门进入十二指肠,便于寻找十二指肠乳头的位置及插管。当内镜通过幽门后,可让患者变换为俯卧位,也可直接采用俯卧位插管。

5. 术后按常规禁食,给予正确的饮食指导,向患者及其家属说明配合饮食治疗的重要性,在病情无异常情况下,医护人员允许后方可进流食,无明显不适后再改为半流食,3d 后视病情给予普通饮食。

6. 加强术后监护,密切观察生命体征及腹部情况,监测血尿淀粉酶等,以防胰腺炎的发生。约有 50% 患者造影术后血清淀粉酶可一过性增高,高峰通常在造影后 3～18h,大多在 2～3d 自行恢复,通常与造影剂刺激胰腺有关。

7. 术中器械污染或十二指肠通过胃肠道被污染、造影剂注入过量等多为急性胆管炎的诱发因素。术后 12h 内应密切观察患者有无高热、腹痛、黄疸加重、精神症状等,监测白细胞计数,必要时遵医嘱给予抗生素,以防感染。如为梗阻性黄疸者,可做鼻胆管引流,以防发生化脓性胆管炎。

8. 有鼻胆管引流者应妥善固定引流管,避免扭曲、受压、堵塞,确保引流通畅;注意观察引流液的颜色、性状、引流量,并做好记录。

9. 术中切口过大、电凝时间过短或乳头部血管变异,常为术后出血的主要原因。一般急性出血于切开后即刻发生,或术后 1～2d 发生;延迟性出血可在术后 1 周发生。患者常无明显腹痛,可自觉头晕、心悸、大便频繁、黑粪甚至血便,严重者出现血压下降甚至休克。

10. 术后 24h 内密切监测生命体征变化,嘱患者卧床 3d 后适当增加活动。1 周内避免剧烈活动或用力排便、咳痰等,以免腹压增高,引发乳头切口出血。

11. ERCP 术后并发症的相关因素很多,降低其发生率及尽快得到有效控制与治疗,除从娴熟的内镜操作技术、严格掌握 ERCP 指征、遵循 ERCP 操作规范等多方面综合考虑外,围术期精心的护理、密切观察病情、及时有效地控制并发症十分重要。

# 第33章　心导管应用护理配合技术

## 第一节　心导管插管术

心导管插管技术适用于急性心功能不全、呼吸衰竭、严重休克等危重患者的血流动力学监测；严重心脏病患者围术期监测，准确了解病情的演变，判断疗效与预后，确定诊疗措施。

**【失误防范要点】**

1. 心导管检查操作需严格无菌。心导管置入心脏后应严密监测心电变化，一般在导管通过右心室流出道时容易发生心律失常。若发生严重心律失常应协助医生立即转变导管方向或退出导管至肺静脉，必要时遵医嘱给予药物处理后再置管。

2. 协助医生缓慢推送导管，避免导管在心脏内打结，如遇阻力时应使用退、转、进的手法使之顺利进入，防止盲目置管造成心脏穿孔等严重并发症。

3. 导管进入右心房后，如继续推进 15~20cm 仍未显示右心室或肺动脉压力波形，提示导管可能在心脏内打圈，应协助医生将气囊放气并将导管退至腔静脉后重新推进。

4. 为防止心导管长时间堵塞肺动脉导致肺梗死、肺动脉破裂等严重并发症，心导管置入后应持续监测肺动脉压。此外，每次测定肺毛细血管楔压的时间也应尽可能缩短。

5. 为了防止气囊破裂后形成气栓，气囊内最好使用二氧化碳气体。

6. 心导管一般保留时间为 1 周左右，穿刺部位每日应消毒并更换敷料，严格无菌操作。为防止血栓形成，在导管置入后即应遵医嘱从肺动脉导管的侧孔或旁路输液导管持续输注肝素生理盐水。

7. 通常毛细血管楔压（PCWP）是反映左心室舒张功能的最佳指标，正常值为 $0.8~1.6kPa(6~12mmHg)$。PCWP$<0.8kPa(6mmHg)$时，应考虑补充血容量；PCWP 升高见于左侧心力衰竭及肺动脉阻塞。PCWP$>2.0kPa(15mmHg)$时，应采取措施防止心力衰竭；PCWP$>3.2 kPa(24mmHg)$时，应遵医嘱给予呋塞米（速尿）、速效洋地黄制剂、多巴胺及扩血管药物等治疗，以防止肺水肿。

## 第二节　右心导管检查

右心导管检查适用于先天性心血管疾病患者，需明确诊断以决定手术；进行选择性心血管造影术;风湿性心脏病患者手术治疗前明确瓣膜病损部位和病损程度;测量肺毛细血管压力等。

【失误防范要点】

1. 操作过程中必须严格无菌。术中输液通常使用生理盐水,但考虑心功能不全倾向者,宜用5%葡萄糖溶液,输液中可遵医嘱酌情加入少量抗凝血药(肝素或枸橼酸钠)。手术中随时保证导管内输液通畅,避免凝血,在采血及测压后应多加注意。

2. 一般采用局部麻醉,小儿及不合作者应采用全身麻醉。

3. 协助医生送入导管时应手法柔和,尽量避免刺激静脉。为减少静脉发生痉挛,在插管中应不时以0.5%利多卡因湿润心导管表面。如手术时间较长,在静脉切开处应适当增加浸润麻醉。如有静脉痉挛则不能强行插管,可轻轻向外拔出导管,润以利多卡因,常能缓解;或遵医嘱给患者口含硝酸甘油0.6mg,亦可退出导管至静脉切开口近端,顺导管徐徐注入0.5%利多卡因3~5ml;如仍不能缓解,则中止检查。

4. 采用经皮穿刺静脉插管方法时,自针腔插入导引钢丝时如有阻力,应协助医生调整方向,不可强力推送。扩张管及外鞘通过皮下组织有困难时,可用小蚊式钳顺着导引钢丝将皮下组织稍加撑开,以利扩张管及外鞘通过。扩张管沿导引钢丝送入血管后,再将扩张管及导引钢丝撤出。留外鞘在血管内,心导管自外鞘插入血管。心导管与外鞘之间容易形成血栓,应及时使用肝素盐水充分冲洗。

5. 导管进入心腔时,应密切监护。如有明显反应或心律失常时,应立即配合医生进行处理。反应严重时,协助医生退出心导管至腔静脉或终止检查。

6. 心导管在心腔内不可打圈,以免导管在心脏内打结。导管在肺小动脉内存留时间不宜超过10min。当导管进入右心室后,应密切注意输液是否通畅。如遇肺动脉高压或进入左心室时,血液可逆流至输液导管,此时应遵医嘱以注射器连接心导管缓慢推注。

7. 应尽量缩小X线视野,一般情况下暴露于X线下的实际时间不宜超过20min。

8. 抽取血液分析标本时,应注意先抽取2~3ml混有输入液体的血液弃去;用10%经草酸钾浸润过的10ml注射器在不漏气情况下抽血2~4ml,检查有无气泡漏入,如有气泡,当即排出;以小乳胶帽封于注射器乳头上,避免空气逸入血标本,轻轻摇荡,使注射器壁上的抗凝血药与血液充分混合;标本置于冰瓶保存,于6h内完成血液分析检测。

9. 一般采用一次性导管,如必须重复使用时,心导管多用环氧乙烷气体消毒,或以2%戊二醛,0.2%过氧乙酸,10%甲醛溶液(福尔马林)浸泡30min,或用0.1%苯扎溴铵浸泡12h消毒,然后以注射用水冲尽消毒液,并用流水连续冲洗24h。

10. 术后并发症可有静脉炎、静脉血栓形成、肺梗死、心力衰竭及感染等,应注意预防。

# 第三节　中心静脉压测定

中心静脉压(CVP)指右心房及胸腔上、下腔静脉内的压力,可反映体内血容量、静脉回心血量、右心室充盈压力或右心功能的变化,指导补血、补液及利尿药的应用。正常值为0.49~1.18kPa(5~12cmH$_2$O)。在低血压情况下,如CVP<0.49kPa(5cmH$_2$O),表示血容量不足,应加速补液;若<1.47kPa(15cmH$_2$O),则表示心功能不全,必须减慢输液速度。其测定适用

于原因不明的进行性循环衰竭患者测定中心静脉压,借以监测血容量的动态变化,防止发生循环负荷过重的危险;大手术或其他需要大量输血、补液时借以监测血容量的动态变化;防止发生循环负荷过重的危险;血压正常但伴有少尿或无尿时,借以鉴别少尿原因为肾前性因素(脱水)或为肾性因素(肾衰竭)。

【失误防范要点】

1. 操作过程中必须严格无菌。插入导管要固定稳妥,各连接处不得松动或脱出;将生理盐水注射液与密闭式输液器连接时,注意排尽管道内空气,以避免发生空气栓塞等严重并发症。

2. 用零点测量器定位,使刻度测压标尺的零点与患者的右心房处于同一水平线上,即相当于腋中线第 4 肋间。

3. 三通的近端和远端分别与中心静脉导管和测压管相连;三通的侧端连接输液器导管。转动三通时,关闭中心静脉端,将生理盐水快速滴入测压管内,管内液面高度应比估计的压力高 0.196～0.392kPa(2～4cmH_2O),转动三通使测压管与中心静脉相通,即可测压。

4. 当测压管中的液面下降至有轻微波动而不再下降时,测压管上的数字即为中心静脉压的数值。

5. 测压时应先排尽测压管中的气泡,防止气体进入静脉内造成空气栓塞以及影响 CVP 值的准确性。

6. CVP 的测量应在患者平静状态下进行,机械通气治疗时应用 PEEP 者,若病情许可应暂停使用 PEEP。患者烦躁、咳嗽时应待安静 10～15min 后在行测压。

7. 患者体位改变时,测压前应重新测量零点,以保持测压标尺的零点始终与右心房在同一水平线上,使测量参数准确。

8. 每次测压后应及时将三通转向患者液体输入通路进行滴注,以防止凝血块堵塞静脉。

9. 一般情况下,不宜在测压通路上输入血管活性药物及急救药物,以防测压中断上述药物的滴注或测压后药物随液体快速输注体内,引起血压或心率的变化,甚至危及生命。

10. 为防止导管阻塞,每日可遵医嘱用 0.025％肝素溶液或 0.4％枸橼酸钠溶液冲洗导管。

11. 每日用 2％碘酊和 75％乙醇消毒静脉穿刺部位 1 次,并更换局部敷料及测压管。

12. 中心静脉导管保留的时间长短与感染的发生率有密切关系,在病情允许的情况下应尽早拔除导管。中心静脉导管通常放置时间为 1 周左右,如需延长时间,可在其他部位重新置入导管。有条件者可选用新型附有抗生素的深静脉导管,以延长导管在体内的保留时间。

13. 低血压时如中心静脉压＜0.49kPa(5cmH_2O),提示血容量不足,可遵医嘱快速补液或补充血浆,使中心静脉压升至 0.49～1.18kPa(5～12cmH_2O)为宜;低血压但中心静脉压＞1.18kPa(12cmH_2O),应考虑有心功能不全的可能,可遵医嘱给予增加心肌收缩力的药物,如多巴胺、多巴酚丁胺等,注意控制入量。

14. 中心静脉压＞1.47～1.961kPa(15～20cmH_2O)提示有明显的右心功能不全,且有发生肺水肿的可能,需遵医嘱应用快速利尿药及洋地黄类药物。此外,中心静脉压低亦可见于败血症、高热等所致血管扩张状态。

15. 评价中心静脉压高低的意义,应当从血容量、心功能及血管状态三方面考虑。当血容量不足,心功能不全时,中心静脉压也可能正常,故需结合临床,综合判断。

## 第四节　经皮腔内冠状动脉成形术

经皮内冠状动脉成形术(PTCA)是用特殊的球囊导管插至冠状动脉狭窄部位,然后做扩张治疗,以改善冠状动脉血液供应。除了对单支血管病变外,还可以对多支血管病变进行治疗,对某些复杂病变也能达到良好的治疗效果。

【失误防范要点】

1. PTCA 对冠状动脉狭窄＞70％、右冠状动脉主干病变、严重弥漫性冠状动脉病变、冠状动脉严重钙化、冠状动脉完全阻塞＞6 个月、左心室收缩功能极差以及其他原因不能做心导管检查者禁用。

2. 当导管插入病变的冠状动脉口时,应遵医嘱给予患者 5000～10 000U 的肝素。

3. 术中应密切注意患者主诉,特别在球囊充盈时可出现严重心律失常、血压下降、心率减慢甚至停搏。因此,密切观察心电图和血压十分重要。一旦出现上述症状,除立即停止球囊充盈外,还需遵医嘱给予适当的药物治疗,待症状消失后可继续进行扩张治疗。

4. 在做 PTCA 前,应协助医生预先插好股动脉血管鞘,便于在紧急情况下迅速插入临时起搏导管。特别在扩张右冠状动脉时,因房室结动脉由右冠状动脉供血,一旦受到刺激容易引起传导阻滞、心脏停搏等现象。所以,为安全起见,术中临时起搏器的准备十分重要。

5. 嘱患者术后多饮水,以便造影剂快速排出体外,减少因造影剂所致的低血压和肾功能损害。

6. 通常术后第 2 天拔除股动脉血管鞘,以备并发急性冠状动脉阻塞时做紧急插管术用。

7. 术后密切观察患者的血压、心率和临床症状,一般每 15 分钟测量 1 次,30min 后每 1～2 小时测量 1 次,直至血压稳定为止。

8. 反复冲洗球囊导管,排尽囊内造影剂,清除囊内残留的空气和水,同时要保持球囊形态的挺直,以便反复使用。

9. 导引钢丝很细,仅 0.014～0.018in(1in＝0.0254m),所以在冲洗时要细心,动作轻柔,以防钢丝成角,给再次使用造成困难。

10. 清洗压力表时避免将水漏入表内,以保持压力表的准确度。

11. 由于手术中和手术后使用肝素量较大,术后桡动脉穿刺处的压迫止血效果及并发症预防具有临床意义。术后拔除动脉鞘管应用无菌纱布覆盖外弹力加压绷带压迫止血时,应注意观察桡动脉搏动,术后 1～2h 逐渐适度放松弹力加压绷带,4～6h 后再完全松开弹力加压绷带。

12. 弹力加压绷带包扎应松紧适宜。若包扎过紧使上肢出现肿胀时,应调整绷带的松紧度及采用定时减压止血法,以减轻上肢肿胀。

## 第五节　安装永久性人工心脏起搏器

人工心脏起搏器是将一脉冲发生器通过电极与内膜相连,脉冲发生器发放一定频率、振幅的电脉冲,通过电极刺激心脏,代替心脏起搏点发放冲动,使心脏有规律地收缩。当心脏起搏点功能失常或心脏系统严重病变时,应用起搏器可达到人为地控制心率,维持心脏"泵"功能的作用。

**【失误防范要点】**

1. 术前向患者及家属简述安装起搏器的原因、目的和手术过程,以解除其思想顾虑,取得合作。

2. 术前做好安装部位的皮肤清洁等准备工作,一般选择双侧胸前区,同时注意该部位有无炎症或感染等。

3. 手术前 1d 做青霉素、奴夫卡因过敏试验,如有阳性,应通知医生更换其他抗生素及麻醉药。

4. 术前当日禁食,建立静脉通道。对情绪紧张的患者术前 30min 遵医嘱给予镇静药。

5. 术前准备好心电监护仪、除颤器、氧气和心脏起搏器,检查永久性起搏器包装和锁骨下穿刺针等有无破损。

6. 术后将患者安置在冠心病监护病房内,进行特别监护 48h。如病情不稳定,可酌情延长监护时间。

7. 密切观察手术切口有无渗血渗液,如有敷料污染应及时更换;常规用 2～3lb(1lb＝0.454kg)沙袋压迫 6～8h,以减少其渗血。术后 1 周内每 1～2 天用消毒剂消毒,并用抗生素预防感染发生。保持病室和床单的整洁,同时指导患者注意个人卫生。

8. 卧床休息是预防电极脱位最有效的方法之一。因为心内膜电极需要胶原纤维形成包裹,使之不易脱落移位,一般胶原纤维在损伤 6～7d 明显出现,2 周内达高峰,因而患者宜卧床 2 周左右。采用平卧位或左侧卧位,每 2 小时交替 1 次,翻身时动作需轻稳。鼓励患者适当活动安装起搏器侧以外的肢体,以防静脉血栓的形成。

9. 由于患者生活习惯的改变,常易引起便秘,而用力屏气易造成电极脱位及原有心脏病加重。因此,在做好饮食护理,鼓励多食含纤维素类食物,以防发生便秘的同时,还应指导患者正确使用便器,掌握排便方法。术前应进行床上使用便器训练,如出现便秘,可根据医嘱给予缓泻药、开塞露等及时加以纠正。

10. 观察体温可及时发现机体的全身反映情况。一般术后 3d 内可出现高热,体温＜38.5℃,如持续时间长,应考虑为感染的可能。如果切口感染明显,且持续高热,应考虑沿导管所致心内膜炎的可能,必要时拔除导管。

11. 排除发热因素引起的心律和脉搏增加,安装起搏器患者的脉率或心率应与起搏器的频率相一致。如果测得动脉搏动或心率超出或少于预置心率的 5/min 以上者,即为异常。若脉搏＜40/min 时,往往导致阿-斯综合征的发生。遇此情况,应立即给予静脉滴注异丙肾上腺素,并通知医生紧急处理。同时还要注意搏动速度及心率变化,如果发现心律失常、期前收缩等,应立即加以处理,避免发生危及生命的严重心律失常。

12. 观察呼吸频率、节律、强度的变化,及时发现因呼吸衰竭而对心脏的严重影响。如突然出现呼吸急促和不能解释的胸痛时,应观察有无心律失常、咯血、低血压、发绀等症状,如果发现上述症状,则提示有肺梗死的可能。

13. 术后常规测量血压,如发现不明原因的低血压,起搏随着体位或呼吸运动而改变,并出现胸痛或上腹部疼痛,听诊闻及心包摩擦音时,通常考虑心包穿孔的可能,应立即做床边 X

线片,观察电极的位置。如患者有休克症状,出现静脉压增高时,应考虑心脏压塞的可能,此时应严密监护心律,立即做好抢救准备。

14. 出院前,应向患者及家属仔细交代有关起搏治疗的知识和注意事项,告知患者随身携带简明卡片,内容包括姓名、年龄、疾病诊断、安装起搏器日期及类型、家庭及单位地址等,并带好阿托品、异丙肾上腺素,以备起搏器故障时临时应用。

15. 注意保持起搏器置入处皮肤干燥、清洁,防止感染的发生。洗澡时勿用力揉搓,并注意观察周围皮肤有无异常。

16. 教会患者每日自行监测脉搏,并做好记录,以便及时发现心率的改变。如有脉搏频率和节律的异常改变,应及时到医院检查。

17. 告知患者避免进入有电磁场的环境,如理疗室、高压电区。避免使用电动剃头刀和剃须刀、口腔电钻、电磁炉等。禁忌做磁共振、超声波检查,并避免进入该诊疗区,以防起搏电路受影响而失效。

18. 应避免患者手术侧肢体过度上提或下拉,以防电极脱位。告知患者及其家属,起搏器安置后,需要一段时间的适应,应逐渐安排并适应工作、家务、旅游等。

19. 出院前做胸部X线片及动态心电图检查,观察起搏器电极位置及起搏功能。询问患者有无心慌、气短等症状,必要时做起搏器参数调试或改变起搏方式。

20. 出院后1、3、6个月复查,以后视病情而定。若患者感到胸闷、心悸、头晕、心率异常或其他不适应时,应随时到医院就诊。继续治疗原有的心脏疾病。

21. 由于安装人工心脏起搏器的并发症最常发生于手术2个月内,故应每周随访,其后每3个月随访1次,3年后可改为每6个月1次。

22. 告知患者及其家属要掌握起搏器的工作年限,在起搏器工作后期,应嘱患者常去医院检查,以防发生意外。

# 第六节　射频消融术

射频消融术适用于房室折返或房室结折返心动过速频繁发作、不愿接受终身药物治疗、要求根治心律失常的青年患者、阵发性室性心动过速患者。对心房颤动、心房扑动、房性心动过速及不间断性交界区心动过速、非药物治疗仍处于临床试验阶段的患者。

【失误防范要点】

1. 射频消融术不宜用于妊娠期的妇女。16岁以下的儿童除非有猝死史或明显猝死危险的预激综合征伴心房颤动,或房室、房室结折返性心动过速频繁发作,药物治疗无效者,原则上不行射频消融术。

2. 术前向患者及家属说明治疗性质、目的及可能发生的并发症,解除疑虑,取得理解和同意并签字,以便与医护人员配合。

3. 术前1d行颈部、胸部、双测腹股沟备皮,做青霉素和碘过敏试验。协助患者练习床上排尿、排便等。

4. 术前4～6h禁食,术前30min排便。遵医嘱给予镇静药或麻醉药,如地西泮10mg肌内注射。

5. 术后应连续心电监测 24h,观察心律和心率的变化,尤其应注意有无室上性心动过速或房室传导阻滞。

6. 术后平卧 24h,穿刺部位除用弹性绷带加压包扎外,可用 1kg 沙袋压迫。动脉压迫 12～24h,静脉压迫 4～6h。观察足背动脉搏动情况,穿刺部位敷料有无渗血。切勿过早活动,以免引起穿刺部位疼痛、渗血等。如有局部青紫,感觉麻木或疼痛,可适当放松加压绷带,继续沙袋压迫。

7. 术后遵医嘱应用抗生素 3～5d,同时注意观察体温变化。

8. 注意观察术后并发症。常见并发症有穿刺部位出血、感染;镇静药物作用或低血容量所致的低血压,也可能是心脏压塞的征象;胸膜或深部胸痛,常与心脏穿孔有关,胸痛可在 24～48h 缓解。胸闷、憋气等症状通常可随药物的逐渐排除而消失。

# 第34章 中医常用护理技术

## 第一节 中医外治法

中医外治法是运用各种操作方法,以激发机体的抗病能力,调整平衡机体的阴阳气血,达到防治疾病的目的。

### 一、针 刺 法

针刺法是用金属制成的各种不同形状的针,刺激人体一定部位的穴位,以达到治疗疾病的方法。临床常用此法治疗各种急、慢性疾病。

【失误防范要点】

1. 针刺法禁忌证。患者疲惫、饥饿或精神高度紧张时;皮肤有感染、瘢痕或肿痛部位;有出血倾向或高度水肿患者;小儿囟门未闭合及头顶腧穴均不宜针刺。

2. 对初诊、体弱、老年人、血管神经功能不稳定、饥饿、过劳及康复期患者应取卧位针刺手法为宜。诊室内应注意通风,冬季注意保暖。随时观察反应,以便及时发现晕针先兆并处理。

3. 注意部位与体位的选择。仰靠坐位适用于头面、前额、胸上部、肩臂、腿膝、足踝等部位取穴;俯伏坐位适用于顶枕、后颈、肩背部位取穴;仰卧位适用于胸腹部、头面、四肢前面等部位取穴;俯卧位适用于腰背部和四肢后面的部位取穴。

4. 按照穴位不同,指导患者采取适当的体位,以利于暴露针刺部位,便于取穴、留针等操作,必要时用大小不同的垫子垫好,使患者保持平稳、舒适而能持久的姿势。

5. 以拇指、示指循经按压腧穴,询问患者的感觉,以校准穴位。进针前注意消毒操作者持针的手指及患者局部穴位处皮肤。

6. 正确选择毫针并检查针柄、针体和针尖有无异常。当进针达到一定深度时,患者局部产生酸、麻、胀等感觉,并向远端扩散即为"得气",需视病情运用补泻等手法调节针感或适当留针 10~20min。

7. 针刺时掌握一定的角度和深度,避开血管,以防出血。切忌大幅度捻转提插,尤其是背部、胸部,以防刺伤重要器官。注意观察有无晕针、弯针、滞针、折针,有无血肿、气胸等情况。

8. 若患者出现头晕目眩、面色苍白、胸闷欲吐、出汗、肢冷等晕针现象时,应立即起针,让患者去枕平卧,头稍低,饮热茶,闭目休息片刻,即可恢复。如不能缓解,或反应较重者,可用手指掐人中穴或针刺人中、足三里、内关、气海等穴,必要时配合其他急救措施。

9. 发生弯针时,不宜再运针。轻度弯针,可按一般起针法将针拔出;若弯曲角度较大,可以轻轻摇动针体,顺着弯曲的方向慢慢退出。若弯针是由于患者体位移动所致,应先矫正体位后再起针。

10. 发生滞针时,嘱患者放松肌肉,稍留针片刻,轻弹针柄,或按摩穴位四周,也可在滞针附近再刺 1～2 针,以解除肌肉痉挛,然后起针。滞针原因多由于向同一方向捻转过度所致,应先向相反方向捻转,再行起针。

11. 一旦发生折针,应保持镇静,嘱患者保持原有体位,如断端尚有部分露在体外,应立即用手指或止血钳取出;若断端与皮肤相平,可挤压针孔两旁皮肤,使残端暴露体外;如针身已完全陷入肌肉,采用以上办法取针无效,应立即手术取出。

12. 若出现血肿,轻者可用消毒干棉球按压针孔,一般不需特殊处理,血肿能自行消退。重者加压止血,必要时注射止血药。如局部青紫肿痛较甚,则先行冷敷,待止血后,再行热敷。亦可在局部轻轻按揉,促使瘀血消散。

13. 若不慎发生气胸,先让患者取半卧位休息,严密观察病情变化,并立即报告医生,在无菌操作下做抽气等紧急处理。

14. 起针时,先以一手拇、示指指端按住针孔周围皮肤,另一手持针柄慢慢捻动退至皮下,迅速将针拔出,用干棉球按压针孔片刻,以防出血。

15. 针刺操作完毕,清点出针数量,防止遗漏。所用针具应及时消毒、灭菌后备用。

16. 常见针刺意外如下。

(1)晕针:指针刺过程中所发生的一种晕厥现象。表现为针刺过程中突然出现头晕目眩、心慌、气短、恶心欲吐、面色苍白、出冷汗、脉象微弱等。

(2)弯针:指针身在患者体内发生弯曲。针柄改变了进针时刺入的方向和角度,提插捻转及出针均感困难,患者感觉疼痛。

(3)滞针:指针身在患者体内一时性捻转不动,而有进退不得的现象。出现提插捻转及出针困难或局部疼痛。

(4)折针:指针身折断,残留在患者体内的现象。

(5)血肿:因针刺时伤及血管所致。表现为进针或出针后,局部肿胀疼痛或青紫色。

(6)气胸:指因针刺胸背部穴位过深,刺伤肺,空气进入胸腔而引起外伤性气胸。

## 二、拔 火 罐 法

拔火罐疗法是指用罐状器具,利用燃烧热力,排出罐内空气形成负压,使罐口吸附在皮肤穴位上,造成皮肤局部充血或瘀血现象的一种技术。具有温通经络、祛湿驱寒、疏通血脉、舒筋止痛、吸毒排脓等功效。

【失误防范要点】

1. 注意选择适应证。适用于风湿痹症,如肩背痛、腰腿痛、肢体麻木;肺部疾病如外感风寒之头痛、咳嗽、寒咳哮喘;胃肠疾病如脘腹胀满、胃痛、呕吐、泄泻等。刺血拔火罐法用于急性扭伤有瘀血者、疮疡、丹毒、神经性皮炎(顽癣)、毒蛇咬伤等。

2. 拔罐禁忌证。骨骼凹凸处和毛发较多处不宜拔罐;凝血机制障碍、溃疡、水肿及大血管处；孕妇的腹部、腰骶部均不宜拔罐。

3. 病室温度保持在 22～25℃，注意保暖，冬季尤应注意。必要时用屏风遮挡患者。

4. 向患者说明拔罐过程中可能出现的疼痛等不适，以消除其紧张情绪，取得配合。

5. 拔罐器具按常规消毒。根据拔罐部位取合适体位，选择肌肉较丰厚处，暴露拔罐部位。用拇指按压腧穴，询问患者有无酸、胀、麻的感觉，准确校对穴位。

6. 根据拔罐部位选用大小合适的火罐，并仔细检查罐口边缘是否光滑，有无破损或裂痕，以防损伤皮肤或漏气。

7. 根据病情选择适宜的方法，拔罐时动作要稳、准、快；火力应适中，以吸住皮肤为度，使局部皮肤呈现红紫现象为宜。防止烫伤和烧伤。

8. 随时观察罐口吸附情况和皮肤颜色，罐口周围有轻微的疼痛属正常现象，如不能忍受时应及时拔罐，或通知医生，给予相应的措施。

9. 起罐方向要准确，一手扶持罐体，另一手拇指按压罐口皮肤，使空气进入罐内，即可顺利拔罐。切勿强拉，以免造成局部皮肤损伤。

10. 拔罐后，如局部出现小水疱，可不必处理，待自行吸收；如水疱较大，应以无菌技术处理水疱，消毒局部皮肤后，用无菌注射器吸出水疱内液体，覆盖消毒敷料。保持局部干燥。

11. 如拔出脓、血者，应将局部清除干净，并以无菌敷料覆盖。

12. 拔罐治疗后，注意保暖，协助患者穿好衣服，避免局部受风。拔罐后当日不可洗澡，避免局部摩擦，防止感染。

13. 凡使用过的火罐，均应按规范要求进行消毒、清洗、灭菌后再用。

## 三、推　拿　法

推拿法又称按摩法，是在中医基本理论指导下，运用各种手法作用于患者体表一定部位或穴位以达到治疗疾病的技术。具有扶正祛邪，散寒止痛，健脾和胃，导泄消积，疏通经络，滑利关节，强筋壮骨之功效。常用于缓解各种急、慢性疾病，如头痛、牙痛、胃痛腹胀、便秘、失眠等证候的临床症状。

【失误防范要点】

1. 了解患者的心理状态，消除紧张情绪，向患者说明推拿的作用和方法，取得配合。根据推拿部位取合适体位，充分暴露推拿部位。

2. 选定治疗部位后确定推拿手法。除少数手法如搓、推、掐法必须直接接触患者外，其他手法需用大浴巾覆盖治疗部位，注意保暖。

3. 操作者在治疗前必须修剪指甲，以免损伤患者皮肤。根据推拿部位和使用手法不同，应采用不同的体位，使患者舒适、术者省力。

4. 在腰、腹部按摩时，嘱患者先排尿。告知患者取穴位按摩时出现的酸、痛、胀感属正常现象，不必惊慌。

5. 推拿手法应轻、重、快、慢适宜，用力均匀，禁用暴力。每次推拿时间一般在 15～30min，每日或隔日 1 次，7～10 次为 1 个疗程。每 1 个疗程之间，应间隔 3～5d。

6. 孕妇腰骶部、腹部以及月经期忌用推拿。老年体弱、久病体虚或极度疲劳、剧烈运动后、过饥过饱、醉酒等不宜或慎用推拿。

7. 推拿时如有不适感觉难以忍受,应随时通知医生及时调整手法或停止操作。

8. 推拿治疗后协助患者穿衣,避免吹风受凉;安排舒适体位,嘱患者活动时注意适度。

# 四、刮 痧 法

刮痧法是指用边缘钝滑的器具如牛角刮痧板、瓷匙、铜钱等物,在患者体表一定部位上反复刮动,使局部皮下出现发红、瘀斑的一种治疗技术。有使邪气由里而出,周身气血流畅之功效。适用于各种急性疾病如中暑、霍乱、痢疾以及感冒、胸闷等,可缓解或解除外感时邪所致的高热、头痛、恶心、呕吐、腹痛、腹泻等症状。

【失误防范要点】

1. 刮痧需要首先辨清体质。大病初愈,气虚血亏,心肾衰竭,有出血倾向及传染性疾病,皮肤有溃烂、损伤、炎症等病变处,形体过于消瘦患者不宜进行刮痧治疗。

2. 根据刮痧部位取合适体位,暴露刮痧部位,注意保暖。保持室内空气流通,避免对流风,以防复感风寒而加重病情。

3. 确保刮痧器具边缘无缺损,并按常规消毒后使用。

4. 指导患者消除紧张情绪,向患者说明刮痧过程中会出现疼痛,应予以配合。根据患者的年龄、病情、部位和体位,选用合适的手法和刺激强度。

5. 操作者选定部位后从上至下、由内向外抓刮。刮至润油干涩时,再蘸再刮,直至皮下呈现红色或紫色为止。一般每一部位刮 20 次左右。

6. 刮背部时应沿肋间由内向外,呈弧形,两侧对称,每次 8～10 条。如患者对刮痧过程中出现的剧痛不能忍受时,应通知医生,调节手法的力度。

7. 刮痧过程中要随时观察病情变化,如有胸闷不适、面色苍白、出冷汗不止、脉搏异常、神志不清等情况,应立即停止操作并报告医生。

8. 刮痧后清洁局部皮肤,协助患者穿衣并安置舒适卧位。刮痧后嘱患者休息20～30min。

9. 刮痧当日不能洗澡,注意观察有无出血及其他疾病的发生。注意保暖,避免局部受风。

10. 使用过的刮痧器具应清洁及消毒处理后备用,做到一人一用,严格消毒。

11. 刮痧后保持患者情绪安定,避免发怒、烦躁、焦虑;饮食宜清淡,禁食生冷瓜果和油腻食品。

# 五、熏 洗 法

熏洗疗法是指用药汤趁热熏洗患处的方法。此法具有疏通腠理,疏畅气血,清热解毒,消肿止痛,祛风除湿,杀虫止痒等功效。多用于疮疡、筋骨疼痛、目赤肿痛、阴痒带下、肛门疾病等。

【失误防范要点】

1. 采用熏洗法时,月经期妇女、孕妇等禁止坐浴。

2. 操作前向患者解释其目的、方法,以取得患者配合或指导患者自行熏洗。

3. 注意保温,室内应温暖避风,机体暴露部分尽可能加盖衣服;室温在 20～22℃为宜。

4. 注意测量熏洗液温度,熏洗药温不宜过热,一般为 50～70℃;老年人、儿童等反应较差者不宜超过 50℃,以防烫伤皮肤。

5. 浸洗的温度宜在 35～40℃时将患肢浸入药液中泡洗,温度不宜过凉,否则起不到治疗作用。

6. 根据熏洗部位的不同选用合适的物品。眼部疾病熏洗过程中,应待药液不烫时,再用镊子夹纱布蘸药液轻轻擦洗患眼。外阴部疾病取坐浴盆熏蒸,必要时在浴室进行。

7. 面部熏蒸者,操作后 30min 方可外出,以防止感冒。

8. 包扎部位熏洗时应揭去敷料,熏洗完毕后,应更换消毒敷料重新包扎。

9. 熏洗治疗一般为每日 1 次,每次 20～30min,根据病情也可每日 2 次。

10. 熏洗治疗所用物品应清洁消毒,一人一用,避免交叉感染。

# 六、耳　针　法

耳针疗法是指采取针刺或其他方法刺激耳穴,以达到防治疾病之目的的一种方法。适用于毫针刺法治疗的疾病,均可用耳针疗法。

【失误防范要点】

1. 耳针常见禁忌证,耳部有炎症、溃疡、冻伤和有习惯性流产的孕妇禁用。

2. 选择核对穴位后,用 2% 碘酊或碘伏消毒耳廓上所选定穴位的皮肤及术者手指,再以 75% 乙醇脱碘待干。

3. 正确选用毫针,操作前检查针柄、针体及针尖有无异常情况。

4. 进针时,术者左手固定耳廓,右手持 0.5 寸短毫针,针尖对准穴位刺入,其深度以刺入软骨而又不透过对侧皮肤为度。患者有局部热、胀、麻、凉或有循经络放射传导(得气)的感觉后,留针 20～30min。

5. 若采用耳穴压迫法,可用磁珠或王不留行等,以 0.5cm×0.5cm 方形胶布将其固定在耳穴上,用手按压使其有上述感觉,每天按压 3～5 次,每次 1～2min,以加强刺激。

6. 注意观察患者有无晕针、疼痛等不适情况。告知患者留针后的注意事项。

7. 起针时用无菌干棉球按压针孔片刻,防止出血。

8. 使用过的针具应在消毒剂内浸泡 30min,清洗选针后,置入容器内经压力蒸汽灭菌后备用。

9. 记录操作过程、针刺部位、方法、留针时间及疗效并签名。

# 七、穴位注射法

穴位注射又称水针法,是指在穴位内进行药物注射的一种技术操作,通过针刺和药物对穴位的刺激及药理作用结合在一起,发挥综合效能,达到治疗疾病的目的。适用于腰腿痛、肩背痛、关节痛、软组织扭挫伤、高血压、胃痛、胆绞痛、肝炎、支气管炎、神经衰弱等疾病。

【失误防范要点】

1. 穴位注射的禁忌证,患者疲乏、饥饿和精神高度紧张;皮肤有感染、溃疡、瘢痕或肿瘤的部位;有出血倾向、高度水肿者。

2. 向患者解释说明操作目的,取得合作。根据注射穴位指导患者取适当体位,暴露局部皮肤时注意保暖。

3. 严格执行查对制度及无菌操作,注意药物配伍禁忌、不良反应和过敏反应。有不良反应或刺激性强的药物不宜采用。凡能引起过敏反应的药物须先做皮肤过敏试验,结果为阴性者方可使用。

4. 根据药量准备注射器,检查注射器有无漏气,针头是否有钩等。

5. 按要求选择正确的穴位 2～4 个,常规消毒皮肤 2 次待干。排尽注射器内空气后,再次进行查对。进针时,针尖对准穴位,快速刺入皮下,然后用直刺或斜刺的方法推进至一定深度。

6. 按医嘱选穴进行操作,每穴注射药物一般为 1～2ml,头面部等表浅处为 0.3～0.5ml,耳穴仅注射 0.1ml,胸背部可注射 0.5～1ml,腰臀部通常注射 2～5ml,肌肉丰厚处可注射10～20ml。

7. 进针后,上下提插有“得气”感觉,抽无回血后注入药液。如药量较多,可在推入部分药液后,将针头稍提起再注入药液。

8. 药液不可注入血管内,注射时如回抽有血,必须避开血管后再注射。注意药液不可注入脊髓腔内,以免损伤脊髓。

9. 孕妇的下腹部、腰骶部以及三阴交、合谷等穴位禁针,且不宜用水针。年老体弱者选穴应少,药物剂量应酌减。

10. 注射过程中,注意询问患者有何反应,观察患者有无晕针、弯针、折针或药物过敏反应等。

11. 注射完毕用干棉球轻按针孔迅速拔针,按压针孔片刻,再次核对药物名称。记录注射穴位、药名、浓度、剂量、药物反应并签名。

12. 使用过的针具等物品应先浸泡消毒后,再清洗、检查并行高压蒸汽灭菌备用。

# 八、艾 条 灸 法

艾条灸法主要用于慢性虚弱型疾病及风、湿邪之病症,如头晕、贫血、风湿疼痛、肢体麻木、呕吐、腹痛、泄泻、脱肛、阳痿、遗尿、寒厥等。常灸足三里、气海、关元、大椎等穴,有防病保健作用。

【失误防范要点】

1. 艾条灸法的禁忌证,实证、热证、阳虚发热者;颜面五官和大血管处;孕妇胸腹部及腰骶部等不宜施灸。

2. 治疗室要求安静舒适,光线充足,并定期进行空气消毒和通风换气。室温保持在 22～25℃,必要时关闭门窗或用屏风遮挡患者。

3. 选择合适的卧位或坐位,根据辨证证候选择合适的穴位并暴露施灸的部位,注意遮挡患者,做好解释,取得合作。

4. 核对、确定腧穴部位及施灸方法。施灸部位一般宜先上后下,先灸头顶、胸部,后灸腹部、四肢。用纱布清洁局部皮肤,必要时涂凡士林。

5. 手持艾条并点燃一端后,弹去艾灰,对准施灸的腧穴,距离皮肤 2～3cm 进行熏灸,以患者感到温热而无痛为度。操作中随时弹去艾灰,以免烫伤皮肤。一般每穴 5～15min。

6. 采用直接或间接熏灸时,应注意守护在患者身旁,施灸时体位要平,防止艾炷倒伏或艾灰脱落烫伤皮肤或烧损衣物。

7. 施灸后局部皮肤起疱,小者可自行吸收,大者可用一次性无菌注射器抽出疱内液体。遵医嘱使用外敷药,并以消毒纱布覆盖,保持局部干燥,防止感染。

8. 施灸过程中,若患者感到施灸部位微有灼痛,即可换炷再灸;若患者感到稍有灼痛时,可用镊子将艾火熄灭,然后继续换炷再灸,直至将规定的炷数灸完为止。

9. 针柄上的艾绒团必须捻紧。熄灭后的艾条应装入小口玻璃瓶或铁罐内,以防复燃。

10. 施灸时要集中精力,注意观察施灸的部位,对感觉迟钝的患者尤应注意,严防烧伤。

11. 通常施灸程序为先上后下,先阳经后阴经,以免升阳上火。

## 九、敷　药　法

敷药法是将药物敷于患处或穴位上的一种方法。具有通经活络、清热解毒、活血化瘀、消肿止痛、祛瘀生新、止血、促使毒聚溃破等功用。适用于外科的疖、痈、疽、疮、跌打损伤、肠痈、肺痈、哮喘、高血压等疾病。

【失误防范要点】

1. 向患者解释及说明目的,以便配合。屏风遮挡患者,必要时关闭门窗保暖。

2. 根据敷药部位,采取适宜的体位,充分暴露患处。

3. 取下包扎敷料后,以生理盐水棉球擦洗皮肤上的药迹,观察创面情况及敷药效果。

4. 敷药时摊制厚薄要均匀,过薄药力不够,效果差;过厚则浪费药物,一般以 0.2～0.5cm 为宜。受热后易溢出,注意避免污染衣被。

5. 对初起有脓头或脓液形成阶段的肿疡,以留中间空隙、围敷四周为妥,不宜完全涂布,以免阻止脓毒外泄,反而闭塞毒邪。特殊部位如乳痈敷药时,应注意量体裁衣,可在敷料上剪一缺口,使乳头露出,以免乳汁溢出敷料。

6. 夏天如以蜂蜜、饴糖作赋形剂,宜新鲜配制或加适量苯甲酸钠,以防止发酵变质,影响疗效。

7. 用水、药汁或醋调配的敷药容易干燥,须经常用水、药汁、醋等进行湿润,以免干燥后降低药效或引起局部不适。

8. 敷药后注意观察局部反应,如出现红疹、瘙痒、水疱等过敏现象,应暂停使用。

9. 敷药时必须注意湿度适中,敷药范围必须超出患处 1～2cm。铺好药物的棉纸四周反折后敷于患处,加覆敷料或棉垫,以胶布或绷带固定。

10. 根据病情的性质与阶段的不同分别采用不同的赋形剂,主要是醋、酒、水或葱汁、姜汁、蒜汁。一般以醋调和的取其散瘀解毒之功,以酒调和的取其助行药力;以葱、姜、蒜汁调和的取其辛香散邪之效;以菊花汁、丝瓜汁、金银花露调和的取其清凉解毒;亦可用冷开水或冷茶水调制。现临床多以蜂蜜或饴糖调剂,其优点是与皮肤有良好的亲和性,能保持敷药的黏性和湿润,作用持久。

## 十、贴　药　法

将膏药或膏药上掺药粉或植物叶子贴于患处的方法,称贴药法。具有疏筋通络,活血祛瘀,散结止痛,消肿拔毒等作用。此法适用于内、外、妇、儿、骨伤、五官科等多种疾病。如疔肿、疮疡、咳喘、胸痹、头痛、口眼歪斜、积聚、腰腿痛等。

【失误防范要点】

1. 向患者说明目的,以取得配合。取适当体位,注意保暖,必要时遮挡患者。

2. 应充分暴露患处,揭去原来的贴药,清洁皮肤,剃去较长较密的汗毛,清洁范围应大于膏药面积。

3. 根据病灶范围,选择大小合适的膏药。剪去膏药四角,将膏药的背面经烘烤或传导加热,使之软化后揭开。

4. 如需膏药中加入消散的掺药,则应在膏药烘烤后,将适量掺药均匀地撒在膏药的表面,并轻轻揉匀,使药粉掺入膏药内,充分发挥疗效。

5. 烘烤膏药不能过热,应逐渐加温,以膏药柔软、能揭开、不烫手为度,防止粘贴时烫伤皮肤及膏药外溢;掺有麝香、丁桂散等辛香药物时,更不宜烘烤过久,以免降低疗效。

6. 可先用膏药背面接触患者的皮肤,当患者感觉不烫时,再将膏药趁热贴在患处,外缘以棉花围绕一周。

7. 贴药的时间一般视病情而定,用于肿疡时 1～2d 换药 1 次。

8. 厚型贴药适用于病在里或肿疡者,宜减少更换次数;薄型贴药用于病在浅表或溃疡者,宜勤换。皮肤湿烂、疮口腐肉已尽者,宜贴油膏。

9. 使用膏药后,如出现皮肤发红,起丘疹、水疱、痒痛、糜烂等,为过敏反应,称为膏药风,现代医学称为接触性皮炎。或因脓水浸渍周围皮肤而引起湿疹等病变,应随即取下,暂时停贴,皮损处遵医嘱予以处理。

10. 膏药不可去之过早,否则创面不慎受伤可再次感染,引起溃疡。

11. 除去膏药后,局部皮肤随即用汽油或松节油擦拭,以免污染衣服。所用物品按消毒技术规范要求处理。

# 十一、中药离子导入法

中药离子导入法是根据电学上同性相斥、异性相吸的原理,离子产生定向移动,通过皮肤的汗腺管而被导入人体,以达到治疗目的的方法。适用于神经炎、神经痛、盆腔炎、风湿性关节炎、中心性视网膜炎和各部位的骨质增生。

【失误防范要点】

1. 活动性出血、活动性结核、高热、妊娠、治疗部位有金属异物、严重心功能不全和带有心脏起搏器的患者禁用此法。

2. 衬垫上的药物浓度一般为 1‰～10‰,眼结膜及体腔内药物导入浓度应略小。注意药物溶液的 pH,以减少刺激性。

3. 导入药物的成分要纯,以防止或减少寄生离子的影响,要求每个衬垫只供一种药物使用,清洁消毒衬垫时应注意区分处理,清洗时不用任何洗涤剂。

4. 治疗过程中操作者不能离开患者,随时观察患者的反应,及时调节合适的电流。注意控制电流量,谨防电烧伤。

5. 患者局部若出现瘙痒等皮肤过敏情况,可遵医嘱给予局部外用药涂搽。一般局部瘙痒可自行消除。

## 十二、坐　药　法

将药物塞入阴道内以达到治疗目的的方法,又称坐导法。具有清热解毒、杀虫止痒、祛瘀止痛、行气活血等作用。适用于带下、阴道瘙痒、闭经、痛经、子宫糜烂、不孕、产后恶露不尽等。

【失误防范要点】

1. 妊娠期、月经期禁忌使用坐药法。

2. 严格执行无菌操作原则,防止交叉感染。

3. 治疗前应嘱患者排空小便。

4. 应将药物塞子放置在阴道深处或子宫颈处,以防过浅而脱出。

5. 一般每日更换药物 1 次,取出时要轻轻牵拉线头,如患者自行取出时,嘱患者取下蹲位,轻轻牵拉线头即可。

6. 使用药片、药丸、栓剂时可直接置入后不再取出。置入的药剂不必用棉花、纱布包裹。

7. 嘱患者坐药治疗期间禁止性生活。月经期后继续治疗。治疗期间需注意外阴和内裤的清洁。

## 第二节　中药内治法

中药内治法即内服中药的治疗方法,传统有汗、吐、下、和、温、清、消、补八种,简称"八法"。一般情况下,邪在表用汗法以解表;邪在胃脘、胸膈以上用吐法以祛邪;邪在里属实者,用下法以攻逐里实;邪在半表半里者,用和法以和解表里;病属寒者,用温法以祛寒;病属热者,用清法以清热;邪气属积滞、结聚者,用消法以消散之;正气不足者,用补法以补益之。

## 一、汗　法

汗法即解表法,即用解表发汗的方药,开泄腠理,宣通肺卫,逐邪外出。表证有"表寒""表热"之分,故汗法又分为辛温解表法和辛凉解表法两类。辛温解表法适用于风寒表证,作用是发散风寒,开通腠理,从而解除表证。辛凉解表法适用于风热表证,作用是散风清热,疏泄腠理。

【失误防范要点】

1. 发汗以周身微汗,汗出邪祛为度。不可过汗,以防耗液伤津。注意避风寒以防复感外邪,防止汗出当风。

2. 饮食宜平补,忌生冷荤腥油腻之品。

3. 汗法用于邪在肌表,通过发汗使病邪从皮毛肌腠随汗而解,因此,不宜用冷敷,以防冰伏留邪之患。

4. 汗法所用药物多为轻清香散之品,故应少煎,文火煮沸 5～10min 即可。

## 二、吐　　法

吐法即涌吐法,即使用具有催吐作用的方药引起呕吐,使病邪或有害物质从口吐出。多用于病情严重、急迫,必须迅速吐出积结的实证,如食停胃脘不化,误食毒物尚在胃中,痰涎壅闭等。

【失误防范要点】

1. 吐法为急救方法,易伤正气,不宜久用,得吐即止,且对病情危重、年老体弱、出血、哮喘、妊娠、产后等患者不宜使用,应严格掌握适应证。

2. 服以涌吐之剂,仍不得吐者,可用压舌板刺激咽喉,促其呕吐,病邪基本吐尽,即停止催吐。

3. 痰涎壅闭,服以涌吐药后,注意保持气道通畅。

4. 服用涌吐药后,注意观察呕吐物的内容、数量、颜色、气味等。

## 三、下　　法

下法即通下法或攻下法。是用泻下的药物以通泻肠内燥结的粪便,荡涤胃肠积滞和寄生虫,消除水饮内停。根据病情和药性的不同,可分为寒下、温下、润下三类,在具体用法上又有峻下、缓下之别。热结,用寒泄;寒结,用温通;燥结,用润导。

【失误防范要点】

1. 下法适用于里实证。如表证未解,表里同病者,须用表里双解法。

2. 运用下法时,对里实热证,宜清淡饮食,忌辛热毒发物;对里寒实证,宜甘温平补,忌寒凉滋腻食品。

3. 润下法主要适用于病后、年老、津液不足、阴亏血燥、肠液干燥者,服药以临睡前为宜,平时还应指导患者多食润肠通便之物。

4. 运用下法时,应注意观察泻下物的量、性状、气味等,还应观察腹痛、腹胀及水饮内停等症状是否改善。

5. 煎泻下药时,注意大黄应后下,朴硝应吞服。

6. 下法以邪去为度,不可过量,以防损伤正气。

## 四、和　　法

和法即和解法。是用具有疏通和解作用的方药,以和解表里,调和肝脾,调理胃肠,其目的在于扶正祛邪、疏畅气机。和解表里(和解少阳)适用于半表半里证。调和肝脾适用于肝气郁结脾气虚弱之肝脾不和证。调和肠胃(调和脾胃)适用于虚实挟杂、寒热互结之肠胃不和证。

【失误防范要点】

1. 服用和解表里药后,注意观察寒、热变化,以及有无汗出,忌汗出当风。

2. 若为半表半里、表里同病、寒热挟杂等病,饮食宜平补,忌生冷油荤之厚味品。

3. 若虚实挟杂、气血失调等内伤疾病,按寒热虚实病证,采用温补、清补、平补等不同饮食调护。

4. 肝气郁结者,配合情志护理,以利调畅气机。

5. 因脾胃不和,表现为纳呆、胸腹闷胀、大便异常者,忌生冷瓜果、油腻厚味、产气之品,可食饮行气、消食、健脾的陈皮、橘饼、神曲、佛手等。

## 五、温　　法

温法即温里法。是用温热性质的药物,并配合补阳、补气药物,以振奋人体阳气,驱除寒邪,治疗阳衰里寒之证。主要有温中祛寒,回阳救逆,温经散寒三种用法。温中祛寒用于素体阳虚、脾阳不振的脾胃虚寒证;回阳救逆用于阳气衰微、阴寒内盛或阳气暴脱证;温经散寒(温经通络)用于阳虚寒凝经脉之痹痛证。

【失误防范要点】

1. 加强健康教育,指导患者抗御风寒侵袭。

2. 饮食宜温补,忌生冷瓜果之物。

3. 运用回阳救逆法时,密切观察神志、瞳孔、汗情、二便及生命体征变化。

4. 服用温中祛寒药时,注意观察腹痛、大便等情况,必要时加灸中脘、关元、足三里等。

5. 服用温经散寒药时,可用药酒送服,以增加药效。同时鼓励患者进行肢体功能锻炼。

## 六、清　　法

清法即清热法。是用寒凉性的方药以清热、泻火、凉血、解毒,从而治疗里热证。主要有清热泻火、清热凉血、清热解毒、清热滋阴、清脏腑热、清热祛暑六种用法。清热泻火适用于热在气分;清热凉血适用于热入营血;清热解毒适用于热毒炽盛及某些热性传染病;清热滋阴适用于阴虚火旺;清脏腑热针对某一脏腑的火热偏盛之证而用药;清热祛暑适用于夏令暑伤。

【失误防范要点】

1. 饮食宜清淡清补,可食凉性瓜果,忌油煎之品。

2. 患者若壮热不退,可给予物理降温。

3. 服清热凉血药时,应严密观察患者神志、发热、斑疹、出血等情况。

4. 凡清热之剂,宜凉服或微温服。

## 七、消　　法

消法又称消导法。是用消导、消散、软坚化积的药物,排除体内有害物质,从而祛散病邪。目的在于行气散瘀、消痰化饮、消食导滞等,用于饮食积滞或瘕积聚积等病证。通常有消食导滞,行气散瘀,消痰化饮三种用法。消食导滞用于脾胃不运的食滞,行气散瘀适用于气滞、血瘀而致的病证,消痰化饮用于痰饮病证。

【失误防范要点】

1. 饮食宜平补。

2. 加强疏导,调和情志。

3. 对食滞者,应少食多餐,忌生冷、煎炸、油甘厚味、产气食品。

# 八、补 法

补法即补益法。是用具有补益作用的方药,以补益人体阴阳气血之不足或补益某一脏腑的虚损,目的是扶正健体。分补气、补血、补阴、助阳四类。补气适用于气虚证;补血适用于血虚证;滋阴适用于阴虚证;助阳适用于阳虚证。

【失误防范要点】

1. 补益类药物,宜久煎。

2. 饮食调护注意脾胃运化功能,脾胃虚弱者慎用滋阴养血之品。

3. 阳虚、气虚、血虚,饮食宜温补;阴虚、血燥,宜清补;气虚忌生冷瓜果;阴虚忌辛辣油炸食物。

4. 做好情志调护。

# 参 考 文 献

[1] 李树贞. 现代护理学. 北京：人民军医出版社，2000.

[2] 曾熙媛，徐润华. 护理学进展. 长春：长春出版社，2001.

[3] 李旭，杨家林. 国内外护理新进展. 长春：长春出版社，2004.

[4] 潘绍山，孙方敏，黄始振. 现代护理管理学. 北京：科学技术文献出版社，2001.

[5] 朱京慈，王春梅. 现代护理实践技能. 北京：人民军医出版社，2004.

[6] 左月燃. 护理安全. 北京：人民卫生出版社，2009.

[7] 竹村节子，横井和美. 临床护理危险防范指导. 北京：科学出版社，2007.

[8] 蔡文智. 循证护理研究与实践. 北京：人民军医出版社，2010.

[9] 刘桂芝，孙黎惠. 护理质量与风险管理. 北京：军事医学科学出版社，2008.

[10] 张新平，郑凤莉. 基础护理技术. 北京：科学出版社，2003.

[11] 池金凤. 专科护理技术. 北京：科学出版社，2003.

[12] 赵秋利，郭永刚. 护理技术临床读本. 北京：科学出版社，2007

[13] 张新平，杜国香，曹伟宁. 护理技术. 北京：科学出版社，2008.

[14] 杨莘. 神经疾病特色护理技术. 北京：科学技术文献出版社，2008.

[15] 田玉凤. 眼科护理操作技术. 北京：人民军医出版社，2007.

[16] 宋木香，罗焕运. 临床护理手册. 武汉：湖北科学技术出版社，2001.

[17] 刘则杨，侯军华. 气管切开护理与康复手册. 北京：人民军医出版社，2001.

[18] 梁传荣. 实用中医护理常规与操作技能. 北京：军事医学科学出版社，2008.

[19] 欧阳东生，临床护理药物手册. 北京：人民卫生出版社，2008.

[20] 靳士英，高万良. 护理失误意外与防范. 北京：人民军医出版社，1993.

[21] 王滨，曹贵文. 介入护理学. 北京：人民卫生出版社，2005.

[22] 吴惠平，罗伟香. 护理技术操作并发症及处理. 北京：中国医药科技出版社，2004.

[23] 陈淑英，戴慰萍. 临床护理实践. 上海：复旦大学出版社，2005.

[24] 高荣花，彭祝宪. 护理技术操作手册. 北京：科学技术文献出版社，2008.

[25] 藤野彰子，长谷部佳子. 护理技术临床读本. 北京：科学出版社，2007.

[26] 郭明贤. 急救护理与临床监护学. 西安：第四军医大学出版社，2003.

[27] 王炳元，李丹. 诊疗护理技术. 上海：上海科学技术出版社，2008.

[28] 余剑珍. 基础护理技术. 北京：科学出版社，2007.

[29] 楼蓉蓉. 专科护理技术. 北京：科学出版社，2008.

[30] 魏革，刘苏君. 手术室护理学. 北京：人民军医出版社，2002.

[31] 钟海，覃琥云. 人际沟通. 北京：科学出版社，2007.

[32] 肖京华. 医护礼仪与形体训练. 北京：科学出版社，2007.

[33] 中华护理学会. 临床高新技术知识与现代护理 1400 问. 北京：中国科学技术出版社，2000.

[34] 于学忠，高文杰. 急救护理学. 北京：中国协和医科大学出版社，2000.

[35] 姜学林，赵世鸿. 医患沟通艺术. 上海：第二军医大学出版社，2002.

[36] 章泾萍. 临床护理标准操作规程. 合肥：安徽科学技术出版社，2006.

[37] 万雁雁. 特殊科室护理管理. 北京：军事医学科学出版社，2006.

[38] 朱丽霞，解晨. 手术室新技术护理 999 题. 济南：山东科学技术出版社，2002.

[39] 李云芳. 护理工作薄弱环节管理规范. 北京：军事医学科学出版社，2006.

[40] 王一镗.现场急救常用技术.北京:中国医药科技出版社,2003.

[41] 田玉凤.实用专科护理操作技术.北京:人民军医出版社,2007.

[42] 仲剑平.医疗护理技术操作常规.北京:人民军医出版社,1998.

[43] 卢美秀,许淑莲.现代护理实物全书.北京:海天出版社,1998.

[44] 管华,刘咏堂.卫生法学与医学伦理学导论.保定:河北科技出版社,2002.

[45] 张洪君.现代临床专科护理操作培训手册.北京:人民军医出版社,2006.

[46] 杨华明.现代医院消毒新技术操作与消毒标准及供应室质量安全管理.北京:人民卫生科技出版社,2008.

[47] 姜学林.病房警示录.北京:人民军医出版社,2005.

[48] 刘美玲.现代护理与临床.北京:科学出版社,2000.

[49] 马洪荣,毕翠莲.改良式高压蒸汽灭菌器对消毒灭菌质量的效果研究.国际护理学杂志,2010,29(10):1469.

[50] 魏睿宏.42例临床护理技术操作不良事件的根本原因分析与对策.国际护理学杂志,2010,29(10):1554.

[51] 张优琴,辛亚娟,钱萍萍.举证责任倒置后护士证据意识状况调查及分析.中华护理杂志,2004,39(3):201.

[52] 薛素兰,伍晓莹.护理行为风险管理的实践.中国护理管理,2005,5(1):20.

[53] 王妮,薛铁花.护理人员应如何规避职业风险.中国护理管理,2005,6(10):42.

[54] 苏兰若.1028份护理记录中相关法律问题的分析与对策.中华护理杂志,2004,39(9):687.

[55] 赵晓梅,袁海兰.慎独修养对护理工作的意义.中国护理管理,2005,5(2):56.

[56] 田丹生.护理工作中潜在的法律问题及对策.中国护理管理,2005,5(1):16.

[57] 王育琴.护士在护理用药中的作用.中国护理管理,2007,7(2).

[58] 甄健存.不同途径给药中护理工作安全问题.中国护理管理,2007,7(2):12.

[59] 魏瑞璞,汪贯茹.浅谈护士如何防范医疗纠纷.中国护理管理,2006,6(2):39.

[60] 张佩超.不同温度液体输入对输液效果的影响.中国护理管理,2007,7(4):72.

[61] 郜玉珍,高凌.护患纠纷防范与处理.中国护理管理,2005,5(2):48.

[62] 肖菲,刘义兰.实习护生导致护理差错原因分析及处理.中国护理管理,2008,8(4):49.